云南重要天然药物
分子鉴定

MOLECULAR IDENTIFICATION OF
IMPORTANT MEDICINAL MATERIALS IN YUNNAN

杨俊波　符德欢　王京昆　王　红　主编

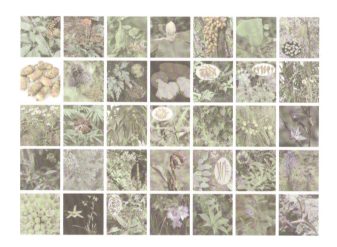

科学出版社

北　京

内 容 简 介

本书以云南省 70 种重要的药材为研究主体，系统地阐述了这 70 种药材的植物形态特征、药用历史、资源情况、现代研究、前景分析及 DNA 条形码标准序列等内容，其中植物拉丁学名和植物形态描述参照《中国植物志（英文版）》（*Flora of China*，简称 FOC）；药材鉴定内容以 DNA 条形码分子鉴定为特色，是传统四大鉴定方法——基原鉴定、性状鉴定、显微鉴定和理化鉴定的重要补充。本书的出版发行对中药材遗传信息的获取和 DNA 条形码用于中药材鉴定规范的制定具有重要的实践意义，并对中药材现代化发展及临床安全用药具有重要现实意义。

本书可供从事药材质量管理、药材交易、药材检验、科研和教学等方面的人员参考使用。

图书在版编目（CIP）数据

云南重要天然药物分子鉴定 / 杨俊波等主编 . —北京：科学出版社，2024.5

ISBN 978-7-03-075773-9

Ⅰ.①云… Ⅱ.①杨… Ⅲ.①生药学 – 中药鉴定学 – 云南 Ⅳ.① R282.5

中国国家版本馆 CIP 数据核字（2023）第 105984 号

责任编辑：刘 亚 / 责任校对：刘 芳
责任印制：徐晓晨 / 封面设计：图阅盛世

科 学 出 版 社 出版
北京东黄城根北街 16 号
邮政编码：100717
http://www.sciencep.com
北京汇瑞嘉合文化发展有限公司印刷
科学出版社发行 各地新华书店经销
*
2024 年 5 月第 一 版 开本：787×1092 1/16
2024 年 5 月第一次印刷 印张：26 3/4
字数：748 000
定价：268.00 元
（如有印装质量问题，我社负责调换）

编 委 会

序

　　《本草衍义》记载："夫用药如用刑，刑不可误，误即干人命。用药亦然，一误即便隔生死。"中药材的真伪鉴别关系到临床用药的安全，是中药学研究的首要问题。中药材鉴别历史长达千年，鉴别方式从"形、色、气、味"到"基原、性状、显微、理化"鉴定，这些鉴定方法主要基于中药材基原植物的表达特征，这些特征受自然环境的影响较大，使中药材真伪的准确鉴别成为一个长期存在的问题。随着生命科学的不断发展，基于遗传物质DNA序列的分子生物学技术为中药材的鉴别提供了强有力的工具。从乌梢蛇、蕲蛇的高特异性PCR方法首载于《中华人民共和国药典》（2010年版），以及川贝母等药材的分子鉴定方法被《中华人民共和国药典》（2010年版）（第一增补本）收载，直至"中药材DNA条形码分子鉴定法指导原则"正式纳入《中华人民共和国药典》（2015年版），开始体现出分子鉴定技术在中药鉴定中的应用价值。DNA条形码（DNA barcoding）技术是分子鉴定技术的最新发展，即通过比较一段通用DNA片段，对物种进行快速、准确的识别和鉴定，是近年来生物分类和鉴定的研究热点，在物种鉴定方面显示了广阔的应用前景。

　　云南省拥有丰富的生态系统类型和野生生物多样性，是我国中药材资源最丰富的地区，有天然药物资源6500余种，占全国总数的51%，素有"药材之乡"的美誉。生物医药和大健康产业已成为云南省重点发展的优势特色产业，三七、天麻、云木香等云南传统道地药材，在国内具有较高的知名度和影响力。对中药材基原的鉴别有助于加强对中药材原料和产品的品质控制，对生物医药和大健康产业的健康持续发展具有举足轻重的作用。在此背景下，中国科学院昆明植物研究所和云南省药物研究所的科研人员合作，共同编著了《云南重要天然药物分子鉴定》一书。该书在《云南重要天然药物》的基础上，以云南省70种重要的药材（如三七、天麻、云木香、滇重楼、滇龙胆等）为研究主体，系统地阐述了这70种药材的植物形态特征、药用历史、资源情况、现代研究、前景分析及DNA条形码标准序列等内容，其中植物拉丁学名和植物形态描述以《中国植物志（英文版）》（*Flora of China*）为依据；药材鉴定内容以DNA

条形码分子鉴定为特色，区别于传统的四大鉴定方法——基原鉴定、性状鉴定、显微鉴定和理化鉴定，具体对70种药材的428份样品（对照药材28份，药材83份，标本317份）进行了基因组浅层测序genome skimming，数据组装后提取DNA条形码序列（ITS和 *trnH-psbA*）；最终共计获得427条条形码序列（347条ITS条形码序列和80条 *trnH-psbA* 条形码序列）用于分子鉴定。联合美国国家生物技术信息中心（National Center for Biotechnology Information，简称NCBI）公共数据库和中国西南野生生物种质资源库（the Germplasm Bank of Wild Species，简称GBOWS）的数据，以属为单元构建基础序列矩阵，删除明显存在问题的数据；以ITS或 *trnH-psbA* 条形码序列用邻接法（neighbor joining，NJ）构建邻接树，判明待鉴定中药材的归属。

　　该书内容丰富、新颖，文字简明、流畅，学术价值与生产指导兼备，对认识和鉴别重要中药材大有裨益，对推动云南省中药资源的可持续利用及生物医药和大健康产业的发展做出了贡献。

　　是为序。

中国科学院院士
中国科学院昆明植物研究所研究员
2022年5月7日

前　言

中药材分子鉴定的本质是中药材正品的物种界定。物种概念有26种之多，比较常用的是生物学种和分类学种，生物学种是指物种之间存在生殖隔离，分类学种是指物种之间存在间断的特征（如形态特征、DNA序列特征等）差异。在植物中，很多近缘物种间没有形成完全的生殖隔离，种间杂交或基因流使得一些形态上有过渡类型的个体出现，致使分类学种界定困难。如何界定某种中药材的物种界限和种内变异幅度，是中药材分子鉴定的瓶颈问题，系统发育分析是解决这一问题的有力工具。缺乏系统发育分析的中药材分子鉴定，就好比"盲人摸象"，难免具有盲目性和片面性，产生一些不可靠的鉴定结果。因此，本研究首先从NCBI公共数据库和中国西南野生生物种质资源库（GBOWS）获得待鉴定中药材样品所在属已有物种（包括药用和非药用的种）所有样品的ITS和*trnH-psbA*条形码序列，构建基础条形码数据库；将待鉴定样品进行基因组浅层测序（genome skimming），通过从头组装获得核糖体DNA和叶绿体基因组，从中提取出ITS和*trnH-psbA*条形码序列，然后加入基础条形码数据库的条形码序列进行比对和构建条形码序列矩阵；并利用邻接法（neighbor joining，NJ）基于ITS或*trnH-psbA*条形码序列矩阵构建邻接树，判明待鉴定中药材的归属。基础数据库涵盖的近缘物种越完整，该鉴定的准确程度越高。

本书共包括428份样品，其中对照药材28份，药材83份，标本317份。经二代测序文库构建及双端测序，获得2 Gb浅层测序基因组数据。将数据从头组装，提取ITS和*trnH-psbA*条形码序列，共获得428条条形码序列，其中348条ITS，80条*trnH-psbA*条形码序列用于分子鉴定；以属为单元，整合NCBI和GBOWS条形码序列构建序列矩阵，删除部分显著存在问题的序列进行比对和建树，判明待鉴定中药材的归属。云南重要天然药物70个，分子鉴定结果共分为6种情况，具体如下：①17个药材鉴定到目标种；②7个药材鉴定到种，但非目标种；③12个药材鉴定到2个种，包含目标种；④1个药材鉴定到2个种，但非目标种（数据库不含目标种）；⑤14个药材鉴定到包含3-5个种的复合群；⑥19个药材鉴定到属。

　　本研究得到中国科学院重大科技基础设施开放研究项目——"植物DNA条形码2.0与系统发育基因组学研究开放研究项目"资助。本书的出版由科技部科技基础资源调查专项——"大高黎贡山野生生物种质资源的调查收集与保存"和云南省重点研发计划社会发展专项——"GLGS野生生物种质资源收集保藏和分子鉴定的关键技术研发"资助，在此表示诚挚的谢意！

编委会

2022年9月10日

编写说明

本书第一部分主要介绍了中药材 DNA 条形码鉴定现状、技术鉴定流程和未来发展方向；第二部分对云南省 70 种重要的中药材植物名称、植物形态、药用历史等进行了详述，具体内容说明如下。

【植物名称】 将中药材中文名称、中药材拼音、中文科名、中文及拉丁种名、中文及拉丁异名（若有）和用药部位依次列出。为方便各行业读者使用，本书中药材基原植物的中文及拉丁学名仍以《云南重要天然药物》为依据，仅在学名误用或不合法规时进行修正，但在科的层面上统一参照最新的《中国维管植物科属志》，其采纳了维管植物新系统：石松类和蕨类参照 PPG 系统（PPG，2016），裸子植物参照克里斯滕许斯系统（Christenhusz et al. 2011），被子植物参照 APG 系统（APG Ⅳ，2016）。属种的划分以《中国植物志（英文版）》（*Flora of China*，简称 FOC）、Catalogue of Life（https://www.catalogueoflife.org）及近年发表的系统发育研究成果为参考。为避免陷入争论不休的物种学名问题（特别是在引入来源多样的 NCBI 数据后，难以对其学名进行净化处理），我们在正文提及一些变动情况，并在附录中列出本书、FOC 和新系统（纳入分子成果）下的植物名称对照表，希望能为读者的阅读带来帮助。

【植物形态】 描述基原植物的主要形态特征，以《云南重要天然药物》和 FOC 为主要依据。

【药用历史】 描述基原植物的药用历史，主要参考《本草纲目》《本草新编》《植物名实图考》《云南中草药选》《云南中草药》《玉溪中草药》《云南经济植物》《云南省药品标准》等。

【资源情况】 重点介绍基原植物的分布、生境及蕴藏量，主要以 FOC 为依据。

【现代研究】 概括介绍基原植物化学成分、药理作用等最新研究进展。

【前景分析】 总结概述基原植物用于不同适应证的使用经验，提供基原植物开发应用的前景分析。

【DNA 条形码标准序列及分子鉴定】

材料来源：根据 DNA 条形码鉴定原则，基原植物样品收集不少于 3 个个体，这些样品有来自中国食品药品检定研究院的药材标准品，来自云南省药物研究所标本馆的多份标本样品，以及经云南省药物研究所鉴定的药材市场购买的药材。

序列特征：依据本书中第一部分中中药材DNA条形码技术鉴定流程，获取基原植物标准品、药材和标本的ITS或 *trnH-psbA* 序列；以2019年8月21日为截止日期，以基原植物所在属为单元，下载了美国国家生物技术信息中心（National Center for Biotechnology Information，NCBI）和中国西南野生生物种质资源库（the Germplasm Bank of Wild Species，GBOWS）的ITS或 *trnH-psbA* 条形码序列数据，构建基础条形码数据库；综合比对新产生的基原植物条形码序列，和NCBI以及GBOWS该基原植物序列，删除矩阵中明显错误鉴定样品的序列，最终形成由多个样品组成的一致性序列和其二维码，以七叶莲为例，如下图所示。

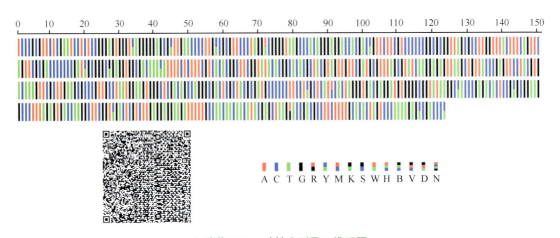

七叶莲 ITS 一致性序列及二维码图

DNA条形码鉴定：以属为单元，选择核苷酸替代模型P距离（P-distance），插入/缺失处理为pairwise deletion，基于邻接法（neighbor joining，NJ）构建ITS基于或 *trnH-psbA* 条形码序列的邻接树，将待鉴定中药材样品的条形码序列与数据库中条形码的遗传距离进行比较以判断其归属；考虑到部分属序列较多，一一呈现篇幅太大，为了更直观地展示这些序列的遗传关系，在邻接树中将同种的不同个体（accession）或同属的多个种多个个体（allied accessions）进行合并，并以"实心黑色三角形"显示，旁备注物种名及相关序列信息。基原植物拉丁学名除以《云南重要天然药物》为依据外，将FOC、Catalogue of Life（https://www.catalogueoflife.org）及近年发表的系统发育研究成果中出现的异名也考虑入该基原植物条形码序列矩阵，并将基原植物拉丁学名及其异名在遗传关系树中用红色字体标注，以便读者检索和查证。以七叶莲为例，如下图所示。

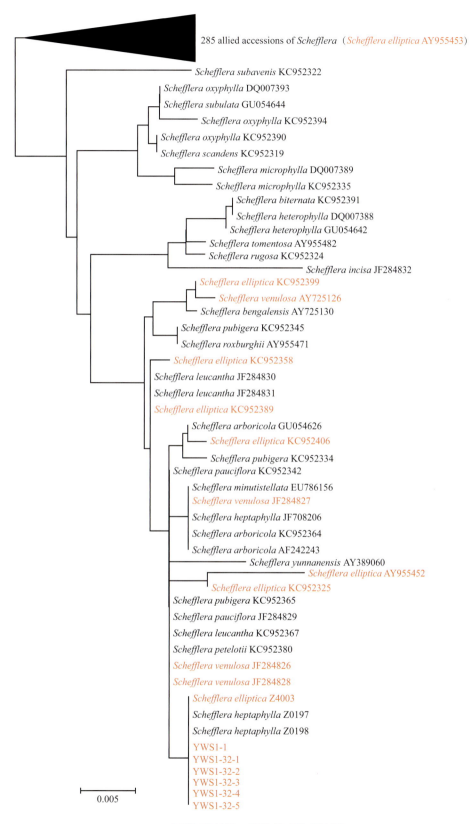

285 allied accessions of *Schefflera* （*Schefflera elliptica* AY955453）

Schefflera subavenis KC952322
Schefflera oxyphylla DQ007393
Schefflera subulata GU054644
Schefflera oxyphylla KC952394
Schefflera oxyphylla KC952390
Schefflera scandens KC952319
Schefflera microphylla DQ007389
Schefflera microphylla KC952335
Schefflera biternata KC952391
Schefflera heterophylla DQ007388
Schefflera heterophylla GU054642
Schefflera tomentosa AY955482
Schefflera rugosa KC952324
Schefflera incisa JF284832
Schefflera elliptica KC952399
Schefflera venulosa AY725126
Schefflera bengalensis AY725130
Schefflera pubigera KC952345
Schefflera roxburghii AY955471
Schefflera elliptica KC952358
Schefflera leucantha JF284830
Schefflera leucantha JF284831
Schefflera elliptica KC952389
Schefflera arboricola GU054626
Schefflera elliptica KC952406
Schefflera pubigera KC952334
Schefflera pauciflora KC952342
Schefflera minutistellata EU786156
Schefflera venulosa JF284827
Schefflera heptaphylla JF708206
Schefflera arboricola KC952364
Schefflera arboricola AF242243
Schefflera yunnanensis AY389060
Schefflera elliptica AY955452
Schefflera elliptica KC952325
Schefflera pubigera KC952365
Schefflera pauciflora JF284829
Schefflera leucantha KC952367
Schefflera petelotii KC952380
Schefflera venulosa JF284826
Schefflera venulosa JF284828
Schefflera elliptica Z4003
Schefflera heptaphylla Z0197
Schefflera heptaphylla Z0198
YWS1-1
YWS1-32-1
YWS1-32-2
YWS1-32-3
YWS1-32-4
YWS1-32-5

0.005

ITS 序列矩阵基于 *P* 距离构建的邻接树

目　录

概论　中药材DNA条形码鉴定

分论　云南重要天然药物分子鉴定

概　论

中药材 DNA 条形码鉴定

中药材基原的真伪鉴别是中药学研究领域中重要的研究方向和首要问题，中药材能否"正本清源"直接影响到用药安全。由于中药材基原具有多样性、复杂性的特点，易受到物种延续性、变异性、复杂性和地域性等因素的影响，其准确鉴定一直存在困难，因此，中药材基原的准确鉴别可以从源头上控制中药的质量，对保障中药生产和中药产业的健康持续发展起到举足轻重的作用[1-3]。利用分子生物学技术，依据遗传物质 DNA 在不同生物种间的差异鉴别生物物种，可为中药材基原鉴别提供依据[2-4]。

一、中药材 DNA 条形码鉴定现状

中药材四大传统鉴定方法为基原、性状、显微和理化鉴定。传统鉴定方法的理论基础是对分类群性状特征的分析，这些性状特征是与环境紧密相关的表现型。从分子遗传学角度来看，物种表现型的差异归根结底可追溯到基因型的差异，即在 DNA 序列上的差异。因此，对基因组序列差异的比较研究无疑为植物分类和鉴定提供了本质依据。随着生命科学不断取得突破，分子生物学鉴定方法应运而生，该方法应用 DNA 分子标记技术鉴定中药基原植物及其药材和饮片，取得了快速发展。《中华人民共和国药典》（2010 年版）也将 PCR 技术作为乌梢蛇和蕲蛇的标准鉴定方法[5, 6]，《中华人民共和国药典》（2010 年版）（第一增补版）收载了川贝母等药材的分子鉴定方法[5]。常用的植物 DNA 分子标记技术有限制性片段长度多态性（RFLP）、随机扩增多态性 DNA（RAPD）、简单序列重复（SSR）、简单序列重复区间（ISSR）、扩增片段长度多态性（AFLP）等。DNA 分子标记技术可以弥补和克服传统鉴定方法的一些缺陷和难题。然而，每一种分子标记技术都有其自身的特点和应用范围，存在通用性低、不适于推广应用等缺点。

DNA 条形码（DNA barcoding）技术是最新发展的分子鉴定技术，即通过比较一段通用 DNA 片段，对物种进行快速、准确的识别和鉴定，是近年来生物分类和鉴定的研究热点，在物种鉴定方面显示了广阔的应用前景[7-13]。DNA 条形码技术具有几大优势：①只需选用一个或少数几个 DNA 片段即可对某个属、科的绝大部分物种进行准确鉴定；②鉴定过程快速，可以在短时间内鉴定大量样本；③重复性和稳定性高；④实验过程标准、操作简单，更易实现物种鉴定自动化；⑤可有效缓解分类鉴定人才缺乏的现状；⑥可通过互联网和信息平台对现有物种序列等信息进行集中统一管理，并可实现共享。近年来，DNA 条形码技术在中药基原植物及中药材鉴定等方面均取得了突出成绩，加快了鉴定标准化的进程。

1. 植物类药材 DNA 条形码鉴定最新研究进展

理想的条形码应具有通用性和足够的分辨率以区分不同的物种。2009 年，生命条形码联盟（Consortium for the Barcode of Life，CBOL）植物工作组对来自 550 个物种 907 个样品的 7 个序列（*rbcL*、*matK*、*rpoC1*、*ropB*、*trnH-psbA*、*psbK-psbI*、*atpF-atpH*）进行了分析比较，建议将 *rbcL+matK* 组合作为植物通用条形码[14]。同年 11 月，在墨西哥召开的第三届国际条形码大会上，与会代表一致认为应对 ITS/ITS2 和 *trnH-psbA* 序列进行进一步评估。在药用植物 DNA 条形码序列筛选研究中，Chen 等于 2010 年报道了 7 个候选 DNA 条形码（*trnH-psbA*、*matK*、*rbcL*、*rpoC1*、*ycf5*、ITS2、ITS）的比较结果，筛选的标准

包括PCR扩增效率、种内/种间遗传变异及barcoding gap[15]。研究结果表明，来自核DNA的ITS2是最适合的药用植物DNA条形码。研究者进一步分析ITS2序列对753属4800个物种6600多份样品的鉴定能力，样品涉及7门（被子植物门、裸子植物门、蕨类植物门、苔藓植物门、地衣门、藻类植物门和真菌门），结果显示ITS2在物种水平的鉴定效率高达92.7%。因此，建议将ITS2作为药用植物标准DNA条形码，同时建议ITS2可作为新的通用条形码用于鉴定更广泛的植物类群。2011年，中国DNA条形码植物工作组对来自42目75科141属1757个物种6286份样本的rbcL、matK、trnH-psbA和ITS进行研究，其结果进一步验证了ITS2的鉴定能力，建议ITS/ITS2应成为种子植物的核心条形码，当ITS难以扩增和测序时，ITS2可以有效地增加扩增效率和测序成功率[9]。

目前，ITS2已成为植物类药材有效的鉴定工具，其鉴定能力在多个科属基原植物及药材的鉴定中均得到了验证。Gao等[16]通过对豆科49属85种184份样品的ITS2序列进行研究分析，发现ITS2序列在种属水平的变异度较大。《中华人民共和国药典》收载的24种豆科药用植物及其66个近缘物种和混伪品均可被ITS2序列正确鉴定。而对于扩展的196属1126个物种的1507份豆科植物样品，ITS2表现出很强的鉴定能力，80%样本能正确鉴定到种。朱英杰等[17]对重楼属11个物种17份样品的trnH-psbA、rpoB、rpoC1、rbcL、matK和ITS2序列进行PCR扩增、测序和分析，ITS2序列表现最好，能正确鉴定所有样品。当研究对象扩大至29个物种67份样品时，ITS2依然具有100%的鉴定成功率。Luo等[18]比较了ITS2、matK、rbcL、trnH-psbA、rpoC1、ycf5序列对芸香科的鉴定能力，结果表明ITS2序列的物种鉴定成功率最高，各评价指标均优于其他候选序列。2011年，Pang等[19]对蔷薇科植物4个DNA片段（rbcL、matK、rpoC1和ITS2）进行了比较，结果表明ITS2是所评估DNA片段中最具潜力的DNA条形码，对于来自96属893种的1410份样本，ITS2可以将其78%样本正确鉴定到种。Sun等[20]对《中华人民共和国药典》收载的19种皮类药材（cortex herb）51份样本的ITS2序列进行了比较分析，结果表明ITS2序列适用于鉴别皮类药材。同时，ITS2序列在菊科、大戟科、忍冬科药用植物及洋金花等药材的鉴定中均具有较好的鉴定效果[21-25]。

trnH-psbA是叶绿体中进化速率最快的基因间隔区之一，可作为ITS2的补充序列对药用植物进行鉴定。目前，trnH-psbA在药用植物鉴定中的应用研究已有较多报道。Yao等[26]对17种石斛属植物及1种伪品的trnH-psbA序列进行分析，结果表明17种石斛属植物与伪品密花石豆兰的trnH-psbA序列差异为2.0%-3.1%，平均为2.5%，trnH-psbA序列可用来鉴定石斛属物种及其伪品。Han等[27]应用trnH-psbA序列对肉苁蓉及其混淆品进行鉴定研究，结果显示trnH-psbA序列在肉苁蓉及其混淆品种间存在丰富的变异，可有效鉴定肉苁蓉及其混伪品。Sun等[28]选取7个候选DNA条形码序列（rbcL、matK、trnH-psbA、ITS2、ITS、trnL内含子和trnL-trnF基因间隔区）对忍冬及其相关物种共44个样品进行鉴定，结果表明trnH-psbA序列具有最大的种间差异，鉴定成功率为100%。同时，trnH-psbA序列对蕨类药用植物及蓼科、乌头属、人参属等药用植物均具有较高的鉴定效率[29, 30]。

2. 植物类药材叶绿体基因组水平的DNA条形码鉴定最新研究进展

尽管中药材DNA条形码鉴定研究近年来发展迅速，但目前用DNA条形码鉴定物种也存在一定的局限，尤其是用于属下种级水平的准确鉴定时。由于生物进化机制复杂，如多倍化、基因水平转移、杂交、基因渗入、辐射物种形成和物种谱系分选不完全等，物种树与基因树经常不一致，导致 DNA 条形码序列在一些物种间没有鉴定力[31-39]。即使药材真伪品来源于不同物种，其 DNA 条形码序列也可能完全一致，以致会得出错误的鉴别结论。解决这一问题的策略之一就是选择更多的序列以提供更多的变异位点，相比于标准 DNA 条形码，新近提出的以叶绿体全基因组作为条形码候选序列的"超级条形码"在近缘种及种内水平物种鉴定中展现了更高的鉴定效率，受到越来越多学者的关注[40-52]。叶绿体全基因组序列在分子鉴定中具有如下优势：叶绿体全基因组广泛存在于植物中，避免了单基因序列带来的个别物种序列缺失的问题，同时也能够有效解决 DNA 条形码在 PCR 扩增时的诸多问题；叶绿体基因组序列保守性很高，平均长度为 110-160 kb，所包含的物种进化信息量远多于标准 DNA 条形码序列，能够体现足够的种间差异，能够有更高的鉴别效率和准确度。

随着对植物叶绿体基因组的了解，以及 DNA 测序技术的不断完善，越来越多高效获取叶绿体基因组的方法逐渐被报道，越来越多的叶绿体基因组被发表，叶绿体全基因组作为超级条形码用于分子鉴定日趋成熟。最早发表的叶绿体基因组主要通过构建重叠的限制性内切酶片段文库并进行桑格测序（Sanger sequencing）完成[53, 54]。桑格测序产生的序列拼接较为简单，但存在测序通量低、实验费时费力等因素，不利于大规模的叶绿体基因组获取。新一代测序技术具有高通量、成本低的特点，使得批量产生植物叶绿体基因组用于物种鉴定成为可能。目前通过新一代测序技术获取叶绿体基因组序列的方法，主要有以下 4 种：①提取分离高纯度叶绿体 DNA 并进行新一代测序[55, 56]；②长片段 PCR 扩增并进行新一代测序[57-60]；③杂交捕获并进行新一代测序[61]；④基因组浅层测序[62]等。目前最为有效的方法是基因组浅层测序，即对提取的总 DNA 进行较低深度的基因组测序，由于叶绿体基因组在植物中存在大量拷贝，通过生物信息学手段，可以组装和拼接高测序深度的叶绿体基因组，同时可以获取线粒体全部或部分基因组序列，以及核基因组中高度重复区域如核糖体等序列。

另外，标准 DNA 条形码技术目前主要应用于中药材及原植物，对于扩展到中成药物质成分鉴定方面，运用传统的 DNA 提取—PCR 扩增—桑格测序这一固定流程较难实现。这主要是由于中成药剂型多样，包含各种丸剂、散剂、冲剂、酒剂、酊剂、膏剂等，经过多道工艺炮制加工，使得样品 DNA 降解严重、提取困难，影响了中成药各组分的 DNA 条形码鉴定工作。同时大部分中成药往往是复方，配方复杂，少则几味中药，多则十几味中药。基于新一代测序技术的 DNA 条形码可以解决这一问题。澳大利亚邦斯（Bunce）研究团队通过高通量测序对包括片剂、胶囊、粉末和药茶等形式的 15 种中成药进行了条形码鉴定研究，提出基于深度测序的条形码技术，可以作为中药产品的真伪鉴定和海关检验的有效工具[1]。

二、中药材 DNA 条形码技术鉴定流程

本书中所研究材料为标本、药材和标准药材，均不是硅胶干燥法保存的样品，且样品类型较为复杂，有根、根茎、茎秆类、皮类、叶、全草类。这些样品 DNA 有效分子数少、降解严重，并常常伴随有微生物的污染。针对上述问题，我们采用了基因组浅层测序获取 DNA 条形码 ITS 或 *trnH-psbA* 序列，用于构建邻接树进行物种鉴定，具体流程如下。

1. 基因组DNA提取

为避免实验过程中样品被外源DNA污染，DNA提取选择一个已使用75%乙醇、核酸去除剂及紫外线消毒的独立空间进行，使用天根新型植物基因组DNA提取试剂盒[天根生化科技（北京）有限公司，离心柱型，目录号：DP320]提取基因组DNA，提取方法参照试剂盒操作手册并进行了部分修改，步骤如下：

1）用无水乙醇灼烧清洗干净并烘干后的研钵和杵，以去除外源DNA污染。

2）取质量为5 mg左右的材料放入研钵中，加液氮和聚乙烯吡咯烷酮（polyvinyl pyrrolidone）后充分研磨。

3）加入500 μL缓冲液LP1和6 μL RNase A（10 mg/mL），继续研磨混合，然后转移至1.5 mL离心管中，涡旋振荡1 min，室温放置15 min。

4）加入130 μL缓冲液LP2，充分混匀，涡旋振荡2 min。

5）12 000 r/min（约13 400×g）离心5 min，将上清移至新的1.5 mL离心管中。

6）加入1.5倍体积的缓冲液LP3（例如，500 μL的上清液加750 μL缓冲液LP3，使用前请先检查是否已加入无水乙醇），立即充分振荡混匀15 s，此时可能会出现絮状沉淀。

7）将上一步所得溶液和絮状沉淀都加入一个吸附柱CB3中（吸附柱放入收集管中），12 000 r/min（约13 400×g）离心30 s，倒掉废液，将吸附柱CB3放入收集管中。

注意：吸附柱CB3一次装载量最多为750 μL。

8）向吸附柱CB3中加入600 μL漂洗液PW（使用前请先检查是否已加入无水乙醇），12 000 r/min（约13 400×g）离心30 s，倒掉废液，将吸附柱CB3放入收集管中。

注意：如果吸附膜呈现绿色，向吸附柱CB3中加入500 μL无水乙醇，12 000 r/min（约13 400×g）离心30 s，倒掉废液，将吸附柱CB3放入收集管中。

9）重复操作步骤8）。

10）将吸附柱CB3放回收集管中，12 000 r/min（约13 400×g）离心2 min，倒掉废液。将吸附柱CB3于室温放置数分钟，以彻底晾干吸附材料中残余的漂洗液。

11）将吸附柱CB3转入一个干净的离心管中，向吸附膜的中间部位悬空滴加50 μL洗脱缓冲液TE，室温放置2-5 min，12 000 r/min（约13 400×g）离心2 min，将溶液收集到离心管中。

12）重复操作步骤11）。离心管中收集到的溶液即提取到的总DNA，于4℃短期保存，长期保存时置于−20℃条件下。

2. DNA检测

采用琼脂糖凝胶电泳检测DNA片段大小，选择Qubit3.0核酸蛋白荧光定量仪结合Qubit® dsDNA HS（高敏感度）分析试剂盒，对DNA进行精确定量。

3. 第二代测序文库构建

①电泳检测样品有主带，需进行片段化后建库；②电泳检测样本显示无主带，但可见DNA弥散带，且样本浓度大于0.04 ng/μL的DNA样本，将样本稀释至0.04 ng/μL浓度后，

取稀释液进行建库；③电泳检测样本显示无主带，有微弱 DNA 弥散带或者无弥散带，且样本浓度过低，Qubit3.0 核酸蛋白荧光定量仪无法定量的低质量 DNA 样本，直接使用原液进行建库。步骤如下。

1）取 25 μL DNA 样本的稀释液或原液进行末端补平及加 A 尾反应，反应体系（30 μL）为：DNA 样本 25 μL、Ultra Ⅱ End Prep Enzyme Mix 1.5 μL、Ultra Ⅱ End Prep Reaction Buffer 3.5 μL；反应条件为 20℃ 30 min，65℃ 30 min，4℃保存。

2）取反应产物进行接头连接反应，使用的接头为 NEBNext Adaptor #E6609，反应体系为 46.7 μL。反应体系包括步骤 1）产物 30 μL、Ultra Ⅱ Ligation Master Mix 15 μL、Ligation Enhancer 0.5 μL、0.6 μmol/L NEBNext Adaptor#E6609 1.2 μL；反应条件为 20℃ 15 min；程序执行中关闭 PCR 仪加热盖子；反应结束后立即在上述连接反应产物中加入 1.5 μL 的 USER™ Enzyme，混匀后置于 37℃条件下 15 min，程序执行中 PCR 仪加热盖子的温度 ≥ 50℃。

3）在步骤 2）反应产物中添加 40 μL AMPure XP Beads 进行纯化，纯化完成后，用 ddH₂O 将纯化的 DNA 洗脱下来，约 20 μL。

3）在步骤 2）反应产物中添加 40 μL AMPure XP Beads 进行纯化，纯化完成后，用 ddH_2O 将纯化的 DNA 洗脱下来，约 20 μL。

4）纯化产物进行 PCR 扩增富集，反应体系为步骤 3）纯化产物 20 μL、Index/Universal Primer Mix 5 μL、Ultra Ⅱ Q5 Master Mix 12.5 μL；反应条件为 98℃预变性 30 s，98℃变性 10 s，65℃退火/延伸 75 s，进行 16 个循环，65℃最后延伸 5 min，4℃保存；使用 40μL AMPure XP Beads 对 PCR 产物进行纯化，纯化后的上清液即建好的文库。

4. 文库质控

上述文库采用 Agilent 2100 BioAnalyzer 检测纯化产物的长度分布范围，利用 Qubit3.0 核酸蛋白荧光定量仪结合 Qubit® dsDNA HS 分析试剂盒，对文库进行精确定量。

5. 样品混合测序

根据文库质量体积浓度 (ng/μL) 和平均长度（bp）计算文库摩尔浓度（nmol/L）。文库摩尔浓度计算公式为

$$\left(\frac{文库的浓度(ng/μL)}{(660 \text{ g/mol}) \times 文库片段的平均长度(bp)} \right) \times 10^6$$

根据文库的摩尔浓度和预测测序数据量进行样品混合，在测序平台 Illumina Xten 进行双端测序，测序片段（reads）长度为 150 bp，测序数据在 2 Gb 以上。

6. 标准条形码序列提取

使用 NGS QC Toolkit v2.3 对测序获得的原始数据进行过滤，去除接头和低质量序列。然后利用 GetOrganelle pipline[63] 对过滤后的数据从头拼接。GetOrganelle 首先调用 blast[64] 和 bowtie 2[65] 从基因组浅层测序数据中过滤出叶绿体基因组 reads，然后调用 SPAdes v3.10[66] 进行拼接。以中国西南野生生物种质资源库（GBOWS）数据中 ITS 和 *trnH-psbA* 序列为参考依据，从重叠群（contig）中提取相应物种的 ITS 和 *trnH-psbA* 序列。

7. 序列下载与比对

以2019年8月21日为截止日期，以基原植物所在属为单位，下载NCBI公共数据库和GBOWS的ITS或*trnH-psbA*数据，综合本书中新产生的基原植物条形码序列，构建基础序列矩阵；利用Geneious中的Mauve v2.3.1[67]进行序列比对，删除矩阵中明显错误的序列，并在Geneious中进行手动校正。一方面，比对后序列矩阵用于构建邻接树；另一方面，仅保留矩阵中待鉴定中药材的NCBI、GBOWS下载序列，以及本书中新增样品测序序列，形成该待鉴定中药材的一致性序列和二维码。

8. 构建邻接树

使用MEGA 4.0[68]对比对后序列矩阵构建邻接树。在建树选项中，核苷酸替代模型选择*P*-distance，插入/缺失处理为pairwise deletion。

三、中药材DNA条形码未来发展方向

药用植物是传统中草药和药用产品的重要来源，相关的国际贸易正在迅速增加[4]。在日益扩大的国际贸易中，快速准确鉴定药用植物及其混伪品是一项比较困难的工作。DNA条形码技术为中药材鉴定提供了一个强大的工具，可大大加快中药材鉴定标准化的进程。

对于经过高温干燥、蒸煮、提取等加工炮制的药材样品，DNA提取困难，提取浓度低，DNA高度降解，常常伴随微生物的污染，传统以DNA提取—PCR扩增—桑格测序为基础的分子鉴定技术较难实现。随着DNA测序技术的发展，第二代测序技术将在中药材DNA条形码鉴定中发挥更重要的作用。主要原因是：第二代测序技术是以短片段大规模测序为特征，对DNA的完整性要求较低，通常以100-400 bp的短片段为模板，可以有效克服中药材DNA高度降解的缺点；目前国内外不少研究已经建立了较为成熟的以微量DNA为起始的第二代测序文库构建技术体系，解决了中药材提取DNA有效分子数少的问题[69-71]；通过生物信息学分析手段，成功排除中药材中各类微生物的污染问题；第二代测序技术规避了目的片段的PCR扩增过程，以总DNA为模板进行全基因组测序，可以获取海量的遗传信息，这些遗传信息也包含了标准DNA条形码。从这些海量的遗传信息中，我们预测中药材DNA条形码未来的发展方向可能包含以下两个方面：

1. 基于叶绿体基因组水平的中药材DNA条形码鉴定

目前，有不少研究人员在低分类阶元检验了叶绿体基因组的系统发育及种群遗传学研究的能力，证明叶绿体基因组所包含的物种进化信息，能够体现足够的种间差异，具有更好的鉴别效率和准确度，可以作为通用的植物超级条形码。随着大规模平行测序技术（massive parallel sequencing，MPS）及生物信息学的发展、测序成本的下降，叶绿体基因组作为超级条形码鉴定已经可以提供数百倍于标准DNA条形码的鉴定信息。同时，也有研究表明，以500 pg的DNA为起始模板，不打断模板分子，不做片段选择，通过不少于8个PCR循环富集条形码文库，利用基因组浅层测序可得到叶绿体全基因组[69, 71]、线粒体全部或者部分基因组，以及核基因组中高度重复区域（如rDNA）等序列数据。这一系列的

研究进展表明叶绿体基因组可以作为中药材分子鉴定的超级条形码，其可能成为中药材分子鉴定的未来发展趋势。

2. 基于微卫星DNA标记的中药材鉴定

微卫星DNA（microsatellite DNA）即简单序列重复（simple sequence repeat，SSR），是由2-6个碱基组成的基序（motif）串联重复而成的短片段DNA序列，长度一般小于100 bp。其优点是在数量上没有生物学上的限制；每个位点的等位基因数达2-10个；共显性标记个体基因型容易判断；DNA需要量少，DNA质量要求不高[72]。SSR分子标记的优点也适用于中药材的分子鉴定。但是SSR分子标记有种属特异性，不同种的微卫星DNA一般不能通用。传统的微卫星分子标记开发，需要创建文库以富集微卫星位点，然后进行克隆、桑格测序。传统的方法费用高、工作量大，且最后往往只能得到少数几个标记。

新一代测序技术的出现，为在基因组水平开发大量微卫星位点带来了新机遇。新一代测序技术获得的海量数据中，将过滤后的短读长拼接成重叠群，从重叠群中鉴别出微卫星位点，可以得到成千上万潜在的微卫星标记。同时还可以通过鉴别同一物种多个样本的基因组原始测序读长的序列信息，筛选该物种大量潜在的可扩增微卫星位点，也可以进一步统计同一个位点的读长在不同样本的长度变异情况，预测这些位点在不同样本中的等位基因数量。这将极大地提高微卫星标记的开发效率，从而进一步将微卫星标记应用于实际鉴定工作中。

参考文献

[1] Coghlan ML，Haile J，Houston J，et al. Deep sequencing of plant and animal DNA contained within traditional Chinese medicines reveals legality issues and health safety concerns[J]. PLoS Genetics，2012，8：e1002657.

[2] 陈士林，姚辉，韩建萍，等.中药材DNA条形码分子鉴定指导原则[J].中国中药杂志，2013，2：141-148.

[3] 陈士林.中国药典中药材DNA条形码标准序列（2015年版）[M].北京：科学出版社，2015.

[4] 陈士林，庞晓慧，姚辉，等.中药DNA条形码鉴定体系及研究方向[J].世界科学技术，2011，13（5）：747-754.

[5] 国家药典委员会.中华人民共和国药典（2010年版）（一部）[S].北京：中国医药科技出版社，2010.

[6] 国家药典委员会.中华人民共和国药典（2010年版）（第三增补本）[S].北京：中国医药科技出版社，2010.

[7] Hebert PD，Cywinska A，Ball SL，et al. Biological identifications through DNA barcodes[J]. Proceedings of the Royal Society B-Biological，2003，270：313-321.

[8] Hollingsworth PM. Refining the DNA barcode for land plants[J]. Proceedings of the Natlonal Academy of Sciences of the United States of America，2011，108：19451-19452.

[9] Li DZ，Gao LM，Li HT，et al. Comparative analysis of a large dataset indicates that internal transcribed spacer（ITS）should be incorporated into the core barcode for seed plants[J]. Proceedings of the National Academy of Sciences of the United States of America，2011，108：19641-19646.

[10] Gathier G，van der Niet T，Peelen T，et al. Forensic identification of CITES protected slimming cactus（*Hoodia*）using DNA barcoding[J]. Journal of Forensic Sciences，2013，58：1467-1471.

[11] Parducci L，Matetovici I，Fontana SL，et al. Molecular- and pollen-based vegetation analysis in lake sediments from central Scandinavia[J]. Molecular Ecology，2013，22：3511-3524.

[12] Yan LJ，Liu J，Moeller M，et al. DNA barcoding of *Rhododendron*（Ericaceae），the largest Chinese plant genus in biodiversity hotspots of the Himalaya-Hengduan Mountains[J]. Molecular Ecology Resources，2015，15：932-944.

[13] Yu WB，Liu ML，Wang H，et al. Towards a comprehensive phylogeny of the large temperate genus *Pedicularis*（Orobanchaceae），with an emphasis on species from the Himalaya-Hengduan Mountains[J]. BMC Plant Biology，2015，15：176.

[14] CBOL Plant Working Group. A DNA barcode for land plants[J]. Proceedings of the Natlonal Academy of Sciences of the United States of America，2009，106：12794-12797.

[15] Chen SL，Yao H，Han JP，et al. Validation of the ITS2 region as a novel DNA barcode for identifying medicinal plant species[J]. PLoS ONE，2010，5：e8613.

[16] Gao T，Yao H，Song JY，et al. Identification of medicinal plants in the family Fabaceae using a potential DNA barcode ITS2[J]. Journal of Ethnopharmacology，2010，130：116-121.

[17] 朱英杰，陈士林，姚辉，等. 重楼属药用植物DNA条形码鉴定研究[J]. 药学学报，2010，45（3）：376-382.

[18] Luo K，Chen SL，Chen KL，et al. Assessment of candidate plant DNA barcodes using the Rutaceae family[J]. Science China：Life Science，2010，53（6）：701-708.

[19] Pang XH，Song JY，Zhu YJ，et al. Applying plant DNA barcodes for Rosaceae species identification[J]. Cladistics，2011，27（2）：165-170.

[20] Sun ZY，Chen SL. Identification of cortex herbs using the DNA barcode nrITS2[J]. Journal of Natural Medicines，2013，67：296-302.

[21] Gao T，Yao H，Song JY，et al. Evaluating the feasibility of using candidate DNA barcodes in discriminating species of the large Asteraceae family[J]. BMC Evolution Biology，2010，10：324.

[22] Clement WL，Donoghue MJ. Barcoding success as a function of phylogentic relatedness in *Viburnum*. A clade of woody angiosperm[J]. BMC Evolution Biology，2012，12：73.

[23] Liu Z，Zeng X，Yang D，et al. Identification of medicinal vines by ITS2 using complementary discrimination methods[J]. Journal of Ethnopharmacology，2012，141（1）：242-249.

[24] Gu W，Song JY，Cao Y，et al. Application of the ITS2 regions for barcoding medicinal plants of Selaginellaceae in Pteridophyta[J]. PLoS ONE，2013，8：e67818.

[25] Hou DY，Song JY，Yao H，et al. Molecular identification of corni fructus and its adulterants by ITS/ITS2 sequences[J]. Chinese Journal of Natural Medicines，2013，11（2）：121-127.

[26] Yao H，Song JY，Ma XY，et al. Identification of *Dendrobium* species by candidate DNA barcode sequence：The chloroplast *trnH-psbA* intergenic region[J]. Planta Medica，2009，75：667-669.

[27] Han JP，Song JY，Liu C，et al. Identification of *Cistanche* species（Orobanchaceae）based on sequences of the plastid *trnH-psbA* intergenic region[J]. Acta Pharmaceutica Sinica，2010，45（1）：126-130.

[28] Sun ZY，Gao T，Yao H，et al. Identification of *Lonicera japonica* and its related species using the DNA barcoding method[J]. Planta Medica，2011，77：301-306.

[29] He J，Wong KL，Shaw PC，et al. Identification of the medicinal plants in *Aconitum* L. by DNA barcoding technique[J]. Planta Medica，2010，76（14）：1622-1628.

[30] Ma XY，Xie CX，Liu C. Species identification of medicinal pteridophytes by a DNA barcode marker，the chloroplast *psbA-trnH* intergenic region[J]. BIol Pharm Bull，2010，33：1919-1924.

[31] Liu JQ，Wang YJ，Wang AL，et al. Radiation and diversification within the *Ligularia-Cremanthodium-Parasenecio* complex（Asteraceae）triggered by uplift of the Qinghai-Tibetan Plateau[J]. Molecular Phylogenetics and Evolution，2006，38：31-49.

[32] Nieto FG，Rossello JA. Better the devil you know? Guidelines for insightful utilization of nrDNA ITS in species-level evolutionary studies in plants[J]. Molecular Phylogenetics and Evolution，2007，44：911-919.

[33] Kane NC，Cronk Q. Botany without borders：barcoding in focus[J]. Molecular Ecology，2008，17：5175-5176.

[34] Newmaster SG，Fazekas AJ，Steeves RA，et al. Testing candidate plant barcode regions in the Myristicaceae[J]. Molecular Ecology Resources，2008，8：480-490.

[35] Parks M，Cronn R，Liston A. Increasing phylogenetic resolution at low taxonomic levels using massively parallel sequencing of chloroplast genomes[J]. BMC Biology，2009，7：84.

[36] Milne RI，Davies C，Prickett R，et al. Phylogeny of *Rhododendron* subgenus *Hymenanthes* based on chloroplast DNA markers：between-lineage hybridization during adaptive radiation[J]. Plant Systematics and Evolution，2010，285：233-244.

[37] Ren BQ，Xiang XG，Chen ZD. Species identification of *Alnus*（Betulaceae）using nrDNA and cpDNA genetic markers[J]. Molecular Ecology Resources，2010，10：594-605.

[38] Lemmon EM，Lemmon AR. High-throughput genomic data in systematics and phylogenetics[J]. Annual Review of Ecology Evolution and Systematics，2013，44：99-121.

[39] Hollingsworth PM，Li DZ，van der Bank M，et al. Telling plant species apart with DNA：from barcodes to genomes[J]. The Royal Society，2016，371：20150338.

[40] Lee HL，Jansen RK，Chumley TW，et al. Gene relocations within chloroplast genomes of *Jasminum* and *Menodora*（Oleaceae）are due to multiple，overlapping inversions[J]. Molecular Biology and Evolution，2007，24：1161-1180.

[41] Knox EB. The dynamic history of plastid genomes in the Campanulaceae *sensu lato* is unique among angiosperms[J]. Proceedings of the National Academy of Sciences of the United States of America，2014，111：11097-11102.

[42] Guisinger MM，Kuehl JV，Boore JL，et al. Extreme reconfiguration of plastid genomes in the angiosperm family Geraniaceae：rearrangements，repeats，and codon usage[J]. Molecular Biology and Evolution，2011，28：583-600.

[43] Guo W，Grewe F，Cobo-Clark A，et al. Predominant and substoichiometric isomers of the plastid genome coexist within *Juniperus* plants and have shifted multiple times during cupressophyte evolution[J]. Genome Biology and Evolution，2014，6：580-590.

[44] Jansen RK，Ruhlman TA. Plastid genomes of seed plants[M]. *In*：Bock R，Knoop V. Genomics of Chloroplasts and Mitochondria. Dordrecht：Springer Netherlands，2012：103-126.

[45] Kane N，Sveinsson S，Dempewolf HY，et al. Ultra-barcoding in cacao（*Theobroma* spp.; Malvaceae）using whole chloroplast genomes and nuclear ribosomal DNA[J]. American Journal of Botany，2012，99：320-329.

[46] Martin GE，Rousseau-Gueutin M，Cordonnier S，et al. The first complete chloroplast genome of the genistoid legume *Lupinus luteus*：evidence for a novel major lineage-specific rearrangement and new insights regarding plastome evolution in the legume family[J]. Annals of Botany，2014，113：1197-1210.

[47] Smith DR，Keeling PJ. Mitochondrial and plastid genome architecture：Reoccurring themes，but significant differences at the extremes[J]. Proceedings of the National Academy of Sciences of the United States of America，2015，112：10177-10184.

[48] Zhang SD，Jin JJ，Chen SY，et al. Diversification of Rosaceae since the Late Cretaceous based on plastid phylogenomics[J]. New Phytologist，2017，214（3）：14461.

[49] Li HT，Yi TS，Gao LM，et al. Origin of angiosperms and the puzzle of the Jurassic gap[J]. Nature Plants，2019，5：461-470.

[50] Yang LF，Yang ZY，Liu CK，et al. Chloroplast phylogenomic analysis provides insights into the evolution of the largest eukaryotic genome holder，*Paris japonica*（Melanthiaceae）[J]. BMC Plant Biology，2019，19（1）：293.

[51] Ji YH，Yang LF，Chase MW，et al. Plastome phylogenomics，biogeography，and clade diversification of *Paris*（Melanthiaceae）[J]. BMC Plant Biology，2019，19（1）：543.

[52] Ji YH，Liu CK，Yang J，et al. Ultra-barcoding discovers a cryptic species in *Paris yunnanensis*（Melanthiaceae），a medicinally important plant[J]. Frontiers in Plant Science，2020，11：411.

[53] Ohyama K，Fukuzawa H，Kohchi T，et al. Chloroplast gene organization deduced from complete sequence of liverwort *Marchantia polymorpha* chloroplast DNA[J]. Nature，1986，322：572.

[54] Shinozaki K，Ohme M，Tanaka M，et al. The complete nucleotide sequences of the tobacco chloroplast genome：Its gene organization and expression[J]. The EMBO Journal，1986，5：2043-2049.

[55] Gong XS，Zeng FH，Yan LF. An efficient method for the purification of chloroplast DNA from higher plants[J]. Journal of Wuhan Botanical Research，1994，12：277-280.

[56] Jansen RK，Raubeson LA，Boore JL，et al. 2005. Methods for obtaining and analyzing whole chloroplast genome sequences[J]. Methods in Enzymology，2005，395：348-384.

[57] Cronn R，Liston A，Parks M，et al. Multiplex sequencing of plant chloroplast genomes using Solexa sequencing-by-synthesis technology[J]. Nucleic Acids Research，2008，36：e122.

[58] Uribe-Convers S，Duke JR，Moore MJ，et al. A long PCR-based approach for DNA enrichment prior to next-generation sequencing for systematic studies[J]. Applications in Plant Sciences，2014，2：1300063.

[59] Yang JB，Li DZ，Li HT. Highly effective sequencing whole chloroplast genomes of angiosperms by nine novel universal primer pairs[J]. Molecular Ecology Resources，2014，14（5）：1024-1031.

[60] Zhang T，Zeng CX，Yang JB，et al. Fifteen novel universal primer pairs for sequencing whole chloroplast genomes and a primer pair for nuclear ribosomal DNAs[J]. Journal of Systematics and Evolution，2016，54：219-227.

[61] Stull GW，Moore MJ，Mandala VS，et al. A targeted enrichment strategy for massively parallel sequencing of angiosperm plastid genomes[J]. Applications in Plant Sciences，2013，1（2）：1200497.

[62] Straub SCK，Parks MB，Weitemier K，et al. Navigating the tip of the genomic iceberg：Next generation sequencing for plant systematics[J]. American Journal of Botany，2012，99：349-364.

[63] Jin JJ，Yu WB，Yang JB，et al. GetOrganelle：a fast and versatile toolkit for accurate *de novo* assembly of organelle genomes[J]. Genome Biology，2020，21：241.

[64] Camacho C，Coulouris G，Avagyan V，et al. BLAST+：Architecture and applications[J]. BMC Bioinformatics，2009，10：421.

[65] Langmead B，Salzberg SL. Fast gapped-read alignment with Bowtie 2[J]. Nature Methods，2012，9：357.

[66] Bankevich A，Nurk S，Antipov D，et al. Spades：A new genome assembly algorithm and its applications to single-cell sequencing[J]. Journal of Computational Biology，2012，19：455-477.

[67] Darling AE，Mau B，Perna NT. Progressive Mauve：Multiple genome alignment with gene gain，loss and rearrangement[J]. PLoS ONE，2010，5：e11147.

[68] Tamura K，Dudley J，Mei M，et al. MEGA4：Molecular evolutionary genetics analysis（MEGA）software version 4.0[J]. Molecular Biology and Evolution，2007，24（8）：1596-1599.

[69] Alsos IG，Lavergne S，Markel MKF，et al. The treasure vault can be opened：Large-scale genome skimming works well using herbarium and silica gel dried material[J]. Plants，2020，9：432.

[70] Staats M，Erkens RHJ，van de Vossenberg B，et al. Genomic treasure troves：Complete genome sequencing of herbarium and insect museum specimens[J]. PLoS ONE，2013，8：e69189.

[71] Zeng CX，Hollingsworth PM，Yang J，et al. Genome skimming herbarium specimens for DNA barcoding and phylogenomics[J]. Plant Methods，2018，14：43.

[72] Moore SS，Sargeant LL，King TJ. The conservation of dinucleotide microsatellites among mammalian genomes allows the use of heterologous PCR primer pairs in closely related species[J]. Genomics，1991，

分 论

云南重要天然药物分子鉴定

七叶莲 Qiyelian

七叶莲是五加科鹅掌柴属植物密脉鹅掌柴*Schefflera venulosa*（Wight & Arn.）Harms的干燥全株，为1974年和1996年版《云南省药品标准》[1, 2]收载品，又名五加风、五爪叶、龙爪树、汉桃叶等（图1-1-图1-3）。*S. venulosa*已在FOC中处理为*S. elliptica*（Blume）Harms的异名[3]。

常绿小乔木或灌木，高可达10 m，有时攀缘或附生。茎灰白色，嫩枝绿色，有黄色椭圆形皮孔。小枝圆柱状，被很快脱净锈色星状绒毛。掌状复叶互生，叶有小叶5-7，稀4；叶柄长4-14（-18）cm，无毛；托叶和叶柄基部合生成鞘状；叶片革质，椭圆形或长圆形，长5-15 cm，宽3-7 cm，先端急尖或短渐尖，基部渐狭，钝形至近圆形，全缘；小叶柄有狭沟，长2-5 cm。圆锥花序顶生，幼时密生星状绒毛，后变无毛；伞形花序有花7-10朵，10多个至20个总状排列在分枝上；总花梗长5-7 mm，结实时长至1.5 cm；

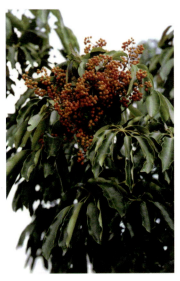

图 1-1　七叶莲　原植物图

花梗长1-2 mm，结实时长4-5 mm；萼无毛，边缘全缘；花瓣5，长2 mm，有3脉，无毛；雄蕊5，和花瓣等长；子房5室，无花柱，柱头5，柱头直接生在花盘上；花盘圆锥状五角形。浆果卵圆形或近球形，有5棱，成熟时为暗红色。

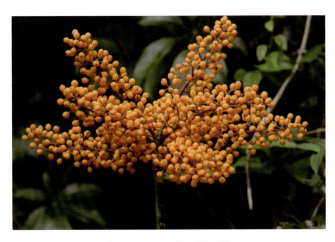

图 1-2　七叶莲　果实图

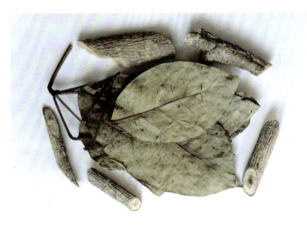

图1-3 七叶莲 药材图

一、药用历史

七叶莲的药用，历代本草未见记载，而在云南民间，七叶莲为彝族、傣族、佤族等多民族常用药材。用于骨折肿痛、外伤出血、皮炎、湿疹等症。20世纪70年代被首载于《云南中草药选》[4]，此后，收录于《云南中草药》[5]《玉溪中草药》及《云南经济植物》。1974年和1996年版《云南省药品标准》规定，七叶莲为五加科植物密脉鹅掌柴的干燥全株。其功能为止痛消肿，舒筋活络。用于风湿骨痛，头痛。

二、资源情况

七叶莲主要分布于中国云南东南部、中部、南部、西南部及西北部，生于海拔900-2100 m的河谷、坡地、崖边、沟箐的杂灌木林丛中；中国贵州、湖南西部及越南、印度也有分布[6, 7]，其药材主要源于野生资源。近年来，随着药企对原料质量要求的提高，研究人员对其生物学特性及生长环境进行相关研究，建立了规范化种植基地及野生抚育基地，对提升七叶莲的药材质量及保护野生资源具有积极的意义。云南野生七叶莲年产约200 t，普洱市建立的规范化种植基地可年产300 t左右。七叶莲主要用于制剂，约占95%以上，药用部位为全株，但实际应用中多用其地上部分，有利于资源保护和再生。

三、现代研究

七叶莲中含有20余种化合物，主要包括萜烯类、苯丙素类、黄酮类、甾醇类等成分，其中五环三萜类及甾醇类化合物为主要成分，亚油酸为其含量检测的指标性成分[8-10]。药理研究表明，七叶莲有杀灭肿瘤细胞及抑制肿瘤细胞生长[9, 11]等作用。

四、前景分析

近年来，有关七叶莲人工栽培方面的研究有施肥方式及施肥量的摸索，对比不同处理对其无性繁殖的影响[12, 13]。而光照、土壤元素及海拔等多种环境因素对其产量及有效成分含量的影响及机制尚不明确。此外，云南使用的七叶莲以密脉鹅掌柴为主，而同属其他植物在部分产区也作为七叶莲使用。因此，应对七叶莲多种植物来源的有效成分及其药理作用进行对比研究，筛选出七叶莲最佳的植物来源，并为充分利用鹅掌柴属植物的化学成分提供依据。

五、DNA条形码标准序列及分子鉴定

材料来源：样品共6份。药材样品1份（样品号YWS1-1），采自云南省普洱市；标本样品5份（样品号YWS1-32-1、YWS1-32-2、YWS1-32-3、YWS1-32-4、YWS1-32-5），来自云南省思茅区、芒市（原潞西市）和昆明市。

ITS序列特征：七叶莲共18条序列，来自药材、标本、GBOWS序列（Z4003）和GenBank序列（AY725126、AY955452、AY955453、JF284826、JF284827、JF284828、KC952325、KC952358、KC952389、KC952399和KC952406），比对后发现AY955453的遗传差异较大而将其删除，最终矩阵长度为573 bp，有16个变异位点，分别为34、45、58、102、170、192、384、427、443、479、566和573位点C-T变异，72位点A-T变异，177位点G-T变异，391位点A-C变异，529位点A-G变异。一致性序列特征如图1-4所示。

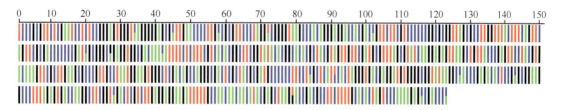

A C T G R Y M K S W H B V D N

图1-4　七叶莲 ITS 一致性序列及二维码图

DNA条形码鉴定：鹅掌柴属共335条ITS序列，其中测试样品6条，GBOWS和GenBank下载329条构成序列矩阵，长度为596 bp，构建邻接树（图1-5）。测试样品与 *S. elliptica* 和 *S. heptaphylla* 等聚为一支。

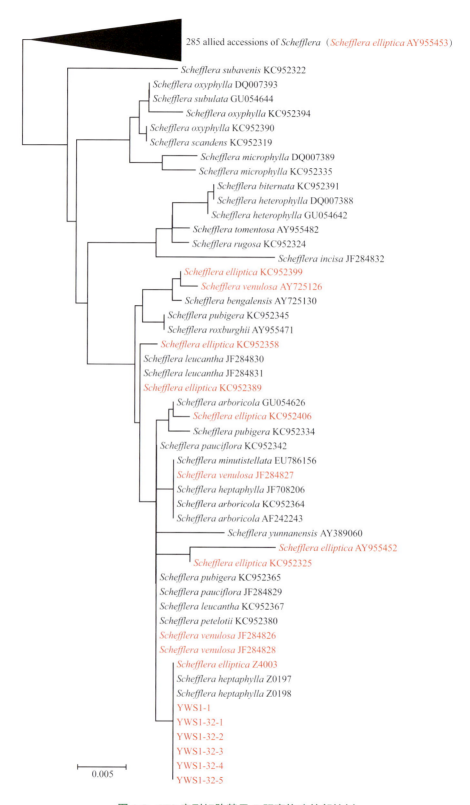

285 allied accessions of *Schefflera* (*Schefflera elliptica* AY955453)

Scheffera subavenis KC952322
Schefflera oxyphylla DQ007393
Scheffera subulata GU054644
Scheffera oxyphylla KC952394
Scheffera oxyphylla KC952390
Scheffera scandens KC952319
Schefflera microphylla DQ007389
Schefflera microphylla KC952335
Schefflera biternata KC952391
Schefflera heterophylla DQ007388
Schefflera heterophylla GU054642
Schefflera tomentosa AY955482
Schefflera rugosa KC952324
Schefflera incisa JF284832
Schefflera elliptica KC952399
Schefflera venulosa AY725126
Schefflera bengalensis AY725130
Schefflera pubigera KC952345
Schefflera roxburghii AY955471
Schefflera elliptica KC952358
Schefflera leucantha JF284830
Schefflera leucantha JF284831
Schefflera elliptica KC952389
Schefflera arboricola GU054626
Schefflera elliptica KC952406
Schefflera pubigera KC952334
Schefflera pauciflora KC952342
Schefflera minutistellata EU786156
Schefflera venulosa JF284827
Schefflera heptaphylla JF708206
Schefflera arboricola KC952364
Schefflera arboricola AF242243
Schefflera yunnanensis AY389060
Schefflera elliptica AY955452
Schefflera elliptica KC952325
Schefflera pubigera KC952365
Schefflera pauciflora JF284829
Schefflera leucantha KC952367
Schefflera petelotii KC952380
Schefflera venulosa JF284826
Schefflera venulosa JF284828
Schefflera elliptica Z4003
Schefflera heptaphylla Z0197
Schefflera heptaphylla Z0198
YWS1-1
YWS1-32-1
YWS1-32-2
YWS1-32-3
YWS1-32-4
YWS1-32-5

0.005

图 1-5　ITS 序列矩阵基于 *P* 距离构建的邻接树

参 考 文 献

[1] 云南省卫生局. 云南省药品标准（1974年版）[S]. 昆明：云南省卫生局，1975：6.

[2] 云南省卫生厅. 云南省药品标准（1996年版）[S]. 昆明：云南大学出版社，1998：3.

[3] Xiang QB，Lowry Ⅱ PP. Araliaceae[M]. *In*：Wu ZY，Raven PH. Flora of China. Beijing：Science Press，2007，13：435-491.

[4] 昆明军区后勤部卫生部. 云南中草药选[M]. 天津：天津人民印刷厂，1970：6.

[5] 云南省卫生局革命委员会. 云南中草药[M]. 昆明：云南人民出版社，1971：6.

[6] 中国科学院昆明植物研究所. 云南植物志（第二卷）[M]. 北京：科学出版社，1979：434.

[7] 中国科学院《中国植物志》编辑委员会. 中国植物志（第54卷）[M]. 北京：科学出版社，1978：41.

[8] 李雅静，孙辉，聂平，等. 七叶莲药材的质量标准研究[J]. 中南药学，2018，16（3）：405-408.

[9] 刘睿. 中草药长叶水麻（*Debregeasia longifolia*）和密脉鹅掌柴（*Schefflera venulosa*）的抗癌活性成分研究[D]. 青岛：中国海洋大学硕士学位论文，2003.

[10] 夏伟军，彭玲芳，杨立国，等. 密脉鹅掌柴的化学成分研究（Ⅲ）[J]. 云南大学学报（自然科学版），2015，37（5）：746-749.

[11] 刘睿，顾谦群，崔承彬，等. 密脉鹅掌柴的化学成分及其抗肿瘤活性[J]. 中草药，2005，36（3）：328-332.

[12] 刘庆云，朱臻荣. 七叶莲苗木施肥方式与施肥量的筛选[J]. 东北林业大学学报，2016，44（9）：50-53.

[13] 刘庆云，朱臻荣，姜远标，等. 七叶莲幼林施用不同肥料效应分析[J]. 福建林业科技，2018，45（3）：47-51.

2 三七 Sanqi

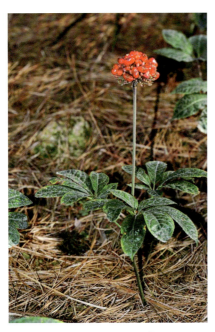

图 2-1 三七 原植物图

三七是五加科人参属植物三七 *Panax notoginseng* (Burkill) F. H. Chen ex C. H. Chow 的干燥根和根茎，为1963-2020年版《中华人民共和国药典》[1-10]收载品，又名参三七、人参三七、云南三七、文山三七、田七等（图2-1-图2-3）。

多年生草本，高20-60 cm。根状茎短，竹鞭状，横生；主根粗壮，肉质，倒圆锥形或圆柱形，常有疣状突起的分枝。地上茎单生，有纵纹，无毛，基部有宿存鳞片。掌状复叶，3-6片轮生于茎顶，叶柄5.0-11.5 cm，叶片膜质，长圆形至倒卵状长圆形，长5-15 cm，宽2-5 cm，中间一枚较大，基部一对较小，先端长渐尖，基部近圆形，多不对称，叶缘有细密锯齿，两面沿脉疏生刚毛。伞形花序单个顶生，有花80-100朵或更多；总花梗长7-25 cm；花小，多数两性，有时杂性，小花梗细长，基部具鳞片状苞片；花萼5齿状；花瓣5，淡黄绿色，长圆状卵形，先端尖；雄蕊5，花丝线形，花药椭圆形，背着，内向纵裂；子房下位，2室，花柱上部分离为2，花盘平坦或微凹。核果浆果状，近肾形，长6-9 mm，熟时红色。种子2粒，扁球形，白色。花期6-8月，果期8-10月。

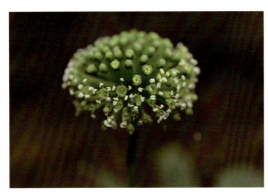

图 2-2 三七 花图

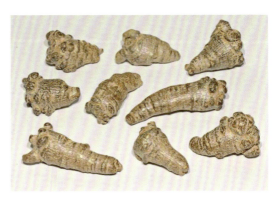

图 2-3 三七 药材图

一、药用历史

有关三七使用的文字记载最早见于《仙传外科集验方》（杨清叟，1378年），迄今已600多年，而民间的使用实际上远早于此。但是，三七真正被世人认识并得以广泛应用是在伟大的药物学家李时珍将其收载于《本草纲目》之后。李时珍曰："彼人言其叶左三右四，故名三七，盖恐不然……金不换，贵重之称也"。并载："根，甘、微苦，温，无毒。用于止血散血定痛，金刃箭伤、跌扑杖疮、出血不止者，嚼烂涂，或为末掺之，其血即止"。《本草新编》载："三七根，止血之神药也"。《本草纲目拾遗》载："人参补气第一，三七补血第一，味同而功亦等，故称人参三七，为药品中之最珍贵者"。《本草求真》载："世人仅知功能止血住痛，殊不知痛因血瘀则痛作，血因敷散则血止。三七气味苦温，能于血分化其血瘀"。由此可见，三七有悠久的药用历史，是散瘀、止血、定痛、强身的著名中药。其性温，味甘、微苦。归肝、胃经。能散瘀止血，消肿定痛。常用于咯血，吐血，衄血，便血，崩漏，外伤出血，胸腹刺痛，跌扑肿痛等症[11]。

二、资源情况

三七主要分布在云南、广西[12]。云南文山是三七的主产区，也是公认的三七道地药材产区。全国98%的三七分布于云南省[13-15]。近年来，三七种植业稳步发展，种植管理技术已经十分成熟，形成了专业化种植格局，呈现区域化、专业化、科技化、规模化等特点。种植区域由传统的文山及周边地区向云南全省各地转移，目前三七种植区域集中在文山、红河、普洱、保山、曲靖、昆明、大理、玉溪、楚雄等地，云南省三七种植规模历史高峰期曾突破100万亩①。据统计，2021年云南省三七种植面积约22万亩，产量约1.4万吨。

三、现代研究

三七主要含有皂苷类[16]、挥发油类[17]、氨基酸类[18]、黄酮类[19-21]、多糖[22]、甾醇类[23, 24]、聚炔醇类[25]、有机酸类及无机元素类[26, 27]等化学成分。三七具有止血[28-31]、活血化瘀[32-34]、抗炎[35-41]、抗肿瘤[42-45]、降血糖[46-48]、抗疲劳[49]、延缓衰老[50-52]、增强机体免疫力[53-55]、保护心脑血管[56-58]、保护神经系统[59-62]等药理作用。

四、前景分析

三七作为云南名药之首，产业开发市场前景巨大。三七化学成分丰富，可用于多种疾病的治疗，在今后的研究中，应进一步明确三七不同化学成分的药理药效及其作用机制，为开发疗效确切的新药及保健食品提供科学依据。三七全身都是宝，现代研究表明，三七传统非药用部位含有与药用部位结构相同或相似的生物活性成分，因此，应对三七不同部位的化学成分及药理作用开展深入研究，使药源得到充分利用。同时，应开展三七的优良

---

① 1 亩≈666.7 m²

品种培育，研究三七性状差异对三七产量和质量的影响，使用绿色低残农药防治病虫害，培育出有效成分含量高，农残、重金属含量符合国际标准的三七优良品系[10]。

五、DNA条形码标准序列及分子鉴定

材料来源：样品共7份。对照药材1份（编号120941-201409）；药材样品1份（样品号YWS1-2），采自云南省文山市；标本样品5份（样品号YWS1-1-1、YWS1-1-2、YWS1-1-3、YWS1-1-4和YWS1-1-5），来自云南省文山市砚山县、丘北县、麻栗坡县。

ITS序列特征：三七共57条序列，来自对照药材、药材、标本和GenBank序列（AY271919、HQ112434、HQ112435、HQ112436、JQ764991、JQ764992、JQ764993、JX680329、KP218723、KP218724、KP218725、KP218726、KP218727、KP218728、KP218729、KP218730、KP218731、KP218732、KP218733、KP218734、KP218735、KP218736、KP218737、KP218738、KP218739、KP218740、KR082769、KT380921、MH345105、MH345106、MH345107、MH345108、MH345109、MH345110、MH345111、MH345112、MH345113、MH345114、MH345178、MK408762、MK408766、MK408769、MK408771、MK408775、MK408777、MK408784、MK408804、MK408810和U41684和U41685），比对后矩阵长度为604 bp，有10处变异位点，分别为4位点A-G变异，5、170、312、462、539、554、583、595和604位点C-T变异。有1处插入/缺失变异，为131位点。一致性序列特征如图2-4所示。

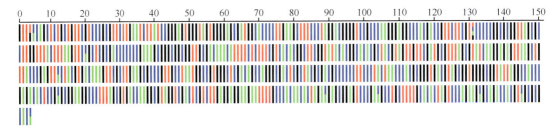

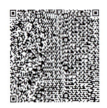

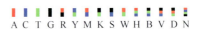
A C T G R Y M K S W H B V D N

图2-4　三七 ITS 一致性序列及二维码图

DNA条形码鉴定：人参属共528条ITS序列，其中测试样品7条，GBOWS和GenBank下载521条构成序列矩阵，长度为638 bp，构建邻接树（图2-5）。测试样品与 *P. notoginseng* 聚为一支。

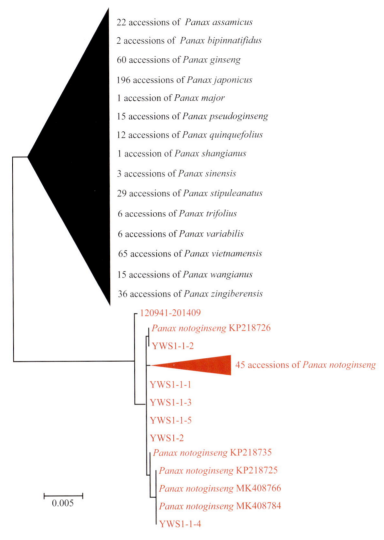

22 accessions of *Panax assamicus*

2 accessions of *Panax bipinnatifidus*

60 accessions of *Panax ginseng*

196 accessions of *Panax japonicus*

1 accession of *Panax major*

15 accessions of *Panax pseudoginseng*

12 accessions of *Panax quinquefolius*

1 accession of *Panax shangianus*

3 accessions of *Panax sinensis*

29 accessions of *Panax stipuleanatus*

6 accessions of *Panax trifolius*

6 accessions of *Panax variabilis*

65 accessions of *Panax vietnamensis*

15 accessions of *Panax wangianus*

36 accessions of *Panax zingiberensis*

120941-201409

Panax notoginseng KP218726

YWS1-1-2

45 accessions of *Panax notoginseng*

YWS1-1-1

YWS1-1-3

YWS1-1-5

YWS1-2

Panax notoginseng KP218735

Panax notoginseng KP218725

Panax notoginseng MK408766

Panax notoginseng MK408784

YWS1-1-4

0.005

图 2-5　ITS 序列矩阵基于 *P* 距离构建的邻接树

参 考 文 献

[1] 中华人民共和国卫生部药典委员会. 中华人民共和国药典（1963年版）[S]. 北京：人民卫生出版社，1964：8.

[2] 中华人民共和国卫生部药典委员会. 中华人民共和国药典（1977年版）[S]. 北京：人民卫生出版社，1978：18.

[3] 中华人民共和国卫生部药典委员会. 中华人民共和国药典（1985年版）[S]. 北京：人民卫生出版社/北京：化学工业出版社，1985：7.

[4] 中华人民共和国卫生部药典委员会. 中华人民共和国药典（1990年版）[S]. 北京：人民卫生出版社/北京：化学工业出版社，1990：9.

[5] 中华人民共和国卫生部药典委员会. 中华人民共和国药典（1995年版）[S]. 广州：广东科技出版社/北京：化学工业出版社，1995：8.

[6] 国家药典委员会.中华人民共和国药典（2000年版）[S].北京：化学工业出版社，2000：10.

[7] 国家药典委员会.中华人民共和国药典（2005年版）[S].北京：化学工业出版社，2005：10.

[8] 国家药典委员会.中华人民共和国药典（2010年版）[S].北京：中国医药科技出版社，2010：11.

[9] 国家药典委员会.中华人民共和国药典（2015年版）[S].北京：中国医药科技出版社，2015：11.

[10] 国家药典委员会.中华人民共和国药典（2020年版）[S].北京：中国医药科技出版社，2020：12.

[11] 云南省药物研究所.云南重要天然药物[M].昆明：云南科技出版社，2006：8-26.

[12] 中国科学院《中国植物志》编辑委员会.中国植物志[M].北京：科学出版社，1978，54：183.

[13] 杨崇仁.三七的历史与起源[J].现代中药研究与实践，2015，29（6）：83-86.

[14] 崔秀明，黄璐琦，郭兰萍，等.中国三七产业现状及发展对策[J].中国中药杂志，2014，39（4）：553-557.

[15] 郑惠兰，刘万友，韦永梅，等.文山县三七产业发展探讨[J].云南农业，2010，（2）：25-26.

[16] 卢汝梅，黄志其，李兵，等.三七化学成分[J].中国实验方剂学杂志，2016，22（7）：62-64.

[17] 赵静.三七的化学成分研究进展[A]//中华中医药学会中药化学分会第九届学术年会论文集（第一册）[C].厦门：中华中医药学会，2014：8.

[18] 林琦，赵霞，刘鹏，等.三七脂溶性化学成分的研究[J].中草药，2002，（6）：13-15.

[19] 张冰.三七花化学成分和质量控制方法的研究[D].沈阳：沈阳药科大学硕士学位论文，2009.

[20] 于鹏.三七芦头的化学成分研究[D].沈阳：沈阳药科大学硕士学位论文，2008.

[21] 袁延强.三七的化学成分研究[D].沈阳：沈阳药科大学硕士学位论文，2008.

[22] 曾江，崔秀明，周家明，等.三七根茎的化学成分研究[J].中药材，2007，（11）：1388-1391.

[23] 宋建平，曾江，崔秀明，等.三七根茎的化学成分研究（Ⅱ）[J].云南大学学报（自然科学版），2007，（3）：287-290，296.

[24] 周家明，曾江，崔秀明，等.三七根茎的化学成分研究Ⅰ[J].中国中药杂志，2007，（4）：349-350.

[25] 鲍建才，刘刚，丛登立，等.三七的化学成分研究进展[J].中成药，2006，（2）：246-253.

[26] 周家明，崔秀明，曾鸿超，等.三七根系分泌物的化学成分研究[J].特产研究，2009，31（3）：37-39.

[27] 刘刚.三七剪口的化学成分研究[D].长春：吉林农业大学硕士学位论文，2006.

[28] 王珍，杨靖亚，宋书杰，等.三七素对凝血功能的影响及止血机制[J].中国新药杂志，2014，23（3）：356-359.

[29] 袁蓉，郭丽丽.三七在血栓性疾病中的应用概述[J].时珍国医国药，2015，26（6）：1457-1459.

[30] 王洪君.三七粉治疗上消化道出血112例临床观察[J].中国实用医药，2015，10（6）：206-207.

[31] 陶勇，梁颖.不同粒度三七止血凝血作用比较研究[J].亚太传统医药，2010，6（5）：36-37.

[32] 杜力军，何卫世，国月英，等.三七止血活血机理的研究Ⅰ[J].中药药理与临床，1995，（3）：25-28.

[33] 杜力军，国月英，马立炎，等.三七止血活血机理的研究Ⅱ[J].中药药理与临床，1995，（5）：26-28.

[34] 王阶，许军，衷敬柏，等.三七总苷对高黏血症患者血小板活化分子表达和血小板聚集的影响[J].中国中西医结合杂志，2004，24（4）：312-316.

[35] 姚茹冰，郭郡浩，胡兵，等.三七总苷对大鼠佐剂性关节炎的治疗作用[J].医学研究生学报，2008，21（1）：34-36.

[36] 姚茹冰，钱善凤，赵智明，等.三七总皂苷对佐剂性关节炎大鼠踝关节炎症及核因子-κB表达水平的影响[J].实用医学杂志，8，24（14）：2388-2391.

[37] 刘明伟，安明顺.三七总皂苷对急性坏死性胰腺炎大鼠肺组织核转录因子-κB活性及肺损伤的影响[J].中国中西医结合急救杂志，2008，15（1）：58-60.

[38] 龚利平，陈耿臻，熊进文.三七总皂苷对重症急性胰腺炎大鼠血清中炎症因子的影响[J].汕头大学医学院学报，2009，22（4）：206-208.

[39] 崔红晶，安长新，陈东，等.三七总苷对大鼠自身免疫性睾丸炎的拮抗作用[J].解剖学志，2008，31（1）：19-21.

[40] 蔡辉，姚茹冰，郭郡浩，等. 三七总皂苷对佐剂性关节炎大鼠的抗炎及免疫调节作用 [J]. 安徽中医学院学报，2009，28（4）：57-60.

[41] 朱惠兰，张秀兰，陈建中，等. 三七人参二醇苷的消炎镇痛作用 [J]. 中药材，1989，12（9）：36-38.

[42] 李瑞，段文越，邹澄，等. 一个新颖的三七皂苷元衍生物及其抗肿瘤活性 [J]. 昆明医科大学学报，2018，39（5）：11-15.

[43] 蒲洪，董成梅，邹澄，等. 三七二醇型皂苷氧化降解产物衍生物的合成及其抗肿瘤活性研究 [J]. 天然产物研究与开发，2016，28（5）：749-753.

[44] 翟玮玮. 三七总皂苷对 K562 细胞抗肿瘤作用及机制的研究 [D]. 蚌埠：蚌埠医学院硕士学位论文，2015.

[45] 蒲洪，董成梅，邹澄，等. 三七二醇型皂苷元磺酰胺类衍生物的合成及抗肿瘤活性研究 [J]. 天然产物研究与开发，2014，26（11）：1739-1744.

[46] 杨洁，马英慧，崔秀成，等. 三七多糖对糖尿病模型大鼠的降血糖作用和眼视网膜病变的治疗作用及其机制 [J]. 吉林大学学报（医学版），2017，43（4）：734-738，860.

[47] 钟振东，王春梅，汪为，等. 三七总皂苷的抗糖尿病机理及其降血糖成分研究 [J]. 四川大学学报（医学版），2014，45（2）：235-239.

[48] 李牧，蒋家雄. 三七总皂甙及三七皂甙 C1 对实验小鼠胰高血糖素升血糖作用的影响 [J]. 云南医药，1989，（6）：351-353.

[49] 潘育方，邹燕. 三七皂苷 Rg1 抗疲劳和耐缺氧作用的研究 [J]. 临床和实验医学杂志，2006，（8）：1120-1121.

[50] 刘平平，虞旦，王昌涛，等. 三七发酵液多糖抗衰老活性研究 [J]. 日用化学工业，2019，49（6）：369-376，387.

[51] 王婷婷，李兴国，李守民，等. 三七皂苷 Rg1 调控 SD 大鼠海马抗氧化物（酶）抗衰老的作用研究 [J]. 神经解剖学杂志，2010，26（4）：367-373.

[52] 谢甦，李丽红，李丽. 三七总皂苷抗衰老的实验研究 [J]. 世界中西医结合杂志，2008，（2）：86-88.

[53] 陈秀霞，郑在予，黄河，等. 三七总皂甙对大黄鱼肾细胞生长及部分免疫相关基因表达的影响 [J]. 福建畜牧兽医，2017，39（6）：7-9，12.

[54] 钟媛媛，杨晓涵，张要武，等. 三七多糖对小鼠免疫功能的影响 [J]. 华西药学杂志，2016，31（6）：573-576.

[55] 刘成明，王丽，宁俞媛. 三七粉对小鼠免疫调节功能的影响 [J]. 亚太传统医药，2015，11（23）：7-8.

[56] 韩淑娴，游云. 三七总皂苷心脑血管药理作用及其溶血反应 [J]. 中国中药杂志，2016，41（5）：818-822.

[57] 胡志洁，张志耘. 三七总皂苷对心脑血管的药理作用研究 [J]. 天津药学，2006，（6）：51-55.

[58] 沈央，方晓玲. 三七总皂苷脂质体的生理适应性及其对心脑血管的保护作用 [J]. 中国临床药学杂志，2004，（5）：269-273.

[59] 赵日秋，舒斌，林娜，等. 注射用三七素对 SD 大鼠神经系统的影响 [J]. 中国实验方剂学杂志，2013，19（1）：252-255.

[60] 杨志刚. 中药三七对神经系统和免疫系统的影响 [J]. 中国药房，2008，（18）：1424-1426.

[61] 张建平. 缺血再灌注对离体海马神经干细胞增殖、分化的影响及三七总皂甙的作用 [D]. 北京：北京中医药大学硕士学位论文，2007.

[62] 周燕. 三七总皂苷对大鼠海马 CA1 区突触传递的作用及机制 [D]. 南宁：广西医科大学博士学位论文，2007.

　　三分三是茄科山莨菪属植物三分三 *Anisodus acutangulus* C. Y. Wu & C. Chen 的干燥根，为1974年和1996年版《云南省药品标准》[1, 2]、1977年版《中华人民共和国药典》[3]收载品，又名野旱烟、山野烟、山茄子、大搜山虎、藏茄子（图3-1；图3-2）。

　　多年生草本，高1.0-1.5 m。主根粗大，垂直向下，萝卜形，有少数肥大的侧根。茎丛生，粗壮，上部有分枝。单叶互生，纸质或近膜质，卵形或椭圆形，长8-15 cm，宽3-6 cm，顶端渐尖，基部楔形，全缘或微波状，下面微被短茸毛；叶柄长0.5-1.5 cm。花单生于叶腋，淡黄绿色，下垂，花梗长1-3 cm；花萼漏斗状钟形，长3-4 cm，果时增大，具10纵脉，萼齿4-5，狭三角形，不整齐；花冠漏斗状钟形，淡黄绿色，裂片5，开花时向后反卷，花冠管里面被柔毛，近基部有5对暗紫斑；雄蕊5，着生于花冠基部，内藏，长约为花冠的1/2；雌蕊较雄蕊略长，子房圆锥形，柱头头状；花盘盘状。蒴果近球形，中部以上环裂；宿存萼紧包蒴果，长3.5-4.5 cm，有10条突起的纵脉，果梗长5-7 cm，下弯。种子矩圆形或近多角形，长约0.24 cm，棕色。花期6-7月，果期10-11月。

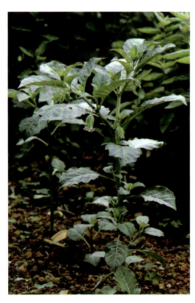 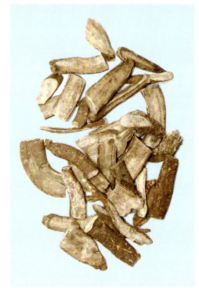

图3-1　三分三　原植物图　　　　　图3-2　三分三　药材图

一、药用历史

　　三分三是云南西北高寒山区民间治疗风湿腰腿痛、跌打肿痛的常用草药。因其毒性较大，民间认为内服剂量超过三分三厘会中毒，故名三分三。三分三历代本草未见记载，是20世纪50年代末至60年代初从民间发掘出来用于解痉镇痛的药材。被载于《云南医学杂志》（1962年第3期）[4-6]；同年云南省药品检验所和云南省药材公司编著的《中药形性经验鉴别法》（下册），明确指出了三分三的主产地、原植物、药用部位、药材性状、品质规格、用途等，并用以指导生产收购，提供中药饮片配方用药、医药工业提制阿托品和莨菪浸膏的原料药[7]。1977年版《中华人民共和国药典》收载，其性温、味苦、辛。有大毒。能解痉止痛。用于胃、十二指肠溃疡，胆绞痛，肾绞痛，肠痉挛，震颤麻痹，风湿痹痛。内服用量0.6-0.9 g，极量为0.9 g，本品有大毒，慎用，青光眼患者忌服[1]。

二、资源情况

三分三是云南民间用于解痉镇痛的常用中药，在工业上主要作为莨菪类药——阿托品的生产原料。主要分布于云南西北部丽江、香格里拉至德钦一带的高海拔地区，四川也有分布。生于海拔2750-3000 m的山坡、田埂上或林中路旁。其生态环境恶劣，分布范围狭窄，资源极其有限[8]。作为药材使用和作为原料药的需求较大，野生采挖是民间用药和工业用原料的主要来源，经过长期无序采挖，资源遭到严重破坏，野生种质资源濒临灭绝，已被列为云南省三级珍稀濒危保护植物。目前，云南省的三分三已由原来主要依靠野生资源转变成家种栽培，其栽培主要集中于大理、丽江、迪庆。

三、现代研究

三分三的根茎中含有多种托品烷类生物碱，主要是莨菪碱、山莨菪碱、中莨菪碱、东莨菪碱、樟柳碱、红古豆碱以及微量托品碱[9]。三分三流浸膏能使动物瞳孔扩大、唾液分泌减少和解除平滑肌痉挛；莨菪碱、东莨菪碱是重要的抑制副交感神经作用类药物，临床上主要用作镇静剂[10]；东莨菪碱有抗心律失常的作用；山莨菪碱具有扩张微小动脉、改善微循环的药理作用，可用于神经阻滞；三分三还可用于治疗脑脓肿、肺脓肿、白喉、癫狂症、急性微循环障碍性疾病等症[7]。

四、前景分析

三分三中含有较多的莨菪类化学成分，莨菪类药是极具药用价值和生理活性的药物类别之一，三分三在药物剂型、疗效范围等方面均极具开发利用的潜力，应加强对三分三的有效化学成分、毒性成分及其药理、毒理作用的深入研究，对其所含化学成分直接或间接地利用，以不断地开发新的剂型和药物用于治疗疾病。

三分三作为莨菪类药物生产的主要原料，资源的枯竭制约了这类药物的发展，因此，应加强对三分三规范化种植的研究，切实解决三分三种子萌发率低、种源短缺、栽培技术不成熟[11, 12]等问题，以满足市场对莨菪类药物原料的需求。

五、DNA条形码标准序列及分子鉴定

材料来源：样品共5份。药材样品1份（样品号YWS1-3），采自云南省大理市；标本样品4份（样品号YWS1-30-1、YWS1-30-2、YWS1-30-3和YWS1-30-5），来自云南省丽江市、大理市和昭通市威信县。

*trnH-psbA*序列特征：三分三共6条序列，来自药材、标本和GenBank序列（HQ216148），比对后矩阵长度为349 bp，没有变异位点。一致性序列特征如图3-3所示。

DNA条形码鉴定：山莨菪属共21条*trnH-psbA*序列，其中测试样品5条，GBOWS和GenBank下载16条构成序列矩阵，长度为364 bp，构建邻接树（图3-4）。测试样品与*A. acutangulus*和*A. luridus*部分序列聚为一支。

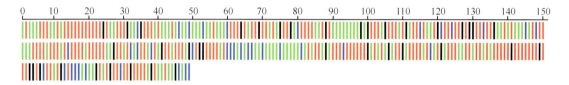

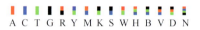

图 3-3　三分三 *trnH-psbA* 一致性序列及二维码图

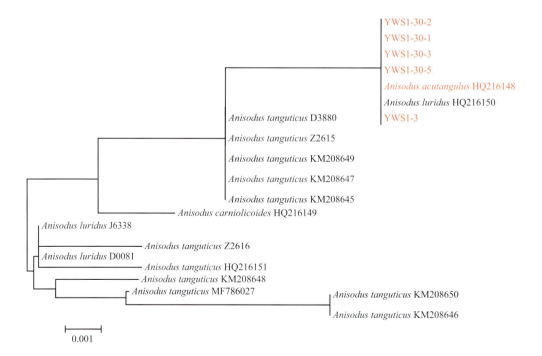

图 3-4　*trnH-psbA* 序列矩阵基于 *P* 距离构建的邻接树

参 考 文 献

[1] 中华人民共和国卫生部药典委员会. 中华人民共和国药典（1977年版）[S]. 北京：人民卫生出版社，1978：20.

[2] 云南省卫生局. 云南省药品标准（1974年版）[S]. 昆明：云南省卫生局，1975：14.

[3] 云南省卫生厅. 云南省药品标准（1996年版）[S]. 昆明：云南大学出版社，1998：5.

[4] 曾育麟. 云南三分三的调查和生药学研究[J]. 云南医学杂志，1962，（3）：64-66.

[5] 吴大奎，王方材，陈正荣，等. 滇产三分三的化学分析和硫酸阿托品的提制（简报）[J]. 云南医学杂志，1962，（3）：67-68.

[6] 王懋德，邓士贤，张子昭，等. 云南三分三的药理作用（格林制剂的药理初步研究）[J]. 云南医学杂志，1962，（3）：69-71.

[7] 云南省药物研究所. 云南重要天然药物[M]. 昆明：云南科技出版社，2006：32.

[8] 杨兴彪，李海峰. 三分三种子萌发影响因素分析[J]. 湖北农业科学，2013，52（17）：4142-4144.

[9] Xiao PG，Xiao GC，He LY. The occurrence of some important tropane alkaloids in Chinese *Solanaceous* plants[J]. Journal of Integrative Plant Biology，1973，15：187-194.

[10] Yamada Y，Tabat M. Plant biotechnology of tropane alkaloids[J]. Plant Biotechnology，1997，14：1-10.

[11] 杨小蕊，张明生，曹然. 发根农杆菌A4菌株诱导三分三毛状根的研究[J]. 山地农业生物学报，2011，30（2）：115-119.

[12] 潘夕春，陈敏，张磊，等. 植物表达载体在三分三发根中的高效表达[J]. 中草药，2007，（4）：588-591.

4 大叶木兰 Dayemulan

大叶木兰是木兰科木兰属植物长喙厚朴 *Magnolia rostrata* W. W. Smith 的干燥枝、根皮及枝皮，因其主产地在中国云南的腾冲、高黎贡山及毗邻的缅甸边境，故又称腾冲厚朴、贡山厚朴、滇缅厚朴（图4-1-图4-3）。本品收载于1992年版《中华人民共和国卫生部药品标准》[1]，其质量指标、药用范围、功能主治，皆与《中华人民共和国药典》收载的厚朴一致。

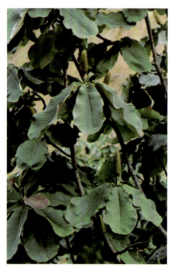

图 4-1　大叶木兰　原植物图

落叶乔木，高可达25 m；树皮灰褐色。小枝粗壮，初绿色后转褐色，腋芽圆柱形，灰绿色，无毛。叶大，互生，坚纸质，7-9片集生于枝顶，倒卵形或宽倒卵形，长34-50 cm，宽21-23 cm，先端宽圆，具短急尖，或有时2浅裂，基部宽楔形，圆钝或心形，上面绿色，有光泽，下面苍白色，沿脉被弯曲的锈褐色毛，侧脉28-32对；叶柄粗壮，长4-7 cm；托叶与叶柄连生，长为叶柄的1/3-2/3。花后叶开放，白色，芳香，直径8-9 cm，花被片9-12，肥厚，外轮3片背面绿色，微带粉红色，长圆状椭圆形，长8-13 cm，宽约5.6 cm，向外反卷；内2轮白色，直立，倒卵状匙形，长12-14 cm；雄蕊群紫红色，圆柱形。聚合果圆柱形，直立，长11-20 cm，直径约4 cm，近基部宽圆，向上渐狭。蓇葖具弯曲，具长0.6-0.8 cm的喙，内有种子2粒；种子扁，长约0.7 cm，宽约0.5 cm，成熟时悬挂于丝状种柄上，外种皮红色。花期5-7月，果期9-10月。

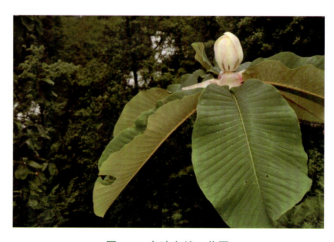

图 4-2　大叶木兰　花图

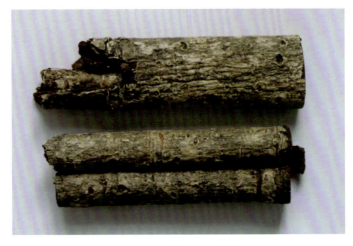

图 4-3　大叶木兰　药材图

一、药用历史

厚朴始载于《神农本草经》，被列为中品，其后历代本草均有记载。厚朴药材在长期的使用过程中，品种复杂。经考证，陶弘景的《本草经集注》所载的厚朴与《证类本草》所载的商州厚朴均应为现在使用的正品厚朴。宋代《图经本草》所载的龙州厚朴与梓州厚朴应为武当玉兰（四川与陕西部分地区作姜朴）。《证类本草》所载的归州厚朴与《植物名实图考》所载的土厚朴应为木莲属植物[2]。而云南习用至今的厚朴主流种，其植物来源应为长喙厚朴，商品曾销售云南省内外及港澳地区，并远销东南亚各国。云南省药品检验所从20世纪70年代开始，对大叶木兰进行了系统研究，结果表明其与《中华人民共和国药典》收载的正品厚朴有同等使用价值[3]。其性温，味苦、辛。归脾、胃、肺、大肠经。能燥湿消痰，下气除满。用于湿滞伤中，脘痞吐泻，食积气滞，腹胀便秘，痰饮咳喘等症。

二、资源情况

大叶木兰是云南怒江主产的著名药材，主要分布于云南西北部、西部中缅边界一带的腾冲、泸水、福贡、贡山、德钦等县（市）。生于海拔2100-3000 m的山地阔叶林或针阔混交林中，中国西藏东南部（墨脱等地）、缅甸东北部也有分布[4]。大叶木兰于1992年被载入《中华人民共和国卫生部药品标准》，正式确定了其作厚朴合法药用的地位，致使大叶木兰收购量直线上升，且采收时采用伐树剥皮的方式，资源破坏非常严重，加之其生长环境湿热，成熟种子落地后容易腐烂[5]，生长速度缓慢，自然更新受到限制，仅在自然保护区内尚残存少量植株，且呈零星分布[6]，处于濒危状态，已被列入《国家重点保护野生植物名录》（二级）。

三、现代研究

大叶木兰中主要含有厚朴酚、厚朴碱及少量木兰箭毒碱，挥发油成分主要有β-桉叶醇[7-10]，还含有4-*O*-甲基和厚朴酚（4-*O*-methylhonokiol）和3-*O*-甲基厚朴酚（3-*O*-methylmagnolol）等新木脂素类化合物[11]。另外，还从树皮中分离得到1个新化合物及7个已知新木脂素类化合物，其中新化合物为联烯丙基苯对苯醌类物质，被命名为木兰醌[11]。现代药理研究表明，大叶木兰具有抗癫痫[12-13]、抗抑郁[14, 15]、抗痴呆[16]、抗脑缺血[17, 18]、改善心功能[19]、抗腹泻[20]、改善肠胃运动障碍[21]、保肝[22]、抗肺损伤[23]、降血压[19]、降血糖[24, 25]、降脂[26]、抗肿瘤[27-32]、抗菌抗炎[33-35]等药理作用。

四、前景分析

大叶木兰具有与厚朴一样的开发前景，在保健品、化工、木材工业、香料等方面的开发极具前景。在对大叶木兰开发利用的同时，需要做好其资源的保护工作，云南高黎贡山已被划为自然保护区，应建立健全保护机构，保护好区内的这一珍稀濒危种。其他大叶木兰的产区也应加大保护力度。为满足开发的需要，在保护资源的同时，要着重开展好大叶木兰的栽培繁殖，育苗造林，为其产业的后续发展打好基础。药用价值的开发是其主要的方面，可以利用大叶木兰中的有效成分或有效部位药理学研究的成果，深入研制新的中成药。

五、DNA条形码标准序列及分子鉴定

材料来源：样品共5份。标本样品5份（样品号YWS1-20-1、YWS1-20-2、YWS1-20-3、YWS1-20-4、YWS1-20-5），来自云南省贡山县、腾冲市。

*trnH-psbA*序列特征：大叶木兰共5条序列，均来自标本，比对后矩阵长度为361 bp，没有变异位点。一致性序列特征如图4-4所示。

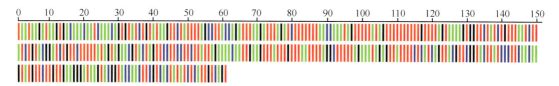

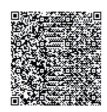

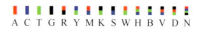

A C T G R Y M K S W H B V D N

图4-4 大叶木兰 *trnH-psbA* 一致性序列及二维码图

DNA条形码鉴定：木兰属共304条*trnH-psbA*序列，其中测试样品5条，GBOWS和GenBank下载299条构成序列矩阵，长度为386 bp，构建邻接树（图4-5）。测试样品聚为一支。

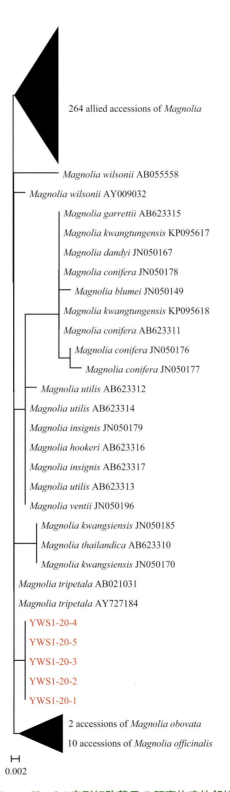

264 allied accessions of *Magnolia*

Magnolia wilsonii AB055558
Magnolia wilsonii AY009032
Magnolia garrettii AB623315
Magnolia kwangtungensis KP095617
Magnolia dandyi JN050167
Magnolia conifera JN050178
Magnolia blumei JN050149
Magnolia kwangtungensis KP095618
Magnolia conifera AB623311
Magnolia conifera JN050176
Magnolia conifera JN050177
Magnolia utilis AB623312
Magnolia utilis AB623314
Magnolia insignis JN050179
Magnolia hookeri AB623316
Magnolia insignis AB623317
Magnolia utilis AB623313
Magnolia ventii JN050196
Magnolia kwangsiensis JN050185
Magnolia thailandica AB623310
Magnolia kwangsiensis JN050170
Magnolia tripetala AB021031
Magnolia tripetala AY727184
YWS1-20-4
YWS1-20-5
YWS1-20-3
YWS1-20-2
YWS1-20-1
2 accessions of *Magnolia obovata*
10 accessions of *Magnolia officinalis*

0.002

图 4-5　*trnH-psbA* 序列矩阵基于 *P* 距离构建的邻接树

参考文献

[1] 中华人民共和国卫生部药典委员会. 中华人民共和国卫生部药品标准　中药材（第一册）[S]. 北京：1992.

[2] 楼之岑，秦波. 常用中药材品种整理和质量研究——北方编（第2册）[M]. 北京：北京大学医学出版社，2003：214.

[3] 云南省药物研究所. 云南重要天然药物[M]. 昆明：云南科技出版社，2006：39.

[4] 中国科学院《中国植物志》编辑委员会. 中国植物志[M]. 北京：科学出版社，1996，30（1）：118.

[5] 殷晓松，金晓瑾，王旭，等. 大叶木兰和红椿育苗移植应用探究[J]. 南方农业，2018，12（35）：44-45，47.

[6] 谢春华，唐德英，段立胜. 大叶木兰实生苗培育技术[J]. 林业实用技术，2007，（4）：26-27.

[7] 阎文玫. 厚朴代用品——大叶木兰的研究（第二报）——大叶木兰的原植物和组织[J]. 中草药通讯，1979，10（2）：42-44，49.

[8] 阎文玫. 厚朴代用品——大叶木兰的研究（第一报）——大叶木兰化学成分的研究[J]. 中草药通讯，1978，（12）：1-6，57.

[9] 谢丽华. 薄层扫描法测定大叶木兰中厚朴酚的含量（简报）[J]. 中药材，1990，（8）：33.

[10] 陈德昌，刘家旺. 厚朴和大叶木兰中厚朴酚与和厚朴酚的含量测定[J]. 药学学报，1982，（5）：360-364.

[11] 邓世明，程永现，周俊，等. 长缘厚朴中的新苯醌及新木脂素类化合物[J]. 云南植物研究，2001，（1）：121-125.

[12] Chen CR，Tan R，Qu WM，et al. Magnolol, a major bioactive constituent of the bark of *Magnolia officinalis*, exerts antiepileptic effects via the GABA/benzodiazepine receptor complex in mice[J]. British Journal of Pharmacology，2011，164（5）：1534-1546.

[13] 赵卫丽. 厚朴酚对戊四氮致痫大鼠的保护作用及bcl-2、bax在大鼠海马中的表达变化[D]. 石家庄：河北医科大学硕士学位论文，2015.

[14] 傅强，马占强，杨文，等. 厚朴酚对慢性温和刺激所致抑郁小鼠的抗抑郁作用研究[J]. 中药药理与临床，2013，29（2）：47-51.

[15] 王萍萍，刘保秀，杨桃，等. 和厚朴酚对急慢性应激小鼠的抗抑郁作用及机制研究[J]. 中国药学杂志，2017，52（24）：2161-2165.

[16] 陈爽. 和厚朴酚注射用冻干脂质体治疗血管性痴呆的药效学研究[D]. 长春：长春中医药大学硕士学位论文，2016.

[17] 于妮娜，陈世忠，张恩户，等. 和厚朴酚对全脑缺血再灌注犬脑血流量的影响[J]. 中药药理与临床，2016，32（1）：26-29.

[18] 于妮娜，陈世忠，张恩户，等. 和厚朴酚对全脑缺血再灌注犬血浆 TXB_2、6-Keto-PGF_（1α）、ET、NO的影响[J]. 世界中西医结合杂志，2016，11（8）：1091-1093.

[19] 宜全，谭芳慧，陈伟东，等. 和厚朴酚对大鼠心肌缺血再灌注损伤的保护作用[J]. 广东医学，2017，38（15）：2276-2279.

[20] 曾红，周秋贵，罗婷，等. 厚朴酚与和厚朴酚对小鼠腹泻及胃肠排空抑制的影响比较[J]. 中药材，2015，38（10）：2160-2162.

[21] 张志博. 厚朴酚与和厚朴酚对肠道钙离子转运的影响及其抗腹泻机制探讨[D]. 长沙：湖南农业大学硕士学位论文，2013.

[22] 夏西超，华春秀，姜晓，等. 和厚朴酚对急性肝损伤模型小鼠抗氧化作用研究[J]. 时珍国医国药，2013，24（2）：361-362.

[23] 王林，李红波，刘南，等. 和厚朴酚对脂多糖诱导的急性肺损伤小鼠的保护作用[J]. 中药新药与临床药理，2016，27（6）：810-815.

[24] 陈雄，虞伟慧，龚小花，等. 厚朴酚通过MAPK/NF-κB信号通路改善1型糖尿病模型小鼠的心肌损伤[J]. 中草药，2017，48（22）：4719-4725.

[25] 孙长颢，宁华，那立欣，等. 厚朴酚对2型糖尿病大鼠血糖的影响[J]. 卫生研究，2014，43（2）：313-316.

[26] 解娜，胡春阳，王希娟，等. 厚朴酚对肝X受体α介导的脂代谢的调节作用[J]. 临床心血管病杂志，2015，31（9）：1010-1013.

[27] 吴柯，薛莱，韩萍. 和厚朴酚对人结肠癌细胞及Wnt信号通路的影响及调控作用[J]. 检验医学与临床，2019，16（12）：1643-1645，1649.

[28] 刘荣兴，胡培，马妍，等. 和厚朴酚抑制结肠癌细胞增殖与骨形态发生蛋白7关系的研究[J]. 中国药理学通报，2018，34（7）：1012-1019.

[29] 王立文，谢梦燕，林莉莉. 和厚朴酚增强吉西他滨诱导胰腺癌细胞凋亡的机制研究[J]. 中国临床药理学杂志，2016，32（11）：1027-1030.

[30] 边睿，相闪闪，江翰，等. 和厚朴酚体外抗胆囊癌作用及机制研究[J]. 中国普通外科杂志，2016，25（2）：231-237.

[31] 谭茵，莫立乾，蔡玉婷，等. 和厚朴酚对结肠癌细胞生长影响及Caspase凋亡途径相关蛋白的表达研究[J]. 实用医学杂志，2011，27（14）：2509-2512.

[32] 杨光丽，侯文礼，付阿富，等. 和厚朴酚对人宫颈癌细胞增殖和凋亡的影响[J]. 四川大学学报（医学版），2008，（4）：558-562.

[33] 钟淇滨，祝曙光，陆少君，等. 和厚朴酚对咪喹莫特诱导小鼠银屑病的干预作用[J]. 中国药理学通报，2018，34（5）：626-631.

[34] 姜路路，张铭嘉，孟美竹，等. 和厚朴酚通过ROS的积累和破坏细胞膜杀死白色念珠菌[J]. 微生物学报，2018，58（3）：511-519.

[35] 符吴英. 厚朴酚的免疫抗炎作用及其对相关信号转导通路的调控[D]. 广州：广东药科大学硕士学位论文，2016.

5 大黄藤 Dahuangteng

大黄藤是防己科天仙藤属植物天仙藤 *Fibraurea recisa* Pierre 的干燥茎，以大黄藤之名收载于1974年版《云南省药品标准》[1]，并以黄藤之名收载于1977年和2005-2020年版《中华人民共和国药典》[2-6]，又名藤黄连、黄连藤、适黄连等（图5-1-图5-3）。

多年生木质大藤本，长可达10余米或更长。根圆柱状，外皮灰黄褐色，木质部黄色。茎干粗壮、扭曲，老茎淡灰褐色或灰棕色，具深沟状裂纹，小枝和叶柄具直纹。单叶互生，革质，长圆状卵形，有时阔卵形或阔卵状近圆形，长10-25 cm，宽2.5-9.0 cm，先端钝或稍渐尖，基部圆形或近截形，全缘；上面绿色有光泽，下面淡绿色，两面无毛；基出主脉3，弧形。叶柄长4-14 cm，基部及近叶基处稍膨大，具细纵条纹。圆锥花序，着生于老茎上，下垂，可长达30 cm，生于小枝上的花序长只有6-10 cm。花小，单性，雌雄异株，密集具梗，外有小型苞片3，花被片6，绿

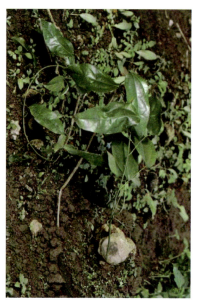

图 5-1　大黄藤　原植物图

白色或黄绿色，广卵形或近圆形。边缘向内卷曲；雄花有雄蕊3，花丝短棒状，花药椭圆形、短粗，纵裂；雌花具退化雄蕊，子房卵圆形，3室，胚珠2，花柱短，柱头头状。核果长圆状椭圆形，长2-3 cm，黄色，外果皮干时皱裂。

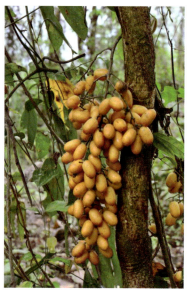

图 5-2　大黄藤　果实图

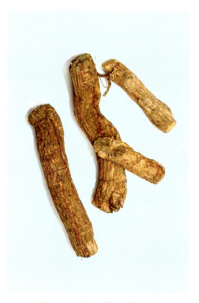

图 5-3　大黄藤　药材图

一、药用历史

大黄藤始载于明代《本草纲目》，李时珍谓："黄藤生岭南，状如防己。俚人常服此藤，纵饮食有毒，亦自然不发"。据考察，云南省红河哈尼族彝族自治州屏边苗族自治县民间称本品为大黄藤，用来染布和治疗外伤感染、疮毒引起的慢性溃疡等病。1970-1971年红河哈尼族彝族自治州医院及中国人民解放军驻蒙自部队的医务工作者深入屏边山区民间采访调查将该品发掘出来。其原植物经鉴定为防己科天仙藤。对其茎和根进行大量的药化、药理分析研究和临床试验，发现具有抗菌、消炎作用，对外科、妇科、消化道、呼吸道、泌尿道的炎症和感染均有良好疗效，并按中医中药理论归纳指出：其性寒，味苦。能清热解毒。用于治疗妇科炎症，外伤感染，菌痢，肠炎，呼吸道及泌尿道感染，眼结膜炎，疮疡肿毒等。为了保护资源，确定该品药用其茎[7]。

二、资源情况

大黄藤为野生天然种群，主要分布于云南红河屏边、金平、河口等县（区）。常生于海拔200-700 m的山谷密林及石壁上。此外，在广西玉林、梧州、百色，广东南部有分布[8]。大黄藤属于野生药物资源，资源量小，分布分散。多年来，由于市场的需求，毁灭性采集，这一药用植物资源急剧减少，濒临枯竭[9]。云南屏边从2001年起开展了"黄藤苗木繁育及人工栽培试验示范"研究，采用大黄藤茎扦插育苗已获成功，通过对栽培大黄藤和野生大黄藤化学成分的比较研究，发现两者的主要成分一致，均为异喹啉类生物碱（黄藤素、药根碱）和黄藤素内酯[10]。2022年，云南双江推广种植4100亩，有望解决资源紧缺问题，但尚未形成商品，大黄藤药材绝大部分依靠越南、老挝、缅甸进口。

三、现代研究

研究表明，大黄藤主要含有生物碱、内酯，还含有少量的萜类、醛类、挥发油等化学成分，其中主要的生物碱有黄藤素（盐酸巴马汀）、药根碱，内酯类成分主要以黄藤内酯为主[10-12]。大黄藤的主要活性成分黄藤素被当代医学称为"植物抗生素"[13]。黄藤素的药理作用主要表现在抗菌[14-17]、抗炎[18-20]、增强免疫力[21]、保护心肌[22]、改善记忆[23]、抗心律失常[24]等方面。药根碱具有降压[25]、降血糖[26, 27]、抗菌杀疟[25, 28, 29]、利胆[30]、抗癌[31]、抗氧化[32]等作用。

四、前景分析

黄藤素制剂为抗感染的植物药制剂，又具有增强白细胞吞噬能力的作用，具有较好的开发前景。大黄藤及其制剂经过多年的临床实践，证明有较好的疗效，可以应用中医药理论及现代药理学的试验方法，设计和研制其复方制剂，开发丸剂、散剂、膏剂、胶囊剂、栓剂等用于不同病症，使其疗效得以更充分发挥。目前大黄藤的化学成分研究主要集中在生物碱类化合物上，药理作用主要集中于抗炎、抑菌、增强免疫力等方面，对其化学成分和药理作用研究虽然取得了一定的研究成果，但是缺少系统的对其作用机制的研究，今后应进一步研究，以发现新的药用活性化合物，并探讨其新的作用机制，为进一步开发大黄藤药用活性成分提供依据。云南民间用药的经验提示其根、茎、叶均可药用，初步试验也显示叶含少量生物碱。因此需要在对大黄藤的枝、叶研究的基础上，进行综合开发利用，从而减少资源的过度消耗。

五、DNA条形码标准序列及分子鉴定

材料来源：样品共16份。药材样品10份（样本号YWS1-5、YWS1901、YWS1902、B190614、B190615、B190633、B190634、B190635、B190636和B190637），采自云南红河屏边；标本样品6份（样品号YWS1-14-1、YWS1-14-2、YWS1-14-3、YWS1-14-4、YWS1-14-5和YWS1-14-6），来自云南红河屏边。

ITS序列特征：大黄藤共17条序列，来自药材、标本和GenBank序列（GQ434393、FJ603110和KY365646），比对后矩阵长度为560 bp，有13个变异位点，分别为64、87、149、334、412、451和452位点C-T变异，121位点A-T变异，174位点A-C变异，194和559位点A-T变异，395位点A-G变异，501位点C-G变异。有1处插入/缺失变异，为103位点。一致性序列特征如图5-4所示。

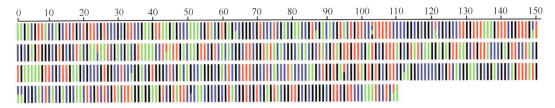

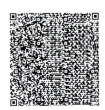

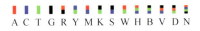

ACTGRYMKSWHBVDN

图5-4　大黄藤ITS一致性序列及二维码图

DNA条形码鉴定：天仙藤属共19条ITS序列，其中测试样品16条，GenBank下载3条构成序列矩阵，长度为566 bp，构建邻接树（图5-5）。测试样品分别与 *F. recisa* 和 *F. tinctoria* 聚为一支。

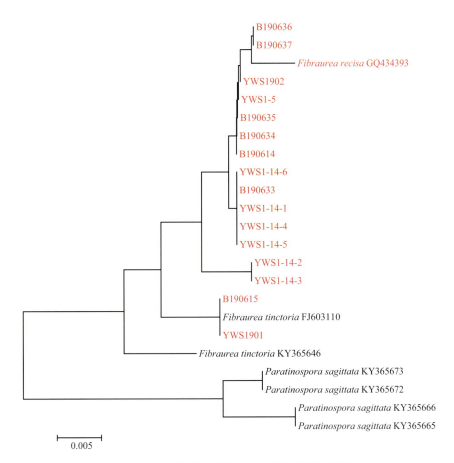

图 5-5　ITS 序列矩阵基于 *P* 距离构建的邻接树

参 考 文 献

[1] 云南省卫生局.云南省药品标准（1974年版）[S].昆明：云南省卫生局，1975：30.

[2] 中华人民共和国卫生部药典委员会.中华人民共和国药典（1977年版）[S].北京：人民卫生出版社，1978：521.

[3] 国家药典委员会.中华人民共和国药典（2005年版）[S].北京：化学工业出版社，2005：215.

[4] 国家药典委员会.中华人民共和国药典（2010年版）[S].北京：中国医药科技出版社，2010：288.

[5] 国家药典委员会.中华人民共和国药典（2015年版）[S].北京：中国医药科技出版社，2015：307.

[6] 国家药典委员会.中华人民共和国药典（2020年版）[S].北京：中国医药科技出版社，2020：320.

[7] 云南省药物研究所.云南重要天然药物[M].昆明：云南科技出版社，2006.

[8] 中国科学院《中国植物志》编辑委员会.中国植物志[M].北京：科学出版社，1988，（30）：16.

[9] 赵永丰，苏智良，孟梦，等.云南省大黄藤资源培育的研究[J].西部林业科学，2008，123（2）：78-81.

[10] 张慧颖，李智敏，张森，等.栽培黄藤药材的化学成分研究[J].云南中医学院学报，2008，31（5）：28-31.

[11] 刘润民，赵守训，朱任宏.中药黄藤根（*Fibrauria recisa* Pierre）中黄藤内酯的鉴定[J].药学学报，1981，（6）：479-480.

[12] 刘润民，赵守训，闵知大，等.中药黄藤中的季铵生物碱研究[J].南京药学院学报，1982，（2）：77-82.

[13] 吕娜，赵昱玮，汲立伟，等.黄藤的研究进展[J].中国实验方剂学杂志，2016，（19）：199-202.

[14] 王慧敏.黄藤化学成分体外抗深部真菌活性研究[D].昆明：昆明医学院硕士学位论文，2008.

[15] 王建涛，孔哲，闫咏梅，等.微量量热法研究异喹啉类生物碱的抑菌活性[J].化学世界，2007，48（8）：460-463.

[16] 丛克家，信天成，郭尔玲.黄藤生物碱的抗霉菌实验及临床观察[J].中草药，1980，11（12）：558-559.

[17] 章贵平.黄藤在外科化脓性感染中的临床疗效观察[J].临床急诊杂志，2002，3（3）：130.

[18] 伍幼如.黄藤素注射液治疗慢性盆腔炎102例临床观察[J].中医药导报，2007，13（6）：46.

[19] 吴春艳，张艳，史伟，等.黄藤素片治疗急性膀胱炎的临床观察[J].中国医药导报，2009，6（6）：136.

[20] 李馨雅.黄藤素胶囊治疗慢性子宫内膜炎的临床观察[J].中国实用医药，2015，（1）：156-157.

[21] 朱作金，柯美珍.黄藤素对大鼠免疫功能的影响[J].广西医科大学学报，1995，（4）：518-519.

[22] 陈超，方达超.盐酸巴马汀对心肌梗死的影响[J].中草药，1989，（7）：25-26.

[23] 王书宁.黄藤生物碱片剂制备工艺、质量标准及抗阿尔茨海默症作用研究[D].长春：吉林农业大学硕士学位论文，2018.

[24] 孙文基.天然活性成分简明手册[M].北京：中国医药科技出版社，1996：429.

[25] 季宇彬.中药有效成分药理与应用[M].哈尔滨：黑龙江科学技术出版社，2004.

[26] 付燕，胡本容，汤强，等.药根碱、小檗碱、黄连煎剂及模拟方对小鼠血糖的影响[J].中草药，2005，36（4）：548-551.

[27] 谭毓治.药根碱药物相互作用及其机制研究[J].中国药理学通报，2003，（12）：1413-1416.

[28] Wright CW，Marshall SJ，Russell PF，et al. *In vitro* antiplasmodial，antiamoebic，and cytotoxic activities of some monomeric isoquinoline alkaloids[J]. Journal of Natural Products，2000，63（12）：1638-1640.

[29] Vennerstrom JL，Klayman DL. Protoberberine alkaloids as antimalarials[J]. Journal of Medicinal Chemistry，1988，31（6）：1084-1087.

[30] 季宇彬.天然药物有效成分药理与应用[M].北京：科学出版社，2007.

[31] 吴平平.药根碱靶向肿瘤蛋白TNIK抑制乳腺癌生长转移机制研究[D].杭州：浙江理工大学硕士学位论文.

[32] Smith CS，Overstreet JD，Harris RK，et al. Method validation for determination of alkaloid content in goldenseal root powder[J]. Journal of AOAC International，2003，86（3）：476-483.

6 小花盾叶薯蓣 Xiaohuadunyeshuyu

　　小花盾叶薯蓣是薯蓣科薯蓣属植物小花盾叶薯蓣 *Dioscorea parviflora* C. T. Ting 的干燥根茎，又名苦良姜、老虎姜（图6-1；图6-2）。*D. parviflora* 已在FOC中处理为 *D. sinoparviflora* C. T. Ting, M. G. Gilbert and Turlandd 的异名[1]。

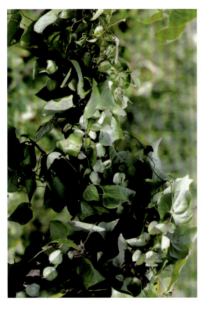

图 6-1　小花盾叶薯蓣　原植物图

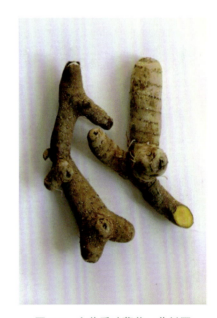

图 6-2　小花盾叶薯蓣　药材图

　　缠绕草质藤本。根状茎横生，圆柱形，指状或不规则分枝，干后除去须根常留有白色点状痕迹。茎左旋，无毛，有时在分枝或叶柄基部两侧微凸起，或具短刺。单叶互生；叶片近革质，绿色，干后灰褐色，少数为灰赤色，三角状卵形、长卵形或卵圆形，有时3-5浅裂，中间裂片三角状卵形，两侧裂片圆耳状，边缘浅波状，有时边缘膜质，顶端渐尖，基部宽心形、心形或近于截形，两面无毛。花单性，雌雄异株。雄花序不分枝或分枝，单生或2-3个簇生于叶腋；雄花无梗，常2-3个簇生，再排列成穗状，每簇花通常仅1-2朵发育，基部常有膜质苞片3-4枚，苞片卵形或三角状卵形。花被6裂，裂片卵形，长0.8-1.2 mm，宽0.6-0.8 mm，花开时平展，紫红色，干后黑色。雄蕊6，着生于花托的边缘，花丝极短，与花药几近等长，花药内向。雌花序与雄花序相似。退化雄蕊常呈丝状。蒴果三棱形，每棱翅状，半月形，长2.0-2.8 cm，宽0.8-1.0 cm，干后蓝黑色，表面常有白粉。每室种子2枚，着生于中轴中部，四周围有薄膜状翅。花期3-8月，果期8-12月。

一、药用历史

薯蓣属植物的药用，在我国有较长的历史。据《云南省志·医药志》记载，云南省民间早已认识到小花盾叶薯蓣的根茎具有解毒消肿的功能，并将其用于早期未破溃的痈疖，皮肤急性化脓性感染，软组织损伤，蜂螫虫咬。20世纪以来，在医药学领域内，经过科学家几十年的研究，种类繁多的一大类甾体激素药物现已形成，成为人类与疾病做斗争的重要武器。大量的甾体激素类药物是从薯蓣科薯蓣属植物提取的薯蓣皂苷元（diosgenin）作为起始原料进行人工合成，薯蓣皂苷元已经成为我国生产甾体激素药物的主要原料。在云南省分布的小花盾叶薯蓣已成为生产甾体激素类药物的重要药源植物[2]。

二、资源情况

小花盾叶薯蓣为我国特有的薯蓣属植物，主产于云南，主要分布于德钦至鲁甸一带的金沙江河谷，泸水至永德一带的怒江河谷，红河至新平一带的元江河谷和华宁、开远、弥勒、泸西、丘北一带的南盘江流域；生于海拔400-2000 m的山坡石灰岩干热河谷地区的稀疏灌丛中[3]。云南丽江金沙江河谷地带是野生薯蓣属的分布中心，但野生资源经过多年的破坏性采挖，已远远不能满足生产的需要。为解决野生资源紧缺问题，云南丽江于2003年制定了"十五"苦良姜（小花盾叶薯蓣）基地建设规划意见，推广种植突破2万亩，并在文山、红河、大理等地区掀起来了种植热潮。目前，云南省薯蓣皂苷元主要生产厂家需要的薯蓣原料均来自栽培。

三、现代研究

小花盾叶薯蓣的根茎主要含薯蓣皂苷元，还含有少量的约茂皂苷元、$\Delta^{3,5}$-去氧新替告皂苷元、新呋甾烷皂苷等。另外还含有还原糖、多糖、苷类、黄酮类、内酯、甾醇、酚性成分、生物碱等。薯蓣皂苷元是合成肾上腺皮质激素、性激素和蛋白同化激素等三大类甾体激素的主要原料[4]。药理研究表明，薯蓣皂苷及皂苷元的主要作用为抗肿瘤[5-7]，降低胆固醇[8-9]，抗冠心病和心绞痛[10, 11]，抗心力衰竭[12, 13]，抗癌[14]，保肝[15-17]，对缺血损伤的保护[18-21]，降血糖[22, 23]，抗骨质疏松[24, 25]，抗病毒和真菌[26]，抗氧化与衰老[27, 28]，抗炎[29-31]，止咳、祛痰、平喘[32]等。

四、前景分析

近年来，随着甾体类药物制剂品种与产量的发展，作为生产原料的薯蓣皂苷元，其需求量不断增加。为满足甾体类药物制剂原料的需求，云南丽江、大理、楚雄、东川、文山、红河、怒江和西双版纳等地均开展了薯蓣属植物的人工栽培。云南薯蓣的种植初具规模，取得了一定的经济和社会效益。在大力发展薯蓣属植物栽培的同时，应该加强对市场前景的分析与把握，加强计划性，做到既能满足当前市场对薯蓣皂苷元的需求，更要关注其他甾体皂苷元资源开发利用的动态，才能对薯蓣属植物栽培的发展有科学的前瞻性规划。在药用价值开发方面，还应当进行深入的研究或发掘，以便充分利用包括小花盾叶薯蓣在内的薯蓣属药用植物的其他药用价值，开发更多的药物制剂或新药[2]。

五、DNA条形码标准序列及分子鉴定

材料来源：样品共5份。标本样品5份（样品号YWS1-34-1、YWS1-34-2、YWS1-34-3、YWS1-34-4、YWS1-34-5），来自云南省丽江市永胜县。

*trnH-psbA*序列特征：小花盾叶薯蓣共5条序列，来自标本，比对后矩阵长度为577 bp，有3个变异位点，分别为190、367和440位点A-C变异。一致性序列特征如图6-3所示。

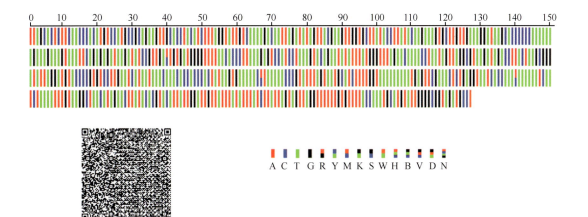

图 6-3　小花盾叶薯蓣 *trnH-psbA* 一致性序列及二维码图

DNA条形码鉴定：薯蓣属共361条*trnH-psbA*序列，其中测试样品5条，GBOWS和GenBank下载356条构成序列矩阵，长度为899 bp，构建邻接树（图6-4）。测试样品与*D. zingiberensis*聚为一支。

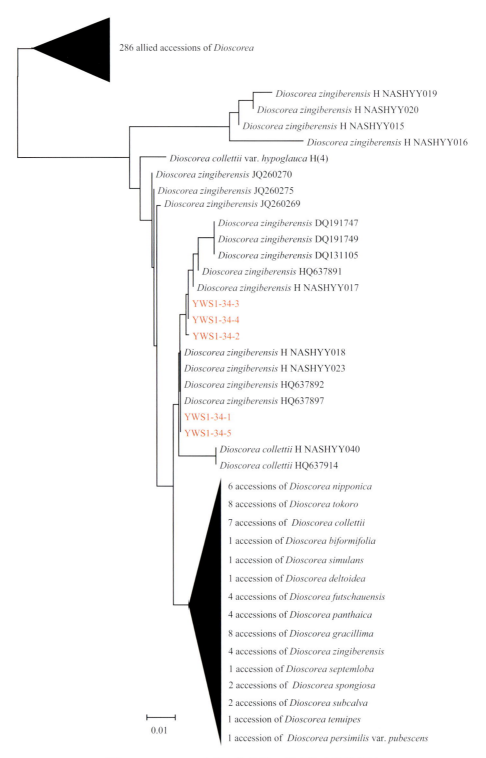

286 allied accessions of *Dioscorea*

Dioscorea zingiberensis H NASHYY019
Dioscorea zingiberensis H NASHYY020
Dioscorea zingiberensis H NASHYY015
Dioscorea zingiberensis H NASHYY016

Dioscorea collettii var. *hypoglauca* H(4)
Dioscorea zingiberensis JQ260270
Dioscorea zingiberensis JQ260275
Dioscorea zingiberensis JQ260269

Dioscorea zingiberensis DQ191747
Dioscorea zingiberensis DQ191749
Dioscorea zingiberensis DQ131105
Dioscorea zingiberensis HQ637891
Dioscorea zingiberensis H NASHYY017
YWS1-34-3
YWS1-34-4
YWS1-34-2
Dioscorea zingiberensis H NASHYY018
Dioscorea zingiberensis H NASHYY023
Dioscorea zingiberensis HQ637892
Dioscorea zingiberensis HQ637897
YWS1-34-1
YWS1-34-5
Dioscorea collettii H NASHYY040
Dioscorea collettii HQ637914

6 accessions of *Dioscorea nipponica*
8 accessions of *Dioscorea tokoro*
7 accessions of *Dioscorea collettii*
1 accession of *Dioscorea biformifolia*
1 accession of *Dioscorea simulans*
1 accession of *Dioscorea deltoidea*
4 accessions of *Dioscorea futschauensis*
4 accessions of *Dioscorea panthaica*
8 accessions of *Dioscorea gracillima*
4 accessions of *Dioscorea zingiberensis*
1 accession of *Dioscorea septemloba*
2 accessions of *Dioscorea spongiosa*
2 accessions of *Dioscorea subcalva*
1 accession of *Dioscorea tenuipes*
1 accession of *Dioscorea persimilis* var. *pubescens*

0.01

图 6-4　***trnH-psbA*** 序列矩阵基于 ***P*** 距离构建的邻接树

参考文献

[1] Ding ZZ，Gilbert MG. Dioscoreaceae[M]. *In*：Wu ZY，Raven PH. Flora of China. Beijing：Science Press，2000，24：276-296.

[2] 云南省药物研究所. 云南重要天然药物 [M]. 昆明：云南科技出版社，2006.

[3] 中国科学院《中国植物志》编辑委员会. 中国植物志 [M]. 北京：科学出版社，1988，（16）：064.

[4] 丁志遵，唐世蓉，秦慧贞. 甾体激素药源植物 [M]. 北京：科学出版社，1983.

[5] 王丽娟，王岩，陈声武，等. 薯蓣皂苷元体内、外的抗肿瘤作用 [J]. 中国中药杂志，2002，27（10）：777-779.

[6] 王晓荣，李湧健，程彬彬. 薯蓣皂苷元抗肿瘤作用及其机制研究 [J]. 西部中医药，2014，27（5）：140-143.

[7] Cai J，Liu M，Wang Z，et al. Apoptosis induced by dioscin in HeLa cells[J]. Biological and Pharmaceutical Bulletin，2002，25（2）：193.

[8] 匡双玉，李熠，匡稳定. 薯蓣皂苷元对人肝 L-02 细胞胆固醇代谢及 Caveolin-1 表达的影响 [J]. 中国药房，2013，（35）：3286-3288.

[9] 马海英，赵志涛，王丽娟，等. 薯蓣皂苷元和黄山药总皂苷抗高脂血症作用比较 [J]. 中国中药杂志，2002，27（7）：528-531.

[10] 王新占. 薯蓣皂苷治疗冠心病心绞痛临床观察 [J]. 中国心血管病研究，2004，2（4）：256.

[11] 张楠，张杰，葛海涛. 薯蓣皂苷及其水解物治疗高脂血症及冠心病研究进展 [J]. 上海中医药杂志，2009，（9）：79-81.

[12] 韩钰. 薯蓣皂苷对大鼠心肌收缩力影响的研究 [J]. 中国药理学通报，2016，32（2）：258-262.

[13] Qin J，Kang Y，Xu Z，et al. Dioscin prevents the mitochondrial apoptosis and attenuates oxidative stress in cardiac H9c2 cells[J]. Drug Res，2014，64（1）：47-52.

[14] 张紫薇，李滢，曹鹏，等. 薯蓣皂苷的抗癌机制研究进展 [J]. 食品科学，2017，38（1）：297-302.

[15] Zhang X，Han X，Yin L，et al. Potent effects of dioscin against liver fibrosis[J]. Scientific Reports，2015，5：9713.

[16] Xu T，Zheng L，Xu L，et al. Protective effects of dioscin against alcohol-induced liver injury[J]. Archives of Toxicology，2014，88（3）：739-753.

[17] Zhang A，Jia Y，Xu Q，et al. Dioscin protects against ANIT-induced cholestasis via regulating Oatps，Mrp2 and Bsep expression in rats[J]. Toxicology and Applied Pharmacology，2016，305：127-135.

[18] Tao X，Sun X，Yin L，et al. Dioscin ameliorates cerebral ischemia/reperfusion injury through the downregulation of TLR4 signaling via HMGB-1 inhibition[J]. Free Radical Biology and Medicine，2015，84：103-115.

[19] 汪玲芳，赵云茜，高卫真，等. 薯蓣皂苷增强大鼠缺血再灌注损伤后心肌抗氧化能力 [J]. 中药药理与临床，2009，（5）：44-46.

[20] 郭春宏，刘欣，康毅. 薯蓣皂苷抗大鼠心肌缺血再灌损伤的分子机制 [J]. 中国医院药学杂志，2009，29（16）：1361-1364.

[21] Qi M，Zheng L，Qi Y，et al. Dioscin attenuates renal ischemia/reperfusion injury by inhibiting the TLR4/MyD88 signaling pathway via up-regulation of HSP70[J]. Pharmacological Research，2015，100（1）：341-352.

[22] 陈硕，冯耀辉. 中效胰岛素联合薯蓣皂苷治疗老年 2 型糖尿病对于糖化血红蛋白的影响 [J]. 成都中医药大学学报，2015，38（4）：59-61.

[23] Ji HY，Liu KH，Kong TY，et al. Evaluation of DA-9801，a new herbal drug for diabetic neuropathy，on metabolism-mediated interaction[J]. Archives of Pharmacal Research，2013，36（1）：1-5.

[24] Zhang C，Peng J，Wu S，et al. Dioscin promotes osteoblastic proliferation and differentiation via Lrp5 and ER pathway in mouse and human osteoblast-like cell lines[J]. Journal of Biomedical Science，2014，21（1）：30.

[25] Tao X，Qi Y，Xu L，et al. Dioscin reduces ovariectomy-induced bone loss by enhancing osteoblastogenesis and inhibiting osteoclastogenesis[J]. Pharmacological Research，2016，108：90-101.

[26] Liu C，Wang Y，Wu C，et al. Dioscin's antiviral effect in vitro[J]. Virus Research，2013，172（1-2）：9-14.

[27] 曹亚军，陈虹，杨光，等. 薯蓣皂苷对亚急性衰老小鼠的抗氧化作用研究[J]. 中药药理与临床，2008，24（3）：19-21.

[28] 伊桐凝，于世家，高天舒. 薯蓣皂苷抑制高糖诱导下衰老的内皮细胞中炎症因子的表达[C]. 中华医学会糖尿病学分会第十六次全国学术会议论文集. 成都，2012.

[29] 褚春民，张洪泉，卜平. 薯蓣皂苷对胶原性关节炎模型大鼠环氧合酶2及NF-κB的抑制作用[J]. 中国药理学与毒理学杂志，2013，27（3）：341-345.

[30] 李季委，谢晶日，李铁男，等. 薯蓣皂苷片治疗老年慢性溃疡性结肠炎临床实验研究[J]. 中国初级卫生保健，2009，23（9）：72.

[31] Qi M，Yin L，Xu L，et al. Dioscin alleviates lipopolysaccharide-induced inflammatory kidney injury via the microRNA let-7i/TLR4/MyD88 signaling pathway[J]. Pharmacological Research，2016，111：509-522.

[32] 许丽娜，卫永丽，彭金咏. 天然产物薯蓣皂苷的研究进展[J]. 中国中药杂志，2015，40（1）：36-41.

川贝母是百合科贝母属植物川贝母 *Fritillaria cirrhosa* D. Don 的干燥鳞茎，为 1963-2020 年版《中华人民共和国药典》[1-10]收载"川贝母"的原植物来源之一，又名鸡心贝、尖贝、卷叶贝母（图 7-1- 图 7-4）。按其商品性状差异分为"松贝"和"青贝"。

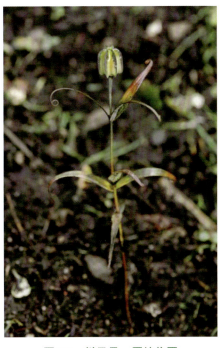 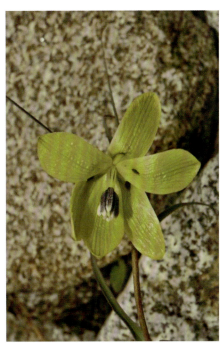

图 7-1　川贝母　原植物图　　　　　图 7-2　川贝母　花图

多年生草本植物，高 15-60 cm。鳞茎由 2 枚鳞片组成，直径 1-2 cm。地上茎直立，绿色或微带褐紫色，具细小灰色斑点。叶通常对生，少数在中部兼有散生或 3-4 枚轮生的，条形至条状披针形，长 4-12 cm，宽 3-5（-15）mm，先端稍卷曲或不卷曲。花通常单朵，极少 2-3 朵，紫色至黄绿色，通常有小方格，少数仅具斑点或条纹；每花有 3 枚叶状苞片，苞片狭长，宽 2-4 mm；花被片长 3-4 cm，外 3 片宽 1.0-1.4 cm，内 3 片宽可达 1.8 cm，蜜腺窝在背面明显凸出；雄蕊 6，长为花被片的 1/2，花丝平滑；雌蕊较雄蕊长，花柱粗壮，子房 3 室，柱头 3 裂，外反。蒴果六角矩形，长 0.7-2.0 cm，径达 1.2 cm。种子薄而扁平，半圆形。花期 5-7 月，果期 8-10 月。

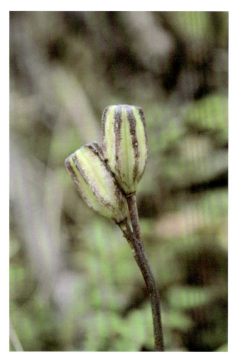

图 7-3　川贝母　果实图

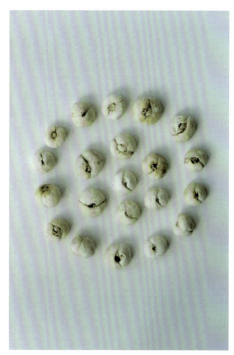

图 7-4　川贝母　药材图

一、药用历史

　　贝母类药材是我国重要的名贵中药材之一，在我国有着悠久的药用历史。贝母始载于我国秦汉时代的《神农本草经》，列为中品，谓："贝母味辛，平。主伤寒烦热，淋沥邪气，疝瘕，喉痹，乳难，金疮，风痉"。《图经本草》载："贝母生晋地……根有瓣子，黄白色，如聚贝子，故名贝母"。而唐代《新修本草》所载的"贝母叶似大蒜……味甘苦，不辛"的记述，其形态似与浙贝母类相近，其产地"江南诸州"与今浙贝母的产地相符。清代赵学敏《本草纲目拾遗》载："浙贝出象山，俗呼象贝母""象贝苦寒解毒，利痰开宣肺气，凡肺家挟风火有痰者宜此，川贝味甘而补肺矣，治风火痰嗽以象贝为佳，若虚寒咳嗽以川贝为宜"。当前，贝母类药材品种繁多，皆属于贝母属植物的鳞茎。2020年版《中华人民共和国药典》规定川贝母的法定药材来源为川贝母、暗紫贝母、甘肃贝母、梭砂贝母、太白贝母或瓦布贝母的干燥鳞茎，性微寒，味苦、甘。能清热润肺，化痰止咳，散结消痈。用于肺热燥咳，干咳少痰，阴虚劳嗽，痰中带血，瘰疬，乳痈，肺痈等症[10]。

二、资源情况

川贝母主要分布于四川,云南、西藏、青海和甘肃也有分布,还有少量分布于湖北、陕西和重庆。云南产川贝母是常用止咳化痰的名贵中药材,主要分布于云南西北部地区。生于海拔3000-4400 m的林下、灌丛或草甸中[11]。其药用历史悠久,是云南道地药材之一,商品曾行销全国各地。其只能在海拔3000 m以上的高原地带自然生长,野生资源极其有限,加之市场售价一直居高不下,导致无计划的盲目采挖,致使川贝母的自然资源日趋枯竭,已被列入《国家重点保护野生植物名录》(二级),现云南市场所用川贝母主要来自四川和其他省。近年来,云南丽江、香格里拉,四川甘孜、汶川、茂县、松潘,重庆万州等地川贝母种植取得成功并大面积推广种植,川贝母资源匮乏的现象正在逐渐得到缓解[12]。

三、现代研究

目前已发现川贝母中主要有效成分为异甾体生物碱与甾体生物碱[13],分离鉴定的生物碱化合物主要包括西贝素、贝母甲素、贝母乙素、川贝酮、贝母辛等[14, 15]。除生物碱外,川贝母中还含有大量非生物碱成分,如皂苷、萜类、无机元素等[16-19]。川贝母品种不同,其生物碱和非生物碱的种类与含量均有较大差异,随着生长周期的不同,各品种川贝母生物碱和非生物碱的种类与含量也会发生变化[12]。现代研究表明,川贝母的药理作用主要为镇咳[20, 21],祛痰[22, 23],平喘[24, 25],镇静、镇痛[26],保护膈肌及抗氧化[27],抗菌[28]等。

四、前景分析

川贝母与浙贝母的功效和功能主治不同,素有"川者为妙"之说[29]。浙贝母总生物碱含量比川贝母高,但皂苷含量低于川贝母,有研究者认为川贝母相对较高的皂苷含量可以解释为什么川贝母较浙贝母等贝母药材有更好的止咳化痰效果[20]。由于货源紧缺,川贝母价格居高不下。目前贝母的组织培养研究已具有较好的发展前景。对川贝母等组培鳞茎的研究表明:组培鳞茎与原种鳞茎有相似的生物碱和皂苷组成,而且总生物碱含量比原种鳞茎高。川贝母的组织培养工程技术应用研究已能人为控制只长药用部分的鳞茎,而不让其长叶和大量的根,并且主要有效药用成分含量高于天然野生种。

目前,在川贝母的许多方面都开展了大量的研究工作,但主要集中在川贝母的生物碱类化合物的相关研究上,而生物碱之外的其他活性成分的研究、活性成分的构效关系探讨、药理作用机制的研究到目前为止均较少。因此,在现有的研究基础上,应借助于现代微观研究技术,进一步深入开展研究工作,为川贝母这一中药资源的综合开发利用提供科学依据[12]。

五、DNA条形码标准序列及分子鉴定

材料来源：样品共6份。药材样品1份（样品号YWS1-7），采自云南省香格里拉市；标本样品5份（样品号YWS1-19-1、YWS1-19-2、YWS1-19-3、YWS1-19-4、YWS1-19-5），来自云南省大理市、丽江市、香格里拉市。

ITS序列特征：川贝母共20条序列，来自药材、标本和GenBank序列（GQ205113、GQ205118、GQ205120、GQ205121、GQ205122、HM045469、KP711998、KT861545、MF083538、MF083539、MF083541、MN121633、MN184743和MN184744），比对后矩阵长度为608 bp，有84个变异位点，分别为4、15、17、89、191、331、361、384、490、499、509、511、526、530和599位点G-T变异，27、28、57、70、74、90、95、96、97、118、133、186、189、238、272、299、321、330、347、368、387、405、429、433、435、447、468、479、481、535、536和587位点C-T变异，73、102和408位点C-G变异，98和104位点A-C-T变异，99位点C-G-T变异，100、110、120、173、196、273、318、391、410、432、469、495、508、517、548、556、577、602和607位点A-G变异，103、152、211、236、339、456、551、566和596位点A-C变异，304、360和399位点A-T变异。有7处插入/缺失变异，为71-72、85-87、92-94、424、436-439、442-443和501位点。一致性序列特征如图7-5所示。

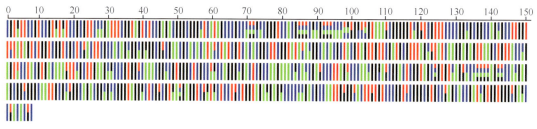

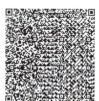

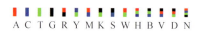
ACTGRYMKSWHBVDN

图7-5　川贝母ITS一致性序列及二维码图

DNA条形码鉴定：贝母属共215条ITS序列，其中测试样品6条，GBOWS和GenBank下载209条构成序列矩阵，长度为956 bp，构建邻接树（图7-6）。测试样品分散于三个分支。

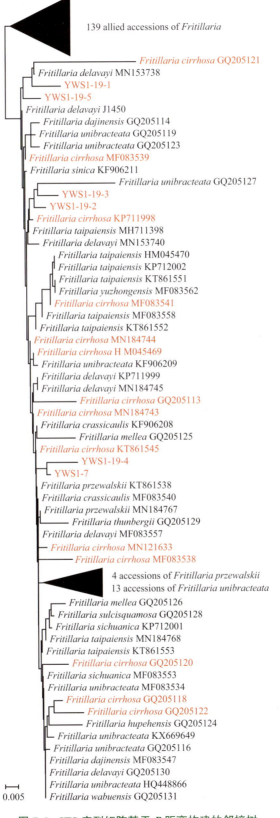

图 7-6　ITS 序列矩阵基于 *P* 距离构建的邻接树

参考文献

[1] 中华人民共和国卫生部药典委员会. 中华人民共和国药典（1963年版）[S]. 北京：人民卫生出版社，1964：27.

[2] 中华人民共和国卫生部药典委员会. 中华人民共和国药典（1977年版）[S]. 北京：人民卫生出版社，1978：56.

[3] 中华人民共和国卫生部药典委员会. 中华人民共和国药典（1985年版）[S]. 北京：人民卫生出版社/北京：化学工业出版社，1985：22.

[4] 中华人民共和国卫生部药典委员会. 中华人民共和国药典（1990年版）[S]. 北京：人民卫生出版社/北京：化学工业出版社，1990：24.

[5] 中华人民共和国卫生部药典委员会. 中华人民共和国药典（1995年版）[S]. 广州：广东科技出版社/北京：化学工业出版社，1995：26.

[6] 国家药典委员会. 中华人民共和国药典（2000年版）[S]. 北京：化学工业出版社，2000：27.

[7] 国家药典委员会. 中华人民共和国药典（2005年版）[S]. 北京：化学工业出版社，2005：25.

[8] 国家药典委员会. 中华人民共和国药典（2010年版）[S]. 北京：中国医药科技出版社，2010：34.

[9] 国家药典委员会. 中华人民共和国药典（2015年版）[S]. 北京：中国医药科技出版社，2015：36.

[10] 国家药典委员会. 中华人民共和国药典（2020年版）[S]. 北京：中国医药科技出版社，2020：38.

[11] 中国科学院昆明植物研究所. 云南植物志[M]. 北京：科学出版社，1979，（7）：774.

[12] 赵高琼，任波，董小萍，等. 川贝母研究现状[J]. 中药与临床，2012，3（6）：59-64.

[13] 王晓静. 川贝母生物碱成分与品质研究[D]. 成都：四川大学硕士学位论文，2004.

[14] 曹新伟. 川贝母的化学成分研究与贝母属药用植物质量评价[D]. 北京：中国协和医科大学博士学位论文，2008.

[15] 曹新伟，张萌，李军，等. 川贝母生物碱类成分的研究[J]. 中草药，2009，40（1）：15-17.

[16] 王丽芝. 药材川贝母的品质研究[D]. 北京：北京协和医学院博士学位论文，2013.

[17] 张志勇，杨洁，齐泽民. 川贝母的研究进展[J]. 江苏农业科学，2017，45（24）：9-13.

[18] 李玉美. 气相色谱-质谱联用法测定川贝母中的挥发性化学成分[J]. 食品研究与开发，2008，29（9）：107-108.

[19] Zhang YH，Ruan HL，Pi HF，et al. Structural elucidation of fritillahupehin from bulbs of *Fritillaria hupehensis* Hsiao et KC Hsia[J]. Journal of Asian Natural Products Research，2004，6（1）：29-34.

[20] 李萍，季晖，徐国钧，等. 贝母类中药的镇咳祛痰作用研究[J]. 中国药科大学学报，1993，（6）：360-362.

[21] 黄雅彬，刘红梅，方成鑫，等. 不同品种川贝母生物碱镇咳、抗炎作用比较[J]. 中药新药与临床药理，2018，（1）：19-22.

[22] 徐立然，张书亮. 川贝咳喘平药理作用的实验研究[J]. 中国中医药科技，2000，（3）：165-166.

[23] 巴珂，李颖，何文楷，等. 不同川贝母制剂镇咳、祛痰和抗炎作用实验研究[J]. 西南民族大学学报（自然科学版），2018，44（1）：52-55.

[24] 周颖，季晖，李萍，等. 五种贝母甾体生物碱对豚鼠离体气管条M受体的拮抗作用[J]. 中国药科大学学报，2003，34（1）：58-60.

[25] 张羽飞，徐红纳，黄伟，等. 川贝母对哮喘模型小鼠气道炎症及ERK/MAPK信号通路的影响[J]. 中国药房，2018，（3）：343-348.

[26] 陈梅花，王慧春，朱艳媚，等.贝母的药理研究[J].安徽农学通报，2007，13(1)：103-105.

[27] 朱艳媚.川贝母保护膈肌功能及其抗氧化的实验研究[J].中国民族民间医药，2010，19(11)：32-33.

[28] 孙涛，彭成，万峰，等.川贝母止嗽颗粒的体外抗菌作用研究[J].中药与临床，2013，4(3)：33-34，52.

[29] 刘德贵，雷红.贝母品种来源及性状鉴别古今谈[J].长春中医药大学学报，1998，(3)：46.

8 天麻 Tianma

天麻是兰科天麻属植物天麻 *Gastrodia elata* Blume的干燥块茎，为1963-2020年版《中华人民共和国药典》[1-10]收载品，又名赤箭、明天麻等（图8-1；图8-2）。

多年生腐生草本植物。高30-100 cm，罕至200 cm。地下块茎横生，肉质肥厚，长椭圆形或椭圆形，长8-12 cm，直径3-5(-7) cm，有时更大，具较密的节，节上被许多三角状宽卵形的鞘。茎直立，不分枝，黄褐色。叶退化成片状，疏生茎节上，淡褐色，膜质，长1-2 cm，先端分裂，基部成鞘状抱茎。总状花序顶生，长5-30(-50) cm，通常具20-50朵花；花苞片膜质，长圆状披针形，长1.0-1.6 cm，黄赤色，花冠不整齐，萼片与花瓣合生成歪壶状，长约1 cm，直径6-7 mm，口部倾斜，先端5裂，裂片三角形；唇瓣白色，3裂，长约5 mm，中裂片舌状，具乳突，边缘不整齐，上部反曲，基部贴生于花被筒内壁上，有1对肉质突起，侧裂片耳状；合蕊柱长5-7 mm，顶端具2个小的附属物；子房倒卵形，子房柄扭转。蒴果倒卵状椭圆形，有短柄。种子极多而细小；粉尘状。花期6-7月，果期7-8月。

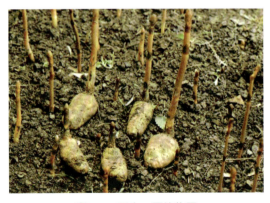

图8-1 天麻 原植物图

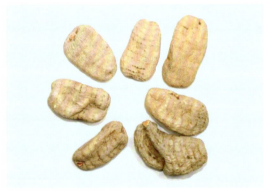

图8-2 天麻 药材图

一、药用历史

天麻原名赤箭，始载于《神农本草经》，列为上品，并有"赤箭味辛，主杀鬼精物……一名离母，一名鬼督邮"的论述。《吴普本草》称其为神草，载："茎如箭赤无叶，根如芋子……"，所述与今天麻相符。南北朝刘宋时期《雷公炮炙论》首载"天麻"之名，并详述了天麻的炮炙方法。唐初《药性论》指出："赤箭脂，一名天麻，又名定风草"。北宋《开宝本草》另立天麻条目载："主诸风湿痹，四肢拘挛，小儿风痫、惊气"等。明代李时珍在

《本草纲目》将赤箭归并在天麻中，谓："天麻即赤箭之根"。自1963年起被收载于历版《中华人民共和国药典》[1-10]，其性平，味甘，归肝经。具有平肝，息风，止痉的功效。常用于治疗头晕目眩，肢体麻木，小儿惊风，癫痫抽搐，破伤风及风湿痹痛，高血压等症[11]。

二、资源情况

我国天麻资源丰富，在大部分省份均有分布，云南是其主产区和道地产区。天麻在云南主要分布于彝良、镇雄、大关、贡山（独龙江）、兰坪、维西、香格里拉、丽江、下关、洱源、会泽等地。生于海拔1950-3000 m的疏林下、林缘、林间草地、灌丛、沼泽草丛、火烧地中[12]，云南昭通是全国品质最优良的天麻种植核心区和乌天麻的主产区，也是全国公认的天麻道地药材主产区，被誉为"天麻之都""中国乌天麻之乡"[13]，名扬国内外。20世纪60年代以前，天麻商品来源于野生资源，由于生态环境变化和人为采挖影响，资源破坏严重，野生天麻资源逐步衰竭濒危。20世纪六七十年代，中国科学院昆明植物研究所的科研人员在昭通彝良通过近十年的定点试验，解决了天麻无性繁殖和有性繁殖栽培的难题，并推广于全国发展生产。天麻野生变家种成功后，其生产栽培蓬勃发展，产量不断提高，栽培品成为天麻商品的主要来源并能满足日益增长的需要。近年来，我国天麻种植面积每年稳定在60万亩左右，年产鲜天麻约10万吨，云南省天麻种植面积近三年来稳定在10万亩，年产鲜天麻约1万吨。

三、现代研究

天麻中主要含有天麻素[14]、香荚兰醇[15]、苯甲醇[16, 17]等酚类化合物，还含有棕榈酸[14]、琥珀酸[18]、柠檬酸[14]等有机酸类化合物，除此之外，天麻中尚含有甾体及其苷类[19, 20]、多糖类[21]、呋喃醛类[22]、腺苷类[23, 24]、氨基酸及多肽[25]等化学成分。以天麻为原料开发有片剂、胶囊剂、注射液等多种剂型，在临床上用于中枢神经系统[26]、心脑血管系统[27]等方面的疾病，其具有抗惊厥[28]、镇痛抗炎[29]、抗癫痫[30]、镇静催眠[31, 32]、抗眩晕[33]、降压[34]、降血脂[35]等药理作用。此外，天麻在增强机体免疫力、抗焦虑、保护神经及修复学习记忆损伤等方面都具有较好疗效[36, 37]。

四、前景分析

天麻作为药食同源种之一，近些年市场上也常见到各种以天麻为原料的商品，如天麻酒、天麻粉丝、天麻鸡、天麻面等。云南昭通是全国天麻主要产地之一，向来以"昭通天麻"质优享誉中外。应着重保护天麻野生资源及其自然生态环境，保存优良种质资源，开展天麻高效种植和优良品种选育，以提供高品质的道地药材，有效解决市场需求、药材生产与环境保护之间的矛盾。另外，在天麻块茎中发现了一种抗真菌蛋白（gastrodianin，GAFP）。体外抑菌试验表明其对腐生性真菌有强的抑制作用，作为抗真菌药物有待深入研究和开发。

五、DNA条形码标准序列及分子管理

材料来源：样品共2份。药材样品2份[样品号B190619（天麻）、B190318]，采自云南省昭通市彝良县和昆明市。

ITS序列特征：天麻共7条序列，来自药材和GenBank序列（MH711257、EU135903、EU135904、EU135910和EU135912），比对后矩阵长度为681 bp，有88个变异位点，分别为6、31、564、629和643位点G-T变异，8、54、57、65、85、101、131、134、157、165、192、210、216、247、272、285、361、394、435、440、453、464、484、487、496、506、521、523、540、575、595、644、649、661和678位点A-G变异，17、191、422和667位点A-C变异，38、50、73、74、88、92、100、102、137、175、179、194、204、221、259、268、328、367、412、451、473、505、507、508、547、551、553、556、559、587、598、611、639、646、647、654、673和676位点C-T变异，47、141、227、450、457和630位点C-G变异。有5处插入/缺失变异，为103-128、140、448、622和652-653位点。一致性序列特征如图8-3所示。

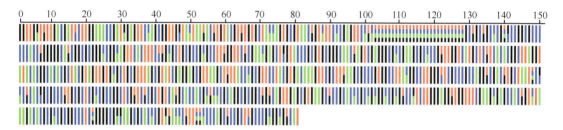

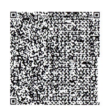

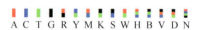

A C T G R Y M K S W H B V D N

图8-3　天麻ITS一致性序列及二维码图

DNA条形码鉴定：天麻属共9条ITS序列，其中测试样品2条，GenBank下载7条构成序列矩阵，长度为686 bp，构建邻接树（图8-4）。测试样品聚为一支。

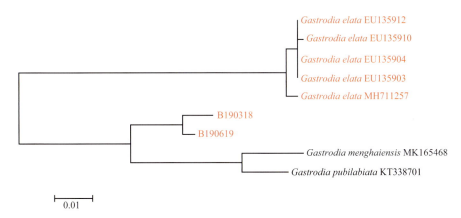

Gastrodia elata EU135912

Gastrodia elata EU135910

Gastrodia elata EU135904

Gastrodia elata EU135903

Gastrodia elata MH711257

B190318

B190619

Gastrodia menghaiensis MK165468

Gastrodia pubilabiata KT338701

0.01

图 8-4　ITS 序列矩阵基于 *P* 距离构建的邻接树

参 考 文 献

[1] 中华人民共和国卫生部药典委员会. 中华人民共和国药典（1963年版）[S]. 北京：人民卫生出版社，1964：36.

[2] 中华人民共和国卫生部药典委员会. 中华人民共和国药典（1977年版）[S]. 北京：人民卫生出版社，1978：78.

[3] 中华人民共和国卫生部药典委员会. 中华人民共和国药典（1985年版）[S]. 北京：人民卫生出版社/北京：化学工业出版社，1985：41.

[4] 中华人民共和国卫生部药典委员会. 中华人民共和国药典（1990年版）[S]. 北京：人民卫生出版社/北京：化学工业出版社，1990：44.

[5] 中华人民共和国卫生部药典委员会. 中华人民共和国药典（1995年版）[S]. 广州：广东科技出版社/北京：化学工业出版社，1995：45.

[6] 国家药典委员会. 中华人民共和国药典（2000年版）[S]. 北京：化学工业出版社，2000：44.

[7] 国家药典委员会. 中华人民共和国药典（2005年版）[S]. 北京：化学工业出版社，2005：39.

[8] 国家药典委员会. 中华人民共和国药典（2010年版）[S]. 北京：中国医药科技出版社，2010：54.

[9] 国家药典委员会. 中华人民共和国药典（2015年版）[S]. 北京：中国医药科技出版社，2015：58.

[10] 国家药典委员会. 中华人民共和国药典（2020年版）[S]. 北京：中国医药科技出版社，2020：59.

[11] 云南省药物研究所. 云南重要天然药物[M]. 昆明：云南科技出版社，2006：82.

[12] 中国科学院《中国植物志》编辑委员会. 中国植物志[M]. 北京：科学出版社，1999：29-33.

[13] 云南省林业和草原局. 云南省"十四五"林下中药材产业规划.（2022-01-07）[2022-10-10]. http://lcj.yn.gov.cn/html/2022/fazhanguihua_0107/65062.html.

[14] 冯孝章，陈玉武，杨峻山. 天麻化学成分的研究[J]. 化学学报，1979，37（3）：175-181.

[15] 刘星堦，杨毅. 中药天麻成分的研究Ⅰ. 香荚兰醇的提取与鉴定[J]. 上海第一医学院学报，1958，（s1）：67-68.

[16] Ji YL，Jang YW，Kang HS，et al. Anti-inflammatory action of phenolic compounds from *Gastrodia elata* root[J]. Archives of Pharmacal Research，2006，29（10）：849-858.

[17] Huang ZB，Wu Z，Chen FK，et al. The protective effects of phenolic constituents from *Gastrodia elata* on the cytotoxicity induced by KCl and glutamate[J]. Archives of Pharmacal Research，2006，29（11）：963-968.

[18] 周俊，杨雁宾，杨崇仁. 天麻的化学研究——Ⅰ. 天麻化学成分的分离和鉴定[J]. 化学学报，1979，（3）：28-34.

[19] 黄占波，宋冬梅，陈发奎.天麻化学成分研究（Ⅰ）[J].中国药物化学杂志，2005，15（4）：227-229.

[20] 王莉，肖宏斌，梁鑫淼.天麻化学成分研究（Ⅲ）[J].中草药，2009，40（8）：1186-1189.

[21] 谢笑天，李海燕，王强，等.天麻化学成分研究概况[J].云南师范大学学报（自然科学版），2004，24（3）：22-25.

[22] Pyo MK，Jin JL，Koo YK，et al. Phenolic and furan type compounds isolated from *Gastrodia elata* and their antiplatelet effects[J]. Archives of Pharmacal Research，2004，27（4）：381-385.

[23] Lin JH，Liu YC，Hau JP，et al. Parishins B and C from rhizomes of *Gastrodia elata*[J]. Phytochemistry，1996，42（2）：549-551.

[24] Wang L，Xiao H，Liang X，et al. Identification of phenolics and nucleoside derivatives in *Gastrodia elata* by HPLC-UV-MS[J]. Journal of Separation Science，2007，30（10）：1488-1495.

[25] Chol JH，Lee DU. A new citryl glycoside from *Gastrodia elata* and its inhibitory activity on GABA transaminase[J]. Chemical and Pharmaceutical Bulletin，2006，54（12）：1720-1721.

[26] 宋成芝，徐燕.天麻的化学成分和药理作用[J].中国民族民间医药，2010，19（5）：13-14.

[27] 李燕，谢淼，邵明莎，等.近10年来天麻的药理作用及化学成分研究进展[J].中华中医药学刊，2017，35（12）：2987-2993.

[28] 张涛.天麻提取物（天麻素）抗惊厥及神经保护作用的研究[D].济南：山东中医药大学博士学位论文，2007.

[29] 陆永利.天麻素镇痛机制的研究进展[J].食药用菌，2013，21（2）：85-86.

[30] 曹亚芹，苏怡凡，陈虹，等.戊四氮致痫幼鼠颞叶和海马区Cx43的表达及天麻素干预[J].兰州大学学报（医学版），2008，34（3）：53-56.

[31] 顾雅君，张瑞英，温秀荣，等.天麻的化学成分和药理作用[J].食药用菌，2014，22（2）：84-85.

[32] 张建军.天麻镇静安神作用的最新研究进展[A]//中国药理学会第十次全国学术会议专刊[C].天津：中国药理学会，2009：2.

[33] 虞磊，沈业寿，缪化春.天麻多糖与蜜环菌多糖抗眩晕症作用研究[J].中国中医药信息杂志，2006，13（8）：29.

[34] 张莹，王云瑶，杜红安，等.天麻地上部分降压作用的实验研究[J].云南中医学院学报，2007，30（6）：28-30.

[35] 胡京红，司银楚，洪庆涛，等.天麻素对体外模拟脑缺血损伤大鼠脑微血管内皮细胞的保护作用[J].中华中医药杂志，2007，22（2）：124-126.

[36] Kim YZ. The verify of memory improvement by *Gastrodia elata* Blume[J]. The Korean Society of Oriental Neuropsychiatry，2013，24（1）：27-43.

[37] Jung JW，Yoon BH，Oh HR，et al. Anxiolytic-like effects of *Gastrodia elata* and its phenolic constituents in mice[J]. Biological and Pharmaceutical Bulletin，2006，29（2）：261-265.

9 云木香 Yunmuxiang

云木香是菊科云木香属植物云木香 *Aucklandia lappa* Decne.的干燥根，为1963-2020年版《中华人民共和国药典》[1-10]收载品，又名广木香、青木香、丽木香（图9-1-图9-3）。*A. lappa* 已在FOC中处理为 *A. costus* Falc.的异名[11]，另外的名称 *Saussurea costus*（Falc.）Lipech.也较为常用，然而分子证据支持其纳入川木香属，名称应为 *Dolomiaea costus*（Falc.）Kasana & A. K. Pandey[12, 13]。

多年生高大草本，高（40-）100-150（-200）cm。主根粗壮，圆柱形，直径可达5 cm，表面黄褐色，有稀疏侧根。茎直立，有棱，被稀疏短柔毛。大型基生叶具长翼柄，叶片三角状卵形或长三角形，长20-50 cm，宽10-30 cm，基部心形或阔楔形，边缘呈翅状或波状不规则分裂，并下延直达叶柄基部，疏生短刺，上面深绿色，下面淡绿色带褐色，两面被

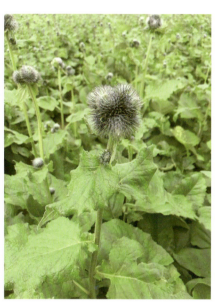

图 9-1　云木香　原植物图

短毛；茎生叶较小，叶基翼形，下延抱茎。头状花序单生于茎端或枝端，或2-5个在茎端集成稠密的束生伞房花序。总苞直径3-4 cm，半球形，黑色，初时被蛛丝状毛，后变无毛；

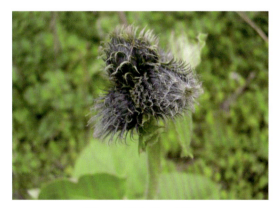

图 9-2　云木香　花图

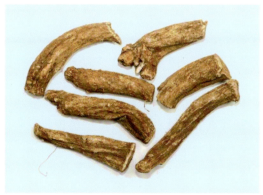

图 9-3　云木香　药材图

总苞片7-10层，三角状披针形或长披针形，长0.9-2.5 cm，外层较短，先端长锐尖如刺，疏被微柔毛。花全部管状，暗紫色，花冠管长1.5-2.0 cm，先端5裂；雄蕊5，花药连合。上端稍分离，有5尖齿；花柱伸出花冠之外，柱头2裂。瘦果线形，长端有2层黄色直立的羽状冠毛，果熟时多脱落。

一、药用历史

木香始载于《神农本草经》，并被列为上品。《本草经集注》载："此即青木香也。永昌不复贡，今多从外国舶上来"。《本草图经》云："今惟广州舶上有来者，他无所出"。可见，历史上的木香既有进口，也有国产。此种木香原产于印度，后在云南滇西北地区试种成功并大量栽培。现在，行销全国的木香仍以云南产者质量最好、产量较大，商品誉称"云木香"。《中华本草》所载性味、归经和功能主治有：味辛、苦，性温。归脾、胃、肝、肺经。行气止痛，调中导滞。主治胸胁胀满，满腹胀痛，呕吐泄泻，痢疾后重。

二、资源情况

云木香原产于印度，云南主要栽培于滇西北高寒山区。生长于海拔2500-4000 m的湿润、凉爽山地。近年在陕西、甘肃、湖北、湖南、广东、广西、四川、西藏等地也有栽培[14]。云南种植云木香历史近百年，自然环境条件非常适宜云木香生长，在主产区形成了成熟的种植技术体系和独特的耕作文化。2009年，丽江云木香规范化种植基地通过国家GAP认证，是全国唯一一个通过国家GAP认证的云木香种植基地。云南是云木香种植面积最大产区，所产云木香质量最佳，在国内外市场已形成道地品牌，药材行销全国。云南云木香种植面积和产量均为全国之首，占50%以上，2020年云木香种植面积为16.9万亩。

三、现代研究

云木香的化学成分主要有倍半萜、倍半萜内酯、甾类、木质素、糖类等化合物[15]。其中以萜类化合物种类繁多且含量最为丰富[16]。倍半萜和倍半萜内酯为云木香的主要成分，也是其重要的活性成分[17-19]。药理研究表明，云木香具有抗炎[20]、抗肿瘤[21, 22]、抑制胃排空和促进小肠推进[23, 24]、抗补体活性[25]、利胆[26]、促胃动力[27, 28]、解痉镇痛[29]、改善心血管功能[30]，以及减轻胰岛素抵抗而降血糖[31]等作用。

四、前景分析

云木香是一种用途广泛的行气止痛、健脾消食药。其所含的化学成分十分丰富，其生物活性也较为广泛。在临床上主要用于治疗癌症、炎症性疾病和消化道疾病等[32]。在云木香的化学及其药理研究基础上可开发新的中成药，用其有效成分单体研制新药，利用传统中成药进行新剂型的研究开发。

在香料工业方面[33]，云木香所含的挥发油含量与种类均十分丰富，也具有较高的开发价值。应合理运用新技术有效改善提取效果，提高云木香挥发油的制剂研究和工业化生产水平[34-36]。云木香的茎叶还可作饲料添加剂，有利于养殖业的发展。印度对云木香的开发利用较早，在医药和香料方面都有了一定的生产量，还以云木香为原料生产果糖。这些可为云木香的产业开发提供借鉴。

五、DNA 条形码标准序列及分子鉴定

材料来源：样品共7份。对照药材1份（编号120921-201309）；药材样品1份（样品号YWS1-9），采自云南省丽江市玉龙纳西族自治县；标本样品5份（样品号YWS1-26-1、YWS1-26-2、YWS1-26-3、YWS1-26-4和YWS1-26-5），来自云南省怒江傈僳族自治州福贡县和丽江市玉龙纳西族自治县。

ITS序列特征：云木香共9条序列，来自对照药材、药材、标本和NCBI序列（AY914821和EU239685），比对后矩阵长度为637 bp，有1个变异，为435位点。一致性序列特征如图9-4所示。

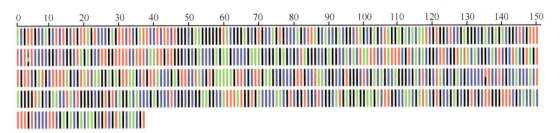

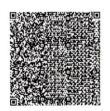

图 9-4　云木香 ITS 一致性序列及二维码图

DNA 条形码鉴定：云木香属及其近缘属共17条ITS序列，其中测试样品7条，GenBank下载10条构成序列矩阵，长度为640 bp，构建邻接树（图9-5）。测试样品与 *S. costus* 聚为一支。

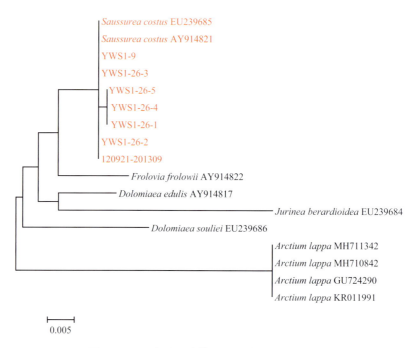

Saussurea costus EU239685
Saussurea costus AY914821
YWS1-9
YWS1-26-3
YWS1-26-5
YWS1-26-4
YWS1-26-1
YWS1-26-2
120921-201309
Frolovia frolowii AY914822
Dolomiaea edulis AY914817
Jurinea berardioidea EU239684
Dolomiaea souliei EU239686
Arctium lappa MH711342
Arctium lappa MH710842
Arctium lappa GU724290
Arctium lappa KR011991

0.005

图 9-5 ITS 序列矩阵基于 *P* 距离构建的邻接树

参 考 文 献

[1] 中华人民共和国卫生部药典委员会. 中华人民共和国药典（1963 年版）[S]. 北京：人民卫生出版社，1964：41.

[2] 中华人民共和国卫生部药典委员会. 中华人民共和国药典（1977 年版）[S]. 北京：人民卫生出版社，1978：83.

[3] 中华人民共和国卫生部药典委员会. 中华人民共和国药典（1985 年版）[S]. 北京：人民卫生出版社/北京：化学工业出版社，1985：43.

[4] 中华人民共和国卫生部药典委员会. 中华人民共和国药典（1990 年版）[S]. 北京：人民卫生出版社/北京：化学工业出版社，1990：46.

[5] 中华人民共和国卫生部药典委员会. 中华人民共和国药典（1995 年版）[S]. 广州：广东科技出版社/北京：化学工业出版社，1995：47.

[6] 国家药典委员会. 中华人民共和国药典（2000 年版）[S]. 北京：化学工业出版社，2000：45.

[7] 国家药典委员会. 中华人民共和国药典（2005 年版）[S]. 北京：化学工业出版社，2005：41.

[8] 国家药典委员会. 中华人民共和国药典（2010 年版）[S]. 北京：中国医药科技出版社，2010：57.

[9] 国家药典委员会. 中华人民共和国药典（2015 年版）[S]. 北京：中国医药科技出版社，2015：62.

[10] 国家药典委员会. 中华人民共和国药典（2020 年版）[S]. 北京：中国医药科技出版社，2020：63.

[11] Zhu S，von Raab-Straube E. Aucklandia[M]. *In*：Wu ZY，Raven PH. Flora of China. Beijing：Science Press，2011，54-55：276-296.

[12] Wang YJ，Liu JQ，Miehe G. Phylogenetic origins of the Himalayan endemic *Dolomiaea*，*Diplazoptilon* and *Xanthopappus*（Asteraceae：Cardueae）based on three DNA regions[J]. Annals of Botany，2007，99（2）：311-322.

[13] Kasana S，Dwivedi MD，Uniyal PL，et al. An updated circumscription of *Saussurea*（Cardueae，Asteraceae）and allied genera based on morphological and molecular data[J]. Phytotaxa，2020，450（2）：173-187.

[14] 中国科学院昆明植物研究所. 云南植物志[M]. 北京：科学出版社，2004，（13）：579.

[15] 王于方. 云木香根的化学成分研究[D]. 石家庄：河北医科大学硕士学位论文，2009.

[16] 马士玉，王文翠，韩光明，等. 丽江云木香精油成分提取分析[J]. 上海交通大学学报（农业科学版），2017，2：54-60.

[17] Singh IP，Talwar KK，Chhabra BR，et al. A biologically active guaianolide from *Saussurea lappa*[J]. Phytochemistry，1992，31（7）：2529-2531.

[18] Talwar KK，Singh IP，Kalsi PS. A sesquiterpenoid with plant growth regulatory activity from *Saussurea lappa*[J]. Phytochemistry，1992，31（1）：336-338.

[19] 杨辉，谢金伦，孙汉董. 云木香化学成分研究 I [J]. 云南植物研究，1997，（1）：87-93.

[20] Gokhale AB，Damre AS，Kulkami KR，et al. Preliminary evaluation of anti-inflammatory and anti arthritic activity of *S. lappa*，*A. speciosa* and *A. aspera*[J]. Phytomedicine，2002，9（5）：433-437.

[21] Choi J，Hee K. Evaluation of anticancer activity of dehydrocostuslactone *in vitro*[J]. Molecular Medicine Reports，2009，3（1）：185-188.

[22] 林雪晶，刘春颖，彭章晓，等. 木香烃内酯对人胆管癌RBE细胞生物学行为的影响及其作用机制[J]. 中国肿瘤生物治疗杂志，2018，25（7）：31-36.

[23] 李秀芳，林青，代蓉，等. 云木香丙酮提取物对大鼠实验性胃溃疡模型的影响[J]. 云南中医中药杂志，2007，28（6）：34-35.

[24] 张猛，郭建生，王小娟，等. 云木香不同提取物对小鼠胃排空和小肠推进功能的影响[J]. 中国实验方剂学杂志，2012，18（2）：136-139.

[25] 曾敏，徐惠芳. 云木香多糖的抗补体活性研究[J]. 现代中药研究与实践，2018，32（2）：23-26.

[26] Yamahara J，Kobayashi M，Miki K，et al. Cholagogic and antiulcer effect of *Saussureae* Radix and its active components[J]. Chemical and Pharmaceutical Bulletin，1985，33（3）：1285-1288.

[27] 陈少夫，李宇权，何凤云，等. 木香对胃酸分泌、胃排空及胃泌素、生长抑素、胃动素水平的影响[J]. 中国中西医结合杂志，1994，14（7）：406-408.

[28] 朱金照，冷恩仁，陈东风. 木香对大鼠胃肠运动的影响及其机制探讨[J]. 中国中西医结合脾胃杂志，2000，8（4）：236-238.

[29] Gupta OP，Ghatak BJR. Pharmacological investigations on *Saussurea lappa*[J]. Indian Journal of Medical Research，1967，55（10）：1078-1083.

[30] Upadhyay OP，Ojha JK，Bajpai HS. Experimental study on hypolipidaemic activity of kustha（*Saussurea lappa* Clarke）[J]. Journal of Research in Ayurveda and Siddha，1994，15：52-63.

[31] 金清，白晓华，邓亚飞，等. 木香降血糖有效部位及有效成分研究[J]. 中草药，2012，43（7）：1371-1375.

[32] 魏华，彭勇，马国需，等. 木香有效成分及药理作用研究进展[J]. 中草药，2012，（3）：613-620.

[33] 文加旭. 高品质木香油制备关键技术研究[D]. 重庆：西南大学硕士学位论文，2012.

[34] 毛婷，刘佳，包保全，等. 正交试验法优选木香挥发油的提取工艺[J]. 中国民族民间医药，2015，24（16）：24-25.

[35] 徐珍珍，樊旭蕾，王淑美. 木香化学成分及挥发油提取的研究进展[J]. 广东化工，2017，（3）：77-78.

[36] 杨娟，全健，余中莲，等. 云木香研究进展[J]. 亚太传统医药，2019，6：181-184.

云黄连 Yunhuanglian

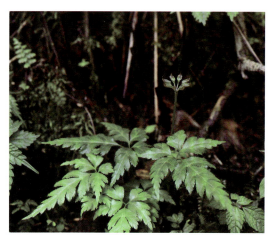

图 10-1　云黄连　原植物图

云黄连是毛茛科黄连属植物云南黄连 *Coptis teeta* Wall.的干燥根茎，为1977-2020年版《中华人民共和国药典》[1-9]收载"黄连"的原植物来源之一，又名云连、滇连，因特产于云南而得名（图 10-1-图 10-3 ）。

多年生草本，高 15-25 cm。根状茎黄色，节间密，生多数须根。叶基生，叶柄长 6-16 cm，无毛；叶片稍革质，卵状三角形，长 6-12 cm，宽 5-9 cm，三全裂；中央裂片卵状菱形或长菱形，羽状深裂3-6对，深裂片再作羽状深裂，小裂片彼此的距离较稀疏，近圆形，先端急尖，边缘具针刺状锯齿；两侧裂片斜卵形，较中央裂片短，为不等二深裂，罕为全裂，裂片常再作羽状深裂；叶表面沿脉被短柔毛，背面无毛。花葶1-2条，与叶等长或更长；多歧聚伞花序具3-4(-5)朵花；苞片椭圆形，三深裂或羽状深裂；萼片5，黄绿色，椭圆形，长 6-8 mm，宽 2-3 mm；花瓣匙形，长 4-6 mm，宽 0.8-1.0 mm，先端圆或钝，中部以下变狭成细长的爪，中央有蜜槽；雄蕊多数，外轮雄蕊较花瓣略短或近等长，花药广椭圆形，黄色；心皮 8-15。蓇葖果 6-15，长 6-7 mm，具柄。种子 7-8 粒，长椭圆形，长约 2 mm，褐色。花期 5-6月，果期 5-7月。

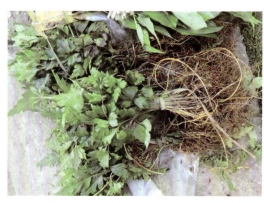

图 10-2　云黄连　鲜材图

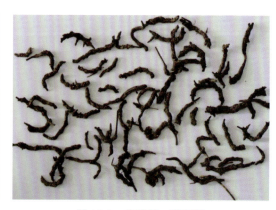

图 10-3　云黄连　药材图

一、药用历史

黄连药用历史悠久，始载于《神农本草经》，谓其："味苦寒。主治热气，目痛，眦伤泣出，明目，肠澼，腹痛，下痢，妇人阴中肿痛。久服令人不忘"。此后，历代本草也有对黄连的记载。《滇南本草》指出："滇连，一名云连"；"黄色根，连结成条。此黄连功胜川连百倍。气味苦，寒，无毒"；"入心经兼入肝、胆、脾、大肠经"等。自1977年版《中华人民共和国药典》起，规定黄连为毛茛科植物黄连 C. chinensis（味连）、三角叶黄连 C. deltoidea（雅连）或云南黄连 C. teeta（云连）的干燥根茎。研究表明[10, 11]，常用中药黄连中，味连栽培广，单产高，是市场的主流品种。云连多属野生，栽培单产低，量少，以品质优、疗效高而闻名，深受医药单位和患者青睐。

二、资源情况

云南黄连分布于云南贡山、福贡、泸水、腾冲等地，西藏东南部也有分布[12, 13]。生于海拔 2000-3500 m 高寒山区的山坡或谷地常绿阔叶林下阴湿处。由于长期受掠夺式的资源开发，云黄连已被列入《国家重点保护野生植物名录》（二级），野生资源难以满足市场需求。为保护云黄连野生资源，同时稳定云黄连市场供需关系，云南贡山、福贡、泸水等地已发展规模化云黄连栽培基地[14]。截至2017年，怒江云黄连种植面积约10万亩，年采收面积约2万亩，年产量约100 t，目前采收面积仅2000亩左右，产量约10 t。云黄连产量低，农民种植管理粗放，亩产仅3-5 kg，管理较精细的亩产可达10 kg，专业种植公司按科学的管理模式种植，亩产达15 kg以上，最高可达30 kg。

三、现代研究

云黄连主要含有生物碱类、木脂素类、黄酮类及苯环类等多种化学成分[15]。其中小檗碱、表小檗碱、黄连碱和巴马汀等生物碱是其主要活性成分及指标性成分。药理研究表明，云黄连对溶血性链球菌、脑膜炎球菌、肺炎双球菌、霍乱弧菌、痢疾杆菌[16]及金黄色葡萄球菌有较强的抑菌作用；可通过扩张血管使血压降低[17]；有增加胆汁分泌的作用。此外，云黄连还具有降糖[18, 19]、抗炎[20]及改善睡眠[21]等作用。

四、前景分析

长期以来，市场流通的云黄连以野生资源为主，产量低，导致市场供不应求。目前，由于规范化、规模化栽培模式的推动，云黄连的产量已有所增长，但药材市场仍以黄连 C. chinensis 作为主流交易商品。因此，为推动人工栽培云黄连产业发展，应在原有半野生种植的基础上立即开展云黄连野生变家种的规范研究，摸清云黄连的生物学特性，建立云黄连种质资源库，进行优质种源的选育和栽培技术试验研究，总结出一套科学的人工种植方法，以缩短云黄连的生长周期和提高云黄连的产量。同时，加强云黄连的细胞组织培养研究，筛选出稳产高产的细胞系，以获得与黄连根茎相同的小檗碱，进行工业化生产。

五、DNA条形码标准序列及分子鉴定

材料来源：样品共4份。标本样品4份（样品号YWS1-6-1、YWS1-6-2、YWS1-6-3、YWS1-6-4），来自云南省怒江傈僳族自治州福贡县。

ITS序列特征：云黄连共25条序列，来自标本、GBOWS序列（HLQC1015_06）和GenBank序列（AB695614、AB695615、AB695616、HQ829631、HQ829632、JN862857、JN862858、JN862859、JN862860、KC815298、KC815302、KX984004、KX984005、KX984006、KY780901、KY780913、KY780914、KY780915、KY780916和KY780917），比对后发现HQ829631、JN862857、KC815298、KX984004和KY780901的遗传差异较大而将其删除，最终比对后矩阵长度为601 bp，有70个变异，分别为6、11、13、81、99、107、108、160、187、203、232、277、320、370、374、399、416、522、529、535和569位点A-G变异，61、73、79、88、109、114、118、121、130、133、134、156、223、275、324、357、482、491、495、516、533、556和566位点C-T变异，62、77、209、397、453、519、574、588、592和594位点A-C变异，63、64、110、298、318、347和386位点G-T变异，263和601位点A-T变异，302、306、337和359位点C-G变异，290位点A-C-T变异，364位点A-C-G变异，447位点A-G-T变异。有4处插入/缺失变异，为44、167-186、454和496-515位点。一致性序列特征如图10-4所示。

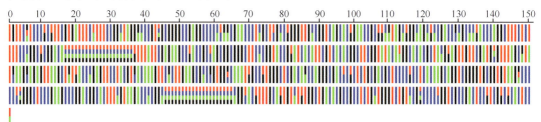

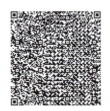

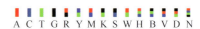
A C T G R Y M K S W H B V D N

图10-4　云黄连 ITS 一致性序列及二维码图

DNA条形码鉴定：黄连属共456条ITS序列，其中测试样品4条，GBOWS和GenBank下载452条构成序列矩阵，长度为653 bp，构建邻接树（图10-5）。测试样品与 *C. teeta*、*C. chinensis* 等聚为一支。

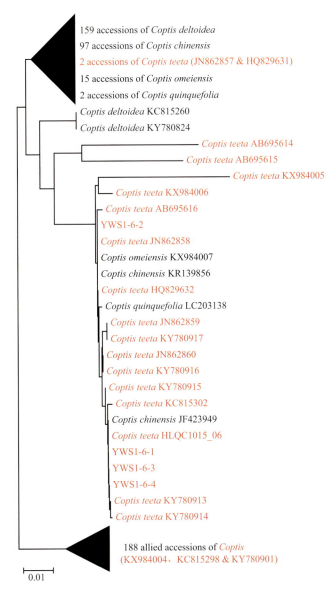

159 accessions of *Coptis deltoidea*
97 accessions of *Coptis chinensis*
2 accessions of *Coptis teeta* (JN862857 & HQ829631)
15 accessions of *Coptis omeiensis*
2 accessions of *Coptis quinquefolia*
Coptis deltoidea KC815260
Coptis deltoidea KY780824
Coptis teeta AB695614
Coptis teeta AB695615
Coptis teeta KX984005
Coptis teeta KX984006
Coptis teeta AB695616
YWS1-6-2
Coptis teeta JN862858
Coptis omeiensis KX984007
Coptis chinensis KR139856
Coptis teeta HQ829632
Coptis quinquefolia LC203138
Coptis teeta JN862859
Coptis teeta KY780917
Coptis teeta JN862860
Coptis teeta KY780916
Coptis teeta KY780915
Coptis teeta KC815302
Coptis chinensis JF423949
Coptis teeta HLQC1015_06
YWS1-6-1
YWS1-6-3
YWS1-6-4
Coptis teeta KY780913
Coptis teeta KY780914
188 allied accessions of *Coptis*
(KX984004、KC815298 & KY780901)
0.01

图 10-5　ITS 序列矩阵基于 *P* 距离构建的邻接树

参 考 文 献

[1] 中华人民共和国卫生部药典委员会. 中华人民共和国药典（1977年版）[S]. 北京：人民卫生出版社，1978：517.

[2] 中华人民共和国卫生部药典委员会. 中华人民共和国药典（1985年版）[S]. 北京：人民卫生出版社/北京：化学工业出版社，1985：273.

[3] 中华人民共和国卫生部药典委员会. 中华人民共和国药典（1990年版）[S]. 北京：人民卫生出版社/北京：化学工业出版社，1990：275.

[4] 中华人民共和国卫生部药典委员会. 中华人民共和国药典（1995年版）[S]. 广州：广东科技出版社/北京：化学工业出版社，1995：273.

[5] 国家药典委员会.中华人民共和国药典（2000年版）[S].北京：化学工业出版社，2000：250.

[6] 国家药典委员会.中华人民共和国药典（2005年版）[S].北京：化学工业出版社，2005：213.

[7] 国家药典委员会.中华人民共和国药典（2010年版）[S].北京：中国医药科技出版社，2010：285.

[8] 国家药典委员会.中华人民共和国药典（2015年版）[S].北京：中国医药科技出版社，2015：303.

[9] 国家药典委员会.中华人民共和国药典（2020年版）[S].北京：中国医药科技出版社，2020：316.

[10] 国家中医药管理局《中华本草》编委会.中华本草3[M].上海：上海科学技术出版社，1999：213.

[11] 赵宝林，刘学医.黄连的本草考证[J].中药材，2013，36（5）：832-835.

[12] 中国科学院昆明植物研究所.云南植物志（第十一卷）[M].北京：科学出版社，2000：181.

[13] 中国科学院《中国植物志》编辑委员会.中国植物志（第27卷）[M].北京：科学出版社，1979：596.

[14] 李建民，李华擎.黄连商品种类现状考察[J].中国现代中药，2017，19（10）：1476-1479.

[15] 孟凡成，王磊，张健，等.云南黄连中非生物碱类化学成分的研究[J].中国药科大学学报，2013，44（4）：307-310.

[16] 黄燕飞.黄连水提物对痢疾杆菌的抑菌机制研究[D].合肥：安徽农业大学硕士学位论文，2016.

[17] 李运伦.黄连清降合剂对自发性高血压大鼠影响的实验研究[J].山东中医杂志，2002，21（7）：421-424.

[18] 官常荣，朱英标，叶一萍，等.黄连素治疗2型糖尿病疗效评价及安全性研究[J].中国现代医生，2017，55（3）：82-84，88.

[19] 姜爽.黄连多糖的提取、分离及抗大鼠2型糖尿病作用的实验研究[D].长春：吉林大学博士学位论文，2013.

[20] Park SM，Min BG，Jung JY，et al. Combination of *Pelargonium sidoides* and *Coptis chinensis* root inhibits nuclear factor kappa B-mediated inflammatory response *in vitro* and *in vivo*[J]. BMC Complementary and Alternative Medicine，2018，18（1）：20-32.

[21] 吴玉娟.黄连多糖的提取及活性研究[D].成都：西南交通大学硕士学位论文，2007.

11 云茯苓 Yunfuling

云茯苓是拟层孔菌科茯苓属真菌茯苓 Poria cocos (Schw.) Wolf的干燥菌核，为1963-2020年版《中华人民共和国药典》[1-10]收载品，又名茯菟、松苓、云苓等（图11-1-图11-3）。Papp & Dai 和 Wu et al. 专门就茯苓的学名问题展开讨论，基于分子证据和命名法规，给出的意见是，Pachyma hoelen Fr.[11, 12] 或 Wolfiporia hoelen（Fr.）Y. C. Dai & V. Papp[13] 是我国药用茯苓应该采纳的名称。

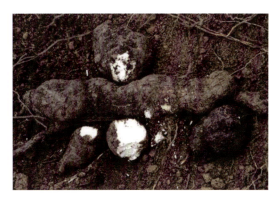

图 11-1　云茯苓　原真菌图

菌核有特殊臭气，生于地下 20-30 cm，球形至不规则形，大小不一，小者如拳，大者长径20-30 cm，或更长，重达20 kg。新鲜时较软，干燥后坚硬。表面淡灰棕色至深褐色，具瘤状皱缩的皮壳；内部由菌丝组成，白色，木栓质。子实体生松树树桩上，平伏，厚3-8 mm，白色，老熟或干燥后变成浅褐色，管孔多角形至不规则形，深 2-3 mm，直径0.5-2.0 mm，孔壁薄，孔口边缘厚，撕裂状。于显微镜下观察，担子棒状，担孢子长椭圆形至圆柱形，向脐突端渐尖，表面平滑，无色。

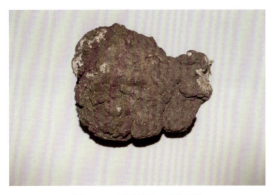

图 11-2　云茯苓　药材图

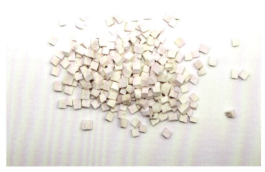

图 11-3　云茯苓　饮片图

一、药用历史

云茯苓始载于《神农本草经》[14-16]，载曰："茯苓味甘，平。主胸胁逆气……利小便"，继后历代本草皆有记述。《名医别录》载："止消渴，好睡，大腹，淋沥，膈中痰水……保神守中。其有根者，名茯神。茯神味甘，平。主辟不详，治风眩……养精神"。清代《滇海虞衡志》载："茯苓，天下无不推云南，曰云苓"。又载："滇之茯苓甲于天下也"。由此可见，云茯苓药用至少已有2000多年的历史，云南是茯苓道地主产地之一，又以"姚苓"出产（在楚雄的姚安、大姚、永仁等地）的商品质量最佳，历来为"云苓"出口主产区。以个体圆滑、坚实、品质优异而享誉国内外，素有云苓、云茯苓之称[16]。

云茯苓是临床运用最多的四大传统药材之一，有"十方九苓"之说。有利水渗湿、健脾、宁心之功，用于水肿尿少、痰饮眩悸、脾虚食少、便溏泄泻、心神不安、惊悸失眠[17]。

二、资源情况

云茯苓是云南省传统大宗道地药材之一，以质优而驰名中外，素有"云苓"之称。在云南主要分布于丽江、普洱、怒江、迪庆、大理、楚雄、曲靖、昭通等地。以滇西北地区的丽江、香格里拉、维西、福贡等地，以及滇中地区的宣威等地分布多，产量大。吉林、安徽、浙江、福建、台湾、河南、湖北、广西、四川、贵州也有分布[17]。野生资源主要分布于海拔1400-2400 m的土质疏松、排水良好的向阳缓坡松属植物的地下根际。药材来源主要为人工种植，目前云南茯苓栽培主要集中在普洱、楚雄、曲靖、丽江等地。1978年，云南茯苓种植产量达近千吨，20世纪90年代末每年产出量约1万吨，近3年鲜茯苓产出量最高达3.5万吨，产出占全国总产量的60%以上，是茯苓的主产区和产出第一大省。

三、现代研究

云茯苓主要含多糖类、三萜类、甾醇类、氨基酸、脂肪酸等化学成分，其中具有生物活性的化合物主要集中在三萜类和多糖类化合物[18]，另还含有蛋白质、腺嘌呤、组氨酸、树胶、胆碱、卵磷脂，以及钙、镁、铁、钾等无机元素[19]。云茯苓及其所含成分主要有抗肿瘤[20-28]、免疫调节[29-37]、抗衰老[38-40]、抗氧化[41-47]、保肝[48-52]、降血糖[52-56]、降血脂[57-62]、抗炎[63-68]、提高记忆力[68-70]、镇静催眠[52, 71, 72]、利尿[73-75]等药理作用。

四、前景分析

云茯苓属于药食两用品种，前景广阔。茯苓的种植方式易破坏生态环境，为促进可持续发展，应加大研究并推广新种植技术或产业转移以解决产能问题。随着对云茯苓的深入研究，加强菌种选育、产地加工及新产品开发研究，云茯苓将会有更广泛的利用及更广阔的前景。

茯苓的主要化学成分为茯苓多糖，其多数不溶于水，通过改进工艺，对茯苓多糖进行结构改造以获得水溶性好、生物活性高的茯苓多糖衍生化产物，便于人体吸收利用，可开发新产品，提高茯苓的应用价值。随着人们对云茯苓的进一步研究，其将会得到更广泛的利用，更好地造福于人类社会。

五、DNA条形码标准序列及分子鉴定

材料来源：样品共3份。对照药材1份（编号121117-201509）；标本样品2份[样品号B190606（茯苓1）、B190607（茯苓2）]，来自云南省普洱市景东彝族自治县和思茅区。

ITS序列特征：云茯苓共12条序列，来自对照药材、标本和GenBank序列（FJ172684、GQ917242、GQ917243、GQ917245、KX268225、KX268226、KX421293、KX421297和MN392910），比对后矩阵长度为1581 bp，有8个变异位点，分别为401、906、1195、1502位点A-G变异，801、833、1534位点C-T变异，1538位点A-C变异。有6处插入/缺失变异，为790、823、855、889、892、1567位点。一致性序列特征如图11-4所示。

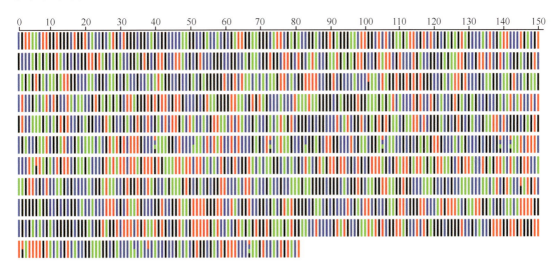

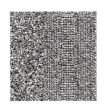

A C T G R Y M K S W H B V D N

图 11-4　云茯苓 ITS 一致性序列及二维码图

DNA条形码鉴定：茯苓属共13条ITS序列，其中测试样品3条，GenBank下载10条构成序列矩阵，长度为1588 bp，构建邻接树（图11-5）。测试样品与 *W. cocos* 和 *P. cocos* 聚为一支。

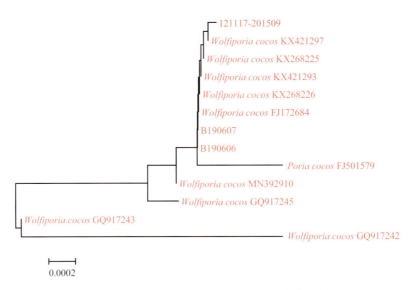

图 11-5　ITS 序列矩阵基于 *P* 距离构建的邻接树

参 考 文 献

[1] 中华人民共和国卫生部药典委员会. 中华人民共和国药典（1963年版）[S]. 北京：人民卫生出版社，1964：192.

[2] 中华人民共和国卫生部药典委员会. 中华人民共和国药典（1977年版）[S]. 北京：人民卫生出版社，1978：391.

[3] 中华人民共和国卫生部药典委员会. 中华人民共和国药典（1985年版）[S]. 北京：人民卫生出版社/北京：化学工业出版社，1985：209.

[4] 中华人民共和国卫生部药典委员会. 中华人民共和国药典（1990年版）[S]. 北京：人民卫生出版社/北京：化学工业出版社，1990：216.

[5] 中华人民共和国卫生部药典委员会. 中华人民共和国药典（1995年版）[S]. 广州：广东科技出版社/北京：化学工业出版社，1995：214.

[6] 国家药典委员会. 中华人民共和国药典（2000年版）[S]. 北京：化学工业出版社，2000：193.

[7] 国家药典委员会. 中华人民共和国药典（2005年版）[S]. 北京：化学工业出版社，2005：166.

[8] 国家药典委员会. 中华人民共和国药典（2010年版）[S]. 北京：中国医药科技出版社，2010：224.

[9] 国家药典委员会. 中华人民共和国药典（2015年版）[S]. 北京：中国医药科技出版社，2015：240.

[10] 国家药典委员会. 中华人民共和国药典（2020年版）[S]. 北京：中国医药科技出版社，2020：251.

[11] Papp V，Dai YC. What is the correct scientific name for "Fuling" medicinal mushroom[J]. Mycology，2022，13（3）：207-211.

[12] Wu F，Li SJ，Dong C，et al. The genus *Pachyma*（syn. *Wolfiporia*）reinstated and species clarification of the cultivated medicinal mushroom "Fuling" in China[J]. Front Microbiol，2020，11：590788.

[13] Stalpers J，Redhead SA，May TW，et al. Competing sexual-asexual generic names in the Agaricomycotina（Basidiomycota）with recommendations for use[J]. IMA Fungus，2021，12：12.

[14] 方潇，丁晓萍，昝俊峰，等. 茯苓皮化学成分及药理作用研究进展[J]. 亚太传统医药，2019，1：187-191.

[15] 游昕，熊大国，郭志斌，等. 茯苓多种化学成分及药理作用的研究进展[J]. 安徽农业科学，2015，2：106-109.

[16] 云南省药物研究所. 云南重要天然药物 [M]. 昆明：云南科技出版社，2006：121-131.

[17] 国家中医药管理局《中华本草》编委会. 中华本草（第1册）[M]. 上海：上海科学技术出版社，1999：554-559.

[18] 张年，李兆星，李娟，等. 茯苓的化学成分与生物活性研究进展 [J]. 世界科学技术-中医药现代化，2019，2：220-233.

[19] 马玲，尹蕾，王兵，等. 茯苓研究进展 [J]. 亚太传统医药，2015，12：55-59.

[20] Akihisa T，Nakamura Y，Tokuda H，et al. Triterpene Acids from *Poria cocos* and their anti-tumor-promoting effects[J]. Journal of Natural Products，2007，70（6）：948-953.

[21] 王爱云，陈群，李成付，等. 茯苓多糖修饰物抗肿瘤作用及其机制研究 [J]. 中草药，2009，40（2）：268-271.

[22] 霍文，孙广利，刘鹏. 正交实验法优选茯苓多糖提取工艺 [J]. 西北药学杂志，2006，21（1）：18-19.

[23] 徐琳本，肖梅英，樊湘红. 羧甲基茯苓多糖口服液的免疫作用及抗肿瘤作用研究 [J]. 中成药，2000，22（3）：222-223.

[24] 陈春霞，赵大明，张秀军，等. 羧甲基茯苓多糖的抗肿瘤实验 [J]. 福建中医药，2002，28（3）：38-40.

[25] 翟伟宇. 茯苓多糖的药效学研究 [J]. 齐齐哈尔医学院学报，2005，26（8）：935-937.

[26] 杨勇，杨宏新，闫晓红. 羧甲基茯苓多糖抗小鼠白血病凋亡药理学研究 [J]. 肿瘤研究与临床，2005，17（2）：83-85.

[27] 黄灿，王玉明，赵骏. 抗肿瘤活性茯苓多糖的提取、纯化与结构分析 [J]. 中草药，2012，43（11）：2146-2149.

[28] 李丽娟，张德生，庄朋伟，等. 茯苓多糖对中性粒细胞向肿瘤细胞趋化黏附作用的体外活性研究 [J]. 长春中医药大学学报，2013，29（4）：571-572.

[29] 邓媛媛，邵贝贝，王光忠，等. 茯苓调节免疫功能有效物质的比较研究 [J]. 中国医药指南，2012，10（12）：94-95.

[30] 杨吉成，盛伟华，张云，等. 羧甲基茯苓多糖对HPBL分泌IL-2、TNF、IL-6、IFN-γ的调节作用[J]. 中国免疫学杂志，1997，13（5）：293-295.

[31] 张秀军，徐俭. 羧甲基茯苓多糖对小鼠免疫功能的影响 [J]. 中国药学杂志，2002，37（12）：913-916.

[32] 王青，胡明华，董燕，等. 茯苓多糖对免疫抑制小鼠粘膜淋巴组织及脾脏中CD3+和CD19+细胞变化的影响 [J]. 中国免疫学杂志，2011，27（3）：228-231.

[33] 蒋娟，肖佩，李倩，等. 茯苓多糖对小鼠血清IgA、IgG和IgM生物合成水平的影响 [J]. 检验医学教育，2012，（4）：18.

[34] 钱高潮，丁志祥，潘薇，等. 羧甲基茯苓多糖增强人外周血源性树突状细胞迁移功能的研究 [J]. 免疫学杂志，2014，30（7）：604-607.

[35] Wu YJ，Li S，Li HX，et al. Effect of a polysaccharide from *Poria cocos*，on humoral response in mice immunized by H1N1 influenza and HBsAg vaccines[J]. International Journal of Biological Macromolecules，2016，91：248-257.

[36] Wang H，Mukerabigwi JF，Zhang Y，et al. *In vivo* immunologicalactivity of carboxymethylated-sulfated（1→3）-β-D-glucan from sclerotium of *Poria cocos*[J]. International Journal of Biological Macromolecules，2015，79：511-517.

[37] 谢健航，林嘉，雷林生，等. 茯苓总三萜抑制小鼠免疫反应及治疗大鼠佐剂性关节炎的实验研究 [J]. 中药药理与临床，2016，32（6）：89-92.

[38] 侯安继，陈腾云，彭施萍，等. 茯苓多糖抗衰老作用研究 [J]. 中药药理与临床，2004，20（3）：10-11.

[39] Lee SG，Kim MM. Pachymic acid promotes induction of autophagy related to IGF-1 signaling pathway in WI-38 cells[J]. Phytomedicine，2017，36：82-87.

[40] 于凌，徐晓东，吴景东，等. 茯苓延缓大鼠皮肤衰老作用的实验研究[J]. 辽宁中医学院学报，2003，5（1）：52-53.

[41] 程水明，桂元，沈思，等. 茯苓皮三萜类物质抗氧化活性研究[J]. 食品科学，2011，32（9）：27.

[42] 陈红梅. 茯苓皮多糖和三萜类物质提取及其抗氧化活性研究[J]. 生物学杂志，2015，32（2）：48.

[43] Chen XP，Tang QC，Chen Y，et al. Simultaneous extraction of polysaccharides from *Poria cocos* by ultrasonic technique and its inhibitory activities against oxidative injury in rats with cervical cancer[J]. Carbohydrate Polymers，2010，79（2）：409-413.

[44] 李燕凌，张志旭，胡令. 茯苓多糖抗氧化性研究[J]. 天然产物研究与开发，2012，24（8）：1126-1128.

[45] 梁亦龙，曾垂省，王允，等. 茯苓多糖的抗氧化作用[J]. 江苏农业科学，2012，40（7）：288-289.

[46] Wang NN，Zhang Y，Wang XP，et al. Antioxidant property of watersoluble polysaccharides from *Poria cocos* Wolf using different extraction methods[J]. International Journal of Biological Macromolecules，2016，83：103-110.

[47] Cheng SM，Gui Y，Shen S，et al. The antioxidant activity of triterpenes in the peels of *Poria cocos*[J]. Medicinal Plant，2013，4（8）：38-41，44.

[48] 何绮微，杨洁. 苦参与茯苓对肝纤维化的作用及机制的研究[J]. 热带医学杂志，2010，10（8）：930-931.

[49] 张先淑，饶志刚，胡先明，等. 茯苓总三萜对小鼠肝损伤的预防作用[J]. 食品科学，2012，33（15）：270-273.

[50] Wu K，Fan J，Huang X，et al. Hepatoprotective effects exerted by *Poria cocos*，polysaccharides against acetaminophen- induced liver injury in mice[J]. International Journal of Biological Macromolecules，2018，114（1）：137-142.

[51] 尹镭，赵元昌，许瑞龄，等. 茯苓对实验性肝硬变的治疗作用[J]. 山西医学院学报，1992，23（2）：101-103.

[52] 陈春霞. 羧甲基茯苓多糖的保肝与催眠作用[J]. 食用菌，2003，25（Z1）：46-47.

[53] 郑彩云. 茯苓多糖抗糖尿病作用的实验研究[J]. 中国医疗前沿，2010，5（14）：12-13.

[54] Chen T，Kan YJ，Chou GX，et al. A new highly oxygenated pregnane and two new 5-hydroxymethylfurfural derivatives from the water decoction of *Poria cocos*[J]. Journal of Asian Natural Products Research，2017，20（12）：1101-1107.

[55] Huang YC，Chang WL，Huang SF，et al. Pachymic acid stimulates glucose uptake through enhanced GLUT4 expression and translocation[J]. European Journal of Pharmacology，2010，648（1）：39-49.

[56] Li TH，Hou CC，Chang CL，et al. Anti-hyperglycemic properties of crude extract and triterpenes from *Poria cocos*[J]. Evidence-Based Complementary and Alternative Medicine，2011：1-8.

[57] 毛跟年. 茯苓皮总三萜的降血脂活性研究[J]. 山西科技大学学报，2015，33（3）：130.

[58] 苗华. UPLC-代谢组学技术应用于茯苓皮与有氧运动对高脂血大鼠改善作用[J]. 西安体育学院学报，2013，30（6）：719-724.

[59] 李骥，王松. 茯苓与有氧运动联合干预对大鼠动脉粥样硬化进程的影响[J]. 哈尔滨师范大学自然科学学报，2013，27（6）：74-77.

[60] 苗华，张旭. 茯苓结合有氧运动对大鼠基于代谢组学表征的血脂紊乱相关指标的影响[J]. 中国运动医学杂志，2013，32（11）：1013-1017.

[61] 李景辉，李晶，任刚，等. 茯苓及维生素 B_1、B_2 对单纯性肥胖大鼠体重及血脂影响的研究[J]. 中国当代医药，2013，20（28）：4-5.

[62] Miao H，Zhao YH，Vaziri ND，et al. Lipidomics biomarkers of diet-induced hyperlipidemia and its treatment with *Poria cocos*[J]. Journal of Agricultural and Food Chemistry，2016，64（4）：969-979.

[63] 侯安继，彭施萍，项荣. 茯苓多糖抗炎作用研究[J]. 中药药理与临床，2003，19（3）：15-16.

[64] Li FF，Yuan Y，Liu Y，et al. Pachymic acid protects H9c2 cardiomyocytes from lipopolysaccharide-induced inflammation and apoptosis by inhibiting the extracellular signal-regulated kinase 1/2 and p38 pathways[J]. Molecular Medicine Reports，2015，12（2）：2807-2813.

[65] Lee SR，Lee S，Moon E，et al. Bioactivity-guided isolation of antiinflammatory triterpenoids from the sclerotia of *Poria cocos* using LPS stimulated Raw264.7 cells[J]. Bioorganic Chemistry，2017，70：94-99.

[66] 汪电雷，陈卫东，徐先祥. 茯苓总三萜的抗炎作用研究[J]. 安徽医药，2009，13（9）：1021-1023.

[67] 赵强强. 茯苓多糖的抗炎效果及其对小鼠免疫功能影响的初步研究[D]. 武汉：华中科技大学硕士学位论文，2010.

[68] 沈思. 茯苓皮中三萜的提取、分离纯化及其美白皮肤活性基础性研究[D]. 武汉：华中农业大学硕士学位论文，2008.

[69] 张敏，陈冬雪，孙晓萌. 茯苓水提液对小鼠学习记忆的影响[J]. 北华大学学报（自然科学版），2012，13（1）：62-64.

[70] 徐煜彬，徐志立，李明玉，等. 茯苓及其化学拆分组分学习记忆及镇静催眠的性味药理学研究[J]. 中草药，2014，45（11）：1577-1584.

[71] Shah VK，Choi JJ，Han JY，et al. Pachymic acid enhances pentobarbital-induced sleeping behaviors via GABAA- ergic systems in mice[J]. Biomolecules and Therapeutics，2014，22（4）：314-320.

[72] Gao Y，Hua Y，Jin R，et al. Antiepileptic activity of total triterpenes isolated from *Poria cocos* is mediated by suppression of aspartic and glutamic acids in the brain[J]. Pharmaceutical Biology，2016，54（11）：1-8.

[73] Zhao YY，Feng YL，Du X，et al. Diuretic activity the ethanol and aqueous extracts of the surface layer of *Poria cocos* in rat[J]. Journal of Ethnopharmacology，2012，144（3）：775.

[74] 田婷. 茯苓和茯苓皮水和乙醇提取物的利尿作用及其活性成分的分离鉴定[J]. 中国药理学与毒理学杂志，2014，28（1）：57.

[75] 李森，谢人明，孙文基. 茯苓、猪苓、黄芪利尿作用的比较[J]. 中药材，2010，（2）：264-267.

12 云南萝芙木 Yunnanluofumu

云南萝芙木是夹竹桃科萝芙木属植物云南萝芙木 *Rauvolfia yunnanensis* Tsiang 的干燥根，为医药工业提制治疗高血压病药物"降压灵"和"利血平"的原料药材，*R. yunnanensis* 已在 FOC 中处理为 *R. verticillata*（Lour.）Baill. 的异名[1]，又名勒毒、三叶暗消、麻三端[2]（图 12-1- 图 12-3）。

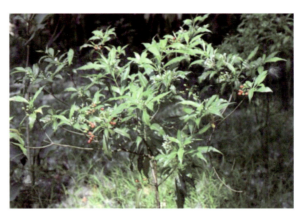

图 12-1 云南萝芙木 原植物图

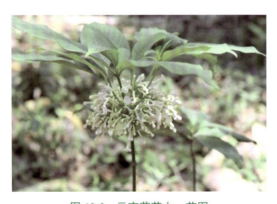

图 12-2 云南萝芙木 花图

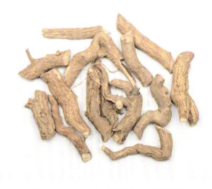

图 12-3 云南萝芙木 药材图

灌木，高达 3 m；多枝，树皮灰白色；幼枝绿色，被稀疏的皮孔，直径约 5 mm；节间长 1-5 cm。叶膜质，椭圆形或披针状椭圆形，先端长渐尖，基部楔形，长 6-20 cm，宽 1.5-9.0 cm；中脉在叶面微凹，在叶背凸起，侧脉两面明显，12-17 对，不伸至叶缘；叶柄长约 1 cm。聚伞花序，花稠密多达 150 朵；总花梗 4-9 条，从上部小枝的腋间生出，长 2-7 cm；花萼钟状，裂片 5 枚；花冠白色，花冠筒长约 12.5 mm，中央膨大，内面密被长柔毛，裂片广卵形，长宽约相等；雄蕊着生于花冠筒膨大处，花药背部着生；花盘环状，高达子房的一半；子房由2个离生心皮所组成，花柱圆柱状，柱头棒状，基部具一环状薄膜。核果卵圆形或椭圆形，长约1 cm，直径0.5 cm，由绿色变暗红色，然后变成紫黑色，种子具皱纹；胚小，子叶叶状，胚根在上。花期2-10月，果期4月至翌春。

一、药用历史

萝芙木类药材，我国历代本草及医籍未见记载，现代《中华本草》[2]记载其具有清热平肝、解毒杀虫的功效；主治肝阳上亢之高血压，头痛，眩晕，烦躁失眠，疥癣，蛇咬伤。20世纪50年代前，我国治疗高血压的降压药物主要靠进口印度萝芙木总生物碱制剂"寿比南"（Serpina），由于货少价昂，远不能满足广大患者的需要。50年代末，以云南萝芙木为原料提制的总生物碱和利血平含量较高，成为医药工业提制"降压灵"和"利血平"的原料药材。1959年，国家卫生部药政管理局主持召开鉴定会通过并批准国产萝芙木总生物碱正式生产，商品名定为"降压灵"，结束了进口"寿比南"的历史。

二、资源情况

云南萝芙木主要分布于云南景洪、勐海、普洱、西畴、屏边等地，贵州和广西也有分布。生于海拔900-1300 m的亚热带山地林下、山坡草丛中或灌木丛中[3]。20世纪60年代初，云南萝芙木资源较为丰富，由于近年来的过度采挖，资源逐年减少。资源的减少促使价格上涨，刺激药商盲目乱收，加之云南萝芙木植株生长缓慢，药用部位为根，导致云南萝芙木资源逐渐枯竭，已被列为云南省三级珍稀濒危保护植物。近年来因原料严重缺乏，严重影响了以萝芙木为原料的药品制剂生产。目前国内生产厂家的原料依靠越南、缅甸、印度进口。

三、现代研究

云南萝芙木根含四氢蛇根碱、萝芙木碱、利血平、蛇根亭碱、四叶萝芙新碱、魏氏波瑞木胺（碱）、19-表四氢蛇根碱、伪利血平-16，17-立体异构体[4]、β-育亨宾[5]、别育亨宾（alloyohimbine）、Raugustine、二氢西特斯日钦碱（dihydrositsirikine）、苹果碱（ajmalicine）[6]、灯台生物碱（strictamine）、10-hydroxystrictamine、nortertraphyllicine、raucaffrinoline、喜树次碱（venoterpine）[7]、育亨宾碱、柯楠因碱、沃洛亭碱、阿古米碱、阿马林、蛇根碱及其他单吲哚类生物碱[8]。具有降压[9]、镇静止痒[10]等药理作用。

云南萝芙木在中药配方中很少使用，主要用其根作为原料药材供制药行业提取总生物碱生产降压药"降压灵"或分离其中的有效成分利血平生产"利血平注射液"等。

四、前景分析

云南萝芙木及同属植物多分布于亚热带石山岩溶地区的丘陵地带，由于大量采挖，野生资源及生态环境遭到严重破坏，国际上近年来高血压药物的销售一直排在前列，市场需求逐年上升，提高云南萝芙木资源的利用率，其市场潜力较大[11]。因此应发展人工种植云南萝芙木以补充药用资源，保护生态环境，还应研究和利用云南萝芙木的地上部分及同属植物，开发新的药源，为云南萝芙木的进一步开发提供可持续利用的再生资源。目前用云南萝芙木提取的有效成分制成的降压药品种不多，还有很多新剂型、新用途的药物尚待开发。今后应对利血平之外的一些新成分进行深入的药理及制剂学研究，开发出新一代的降压药或用于其他心脑血管疾病的新药。

五、DNA条形码标准序列及分子鉴定

材料来源：样品共6份。药材样品1份（样品号YWS1-12），采自云南省景洪市；标本样品5份（样品号YWS1-16-1、YWS1-16-2、YWS1-16-3、YWS1-16-4、YWS1-16-5），来自云南省西双版纳傣族自治州勐海县、景洪市。

ITS序列特征：云南萝芙木共17条序列，来自药材、标本、GBOWS序列（J5887、J5901和J6058）和GenBank序列（AB365187、FJ980307、KP092769、KP092770、MG818152、MH558658、MH558659和MH558660），比对后发现KP092769和KP092770的遗传差异较大而将其删除，最终比对后矩阵长度为630 bp，有34个变异位点，分别为10、27、45、81、175、195、204、440、470、474、542和621位点C-T变异，25、177、179、181和340位点C-G变异，62、419、427、437、617和619位点A-C变异，136、138、211、411、433、446、471、568、584和596位点A-G变异，543位点A-T变异。有3处插入/缺失变异，分别为11、156和171-172位点。一致性序列特征如图12-4所示。

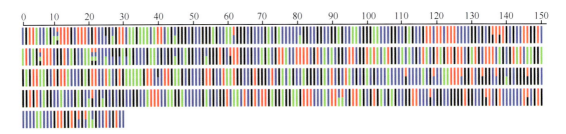

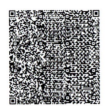
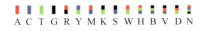

图12-4　云南萝芙木 ITS 一致性序列及二维码图

DNA条形码鉴定：萝芙木属共36条ITS序列，其中测试样品6条，GBOWS和GenBank下载30条构成序列矩阵，长度为675 bp，构建邻接树（图12-5）。测试样品与 *R. verticillata*、*R. cambodiana* 等聚为一支。

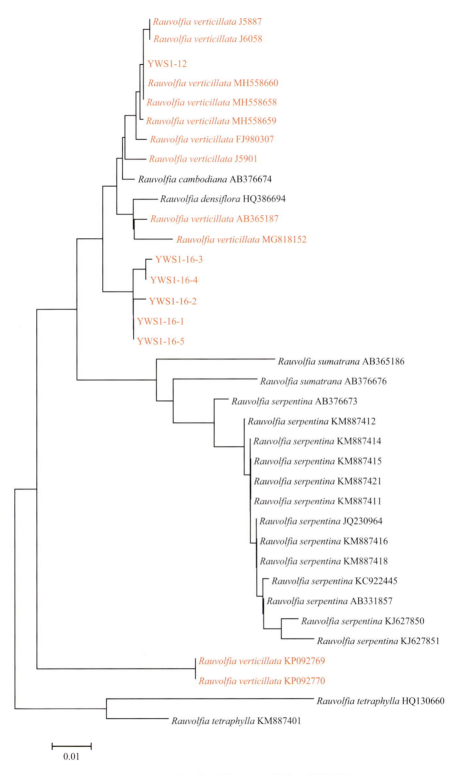

图 12-5　ITS 序列矩阵基于 *P* 距离构建的邻接树

参 考 文 献

[1] Li PT，Leeuwenberg AJM，Middleton DJ. Apocynaceae[M]. *In*：Wu ZY，Raven PH. Flora of China. Beijing：Science Press，1995，16：143-188.

[2] 国家中医药管理局《中华本草》编委会. 中华本草（第6册）[M]. 上海：上海科学技术出版社，1999：308-309.

[3] 中国科学院昆明植物研究所. 云南植物志[M]. 北京：科学出版社，2000，3：493.

[4] 冯孝章，付丰永. 云南萝芙木生物碱的研究[J]. 药学学报，1981，16（7）：510-518.

[5] 吴寿金，于德泉，付丰永. 云南萝芙木化学成分研究（Ⅱ）[J]. 中草药，1981，12（9）：1-5.

[6] 胡旭佳，何红平，周华. 云南萝芙木化学成分研究[J]. 有机化学，2005，25（增刊）：149.

[7] 何祖亮，林铭泱，陈业高. 云南萝芙木的生物碱成分[J]. 海南师范大学学报（自然科学版），2020，33（3）：261-264.

[8] 胡旭佳，孔令义，郝小江. 云南萝芙木生物碱成分研究[A]// 药用植物化学与中药有效成分分析研讨会论文集（上）[C]. 深圳：中华中医药学会，2008.

[9] 邓士贤，王懋德，张子昭，等. 云南萝芙木的药理研究——云南萝芙木的降压作用及其机制[J]. 药学学报，1959，7（9）：327-335.

[10] 王永丰，燕龙骧，梅国栋. 云南萝芙木301硷对瘙痒性皮肤病52例临床疗效观察[J]. 云南医药，1962，4（2）：43.

[11] 赵永生，周亚兴，查云盛. 云南萝芙木引种驯化栽培及发展前景[J]. 中国民族民间医药杂志，2006，（3）：179-180.

云当归 Yundanggui

云当归是伞形科当归属植物当归*Angelica sinensis* (Oliv.) Diels 的干燥根，为1963-2020年版《中华人民共和国药典》[1-10]收载品，其商品，甘肃产者称秦归，云南产者称云归，四川产者称川归（图13-1-图13-3）。

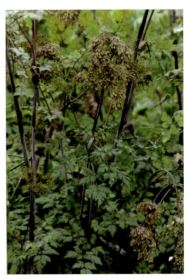

图 13-1　云当归　原植物图

多年生草本，高0.4-1.0 m。根圆柱状，分枝，有多数肉质须根，黄棕色，有浓郁香气。茎直立，绿白色或带紫色，有纵深沟纹，光滑无毛。叶三出式二至三回羽状分裂，叶柄长3-11 cm，基部膨大成管状的薄膜质鞘，紫色或绿色，基生叶及茎下部叶轮廓为卵形，长8-18 cm，宽15-20 cm，小叶片3对，下部的1对小叶柄长0.5-1.5 cm，近顶端的1对无柄，末回裂片卵形或卵状披针形，长1-2 cm，宽5-15 mm，2-3浅裂，边缘有缺刻状锯齿，齿端有尖头；叶下表面及边缘被稀疏的乳头状白色细毛；茎上部叶简化成囊状的鞘和羽状分裂的叶片。复伞形花序，花序梗长4-7 cm，密被细柔毛；伞辐9-30；总苞片2，线形，或无；小伞形花序有花13-36；小总苞片2-4，线形；花白色，花柄密被细柔毛；萼齿5，卵形；花瓣长卵形，顶端狭尖，内折；花柱短，花柱基圆锥形。果实椭圆至卵形，长4-6 mm，宽3-4 mm，背棱线形，隆起，侧棱成宽而薄的翅，与果体等宽或略宽，翅边缘淡紫色，棱槽内有油管1，合生面油管2。花期6-7月，果期7-9月。

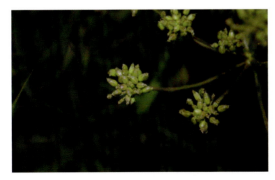

图 13-2　云当归　花图

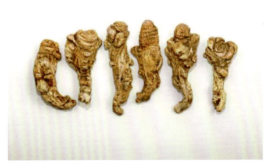

图 13-3　云当归　药材图

一、药用历史

当归始载于《神农本草经》，被列为中品。《名医别录》载："温中止痛，除客血内塞，中风痉、汗不出，湿痹，中恶客气、虚冷，补五藏，生肌肉"。《药性论》载："止呕逆，虚劳寒热，破宿血，主女子崩中，下肠胃冷，补诸不足……患人虚冷加而用之"。《日华子本草》载："治一切风，一切血，补一切劳，破恶血，养新血及主癥癖"。《本草纲目》载："治头痛、心腹诸痛，润肠胃筋骨皮肤……和血补血"。其药用历史情况还有诸多本草记载[11]。由此可见，当归在我国已有2000多年的药用史。当归自古以来为妇科要药，临床用药十分广泛，素有"十方九归"、不可替代之说。《中华人民共和国药典》自1963年版起收载，其"甘、辛，温。归肝、心、脾经。补血活血，调经止痛，润肠通便。用于血虚萎黄，眩晕心悸，月经不调，经闭痛经，虚寒腹痛，风湿痹痛，跌扑损伤，痈疽疮疡，肠燥便秘。酒当归活血通经。用于经闭痛经，风湿痹痛，跌扑损伤"。[1-10]

二、资源情况

当归为云南省道地药材之一，其商品主要来源于栽培。湖北、四川、陕西和贵州等省也有栽培[12]。野生资源仅在甘肃、四川、陕西、西藏等地有相对狭小的居群分布[13]。目前甘肃[14-17]、云南[18-21]的当归规范化栽培技术都进行了较为深入的研究。云南常年种植面积7万-10万亩，年产量1.5万-2.0万吨，占全国的20%左右，为全国第二产区。近三年云南当归最大种植面积达13.9万亩。主要种植区域集中在滇西北、滇东北、滇中、滇西一带，包括丽江、迪庆、大理、怒江、曲靖、昆明、楚雄、昭通等地。

三、现代研究

当归含挥发油[22-24]、多糖类[25]、有机酸类[26, 27]、氨基酸[28]、香豆素[24]等化学成分，还有微量元素[28-30]、蔗糖[31]等物质。具有促进造血[32]、保护血管[32-34]、增强免疫[25, 35]、抗氧化和清除自由基[36]、抗肿瘤[37]、保护肠胃[38, 39]、保护脏器[40]、缓解神经损伤[41]、抗内毒素血症和败血症[42]等多种药理作用。

四、前景分析

当归是中医的临床常用药，现代药理学研究进一步发现当归除活血化瘀、补血止痛等作用外，还有抗氧化、保护脏器、保护肠胃、增强免疫、抗肿瘤等多种药理作用，其药物开发大有可为。鉴于其含有不同种类的微量元素和氨基酸，在保健品、营养食品等方面的开发也有广阔的前景。目前，当归这一传统中药的使用已经远远超过中药配方的范围，形成了单独以当归制成的各种现代药物制剂或以当归组方制成的各种中成药。随着中药现代化进程的推进，当归的产业发展逐渐在道地性、品质方面提升要求，因此，在药物开发迅速发展的同时，应抓好当归种质保存、种苗繁育、规范化种植等方面，打造"云南当归"的品牌，以品牌效应带动当归种植产业的发展。

五、DNA条形码标准序列及分子鉴定

材料来源：样品共7份。对照药材1份（编号120927-201617）；药材样品1份（样品号YWS1-13），采自云南省迪庆藏族自治州德钦县；标本样品5份（样品号YWS1-28-1、YWS1-28-2、YWS1-28-3、YWS1-28-4、YWS1-28-5），来自云南省迪庆藏族自治州德钦县、大理市宾川县和丽江市玉龙纳西族自治县。

ITS序列特征：云当归共21条序列，来自对照药材、药材、标本、GBOWS序列（Hexj1135、Hexj1136、Hexj1137和HLQ_A10045）和GenBank序列（AY277247、DQ263570、EU591999、FJ204235、GU289653、GU289654、GU289655、GU289656、GU289657、GU289658、GU395144、JN704870、JN704871、JN704872、JX022936、KF725039、KJ999443、KJ999481和KJ999482），比对后AY277247、DQ263570、EU591999、FJ204235、GU289653、JN704870、JX022936、KF725039和KJ999481的遗传差异较大而将其删除，最终比对后矩阵长度为563 bp，有58个变异位点，分别为2、7、13、15、23、26、37、40、47、143、156、164、166、170、180、195、324、368、387、399、400、447、473、484、524、526和552位点C-T变异，35、48、104、169、178、179、390、398、454、465、515和558位点A-G变异，36、139、373、379、389、404和544位点A-T变异，38、523和525位点G-C变异，58和168位点A-C-T变异，108位点A-C-T变异，157和388位点G-C-T变异，176和498位点G-T变异，370和394位点A-C变异。有1处插入/缺失变异，为406位点。一致性序列特征如图13-4所示。

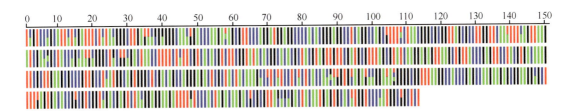

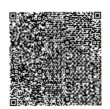

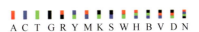
A C T G R Y M K S W H B V D N

图13-4　云当归ITS一致性序列及二维码图

DNA条形码鉴定：当归属共360条ITS序列，其中测试样品7条，GBOWS和GenBank下载353条构成序列矩阵，长度为593 bp，构建邻接树（图13-5）。测试样品与*A. sinensis*、*A. decursiva*等聚为一支。

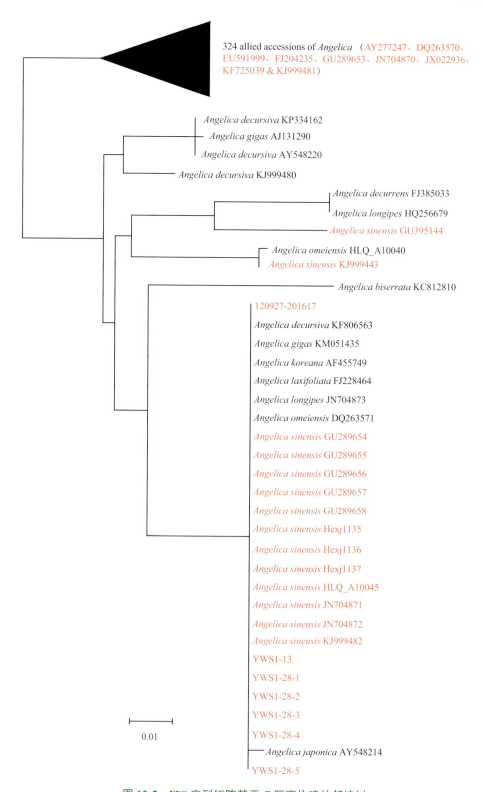

324 allied accessions of *Angelica* （AY277247、DQ263570、
EU591999、FJ204235、GU289653、JN704870、JX022936、
KF725039 & KJ999481）

Angelica decursiva KP334162
Angelica gigas AJ131290
Angelica decursiva AY548220
Angelica decursiva KJ999480

Angelica decurrens FJ385033
Angelica longipes HQ256679
Angelica sinensis GU395144

Angelica omeiensis HLQ_A10040
Angelica sinensis KJ999443

Angelica biserrata KC812810

I20927-201617
Angelica decursiva KF806563
Angelica gigas KM051435
Angelica koreana AF455749
Angelica laxifoliata FJ228464
Angelica longipes JN704873
Angelica omeiensis DQ263571
Angelica sinensis GU289654
Angelica sinensis GU289655
Angelica sinensis GU289656
Angelica sinensis GU289657
Angelica sinensis GU289658
Angelica sinensis Hexj1135
Angelica sinensis Hexj1136
Angelica sinensis Hexj1137
Angelica sinensis HLQ_A10045
Angelica sinensis JN704871
Angelica sinensis JN704872
Angelica sinensis KJ999482
YWS1-13
YWS1-28-1
YWS1-28-2
YWS1-28-3
YWS1-28-4
Angelica japonica AY548214
YWS1-28-5

0.01

图 13-5　ITS 序列矩阵基于 P 距离构建的邻接树

参考文献

[1] 中华人民共和国卫生部药典委员会. 中华人民共和国药典（1963年版）[S]. 北京：人民卫生出版社，1964：106.

[2] 中华人民共和国卫生部药典委员会. 中华人民共和国药典（1977年版）[S]. 北京：人民卫生出版社，1978：217.

[3] 中华人民共和国卫生部药典委员会. 中华人民共和国药典（1985年版）[S]. 北京：人民卫生出版社/北京：化学工业出版社，1985：105.

[4] 中华人民共和国卫生部药典委员会. 中华人民共和国药典（1990年版）[S]. 北京：人民卫生出版社/北京：化学工业出版社，1990：108.

[5] 中华人民共和国卫生部药典委员会. 中华人民共和国药典（1995年版）[S]. 广州：广东科技出版社/北京：化学工业出版社，1995：109.

[6] 国家药典委员会. 中华人民共和国药典（2000年版）[S]. 北京：化学工业出版社，2000：101.

[7] 国家药典委员会. 中华人民共和国药典（2005年版）[S]. 北京：化学工业出版社，2005：89.

[8] 国家药典委员会. 中华人民共和国药典（2010年版）[S]. 北京：中国医药科技出版社，2010：124.

[9] 国家药典委员会. 中华人民共和国药典（2015年版）[S]. 北京：中国医药科技出版社，2015：133.

[10] 国家药典委员会. 中华人民共和国药典（2020年版）[S]. 北京：中国医药科技出版社，2020：139.

[11] 国家中医药管理局《中华本草》编委会. 中华本草（第5册）[M]. 上海：上海科学技术出版社，1999：893-903.

[12] 中国科学院昆明植物研究所. 云南植物志（第七卷）[M]. 北京：科学出版社，1995：595-596.

[13] 孙红梅. 当归药材资源调查与品质特征的研究[D]. 北京：中国协和医科大学硕士学位论文，2010.

[14] 米永伟，龚成文，谢志军，等. 一年生当归直播种植技术规程[J]. 甘肃农业科技，2018，516（12）：92-94.

[15] 李林强，邱黛玉，贾雪. 连作轮作模式下当归大蒜间作对当归质量的影响[J]. 干旱地区农业研究，2017，35（3）：59-64.

[16] 李应东，刘佛珍，陈垣，等. 当归规范化种植技术及其主要病虫害防治[J]. 现代中药研究与实践，2005，（1）：23-26.

[17] 包亚军，孔玉祥. 岷县全国当归种植产业知名品牌创建示范区建设现状及措施[J]. 现代农业科技，2019，739（5）：93-94，96.

[18] 杨崇仁，陈可可，俞宏渊，等. 云南地道中药材三七、云当归和云木香的规范化种植研究[A]//全国第5届天然药物资源学术研讨会论文集[C]. 北京：中国自然资源学会，2002：162.

[19] 杨斌，李伟，李绍平，等. 一种果园套种云当归的种植方法：CN103250610A[P]. 2013-08-21[2021-10-12].

[20] 韦美丽，孙玉琴，杨莉，等. 云南省沾益县当归GAP规范化种植适宜性评价[J]. 现代中药研究与实践，2015，29（3）：5-8.

[21] 杨斌，王馨，吕德芳，等. 云南一年生当归规范化生产标准操作规程（SOP）[J]. 中国现代中药，2016，18（4）：478-481.

[22] 杨帆，肖远胜，章飞芳，等. 当归化学成分的HPLC-MS/MS分析[J]. 药学学报，2006，41（11）：1078-1083.

[23] 丁洁，赵国虎，赵象禄，等. 岷县当归挥发油成分产地差异及提取工艺研究[J]. 甘肃农业大学学报，2011，46（4）：139-144.

[24] 李丽丽，刘向前，高敬铭，等. 中、日、韩当归中挥发油成分研究和总香豆素含量测定[J]. 中国药师，2009，12（10）：1344-1347.

[25] Choy YM，Leung KN，Cho CS，et al. Immunopharmacological studies of low molecular weight polysaccharide from *Angelica sinensis*[J]. The American Journal of Chinese Medicine，1994，22（2）：137-145.

[26] 秦书芝，袁如文，张瑶，等. 当归不同部位中阿魏酸含量的测定[J]. 中医药导报，2014，20（3）：74-75.

[27] 包侠萍. 当归不同部位中阿魏酸的含量测定及炮制研究[J]. 海峡药学，2014，26（6）：73-75.

[28] 贾忠山，关天颖，曹国君. 当归的微量元素和氨基酸含量分析[J]. 氨基酸杂志，1992，（2）：49.

[29] 王桂艳，魏怀春，刘娟. 中药当归不同药用部位微量元素含量测定[J]. 黑龙江医药科学，2003，26（1）：30.

[30] 尹志刚. 不同产地当归中微量元素含量比较研究[J]. 微量元素与健康研究，2008，25（3）：22-23.

[31] 陈江弢，李海舟，王东，等.HPLC-ELSD测定当归中蔗糖的含量[J].中国现代中药，2008，10（3）：19-20.

[32] Liu C，Li J，Meng FY，et al. Polysaccharides from the root of *Angelica sinensis* promotes hematopoiesis and thrombopoiesis through the PI3K/AKT pathway[J]. BMC Complementary and Alternative Medicine，2010，10（1）：79.

[33] Hou YZ，Zhao GR，Yang J，et al. Protective effect of *Ligusticum chuanxiong* and *Angelica sinensis* on endothelial cell damage induced by hydrogen peroxide[J]. Life Sciences，2004，75（14）：1775-1786.

[34] Yeh JC，Cindrova-Davies T，Belleri M，et al. The natural compound n-butylidenephthalide derived from the volatile oil of radix *Angelica sinensis* inhibits angiogenesis *in vitro* and *in vivo*[J]. Angiogenesis，2011，14（2）：187-197.

[35] 杨铁虹，卢保华，贾敏. 当归多糖对小鼠免疫功能的影响[J]. 中国药理学通报，2003，19（4）：448-451.

[36] Dietz BM，Liu D，Hagos GK，et al. *Angelica sinensis* and its alkylphthalides induce the detoxification enzyme NAD（P）H：quinone oxidoreductase 1 by alkylating keap1[J]. Chemical Research in Toxicology，2008，21（10）：1939-1948.

[37] Shang P，Qian AK，Yang TH，et al. Experimental study of anti-tumor effects of polysaccharides from *Angelica sinensis*[J]. World Journal of Gastroenterology，2003，9（9）：1963-1967.

[38] Cho CH，Mei QB，Shang P，et al. Study of the gastrointestinal protective effects of polysaccharides from *Angelica sinensis* in rats[J]. Planta Medica，2000，66（4）：348-351.

[39] Ye YN，So HL，Liu ESL，et al. Effect of polysaccharides from *Angelica sinensis* on gastric ulcer healing[J]. Life Sciences，2003，72（8）：925-932.

[40] Ye Y，Liu E，Li Y，et al. Protective effect of polysaccharides-enriched fraction from *Angelica sinensis* on hepatic injury[J]. Life Sciences，2001，69（6）：637-646.

[41] Lei T，Li H，Fang Z，et al. Polysaccharides from *Angelica sinensis* alleviate neuronal cell injury caused by oxidative stress[J]. Neural Regeneration Research，2014，9（3）：260-267.

[42] Haichao W，Wei L，Jianhua L，et al. The aqueous extract of a popular herbal nutrient supplement，*Angelica sinensis*，protects mice against lethal endotoxemia and sepsis[J]. Journal of Nutrition，2006，136（2）：360.

　　灯台叶是夹竹桃科鸡骨常山属植物糖胶树 *Alstonia scholaris*（L.）R. Br.的干燥叶，为1974年和1996年版《云南省药品标准》[1, 2]、2005年版《云南省中药材标准》[3]、1977年版《中华人民共和国药典》[4]收载品，又名灯台树、灯架树、面条树、鸭脚树，"埋丁别"（傣族名）等（图14-1-图14-3）。

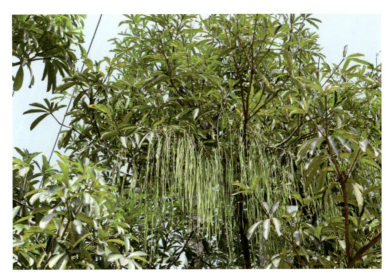

图 14-1　灯台叶　原植物图

　　常绿乔木，高可达40 m；树皮灰白色，嫩枝绿色，具白色乳汁。叶3-10片轮生，倒卵状长圆形、倒披针形或匙形，稀椭圆形或长圆形，长7-28 cm，宽2-11 cm，无毛，顶端圆形，钝或微凹，稀急尖或渐尖，基部楔形；侧脉每边25-50条，密生而平行，近水平横出至叶缘连接；叶柄长1.0-2.5 cm。花白色，多朵组成稠密的聚伞花序，顶生，被柔毛；总花梗长4-7 cm；花梗长约1 mm；花冠高脚碟状，花冠筒长6-10 mm，中部以上膨大，内面被柔毛，裂片在花蕾时或裂片基部向左覆盖，长圆形或卵状长圆形，长2-4 mm，宽2-3 mm；雄蕊长圆形，长约1 mm，着生在花冠筒膨大处，内藏；子房由2枚离生心皮组成，密被柔毛，花柱丝状，长4.5 mm，柱头棍棒状，顶端2深裂；花盘环状。蓇葖2，细长，线形，长20-57 cm，外果皮近革质，灰白色；种子长圆形，红棕色，两端被红棕色长缘毛。花期6-11月，果期10月至翌年4月。

一、药用历史

灯台叶是20世纪70年代初从云南普洱地区民间发掘出来治疗慢性气管炎的药用植物。曾以灯台树之名首载于《云南思茅中草药选》《云南中草药选》及《云南中草药》。1971～1973年在云南省卫生厅的领导下，组织省、普洱地区所属有关单位协作攻关，对其树叶进行了大量药化、药理研究和临床试验。1974年被收载于《云南省药品标准》[1]，1977年被收载于《中华人民共和国药典》[4]。药用其叶，性凉，味苦，能止咳祛痰、退热消炎；用于慢性气管炎、百日咳等症，并被开发出灯台叶片等多种制剂[5]。

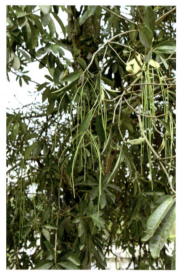

图 14-2　灯台叶　叶图

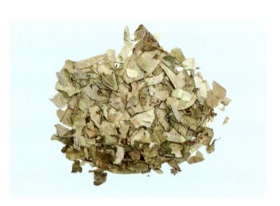

图 14-3　灯台叶　药材图

二、资源情况

灯台叶是云南特有的民族药，其原植物主要分布于云南南部西双版纳、普洱、河口、砚山、富宁、西畴、蒙自等地，生于海拔650 m以下的丘陵山地疏林中、水沟边及村庄周围[5]。由于灯台叶原植物含有多种药效成分，云南傣族民间历史上一直用其根、皮、叶治疗头疼、伤风、肺炎、百日咳、慢性支气管炎，其还被用于外伤止血、接骨、消肿等。灯台叶属于冷背小品种药材，作为"灯台叶颗粒""灯台叶片"主要原料，药厂多与产地订单式收购。近年来，随着需求增加，野生资源紧缺，制剂原料出现短缺。为满足生产需要，中国科学院西双版纳热带植物园已进行灯台叶原植物的人工栽培研究，并取得成功，在普洱、西双版纳等地已开展规模化、规范化种植[6]。

三、现代研究

灯台叶原植物的化学成分包括生物碱类、黄酮类、萜类、甾体类等多种活性成分，以及挥发油、维生素等[7-9]，其中黄酮类有山奈酚、槲皮素、异鼠李素等[9, 10]，生物碱类有鸭脚树叶碱、灯台树明碱、灯台碱、鸡骨常山碱、土波台文碱等[11-19]，萜类包括齐墩果酸、熊果酸等[9, 20-22]。具有抗炎镇痛[23-26]、抗氧化[27-29]、调节血脂血糖[30-32]、调节免疫[27, 33]、抗肿瘤[34-37]、止咳平喘[38-40]、抗菌[41, 42]等多种药理作用。目前市场上以灯台叶为原料生产的灯台叶止咳合剂和棉榔青口服液疗效显著，备受患者认可[43, 44]，而灯台叶颗粒制剂也被收录入2010-2020年版《中华人民共和国药典》[45-47]。

四、前景分析

傣药灯台叶为云南省的特色民族药，是"云药"产业发展的重点品种之一。目前灯台叶执行标准较低，质量控制研究较少，因此建立该药材的质量控制及评价方法是亟待解决的问题，也是保证临床疗效的关键。另外，灯台叶现代研究不能脱离傣医药基础理论指导，但目前大多数相关研究是从天然产物的角度出发，对临床的指导意义较小[8]。因此，需以傣医药基础理论为指导，探索灯台叶的质量控制方法和治病防病的物质基础与作用机制，以此开发出更多的产品。灯台叶原植物树皮、根皮含有较叶更多的吲哚类生物碱，可用于退热消炎，镇痛止咳，降血压等，值得进一步深入研究，加以开发利用。除作药用外，灯台叶原植物还被用作城市道路和园林绿化，是一种值得深入开发利用的植物[7]。

五、DNA条形码标准序列及分子鉴定

材料来源：样品共7份。对照药材1份（编号121259-200503）；药材样品1份（样品号YWS1-14），采自云南省德宏傣族景颇族自治州陇川县；标本样品5份（样品号YWS1-10-1、YWS1-10-2、YWS1-10-3、YWS1-10-4、YWS1-10-5），来自云南省景洪市勐罕镇和德宏傣族景颇族自治州陇川县。

ITS序列特征：灯台叶共16条序列，来自对照药材、药材、标本、GBOWS序列（C1388和Z3705）和GenBank序列（FJ980306、DQ358880、HQ130656、MG818154、MH566878、MH566879和MH566880），比对后矩阵长度为614 bp，有6个变异位点，分别为18位点A-C变异，75位点G-T变异，139和395位点A-C变异，160位点A-G变异，478位点G-C变异。有1处插入/缺失变异，为608位点。一致性序列特征如图14-4所示。

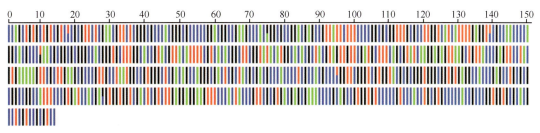

图 14-4　灯台叶 ITS 一致性序列及二维码图

　　DNA条形码鉴定：鸡骨常山属共24条ITS序列，其中测试样品7条，GBOWS和GenBank下载17条构成序列矩阵，长度为671 bp，构建邻接树（图14-5）。测试样品与 *A. scholaris* 聚为一支。

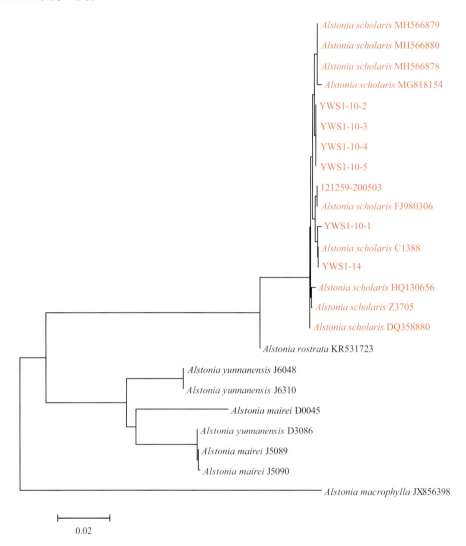

图 14-5　ITS 序列矩阵基于 *P* 距离构建的邻接树

参 考 文 献

[1] 云南省卫生局. 云南省药品标准（1974年版）[S]. 昆明：云南省卫生局，1975：115.

[2] 云南省卫生厅. 云南省药品标准（1996年版）[S]. 昆明：云南大学出版社，1998：51.

[3] 云南省食品药品监督管理局. 云南省中药材标准（2005）（第七册）[S]. 昆明：云南科技出版社，2007：39-40.

[4] 国家药典委员会. 中华人民共和国药典（1977年版）[S]. 北京：人民卫生出版社，1978：245.

[5] 云南省药物研究所. 云南重要天然药物[M]. 昆明：云南科技出版社，2006：163-169.

[6] 中国科学院昆明植物研究所. 云南植物志 [M]. 北京：科学出版社，1983，（3）：496.

[7] 杨妮娜，王灿红，赵应红. 傣药灯台叶化学成分、药理作用、质量控制及临床应用研究进展 [J]. 中成药，2016，38（3）：645-650.

[8] 邓雪琪，李俊. 傣药灯台叶研究进展 [J]. 中国民族民间医药杂志，2018，27（8）：58-61.

[9] 杜国顺，蔡祥海，尚建华，等. 灯台叶中的非碱性成分 [J]. 中国天然药物，2007，5（4）：259-262.

[10] 惠婷婷，孙赟，朱丽萍，等. 云南傣族药物灯台叶中黄酮类成分 [J]. 中国中药杂志，2009，34（9）：1111-1113.

[11] Baliga MS. Review of the phytochemical，pharmacological and toxicological properties of *Alstonia scholaris* Linn. R. Br（Saptaparna）[J]. Chinese Journal of Integrative Medicine，2012：1-14.

[12] 刘璇，张振海，杜萌，等. 灯台树化学成分与药理活性研究进展 [J]. 中草药，2012，43（3）：598-606.

[13] Khyade MS，Kasote DM，Vaikos NP. *Alstonia scholaris*（L.）R. Br. and *Alstonia macrophylla* Wall. ex G. Don：A comparative review on traditional uses，phytochemistry and pharmacology[J]. Journal of Ethnopharmacology，2014，153（1）：1-18.

[14] Zhu GY，Yao XJ，Liang L，et al. Alistonitrine A，a caged monoterpene indole alkaloid from *Alstonia scholaris*[J]. Organic Letters，2014，16（4）：1080-1083.

[15] Cai XH，Liu YP，Feng T，et al. Picrinine-type alkaloids from the leaves of *Alstonia scholaris*[J]. Chinese Journal of Natural Medicines，2008，6（1）：20-22.

[16] 孙赟. 秋鼠曲草、蜂胶及灯台叶颗粒的化学成分研究 [D]. 昆明：云南中医学院硕士学位论文，2007.

[17] 惠婷婷. 灯台叶和灯台叶颗粒的化学成分研究 [D]. 昆明：云南中医学院硕士学位论文，2008.

[18] Macabeo APG，Krohn K，Gehle D，et al. Indole alkaloids from the leaves of Philippine *Alstonia scholaris*[J]. Phytochemistry，2005，66（10）：1158-1162.

[19] Cao J，Shen HM，Wang Q，et al. Characterization of chemical constituents and rats metabolites of an alkaloidal extract of *Alstonia scholaris* leaves by liquid chromatography coupled with mass spectrometry[J]. Journal of Chromatography B，2016，1026：43-55.

[20] Wang F，Ren FC，Liu JK. Alstonic acids A and B，unusual 2, 3-secofernane triterpenoids from *Alstonia scholaris*[J]. Phytochemistry，2009，70（5）：650-654.

[21] Ragasa CY，Lim KF，Shen CC，et al. Hypoglycemic potential of triterpenes from *Alstonia scholaris*[J]. Pharmaceutical Chemistry Journal，2013，1（47）：54-57.

[22] Liang F，Chen Y，Yuan L，et al. A combination of alkaloids and triterpenes of *Alstonia scholaris*（Linn.）R. Br. leaves enhances immunomodulatory activity in C57BL/6 mice and induces apoptosis in the A549 cell line[J]. Molecules，2013，18（11）：13920-13939.

[23] Shang JH，Cai XH，Feng T，et al. Pharmacological evaluation of *Alstonia scholaris*：Anti-inflammatory and analgesic effects[J]. Journal of Ethnopharmacology，2010，129（2）：174-181.

[24] 杨坤芬，赵云丽，尚建华. 灯台叶碱抗炎镇痛作用研究 [J]. 云南中医中药杂志，2012，33（4）：61-62.

[25] Arulmozhi S，Mazumder PM，Sathiyanarayanan L，et al. Anti-arthritic and antioxidant activity of leaves of *Alstonia scholaris*（Linn）. R. Br.[J]. European Journal of Integrative Medicine，2011，3（2）：e83-e90.

[26] Singh H，Arora R，Arora S，et al. Ameliorative potential of *Alstonia scholaris*（Linn.）R. Br. against chronic constriction injury-induced neuropathic pain in rats[J]. Bmc Complementary and Alternative Medicine，2017，17（1）：63.

[27] 莫菁莲. 灯台叶醇提物对 H22 肝癌移植小鼠免疫和抗氧化功能的影响 [J]. 中国热带医学，2013，13（4）：414-416.

[28] 戴云，杨新星，程春梅，等. 傣药灯台叶醇提取物体外抗氧化活性 [J]. 中药材，2009，32（12）：1883-1885.

[29] Antony M，Menon DB，James J，et al. Phytochemical analysis and antioxidant activity of *Alstonia scholaris*[J]. Pharmacognosy Journal，2011，3（26）：13-18.

[30] Arulmozhi S，Mazumder PM，Sathiyanarayanan L，et al. Antidiabetic and antihyperlipidemic activity of leaves of *Alstonia scholaris* Linn. R. Br.[J]. European Journal of Integrative Medicine，2010，2（1）：23-32.

[31] Ragasa CY，Lim KF，Shen CC，et al. Hypoglycemic potential of triterpenes from *Alstonia scholaris*[J]. Pharmaceutical Chemistry Journal，2015，49（1）：30-33.

[32] Jong-Anurakkun N，Bhandari MR，Kawabata J. α-glucosidase inhibitors from devil tree（*Alstonia scholaris*）[J]. Food Chemistry，2007，103（4）：1319-1323.

[33] 韩芳. 灯台叶醇提物对C57BL/6荷瘤小鼠免疫功能的影响[J]. 西北药学杂志，2013，28（2）：168-170.

[34] Jagetia GC，Baliga MS. Effect of *Alstonia scholaris* in enhancing the anticancer activity of berberine in the Ehrlich ascites carcinoma-bearing mice[J]. Journal of Medicinal Food，2004，7（2）：235-244.

[35] Jagetia GC，Baliga MS. The effect of seasonal variation on the antineoplastic activity of *Alstonia scholaris* R. Br. in HeLa cells[J]. Journal of Ethnopharmacology，2005，96（1-2）：37-42.

[36] Jahan S，Chaudhary R，Goyal PK. Anticancer activity of an Indian medicinal plant，*Alstonia scholaris*，on skin carcinogenesis in mice[J]. Integrative Cancer Therapies，2009，8（3）：273-279.

[37] Baliga MS. *Alstonia scholaris*（Linn）R Br in the treatment and prevention of cancer：past，present，and future[J]. Integrative Cancer Therapies，2010，9（3）：261.

[38] Shang JH，Cai XH，Zhao YL，et al. Pharmacological evaluation of *Alstonia scholaris*：Anti-tussive，anti-asthmatic and expectorant activities[J]. Journal of Ethnopharmacology，2010，129（3）：293-298.

[39] 杨坤芬，赵云丽. 灯台叶碱对豚鼠镇咳平喘最低有效剂量探究[J]. 云南中医中药杂志，2013，34（10）：58-59.

[40] 杨泳，周玲，李颖，等. 灯台叶止咳平喘的药效学研究[J]. 云南中医中药杂志，2007，28（1）：38-39.

[41] 秦徐杰. 四种药用植物化学成分及其抗菌活性研究[D]. 北京：中国科学院大学博士学位论文，2015.

[42] Khan MR，Omoloso AD，Kihara M. Antibacterial activity of *Alstonia scholaris* and *Leea tetramera*[J]. Fitoterapia，2003，74（7-8）：736-740.

[43] 康郎蜡. 档哈雅龙[M]. 昆明：云南民族出版社，2003：20-29.

[44] 郑进，林艳芳. 傣医方剂学[M]. 北京：中国中医药出版社，2007：130-176.

[45] 国家药典委员会. 中华人民共和国药典（2010年版）（增补本）[S]. 北京：中国医药科技出版社，2010：20.

[46] 国家药典委员会. 中华人民共和国药典（2015年版）[S]. 北京：中国医药科技出版社，2015：870.

[47] 国家药典委员会. 中华人民共和国药典（2020年版）[S]. 北京：中国医药科技出版社，2020：921.

灯盏花 Dengzhanhua

　　灯盏花是菊科飞蓬属植物短葶飞蓬 *Erigeron breviscapus*（Vant.）Hand.-Mazz.的干燥全草，以灯盏细辛之名收载于1974年和1996年版《云南省药品标准》[1, 2]，以及1977年、2005-2020年版《中华人民共和国药典》[3-7]，又名灯盏菊、土细辛、地顶草、细辛草、冬菊等（图15-1-图15-3）。

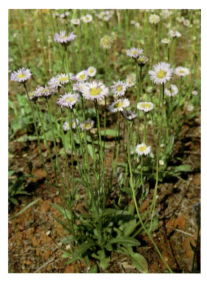

图 15-1　灯盏花　原植物图

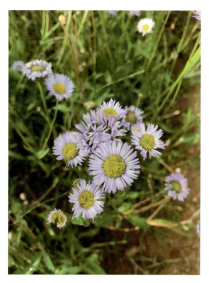

图 15-2　灯盏花　花图

　　多年生草本，高1-50 cm，全株密被柔毛。根状茎木质，粗厚或扭成块状，具纤维状根，颈部常被残叶的基部。茎数个或单生，直立，或基部略弯，绿色或稀紫色，下部具纵棱，上部无棱。叶全缘，集中于基部，两面有粗短毛，基生叶密集成莲座状，倒卵状披针形或宽匙形，顶端钝或圆形，具小尖头，基部渐狭或急狭成具翅的柄，先端短尖，基部渐狭，下延成短柄，带红色；茎生叶互生，形同基生叶但较基生叶小，最上面的叶片线

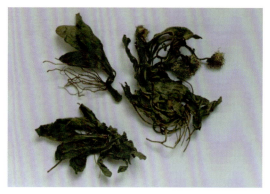

图 15-3　灯盏花　药材图

形，无柄，基部半抱茎。头状花序单生于枝顶或近顶腋生，异形；总苞杯状，总苞片3层，绿色，线状披针形，被白色硬短毛；外围为舌状花（雌花），蓝色至紫蓝色，2-3层，阔线

形，先端浅3齿裂，基部渐狭成细管状；雌蕊1，子房下位，扁圆形，密被平贴粗毛，花柱长约为花冠的1/3，柱头2裂；中央为管状花，黄色，两性，先端5裂，裂片卵状三角形；雄蕊5，较花冠短，花药合生；花丝丝状，长约为花冠之半；子房下位，形同雌花，花柱较雄蕊稍短，柱头2裂，裂片箭头状。瘦果扁平，狭矩圆形，有白色冠毛2层，外层极短。花期3-10月。

一、药用历史

灯盏花始载于明代《滇南本草》，是云南民间广为流传的常见草药。据《滇南本草》整理本记载："灯盏花，一名灯盏菊，细辛草……点水酒服"[8]。现行《中华人民共和国药典》中也收载了灯盏花，药用全草，性温，味辛、微苦。能活血通络止痛，祛风散寒。用于中风偏瘫，胸痹心痛，风湿痹痛，头痛，牙痛[7]。灯盏花注射液用于治疗脑血管意外所致后遗症、瘫痪及冠心病、风湿痛等效果显著[9]。

二、资源情况

灯盏花主要分布于云南，四川、贵州、广西、湖南及西藏等省份也有分布[10]。云南是灯盏花的原产地和主产区，主要集中在红河泸西、弥勒，曲靖宣威、陆良，大理南涧、巍山。此外，昆明、文山、玉溪、楚雄等地有少量种植。其中红河和曲靖种植面积最大，占全省种植面积的80%以上，云南集聚了全国100%的原料生产、97%以上的药材原料供应、100%的浸膏和提取物生产以及40%以上的中成药生产企业，形成了种植、提取、制剂生产等云南省内完整产业链。2018-2020年种植面积在1.2万-2.4万亩。2004年在泸西建立了首个红河灯盏花GAP基地[11]，2009年国家标准"地理标志产品红河灯盏花"正式颁布实施。

三、现代研究

近40年来，国内外众多研究机构纷纷开展了灯盏花的化学成分研究，发现灯盏花除含有黄酮类及黄酮苷类化合物外，还含有咖啡酰酯类、芳香酸类、香豆素类、吡喃酮类、挥发油类、萜类、酚酸类、糖苷类以及单体化合物60多种[12]。其中最主要的化合物类型是黄酮及咖啡酸酯类[13]。黄酮类化合物，尤其是其中的灯盏乙素普遍被认为是灯盏花中重要的活性成分。近年来发现灯盏花对循环系统、中枢神经系统、肾脏、消化系统等均有良好的疗效，其药理作用主要体现在：对心肌缺血再灌注损伤起到保护作用[14]；抗凝血、抗血栓形成及促进纤溶活性[15]；改善微循环、增加血流量[16, 17]；抗氧化作用[18, 19]。除此之外，据相关报道，灯盏花还具有保护视神经[20]、改善学习记忆能力[17]、加速正畸牙移动[21]、抗癌变[22]、抗炎[23]等药理作用。

四、前景分析

目前临床上使用的均为灯盏花素混合物制剂，大量研究表明，灯盏乙素并非灯盏细辛的唯一活性成分。中药作用特点是多靶点、多途径整合，因此对灯盏花的药理活性特点应进行多方位考察研究。随着对灯盏花素研究的逐渐深入，希望能够明确灯盏花的确切作用成分，加强在构效关系及配伍药效方面的研究，这也是中药现代化所追求的目标[24]。提高产后加工增值技术，是促进产业发展的根本途径。加强灯盏花残渣的加工技术研究，以提取有效成分后的残渣为原料，研制适宜牲畜饲用的产品，为灯盏花的产业化开发开辟新途径，提高灯盏花的综合开发和利用价值[25]。云南省在灯盏花的研究和开发上已处于国内领先水平，需继续加强科研力量，开发出更高档次的新产品，提高现有老产品的市场占有率，将灯盏花素系列产品创建成国内知名中药品牌。

五、DNA条形码标准序列及分子鉴定

材料来源：样品共6份。对照药材1份（编号121269-201103）；药材样品1份（样品号YWS1-15），采自云南省文山市丘北县；标本样品4份（样品号YWS1-13-1、YWS1-13-3、YWS1-13-4和YWS1-13-5），来自云南省红河哈尼族彝族自治州泸西县、文山市广南县、文山市丘北县和丽江市。

ITS序列特征：灯盏花共23条序列，来自对照药材、药材、标本、GBOWS序列（D0423）和GenBank序列（AY370894、AY370895、AY370896、AY370897、AY370898、AY370899、AY370900、AY370901、AY370902、AY370903、AY370904、AY370905、AY370906、AY370907、JN315925和GU213433），比对后矩阵长度为620 bp，有3个变异位点，分别为198位点A-G变异、560位点和617位点C-T变异。一致性序列特征如图15-4所示。

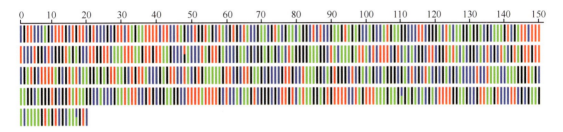

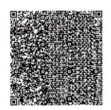
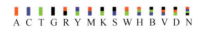

图15-4　灯盏花 ITS 一致性序列及二维码图

DNA条形码鉴定：飞蓬属共233条ITS序列，其中测试样品6条，GBOWS和GenBank下载227条构成序列矩阵，长度为676 bp，构建邻接树（图15-5）。测试样品与 *E. breviscapus* 聚为一支。

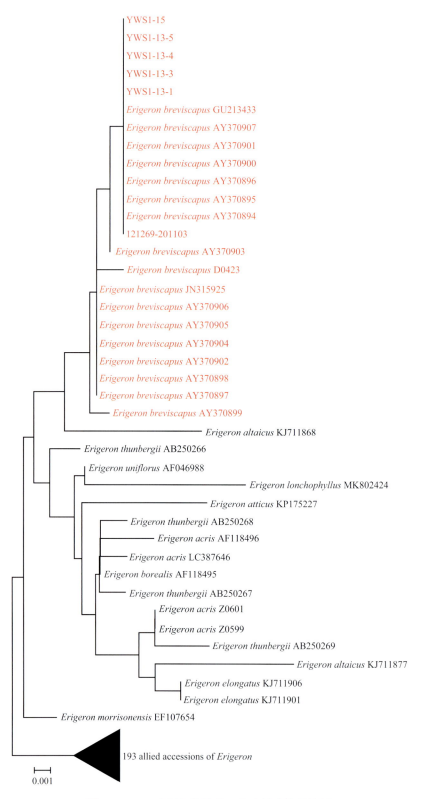

图 15-5 ITS 序列矩阵基于 *P* 距离构建的邻接树

参 考 文 献

[1] 云南省卫生局. 云南省药品标准（1974年版）[S]. 昆明：云南省卫生局，1975：116.

[2] 云南省卫生厅. 云南省药品标准（1996年版）[S]. 昆明：云南大学出版社，1998：52.

[3] 中华人民共和国卫生部药典委员会. 中华人民共和国药典（1977年版）[S]. 北京：人民卫生出版社，1978.

[4] 国家药典委员会. 中华人民共和国药典（2005年版）[S]. 北京：化学工业出版社，2005：100.

[5] 国家药典委员会. 中华人民共和国药典（2010年版）[S]. 北京：中国医药科技出版社，2010：138.

[6] 国家药典委员会. 中华人民共和国药典（2015年版）[S]. 北京：中国医药科技出版社，2015：147.

[7] 国家药典委员会. 中华人民共和国药典（2020年版）[S]. 北京：中国医药科技出版社，2020：154.

[8] 兰茂. 滇南本草（第二卷）[M]. 昆明：云南科技出版社，2009.

[9] 云南省药物研究所. 云南重要天然药物[M]. 昆明：云南科技出版社，2006.

[10] 中国科学院昆明植物研究所. 云南植物志[M]. 北京：科学出版社，2004，（13）：96.

[11] 杨生超，吴道聪，王平理，等. 红河灯盏花GAP基地环境质量评价[J]. 现代中药研究与实践，2006，20（1）：9-11.

[12] 朱兆云. 民族药创新发展路径[M]. 北京：科学出版社，2017.

[13] 王峥，曲玮，梁敬钰. 灯盏花的研究进展[J]. 海峡药学，2012，24（6）：1-8.

[14] 范淑娟. 灯盏花注射液抗新生鼠缺氧缺血性脑损伤的作用及对Bcl-2、Bax蛋白表达的影响[D]. 石家庄：河北医科大学硕士学位论文，2009.

[15] 盛净，赵佩琪，黄震华，等. 灯盏细辛干预血小板、凝血功能对急性冠状动脉血栓形成后溶栓的影响[J]. 中华心血管病杂志，1999，27（2）：115-116.

[16] 周建中，雷寒，陈运贞，等. 灯盏细辛注射液对自发性高血压大鼠心室及血管重构的影响[J]. 中国中西医结合杂志，2002，22（2）：122-125.

[17] 谢雄根，吴群，孙学雄. 灯盏花素对血管性痴呆大鼠学习与记忆能力的干预作用[J]. 中国老年学杂志，2011，31（13）：2498-2499.

[18] 张永和，宋祖军，张新睿. 灯盏花素对脑梗死患者超氧化物歧化酶及丙二醛含量的影响[J]. 中国急救医学，2003，23（6）：394-395.

[19] 张焰，陈群，丁浩中，等. 灯盏花素注射液对脑缺血-再灌注沙土鼠海马ATP含量和ATP酶活性变化的影响[J]. 中国中西医结合急救杂志，2002，9（2）：92-94.

[20] 朱益华，蒋幼芹，刘忠浩，等. 灯盏细辛对高眼压鼠视网膜神经节细胞超微结构的影响[J]. 湖南中医杂志，2000，（3）：71-72.

[21] 沈刚，刘侃. 灯盏花离子导入加速人尖牙移动的生物力学评价[J]. 医用生物力学，1994，（2）：94-98.

[22] 李烨，李春艳，杜荣琼，等. 灯盏乙素对胃癌细胞株的体外抑制作用[J]. 大理大学学报，2011，10（6）：14-16.

[23] 王永发，赵淑雯，陈林芳，等. 灯盏细辛口服液治疗痹症的主要药效学[J]. 云南中医中药杂志，2000，（5）：36-38.

[24] 王英芳. 灯盏花的种植及缓释剂型研究进展[J]. 中国民族民间医药，2015，24（24）：31-32.

[25] 张薇，杨生超，张广辉，等. 灯盏花种植发展现状及对策[J]. 中国中药杂志，2013，38（14）：2227-2230.

阳春砂仁是姜科豆蔻属植物阳春砂仁 *Amomum villosum* Lour. 的干燥成熟果实，为2005年版《云南省中药饮片标准》[1]、1963-2020年版《中华人民共和国药典》[2-11]收载品（图16-1-图16-3）。

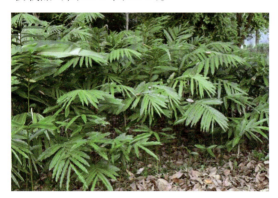

图 16-1　阳春砂仁　原植物图

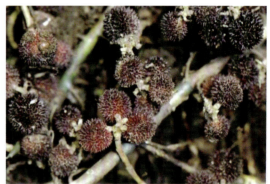

图 16-2　阳春砂仁　果实图

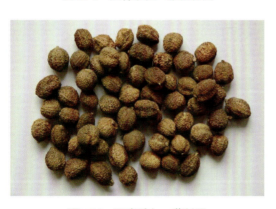

图 16-3　阳春砂仁　药材图

多年生常绿草本，高1.5-3.0 m，茎散生；根茎匍匐地面，节上具鞘状褐色膜质鳞片。茎直立，圆柱形，叶2列，叶片披针形，长15-40 cm，宽2-5 cm，顶端尾尖，基部近圆形，两面光滑无毛，无柄或近无柄；叶舌半圆形，长3-5 mm，棕红色或有时绿色。花葶从根茎上抽出，长7-15 cm；总花梗长3-10 cm，被细柔毛；鳞片膜质，椭圆形，褐色或绿色，长0.8-2.5 cm，先端钝圆，基部常连合成管状；穗状花序椭圆形；总苞片膜质，长椭圆形，长约1.8 cm，宽约0.6 cm；苞片管状，白色，长约1 cm，膜质，先端两裂。花萼管状，白色，长约1.7 cm，先端具3浅齿。花冠管细长，白色，长1.8-2.0 cm；唇瓣圆匙形，白色，长宽均1.6-2.0 cm，中央部分稍加厚，呈淡黄色或黄绿色，间有红色斑点，先端两浅裂，反卷。侧生退化雄蕊2枚，位于唇瓣的基部，呈乳头状突起；雄蕊1，长约1 cm；花药长约0.6 cm；药隔附属体3裂，顶端裂片半圆形，高约3 mm，宽约4 mm，两侧耳状，宽约2 mm；腺体2枚，圆柱形，长3.5 mm；子房被白色柔毛。蒴果椭圆形，长1.5-2.0 cm，宽1.2-2.0 cm，成熟时紫红色，干后褐色，表面被不分裂或分裂的柔刺；种子多角形，有浓郁的香气，味苦凉。花期5-6月，果期8-9月。

一、药用历史

砂仁的药用始载于唐代甄权的《药性论》，原名为缩砂蜜，据该书记载："缩砂蜜出波斯国（今伊朗），味苦辛"。唐代李珣的《海药本草》中记载："缩砂蜜，生西海及西戎诸地"，西海及西戎即今印度及东南亚地区，说明我国唐代所用砂仁除种植外，也从东南亚等地区进口。宋代《图经本草》云："缩砂蜜，生南地。今惟岭南山泽间有之。苗茎似高良姜……七月八月采"。并附新州（今广东省新兴县）缩砂蜜图。其图特征与文字所述原产于广东的阳春砂仁一致。古代使用的砂仁多为野生。自清代道光年间，砂仁的种植历史才有较为详尽的记载。广东阳春、高州、信宜和新兴等县（市）所产的砂仁在20世纪50年代前后也多处于半野生状态。50年代以后砂仁的栽培及管理技术才逐渐成熟[12]。阳春砂仁为1963-2020年版《中华人民共和国药典》收载"砂仁"药材的基原植物之一[2-11]。

二、资源情况

阳春砂仁原产于广东，20世纪50年代前，阳春砂在我国仅产于广东阳春及周边地区，且产量一直很低，药用所需砂仁只能依靠大量进口。进入50年代以后，砂仁由广东阳春逐渐被引种至福建、广西、云南等地，1963年，中国医学科学院药用植物研究所云南分所从广东引种至云南种植获得成功，并于20世纪80年代在西双版纳大面积推广，至80年代后期，云南产区砂仁产量迅速增加，占全国总产量的65.5%，远远超过广东，至90年代中期，其种植面积和产量均超过广东，跃居全国之首，成为我国阳春砂仁的第一大产区[13]。受市场价格波动、适宜区生态环境的不断恶化等因素影响，近年来云南砂仁种植产区发生了较大变迁，全省阳春砂仁种植地从西双版纳扩大到文山、红河、怒江等地，种植面积和产量均占全国的80%以上，目前文山马关、金平已成为砂仁的主要产区。2020年，云南种植砂仁面积达72万亩，同年，云南获得了"金平砂仁"地理标志证明商标。

三、现代研究

砂仁味辛，性温，具有化湿开胃、温脾止泻、理气安胎等功效，用于湿浊中阻、脘痞不饥、脾胃虚寒、呕吐泄泻、妊娠恶阻、胎动不安[11]。阳春砂仁的果实、种子及果皮中富含的挥发油，为其药理活性成分之一，关于阳春砂仁化学成分的研究也多集中于此。利用气相色谱-质谱（GC-MS）的方法从挥发油中鉴定了58种化合物，其中含量较高的分别是乙酸龙脑酯、樟脑、龙脑、柠檬烯、樟烯、月桂烯等化合物。另外，还从阳春砂仁中鉴定出皂苷类、黄酮苷类（主要是槲皮苷和异槲皮苷）、有机酸类及多种微量元素[14-18]。现代药理研究表明，阳春砂仁中的主要功效成分包括乙酸龙脑酯、樟脑、龙脑、柠檬烯等挥发性物质，在临床上对消化系统、免疫系统、神经系统、妇产科疾病等方面均有很好的疗效，其药理作用主要体现在：抗胃溃疡作用[19, 20]、促进胃排空[21-23]、促进胃肠蠕动[24, 25]、影响胃肠细胞生物电活动[26, 27]、镇痛抗炎[28]、止泻[29]、调节菌群[30]、降脂降血糖[31]、抗氧化[32]、抗癌[33]等作用。

四、前景分析

砂仁药用历史悠久，是方剂配伍要药和中成药原料，在中药配方，中成药制剂，提取有效成分后制成现代剂型的中、西药等方面有着广泛的开发范围。阳春砂仁在保健品、副食品中用途广泛，应根据制药工业、香料工业、食品工业等部门对成品制剂的要求，提供从阳春砂仁中分离提取后制成的原料。因此，阳春砂仁的组分及丰富的挥发油含量使其在制药工业、香料工业、食品工业、保健品等方面均有较好的开发前景。

五、DNA条形码标准序列及分子鉴定

材料来源：样品共16份。药材样品8份（样品号YWS1-16、B190623、B190638、B190639、B190640、B190641、B190642和B190643），采自云南省瑞丽市、西双版纳傣族自治州勐腊县；标本样品8份（样品号YWS1-25-1、YWS1-25-2、YWS1-25-3、YWS1-25-4、YWS1-25-5、B190331、B190332和B190333），来自云南省西双版纳傣族自治州勐腊县、瑞丽市、景洪市和昆明市。

ITS序列特征：阳春砂仁共25条序列，来自药材、标本和GenBank序列（AF478724、AY352009、AY352011、AY769828、JF292431、JN689236、JN689237、KY438016和KY438092），比对后发现KY438016和KY438092的遗传差异较大而将其删除，最终比对后矩阵长度为543 bp，有48个变异位点，分别为11、22、39、118、161、168、299、388、475、478、514、532和540位点A-G变异，13、26、30、45、47、52、62、74、81、141、154、166、170、280、343、399、417、469、494、499、206、538、541和543位点C-T变异，49和512位点A-C变异，75、127、144和507位点G-T变异，121位点A-T变异，142和488位点G-C变异，378位点C-G-T变异，428位点A-C-T变异。有3处插入/缺失变异，为60、359-370和513位点。一致性序列特征如图16-4所示。

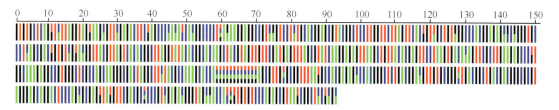

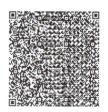

图 16-4　阳春砂仁 ITS 一致性序列及二维码图

　　DNA条形码鉴定：豆蔻属共188条ITS序列，其中测试样品16条，GenBank下载172条构成序列矩阵，长度为635 bp，构建邻接树（图16-5）。测试样品分散于两个分支。

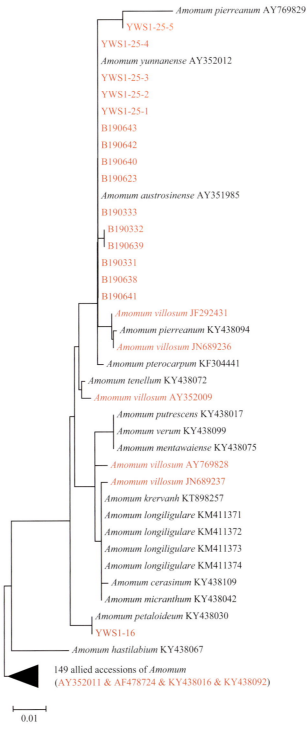

图 16-5　ITS 序列矩阵基于 *P* 距离构建的邻接树

参 考 文 献

[1] 云南省食品药品监督管理局.云南省中药饮片标准（2005年版）（第二册）[S].昆明：云南科技出版社，2008：132.

[2] 中华人民共和国卫生部药典委员会.中华人民共和国药典（1963年版）[S].北京：人民卫生出版社，1964：200.

[3] 中华人民共和国卫生部药典委员会.中华人民共和国药典（1977年版）[S].北京：人民卫生出版社，1978：406.

[4] 中华人民共和国卫生部药典委员会.中华人民共和国药典（1985年版）[S].北京：人民卫生出版社/北京：化学工业出版社，1985：211.

[5] 中华人民共和国卫生部药典委员会.中华人民共和国药典（1990年版）[S].北京：人民卫生出版社/北京：化学工业出版社，1990：218.

[6] 中华人民共和国卫生部药典委员会.中华人民共和国药典（1995年版）[S].广州：广东科技出版社/北京：化学工业出版社，1995：217.

[7] 国家药典委员会.中华人民共和国药典（2000年版）[S].北京：化学工业出版社，2000：206.

[8] 国家药典委员会.中华人民共和国药典（2005年版）[S].北京：化学工业出版社，2005：177.

[9] 国家药典委员会.中华人民共和国药典（2010年版）[S].北京：中国医药科技出版社，2010：236.

[10] 国家药典委员会.中华人民共和国药典（2015年版）[S].北京：中国医药科技出版社，2015：253.

[11] 国家药典委员会.中华人民共和国药典（2020年版）[S].北京：中国医药科技出版社，2020：264-265.

[12] 云南省药物研究所.云南重要天然药物[M].昆明：云南科技出版社，2006：181-191.

[13] 赵宏友，王延谦，王艳芳，等.四大南药之一阳春砂栽培研究进展[J].世界中医药，2022，17（8）：1163-1170.

[14] 安熙强，李宗主，沈连刚，等.阳春砂仁的化学成分研究[J].天然产物研究与开发，2011，23（6）：1021-1024.

[15] 鲁艺，申丽，王洋，等.砂仁挥发油中7种活性成分的含量测定研究[J].药物分析杂志，2016，36（9）：1536-1543.

[16] 曾志，席振春，蒙绍金，等.不同品种砂仁挥发性成分及质量评价研究[J].分析测试学报，2010，29（7）：701-706.

[17] 李宗主，潘瑞乐，李展，等.阳春砂仁中总黄酮、异槲皮苷和槲皮苷含量测定研究[J].科技导报，2009，27（9）：30-33.

[18] 陈璐，敖慧，叶强，等.阳春砂仁不同部位挥发油成分的GC-MS分析[J].中国实验方剂学杂志，2014，20（14）：80-83.

[19] 黄国栋，游宇，黄媛华，等.砂仁挥发油对胃肠功能及VIP表达的影响[J].中药材，2009，32（10）：1587-1589.

[20] 黄国栋，黄强，黄敏，等.砂仁挥发油对胃溃疡黏膜PS2表达的影响及意义[J].山东医药，2009，49（22）：27-28.

[21] 朱金照，冷恩仁，陈东风，等.15味中药促胃肠动力作用的筛选研究[J].第三军医大学学报，2000，22（5）：436-438.

[22] 朱金照，冷恩仁，陈东风，等.砂仁对大鼠胃肠运动及神经递质的影响[J].中国中西医结合消化杂志，2001，9（4）：205-207.

[23] 张宁，孙军，王秀杰，等.阳春砂挥发油对小鼠胃动力的双向作用[J].世界华人消化杂志，2005，13（15）：1935-1937.

[24] 杨建省，王秋菊.砂仁、山楂等5味中药促进胃肠蠕动作用的筛选研究[J].当代畜禽养殖业，2013，（7）：20-22.

[25] 张凤玉. 砂仁治疗功能性消化不良的临床价值探讨 [J]. 临床合理用药杂志，2014，（12）：124-125.

[26] 石胜刚，黄溢明. 春砂仁提取液对胃电活动的影响 [J]. 西北国防医学杂志，2009，30（5）：361-362.

[27] 丁伯龙，齐清会. 香砂六君子汤对脾气虚证大鼠肠神经-ICC 间信号转导通路损伤的作用 [J]. 中国中西医结合外科杂志，2013，（4）：397-400.

[28] 吴晓松，李晓光，肖飞，等. 砂仁挥发油中乙酸龙脑酯镇痛抗炎作用的研究 [J]. 中药材，2004，27（6）：438-439.

[29] 丁平，方琴，张丹雁. 云南引种阳春砂与阳春砂药理活性对比研究 [J]. 中国药学杂志，2004，40（5）：342-343.

[30] 黄雅玲，周志辉. 探讨砂仁及鸡血藤之水萃物对肠道健康及功能的影响 [J]. 农产品加工（学刊），2006，（8）：95-96.

[31] Son CG，Choi WJ，Shin JW，et al. Effects of gamichunggantang（GCT）on alcohol metabolism and alcoholic liver disease[J]. Korean Journal of Oriental Medicine，2001，2（1）：89-98.

[32] Guo DJ，Cheng HL，Chan SW，et al. Antioxidative activities and the total phenolic contents of tonic Chinese medicinal herbs[J]. Inflammopharmacology，2008，16（5）：201-207.

[33] Toro-arreola SD，Flores-Torales E，Torres-lozano C，et al. Effect of D-limonene on immune response in BALB/c mice with lymphoma[J]. International Immunopharmacology，2005，5（5）：829-838.

17 豆腐渣果 Doufuzhaguo

　　豆腐渣果是山龙眼科山龙眼属植物深绿山龙眼 *Helicia nilagirica* Bedd. 的干燥果实，其根、叶、茎皮也可入药，又名豆腐果、母猪果、罗罗果、萝卜树等（图17-1-图17-3）。其果实是提取豆腐果苷（神衰果素）的原料药材。

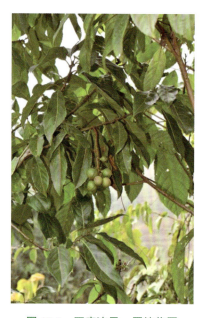

图 17-1　豆腐渣果　原植物图

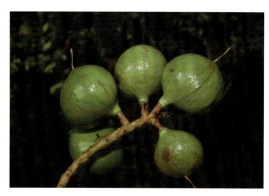

图 17-2　豆腐渣果　果实图

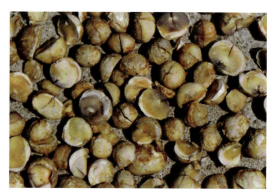

图 17-3　豆腐渣果　药材图

常绿乔木，高5-15 m，树皮灰色；枝叶幼时被疏毛，后变无毛。叶纸质或近革质，倒卵状长圆形或椭圆形，长10-15 cm，宽5-10 cm，顶端短渐尖、近急尖或钝，基部楔形，稍下延，全缘，有时边缘或上半部的叶缘具疏生锯齿；中脉在上面稍凸起，侧脉5-8（-10）对，在下面凸起，网脉两面均明显；叶柄长1.5-3.5 cm。总状花序腋生或生于小枝已落叶腋部，长12-16 cm，密被锈色短毛，毛逐渐脱落；花浅黄色或白色，花被裂片4，线形，开放时背卷；雄蕊4，花药无柄，生于花被裂片的扩大部；下位腺体4；子房上位，无柄，1室，花柱顶部棒状，胚珠2颗、倒生。坚果扁圆形，长达3.5 cm，径达4.2 cm，果皮木质，不开裂；种子2颗，半球形。花期4-5月，果期7-12月。

一、药用历史

豆腐渣果历代本草及医籍未见记载，是20世纪70年代从云南民间发掘出来的民族药。1971年被首载于《云南思茅中草药选》，药用其原植物的根、叶，性凉、味涩，能收敛止血、解毒。用于肠炎、腹泻、食物中毒、覃子中毒、"六六六"粉中毒[1]。豆腐渣果被收载于《云南中草药》（续集）[2]、《哀劳本草》[3]、《中华本草》（第二册）[4]、《中药大辞典》[5]，其原植物深绿山龙眼是云南多民族使用的民族药，各药用部位疗效不尽相同，除根、叶药用外，茎枝、果实亦作药用。元江哈尼族和哀牢山彝族药用茎皮，可用来治疗风湿关节肿痛、跌打损伤、肢体酸软、水火烫伤等。德宏景颇族药用果实，可用来治疗头痛、失眠等疾病[6]。临床研究表明，豆腐渣果对神经衰弱及神经衰弱综合征引起的头痛、头昏、睡眠障碍等有显著疗效[7,8]。

二、资源情况

豆腐渣果的原植物深绿山龙眼主要分布于云南德宏、临沧、西双版纳、楚雄、普洱等州（市）及元江、巍山等县。多生于海拔1100-2100 m的山间次生林中或山间疏林阴湿处[8]。野生资源丰富，因其药用部位为果实，故不会对资源造成毁灭性的破坏。以豆腐渣果为原料的药物制剂疗效确切，在市场上畅销，致使豆腐渣果原料紧缺。目前，原植物深绿山龙眼在云南已经可以进行人工育苗和栽培[6]。

三、现代研究

豆腐渣果含豆腐果苷约1%[9]，单体化学名为对苯甲醛-O-β-D-阿洛吡喃糖苷，是豆腐渣果的主要活性物质[10]。药理研究表明，豆腐果苷具有镇静[11,12]、镇痛[13]、抗炎[14,15]、抗惊厥[14]、抗抑郁[16]作用，以及可用来治疗血管性头痛[17]、神经衰弱症[18]、失眠症[19]等。其中，对中枢神经系统的作用与天麻苷相似，但其镇静止痛作用较天麻苷强[13]。豆腐渣果原植物中还含有鞣质、酚性成分、糖类、苷类、黄酮、内酯、甾醇、挥发油、油脂等[20]。

四、前景分析

豆腐果苷因对神经官能症引起的各种症状治疗显效快，同时对记忆力、思维力具有较好的改善和调节作用，应用前景广阔[21]。由其制成的产品神衰果素片现已面市，由有关企业投入生产。豆腐渣果淀粉含量在5%以上，在工业上可用于酿酒，提苷后的残渣可用作动物饲料[22]。

目前，豆腐渣果原植物仅局限于使用其果实作为原料提取有效成分，但对豆腐渣果原植物的根、叶、树皮等不同的药用部位及其所针对的不同适应证，还未引起足够的重视，对上述药用部位所含的有效成分及其药理作用也还缺乏专门的研究。因此，应该充分发掘豆腐渣果原植物在云南民间用药经验，在深入研究豆腐渣果原植物各药用部位有效成分及其药理作用的基础上，利用豆腐渣果原植物的不同药用部位研制各种新的药物制剂。

五、DNA条形码标准序列及分子鉴定

材料来源：样品共5份。标本样品5份（样品号YWS1-18-1、YWS1-18-2、YWS1-18-3、YWS1-18-4、YWS1-18-5），来自云南省普洱市西盟佤族自治县、澜沧拉祜族自治县，临沧市双江拉祜族佤族布朗族傣族自治县和西双版纳傣族自治州勐海县。

ITS序列特征：豆腐渣果共9条序列，来自标本和GBOWS序列（D3504、J1756、J1834和J2113），比对后矩阵长度为679 bp，有4处变异位点，分别为134位点A-G变异、190和584位点C-T变异、668位点G-C变异。有3处插入/缺失变异，分别为18、131和674位点。一致性序列特征如图17-4所示。

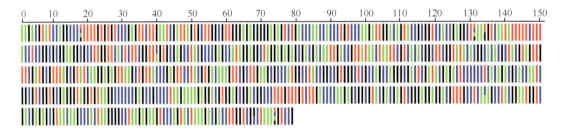

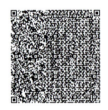

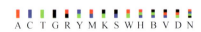
A C T G R Y M K S W H B V D N

图 17-4　豆腐渣果 ITS 一致性序列及二维码图

DNA条形码鉴定：山龙眼属共22条ITS序列，其中测试样品5条，GBOWS和GenBank下载17条构成序列矩阵，长度为686 bp，构建邻接树（图17-5）。测试样品与 *H. nilagirica* 聚为一支。

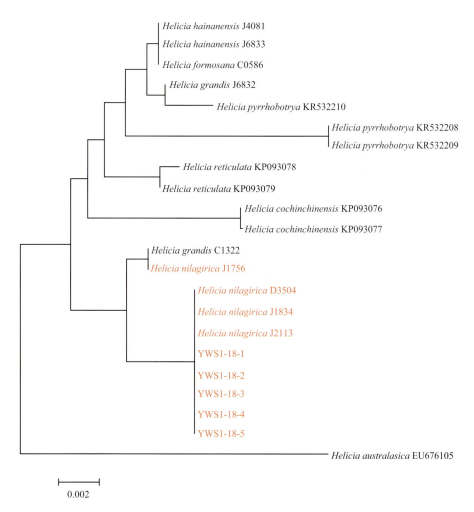

图 17-5　ITS 序列矩阵基于 P 距离构建的邻接树

参 考 文 献

[1] 云南省思茅地区革命委员会生产指挥组文卫组. 云南思茅中草药选 [M]. 韶关：广东省韶关地区新华印刷厂，1971.

[2] 云南省卫生局. 云南中草药（续集）[M]. 昆明：云南人民出版社，1975.

[3] 王正坤，周明康. 哀牢本草 [M]. 太原：山西科学技术出版社，1991.

[4] 国家中医药管理局. 中华本草（第二册）[M]. 上海：上海科学技术出版社，1999：586.

[5] 南京中医药大学. 中药大辞典 [M]. 上海：上海科学技术出版社，2006：1545.

[6] 云南省药物研究所. 云南重要天然药物 [M]. 昆明：云南科技出版社，2006：194-200.

[7] 江苏新医学院. 中药大辞典 [M]. 上海：上海科学技术出版社，1985：1046.

[8] 吴征镒. 云南种子植物名录 [M]. 昆明：云南人民出版社，1985：322.

[9] 杨胜，苏柘僮，杨明. HPLC法测定豆腐渣果中豆腐果苷的含量 [J]. 中国医药生物技术，2010，5（4）：305-307.

[10] 贾元威，谢海棠，沈杰，等. 大鼠在体肠灌流模型对豆腐果苷在体吸收的初步研究 [J]. 安徽医药，2011，15（11）：1341-1343.

[11] 周曦，赵天睿，南国华，等. 豆腐果甙对小鼠全脑及突触体中四种氨基酸代谢的影响 [J]. 中国药理学报，1987，8（5）：393-396.

[12] 韩喻美. Fura-2荧光测定中药有效成分对神经细胞内Ca^{2+}浓度的变化 [J]. 江西医学院学报，1996，35（4）：1-3.

[13] 贾美艳，杨永红，刘君英，等. 豆腐果的研究进展 [J]. 中兽医医药杂志，2007，26（2）：27-29.

[14] 沙静姝，毛洪奎. 豆腐果甙（昆明神衰果素）[J]. 药学通报，1987，22（1）：27.

[15] 梁诗飚，邓少婷. 豆腐果苷片抗炎镇痛作用研究 [J]. 宜春学院学报，2006，28（2）：104-105.

[16] 杨蓉，肖涵，戴晓畅. 豆腐果苷抗抑郁作用研究 [J]. 中药药理与临床，2007，23（6）：22-23.

[17] 周端求. 神衰果素片治疗血管神经性头痛180例临床观察 [J]. 中成药，1996，18（7）：21.

[18] 汤甫琴，伍绪忠，向义安，等. 神衰果素片治疗神经衰弱症候群的临床观察 [J]. 中国中西医结合杂志，1998，（3）：170-171.

[19] 兰胜作，李杰，熊生才，等. 豆腐果苷片配合睡眠卫生指导治疗失眠症临床观察 [J]. 中国新药与临床杂志，2007，26（8）：604-606.

[20] 刘桂艳，王钢力，马双成，等. 山龙眼属药用植物有效成分研究概况 [J]. 中草药，2004，35（5）：593-595.

[21] 刘苹，李健，纳冬荃，等. 母鼠妊娠期服用豆腐果苷对仔代的神经行为效应 [J]. 中草药，2002，33（3）：238-242.

[22] 谢萍，杨其琳. 豆腐果渣饲养肉鸡的试验报告 [J]. 饲料博览，1999，11（4）：4.

丽江山慈菇是秋水仙科山慈菇属植物丽江山慈菇 *Iphigenia indica*（L.）Kunth 的干燥鳞茎，以山慈菇之名被收载于1974年和1996年版《云南省药品标准》[1, 2]、2005年版《云南省中药材标准》[3]，又名光慈菇、土贝母、草贝母、假贝母、闹狗药、益辟坚等（图18-1-图18-3）。

多年生草本，高10-25 cm。地下球茎小，呈不规则圆锥形，被棕褐色膜质鳞片，基部簇生细圆形的须根。地上茎直立，圆柱形，基部常带紫色。叶线形，3-5枚，散生，长6-15 cm，宽0.3-0.8 cm，基部筒状，抱茎，先端渐尖。总状花序顶生，长4-7 cm，具花2-10朵，常排成伞房状，花梗长1-3 cm，苞片叶状，约与花梗等长；花暗紫色，直径1.2-2.5 cm，花被片6，线状倒披针形，长5-12 m，宽约1 mm。基部渐窄成爪，2轮，星状排列，平展或略反曲，早落；雄蕊6

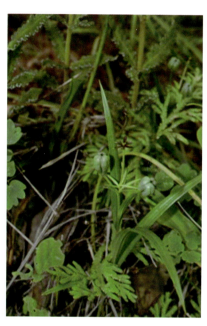

图 18-1　丽江山慈菇　原植物图

枚，与花被片对生，长约为花被片的1/3，花丝紫色，具腺毛，花药向内；雌蕊1枚，子房上位，椭圆形，长约2.5 mm，3室，花柱短，柱头3裂。蒴果长圆形或倒卵圆形，长6-10 mm，通常具6棱，室背开裂。种子多数，黄褐色，略呈卵形，表面粗糙，顶端具隆起的种阜。花期6-7月，果期8-9月。

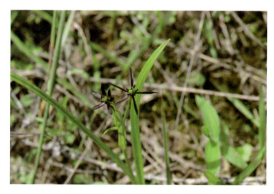

图 18-2　丽江山慈菇　花图

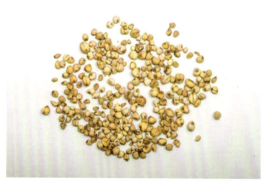

图 18-3　丽江山慈菇　药材图

一、药用历史

山慈菇始载于唐朝陈藏器所著《本草拾遗》，自古药用比较混乱[4]。长期以来，全国各地山慈菇药用的原植物各异。丽江山慈菇在云南作山慈菇药用已有较长历史，据考证，明代兰茂所著《滇南本草》收载的山慈菇即本品。1974年以山慈菇之名收入《云南省药品标准》，药用其鳞茎。性寒，味微苦辛麻，有毒。能清热解毒，消肿散结。用于痛风，手足关节红肿疼痛，疮疡肿毒，虫蛇咬伤等[3]。现本品主要是作提取秋水仙碱的原料药材，以丽江山慈菇为药材名，已与《中华人民共和国药典》收载品山慈菇区别。

二、资源情况

丽江山慈菇球茎作为提取秋水仙碱的重要植物原料，在中国仅分布有单属单种，主要分布于云南西北部的丽江、迪庆、大理等地[5]，多野生于海拔1900-3300 m的山坡、草地、沟边及松林下潮湿处，四川西南部及西藏东南部也有分布[6]。因丽江山慈菇含有抗癌成分秋水仙碱，制药行业将丽江山慈菇作为提取秋水仙碱的重要原料[7-9]。受市场价格波动、适宜区生态环境的不断恶化等因素的影响，野生资源遭到严重破坏，原分布地区的丽江山慈菇居群数量和密度急剧减少，其商品在市场上已严重匮乏。

近年来，有关丽江山慈菇种苗繁育、栽培技术、病虫害防治等研究不断深入，丽江山慈菇野生引种驯化工作取得了一定的进展，在大理地区规模化种植也取得了较大进展，亩产可达200 kg（鲜品），为进一步的开发利用提供了资源保障。

三、现代研究

丽江山慈菇鳞茎中的主要有效成分为秋水仙碱、β-光秋水仙碱、角秋水仙碱、N-甲酰-N-去乙酰秋水仙碱[10]。秋水仙碱对细胞分裂有明显的抑制作用[11]，在临床中主要作为抗癌药物使用[12,13]；此外，对急性痛风性关节炎有特异治疗作用，作为抗痛风药使用[14,15]。现代研究表明，丽江山慈菇提取物的药理作用主要体现在抗痛风[14,15]、抗炎[16]、抗肿瘤[17,18]、抑制瘢痕增殖[19]、防止粘连形成[20]、护肝[21]等方面。

四、前景分析

由于长期以来丽江山慈菇靠采集野生资源作为制药原料，多年大量采收，资源已不断缩减，应尽快保护丽江山慈菇的种质资源及生态环境，力保优良种源，推广人工栽培，提高产量，保证市场需求。为了可持续利用，2000年在主产区云南丽江地区进行了栽培试验研究，总结出一套栽培技术，可推广运用于发展生产[22,23]。由于丽江山慈菇目前主要用作提取秋水仙碱的原料，因此其栽培生产必须与工业提取秋水仙碱的需求形成协调发展的产业链，才能可持续发展。

五、DNA条形码标准序列及分子鉴定

材料来源：样品共6份。药材样品1份（样品号YWS1-18），采自云南省丽江市永胜县；标本样品5份（样品号YWS1-15-1、YWS1-15-2、YWS1-15-3、YWS1-15-4、YWS1-15-5），来自云南省丽江市、丽江市永胜县、昆明市、昆明市嵩明县。

*trnH-psbA*序列特征：丽江山慈菇共7条序列，来自标本和GenBank序列（FJ216704），比对后矩阵长度为414 bp，没有变异位点。一致性序列特征如图18-4所示。

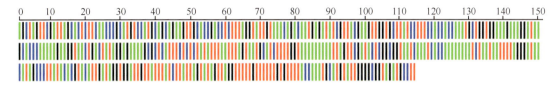

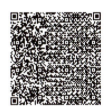

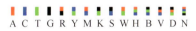
ACTGRYMKSWHBVDN

图18-4　丽江山慈菇 *trnH-psbA* 一致性序列及二维码图

DNA条形码鉴定：山慈菇属共7条*trnH-psbA*序列，其中测试样品6条，GenBank下载1条构成序列矩阵，长度为679 bp，构建邻接树（图18-5）。测试样品与*I. indica*聚为一支。

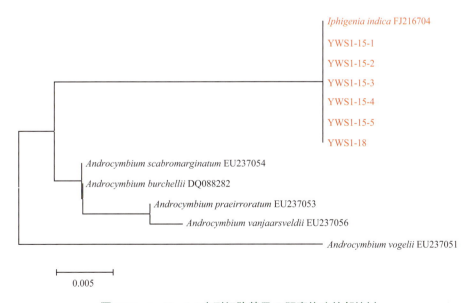

图18-5　*trnH-psbA* 序列矩阵基于 *P* 距离构建的邻接树

参 考 文 献

[1] 云南省卫生局.云南省药品标准（1974年版）[S].昆明：云南省卫生局，1975：36.

[2] 云南省卫生厅.云南省药品标准（1996年版）[S].昆明：云南大学出版社，1998：16.

[3] 云南省食品药品监督管理局.云南省中药材标准（2005）（第二册·彝族药）[S].昆明：云南科技出版社，2008：57.

[4] 刘婷婷，于栋华，刘树民.山慈菇的本草考证及现代研究进展[J].中国药房，2020，31（24）：3055-3059.

[5] Delectis Florae Reipublicae Popularis Sinicae Agendae academiae Sinicae Edita. Flora Reipublicae Popularis Sinicae [M]. Beijing：Science Press，1980.

[6] 云南省药物研究所.云南重要天然药物[M].昆明：云南科技出版社，2006.

[7] 童静玲，王银萍，朱让腾.山慈菇与光慈菇的鉴别及正确使用[J].海峡药学，2011，23（2）：28-29.

[8] 石瑶，杨亚玲，李晚谊，等.双水相萃取丽江山慈菇中的秋水仙碱[J].天然产物研究与开发，2012，24（10）：1412-1416.

[9] 管伦兴，储益平.云南丽江山慈菇品种考证及有效成分秋水仙碱含量的研究[J].中药与临床，2015，6（3）：1-3.

[10] Kaul JL，Moza BK，Santavy F，et al. Substances from the plants of the subfamily wurmbaeoideae and their derivatives. LIX：Isolation of alkaioids from plants of the subfamily[J]. Collection of Czechoslovak Chemical Communcations，1964，29（7）：1689.

[11] 杨秋月，赵俊鹏，蔡超，等.秋水仙素对染色体制备的影响研究[J].医学动物防制，2019，3：267-270.

[12] 沈剑，余晓魁，李定祥，等.欣力康胶囊对肿瘤细胞增殖抑制作用初探[J].中国中西医结合外科杂志，2018，24（1）：79-82.

[13] 陈冠鹏，唐方明，包浔娜，等.秋水仙碱对恶性肿瘤合并心包积液患者的临床疗效[J].包头医学院学报，2018，34（1）：4-6.

[14] 林杰.不同剂量秋水仙碱治疗痛风性关节炎的效果比较[J].中国当代医药，2014，21（5）：80-83.

[15] 杨雯雯，孙永强.不同剂量秋水仙碱对痛风急性发作的临床疗效[J].深圳中西医结合杂志，2018，8：113-114.

[16] 邱永祥，阮明，贾凤兰，等.秋水仙碱对小鼠肝脏的损伤作用[J].卫生毒理学杂志，2005，2：131-133.

[17] Niel E，Scherrmann JM. Colchicine today[J]. Joint Bone Spine，2006，73（6）：672-678.

[18] 何红平，纪舒昱，朱洪友，等.秋水仙碱的氨（胺）解反应及其衍生物体外抗癌活性研究[J].化学研究与应用，2000，12（5）：528-530.

[19] 明辉.复方秋水仙碱离子导入防治疤痕增殖的临床观察及实验室研究[J].中国医院药学杂志，1985，5：48-49.

[20] 顾美皎.大鼠腹腔内注射秋水仙碱对腹膜粘连形成的作用[J].国外医学·妇产科学分册，1984，1：44-45.

[21] 何雅军，舒建昌，吕霞，等.秋水仙碱预防肝纤维化作用的观察[J].广东药学院学报，2006，22（2）：168-170.

[22] 袁理春，陈保生，吕丽芬，等.丽江山慈菇栽培技术研究初报[J].中国中药杂志，2003，28（6）：575.

[23] 袁理春，吕丽芬，和向东，等.丽江山慈菇栽培技术[J].云南农业科技，2003，26（B06）：161-164.

19 何首乌 Heshouwu

何首乌是蓼科首乌属植物何首乌 *Polygonum multiflorum* Thunb.的干燥块根，为2005年版《云南省中药饮片标准》[1]、1963-2020年版《中华人民共和国药典》[2-11]收载品，又名首乌、山精、地精、血娃娃（图19-1-图19-3）。*P. multiflorum* 已在FOC中处理为 *Fallopia multiflora*（Thunberg）Haraldson的异名[12]。

多年生草本。块根肥厚，长椭圆形，黑褐色。茎缠绕，长2-4 m，中空，基部略呈木质，上部多分枝，枝草质，光滑无毛。单叶互生，具长柄，叶片狭卵形或心形，长4-8 cm，宽2.5-5.0 cm，先端渐尖，基部心形或箭形，全缘或微带波状，上面深绿色，下面浅绿色，两面均光滑无毛。托叶鞘膜质，抱茎，褐色，长5-7 mm。花序圆锥状，顶生或腋生，长10-20 cm，分枝开展，具细纵棱，沿棱密被小突起；苞片三角状卵形，具小突起，顶端尖，每苞内具2-4花；花梗细弱，长2-3 mm，下部具关

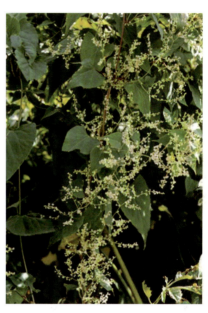

图 19-1　何首乌　原植物图

节，果时延长；花被5深裂，白色或淡绿色，花被片椭圆形，大小不相等，外面3片较大，背部具翅，果时增大，花被果时外形近圆形，直径6-7 mm；雄蕊8，花丝下部较宽；花柱3，极短，柱头头状。瘦果卵形，具3棱，长2.5-3.0 mm，黑褐色，有光泽，包于宿存花被内。花期6-11月，果期7-12月。

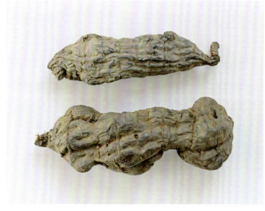

图 19-2　何首乌　药材图

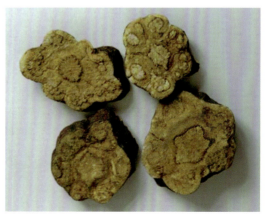

图 19-3　何首乌　饮片图

一、药用历史

据史载，何首乌在汉代已经使用。曾用名"马肝石""交藤"，用于乌发。明代兰茂所著《滇南本草》载："久服延年耐寒""入肾为君，涩精，坚肾气……截疟，治痰疟"等[13]。明代李时珍《本草纲目》载："汉武时，有马肝石能乌人发"[14]。清代吴其浚所著《植物名实图考》载何首乌"滇南大者数十斤，风戾经时，肉汁独润"[15]。现行《中华人民共和国药典》中也收载了何首乌。据本草及有关文献记载，古之"何首乌"药材有赤、白两种。经考证：赤者即现在全国使用的历版《中华人民共和国药典》收载品何首乌 F. multiflora 的干燥块根；白者即今我国北方各省习用的白首乌，为萝藦科鹅绒藤属植物白首乌 Cynanchum bungei Decne. 的干燥块根；何首乌和白首乌为两种不同疗效的药材，不能混淆。同时，何首乌分为生首乌和制首乌，生首乌能够解毒、消痈、润肠通便，主治瘰疬疮痈、风疹瘙痒、肠燥便秘；制首乌能补肝肾、益精血、乌须发、强筋骨[16]。

二、资源情况

何首乌的药材来源，既有野生也有家种，家种货数量在何首乌总供应量中的占比约为45%，主要产区是广东高州、贵州安顺、黔东南、六盘水和四川攀枝花等地，年产约2800 t，其中高州占60%-70%，其余55%的野生供应量来源于全国多个产区，以四川、贵州、云南、重庆及广西西部地区为主要产区。云南是何首乌的资源大省，主要分布在昆明、曲靖、红河、文山、大理、玉溪、楚雄、保山等地，生于海拔300-3000 m的草坡、路边、山坡及灌木丛中[17]。由于气候的复杂多样，云南野生何首乌也是呈现多姿多态，胶质、粉质、红心、黄心、白心等，质量参差不齐，以昆明（禄劝）、曲靖（宣威）质量较优。2022年，云南最大的何首乌种植区楚雄，出货量不足5 t，市场供给主要依靠野生资源。

三、现代研究

作为常见的滋补类中药，何首乌在药品、保健品及日化产品的开发中都有广泛的应用。近年来，随着其应用范围的扩大，关于其化学成分及药理作用方面的研究报道逐渐增多，在已知的二苯乙烯苷类、蒽醌类、黄酮类、磷脂类、苯丙素类、总糖及还原糖等[18]主要化学成分的基础上，发现了二苯乙烯苷二聚体、二蒽酮类等一些复杂新化合物，为何首乌药效物质基础的研究提供了新的思路。在药理研究方面，在何首乌提取物药理作用研究的基础上，对二苯乙烯苷类、蒽醌类等主要有效成分的药理作用及其机制的研究更加深入，发现其在抗氧化[19]、抗肿瘤[20]、抑制细胞凋亡[21]、抗缺血性脑损伤[22, 23]、促进骨形成和保护成骨细胞[24]、神经保护[25, 26]、肝损伤保护[27]、改善血管功能[28, 29]、增强学习记忆能力[30]、抗炎[31]、抗菌[32]、降血脂[33]等方面具有显著作用。

四、前景分析

何首乌参与组方的中成药品种有900多种，但其组方多以滋补、益寿、保健为主，缺少对何首乌其他药理作用进行开发的制剂，以及利用何首乌有效成分制成其他适宜剂型的新制剂。何首乌可用来开发补血类、护发类、延寿类及具有其他保健作用的保健品和化妆品。

何首乌野生种变家种、建设何首乌的GAP生产基地，发展何首乌的种植业，在产量与质量方面满足市场需求，是目前研究开发利用何首乌应解决的问题。

同时因为一些易混品在某些地方习用或误用，因此应加强开发何首乌混伪品快速检测手段，如分子检测技术的应用，确保用药安全[34, 35]。

五、DNA条形码标准序列及分子鉴定

材料来源：样品共6份。对照药材1份（编号120934-201410）；药材样品1份（样品号YWS1-19），采自云南省昆明市；标本样品4份（样品号YWS1-24-2、YWS1-24-3、YWS1-24-4、YWS1-24-5），来自云南省普洱市镇沅彝族哈尼族拉祜族自治县、昆明市、昭通市彝良县。

*trnH-psbA*序列特征：何首乌共150条序列，来自对照药材、药材、标本和NCBI序列（EU554047、JN847843-JN847947、KX240066、MH321112-MH321134、MH837942-MH837945、MH321135-MH321144），比对后发现JN847843-JN847847和MH321144的遗传差异较大而将其删除，最终比对后矩阵长度为359 bp，有11个变异位点，分别为22和165位点A-G变异，28、161、162和164位点A-T变异，34位点G-T变异，94和144位点A-C变异，103位点C-T变异，166位点A-G-T变异。有5处插入/缺失变异，分别为106-112、150-157、172-314、244-290和321-328位点。一致性序列特征如图19-4所示。

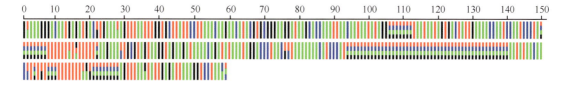

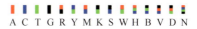
A C T G R Y M K S W H B V D N

图 19-4 何首乌 *trnH-psbA* 一致性序列及二维码图

DNA条形码鉴定：蓼属共357条*trnH-psbA*序列，其中测试样品6条，GBOWS和GenBank下载351条构成序列矩阵，长度为538 bp，构建邻接树（图19-5）。测试样品与*F. multiflora*和*F. aubertii*聚为一支。

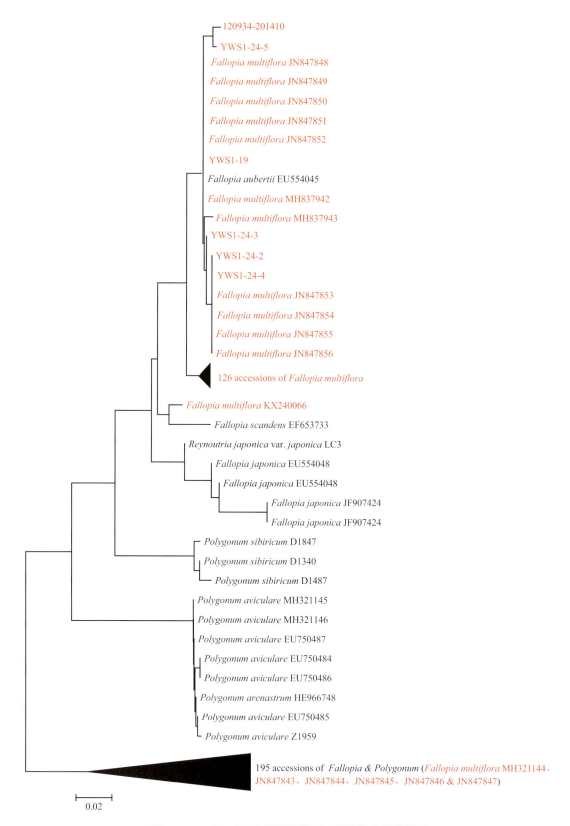

图 19-5 *trnH-psbA* 序列矩阵基于 *P* 距离构建的邻接树

参考文献

[1] 云南省食品药品监督管理局. 云南省中药饮片标准（2005年版）（第二册）[S]. 昆明：云南科技出版社，2008：97.

[2] 中华人民共和国卫生部药典委员会. 中华人民共和国药典（1963年版）[S]. 北京：人民卫生出版社，1964：144.

[3] 中华人民共和国卫生部药典委员会. 中华人民共和国药典（1977年版）[S]. 北京：人民卫生出版社，1978.

[4] 中华人民共和国卫生部药典委员会. 中华人民共和国药典（1985年版）[S]. 北京：人民卫生出版社/北京：化学工业出版社，1985：145.

[5] 中华人民共和国卫生部药典委员会. 中华人民共和国药典（1990年版）[S]. 北京：人民卫生出版社/北京：化学工业出版社，1990：148.

[6] 中华人民共和国卫生部药典委员会. 中华人民共和国药典（1995年版）[S]. 广州：广东科技出版社/北京：化学工业出版社，1995：149.

[7] 国家药典委员会. 中华人民共和国药典（2000年版）[S]. 北京：化学工业出版社，2000：139.

[8] 国家药典委员会. 中华人民共和国药典（2005年版）[S]. 北京：化学工业出版社，2005：122.

[9] 国家药典委员会. 中华人民共和国药典（2010年版）[S]. 北京：中国医药科技出版社，2010：164.

[10] 国家药典委员会. 中华人民共和国药典（2015年版）[S]. 北京：中国医药科技出版社，2015：175.

[11] 国家药典委员会. 中华人民共和国药典（2020年版）[S]. 北京：中国医药科技出版社，2020：183.

[12] Li AJ，Bao BJ，Grabovskaya-Borodina AE，et al. Polygonaceae[M]. *In*：Wu ZY，Raven PH. Flora of China. Beijing：Science Press，2003，5：277-350.

[13] 兰茂. 滇南本草（第一卷）[M]. 昆明：云南科技出版社，2008.

[14] 李时珍. 本草纲目（校点本）[M]. 北京：人民卫生出版社，1977.

[15] 吴其浚. 植物名实图考[M]. 北京：中华书局，2018.

[16] 雷载权. 中药学[M]. 上海：上海科学技术出版社，1995：303.

[17] 中国科学院昆明植物研究所. 云南植物志[M]. 北京：科学出版社，2000，（11）：357.

[18] 崔真真，王海凌，张冰，等. 何首乌研究进展[J]. 辽宁中医药大学学报，2019，21（1）：172-174.

[19] Büchter C，Zhao L，Havermann S，et al. TSG（2，3，5，4′-Tetrahydroxystilbene-2-*O*-β-D-glucoside）from the Chinese herb *Polygonum multiflorum* increases life span and stress resistance of *Caenorhabditis elegans*[J]. Oxidative Medicine and Cellular Longevity，2015，（3）：124357.

[20] 杨红莉，李瑞婧，李子木，等. 何首乌R50部位诱导人结直肠癌细胞凋亡的作用机制[J]. 中国药理学与毒理学杂志，2014，28（1）：51-57.

[21] Zhang R，Sun F，Zhang L，et al. Tetrahydroxystilbene glucoside inhibits α-synuclein aggregation and apoptosis in A53T α-synuclein-transfected cells exposed to MPP <supl>[J]. Canadian Journal of Physiology and Pharmacology，2017，95（6）：750-758.

[22] Mu Y，Xu Z，Zhou X，et al. 2，3，5，4′-tetrahydroxystilbene-2-*O*-β-D-glucoside attenuates ischemia/reperfusion-induced brain injury in rats by promoting angiogenesis[J]. Planta Medica，2016，83（8）：676-683.

[23] Wang T，Gu J，Wu PF，et al. Protection by tetrahydroxystilbene glucoside against cerebral ischemia：involvement of JNK，SIRT1，and NF-κB pathways and inhibition of intracellular ROS/RNS generation[J]. Free Radical Biology and Medicine，2009，47（3）：229-240.

[24] Fan Y，Li Q，Hamdan N，et al. Tetrahydroxystilbene glucoside regulates proliferation，differentiation，and OPG/RANKL/M-CSF expression in MC3T3-E1 cells via the PI3K/Akt pathway[J]. Molecules，2018，23（9）：2306.

[25] Lee SY，Ahn SM，Wang Z，et al. Neuroprotective effects of 2，3，5，4′-tetrahydoxystilbene-2-*O*-β-D-glucoside from *Polygonum multiflorum* against glutamate-induced oxidative toxicity in HT22 cells[J]. Journal of Ethnopharmacology，2017，195：64-70.

[26] Yu H，Feng W，Shiqiang C，et al. The protective effect of radix polygoni multiflori on diabetic encephalopathy via regulating myosin light chain kinase expression[J]. Journal of Diabetes Research，2015，2015：1-8.

[27] Lee S，Choi K，Choi Y，et al. Hexane extracts of *Polygonum multiflorum* improve tissue and functional outcome following focal cerebral ischemia in mice[J]. Molecular Medicine Reports，2014，9（4）：1415-1421.

[28] Xiang K，Liu G，Zhou YJ，et al. 2，3，5，4′-tetrahydroxystilbene-2-*O*-β-D-glucoside（THSG）attenuates human platelet aggregation，secretion and spreading *in vitro*[J]. Thrombosis Research，2014，133（2）：211-217.

[29] Xu XL，Huang YJ，Chen XF，et al. 2，3，4′，5-tetrahydroxystilbene-2-*O*-D-glucoside inhibits proliferation of vascular smooth muscle cells：Involvement of NO/cGMP/PKG pathway[J]. Phytotherapy Research，2012，26（7）：1068-1074.

[30] Wang T，Yang YJ，Wu PF，et al. Tetrahydroxystilbene glucoside，a plant-derived cognitive enhancer，promotes hippocampal synaptic plasticity[J]. European Journal of Pharmacology，2011，650（1）：206-214.

[31] 陈正爱，李美子，曲香芝. 何首乌炮制方法与其抗炎作用的关系[J]. 中国临床康复，2005，9（43）：111-113.

[32] 甄汉深，李公亮，张同心. 何首乌不同炮制品体外抑菌实验的研究[J]. 中药通报，1986，11（3）：53.

[33] 周玫玥. 何首乌的药理作用与研究进展[J]. 特别健康，2019，36：294-295.

[34] 尚飞能，方海兰，段宝忠. 基于ITS2条形码和化学指纹鉴别何首乌及其伪品[J]. 大理大学学报，2017，2（4）：12-15.

[35] 黎洁文. 基于ITS2序列分析的何首乌PCR-RFLP和AS-PCR的分子鉴别研究[D]. 广州：广州中医药大学硕士学位论文，2015.

20 余甘子 Yuganzi

　　余甘子是叶下珠科叶下珠属植物余甘子 *Phyllanthus emblica* L. 的干燥成熟果实，为 1974年版《云南省药品标准》[1]、2005年版《云南省中药材标准》[2]，以及1977-2020年版《中华人民共和国药典》[3-11]收载品，又名滇橄榄、橄榄、油甘子、望果，"久如拉"（藏族名）、"麻项帮"（傣族名）；古印度梵语称菴摩勒（即庵摩勒）（图20-1-图20-3）。

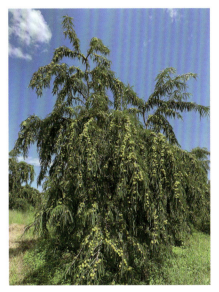

图 20-1　余甘子　原植物图

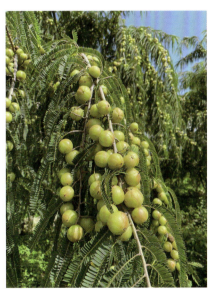

图 20-2　余甘子　果实图

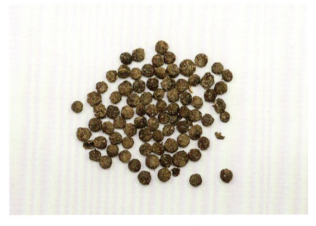

图 20-3　余甘子　药材图

乔木，高3-8（-23）m，胸径可达50 cm。树皮浅褐色；枝条具纵细条纹，被黄褐色短柔毛。叶片纸质至革质，互生，两列，极似羽状复叶；叶片长圆形或条状长圆形，长0.1-2.3 cm，宽0.15-0.60 cm，先端钝或微尖，基部截形，全缘，上面深绿色，下面黄绿色，两面均无毛；托叶极小，线状披针形。花小，黄色，无花瓣，单性，雌雄同株，数朵雄花和1朵雌花或全为雄花聚生于苞腋；萼片6，倒卵状矩圆形，长不及2 mm；雄花具柄，花盘具腺体6，雄蕊3枚合生成柱，花药3-5，长椭圆形，直立于一短柱上；雌花近无柄，子房半藏于一环状的花盘内。蒴果呈核果状，圆球形，直径1.0-1.3 cm，外果皮肉质，绿白色或淡黄白色，内果皮硬壳质；种子略带红色，长5-6 mm，宽2-3 mm。花期4-6月，果期7-9月。

一、药用历史

余甘子原译名"菴（同庵）摩勒"，首见于西晋嵇含所著《南方草木状》。其药用始载于《唐本草》，云："菴摩勒味苦、甘、寒、无毒。主风虚热气，一名余甘""树叶细似合欢……作六、七棱，其中仁亦入药用"。唐代陈藏器所著《本草拾遗》载："菴摩勒主补益，强气力……人食其子，先苦后甘，故曰余甘"。北宋苏颂《图经本草》明确指出："菴摩勒，余甘子也。生岭南交、广、爱等州……初觉味苦，良久更甘，故以名也"。明代兰茂所著《滇南本草》称余甘子为"橄榄"，谓："橄榄味甘、酸，性平。治一切喉火上炎、大头瘟症。能解湿热春温，生津止渴，利痰，解鱼毒、酒、积滞，神效"[12]。明末李时珍《本草纲目》（果部夷果类）载："余甘，泉州山中亦有之，状如川楝子，味类橄榄，亦可蜜渍、盐藏"[13]。余甘子亦收载于1978年版《藏药标准》[14]，另据《全国中草药汇编》[15]、《云南中草药》[16]等记载，余甘子植物的根、茎皮、叶，在各地民间亦作药用。

二、资源情况

余甘子起源于热带亚洲东南部，从喜马拉雅山到斯里兰卡、马六甲海峡以及我国南部的广大地区均有分布，其分布区涵盖了70°-122°E，1°-29°N 的广大地域。野生余甘子集中分布于西南的云南、贵州、四川三省和东南沿海的福建、广西、广东、海南四省区，以云南分布最为集中[17,18]。云南余甘子野生资源分布广泛，具有沿龙川江、怒江、澜沧江、元江、南盘江、金沙江流域河谷地带集中分布的特点。在上述河谷适宜分布海拔范围内，几乎所有林中皆有余甘子植株，野生资源分布尤其以龙川江流域的腾冲南部地区、龙陵、陇川、盈江、瑞丽，怒江流域的泸水、隆阳、龙陵、施甸，澜沧江流域的云龙、隆阳、永平、漾濞、昌宁、凤庆、临翔、思茅，元江流域的南涧、双柏、新平、元江、红河、元阳，金沙江流域的宾川、永胜、永仁、元谋等地最为集中，仅金沙江一带资源蕴藏量就达30万亩。2020年，云南余甘子种植面积约32万亩，产量约32万吨（鲜果）[19]。

三、现代研究

余甘子果实、枝叶、根茎均含有丰富的功效成分，包括多酚（含鞣质）、黄酮、有机酸、还原糖、多糖、维生素、蛋白质等，其中以鞣质、黄酮、多糖和维生素含量较高[20]。余甘子具有抗肿瘤[21, 22]、抗氧化[23, 24]、诱生人白细胞干扰素[25]、抗类风湿性关节炎[26]、抗衰老[27]、抑菌与抗炎[28-30]、防治高原红细胞增多症[31]、降血糖[32]、抗细胞毒与抗突变[33]等作用。

四、前景分析

余甘子药用开发前景主要从以下几方面开展：研究并印证余甘子传统的、广泛的药用功效，加以利用和提高；对余甘子有效成分药用价值的深入开发研究；对余甘子其他药用部位的研究和开发。

余甘子全株的综合利用除药用外，还包括其他诸多方面的系列产品开发，即加工成腌制品、干果、蜜饯、糖果、果酱、罐头、保健饮料、低度酒、榨油等。

余甘子能耐干热气候，适应性广，生长快，结实期长，人工栽培品种能高产稳产。

五、DNA条形码标准序列及分子鉴定

材料来源：样品共5份。标本样品5份（样品号YWS1-29-1、YWS1-29-2、YWS1-29-3、YWS1-29-4、YWS1-29-5），来自云南思茅、保山。

*trnH-psbA*序列特征：余甘子共10条序列，来自标本和GBOWS序列（A0432-A0436），比对后矩阵长度为217 bp，有7个变异位点，分别为34位点C-T变异，109、132和134位点A-T变异，131、133和135位点C-G变异。有2处插入/缺失变异，分别为82-86和149位点。有1处倒位变异，为131-136位点。一致性序列特征如图20-4所示。

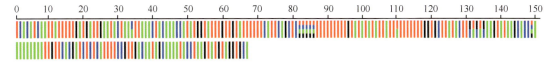

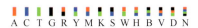

图 20-4 余甘子 *trnH-psbA* 一致性序列及二维码图

DNA条形码鉴定：叶下珠属共95条*trnH-psbA*序列，其中测试样品5条，GBOWS和GenBank下载90条构成序列矩阵，长度为402 bp，构建邻接树（图20-5）。测试样品与*P. emblica*、*P. lawii*等近缘。

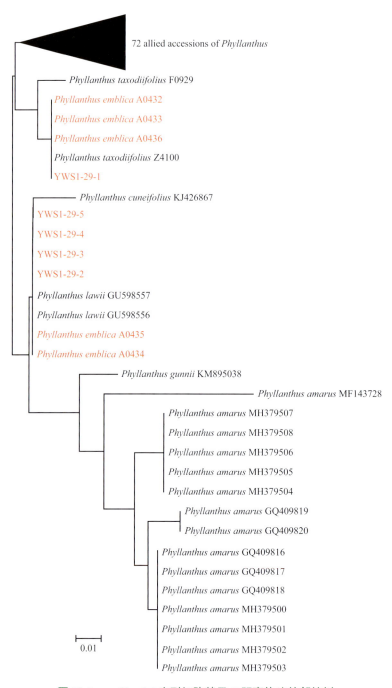

图 20-5　*trnH-psbA* 序列矩阵基于 *P* 距离构建的邻接树

参 考 文 献

[1] 云南省卫生局. 云南省药品标准（1974年版）[S]. 昆明：云南省卫生局，1975：166.

[2] 云南省食品药品监督管理局. 云南省中药材标准（2005年版）（第三册·傣族药）[S]. 昆明：云南科技出版社，2007：57.

[3] 中华人民共和国卫生部药典委员会. 中华人民共和国药典（1977年版）[S]. 北京：人民卫生出版社，1978：298.

[4] 中华人民共和国卫生部药典委员会. 中华人民共和国药典（1985年版）[S]. 北京：人民卫生出版社/北京：化学工业出版社，1985：147.

[5] 中华人民共和国卫生部药典委员会. 中华人民共和国药典（1990年版）[S]. 北京：人民卫生出版社/北京：化学工业出版社，1990：220.

[6] 中华人民共和国卫生部药典委员会. 中华人民共和国药典（1995年版）[S]. 广州：广东科技出版社/北京：化学工业出版社，1995：152.

[7] 国家药典委员会. 中华人民共和国药典（2000年版）[S]. 北京：化学工业出版社，2000：142.

[8] 国家药典委员会. 中华人民共和国药典（2005年版）[S]. 北京：化学工业出版社，2005：124.

[9] 国家药典委员会. 中华人民共和国药典（2010年版）[S]. 北京：中国医药科技出版社，2010：167.

[10] 国家药典委员会. 中华人民共和国药典（2015年版）[S]. 北京：中国医药科技出版社，2015：179.

[11] 国家药典委员会. 中华人民共和国药典（2020年版）[S]. 北京：中国医药科技出版社，2020：186.

[12] 兰茂. 滇南本草（第一卷）[M]. 昆明：云南科技出版社，2008.

[13] 李时珍. 本草纲目（校点本）[M]. 北京：人民卫生出版社，1977.

[14] 西藏自治区卫生局. 藏药标准（1978）[S]. 西宁：青海人民出版社，1979.

[15]《全国中草药汇编》编写组. 全国中草药汇编[M]. 北京：人民卫生出版社，1978.

[16] 云南省卫生局革命委员会. 云南中草药[M]. 昆明：云南人民出版社，1971.

[17] Pathank RK . Status report on genetic resources of Indian gooseberry- Aonla（*Emblica officinalis* Gaertn）in south and southeast Asia[R]. New Delhi，India：IPGRI，2003.

[18] 王开良，姚小华，熊仪俊，等. 余甘子培育与利用现状分析及发展前景[J]. 江西农业大学学报，2003，25（3）：397-401.

[19] 黄佳聪，蒋华，吴建花. 云南余甘子[M]. 昆明：云南科技出版社，2021：1-10.

[20] Zhang Y，Zhao L，Guo X，et al. Chemical constituents from *Phyllanthus emblicaand* the cytoprotective effects on H_2O_2-induced PC12 cell injuries[J]. Archives of Pharmacal Research，2016，39（9）：1202-1211.

[21] 朱英环，孟宪生，包永睿，等. 余甘子总酚酸和总黄酮配伍抑制肝癌细胞增殖及对免疫功能的调节作用[J]. 中国实验方剂学杂志，2012，18（3）：132-135.

[22] Mahata S，Pandey A，Shukla S，et al. Anticancer activity of *Phyllanthus emblica* Linn.（Indian gooseberry）：Inhibition of transcription factor AP-1 and HPV gene expression in cervical cancer cells[J]. Nutrition and Cancer，65（Suppl 1）：88-97.

[23] 王锐. 余甘子多酚 α-葡萄糖苷酶抑制及抗氧化作用[J]. 食品研究与开发，2017，（11）：22-25.

[24] 杨冰鑫，刘晓丽. 余甘子总多酚的提取及其抗氧化活性研究[J]. 食品工业科技，2019，40（16）：151-155，162.

[25] 胡坦莲，文昌凡，文建成. 余甘子促诱生人白细胞干扰素作用的研究[J]. 成都中医药大学学报，1996，（2）：36-37.

[26] 李响，张晴晴，李耀东. 余甘子对类风湿性关节炎的影响[J]. 齐鲁工业大学学报（自然科学版），2016，（3）：20-23.

[27] 王丽萍，崔雅欣，徐佳，等. 余甘子对秀丽隐杆线虫的抗衰老作用[J]. 吉林大学学报（理学版），2018，56（3）：276-280.

[28] 骆永珍，朱征雄，杨志英，等. 中药余甘子果的抗菌作用观察 [J]. 成都中医学院学报，1981，（4）：65-67.

[29] Wang CC，Yuan JR，Wang CF，et al. Anti-inflammatory effects of *Phyllanthus emblica* L on benzopyrene-induced precancerous lung lesion by regulating the IL-1 /miR-101/Lin28B signaling pathway[J]. Integrative Cancer Therapies，2016，16（4）：505-515.

[30] Salma M，Kapil S，Jagriti B，et al. Therapeutic potential and molecular mechanisms of *Emblica officinalis* Gaertn in countering nephrotoxicity in rats induced by the chemotherapeutic agent cisplatin[J]. Frontiers in Pharmacology，2016，887：173580.

[31] 赵可惠，王静，吕秀梅，等. 藏药余甘子防治高原红细胞增多症的网络药理学研究 [J]. 中华中医药杂志，2018，33（3）：934-939.

[32] 李明玺，黄卫锋，姚亮亮，等. 余甘子提取物降血糖活性及其主要成分研究 [J]. 现代食品科技，2017，（9）：102-107.

[33] 黄清松，林元藻，李红枝，等. 余甘子抗突变和抗肿瘤作用实验研究 [J]. 实用医技杂志，2007，14（25）：3456-3457.

青叶胆是龙胆科獐牙菜属植物青叶胆 *Swertia mileensis* T. N. Ho & W. L. Shi 的干燥全草，为1974年版《云南省药品标准》[1]、1977-2020年版《中华人民共和国药典》[2-10]收载品，又名肝炎草、走胆药、青鱼胆等（图21-1-图21-3）。青叶胆 *S. mileensis* 已在 FOC 中处理为蒙自獐牙菜 *S. leducii* Franch. 的异名[11]。

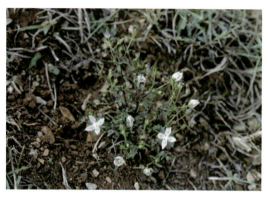

图 21-1　青叶胆　原植物图

一年生草本，高15-45 cm。主根棕黄色。茎直立，四棱形，具窄翅，下部常紫色，直径2-4 mm，从基部起呈塔形分枝。单叶对生，无柄，狭矩圆形、披针形至线形，长0.4-4.0 cm，宽0.2-1.0 cm，先端急尖，基部楔形，全缘，具三出脉。花顶生和腋生，排成圆锥状聚伞花序，多花，开展，侧枝生单花；花梗细，长0.4-3.0 cm，果期略伸长，基部具1对苞片；花4数，直径约1 cm；花萼绿色，叶状，稍短于花冠，裂片线状披针形，长6-10 mm，先端急尖，背面中脉明显；花冠淡蓝色，裂片矩圆形或卵状披针形，长7-12 mm，先端急尖，具小尖头，下部具2个腺窝，腺窝杯状，仅顶端具短柔毛状流苏；花丝扁平，长4.5-6.0 mm，花药蓝色，椭圆形，长2.0-2.5 mm；子房卵状矩圆形，长3.5-4.5 mm，花柱明显，柱头小。蒴果椭圆状卵形或长椭圆形，长达1 cm；种子小，多数，棕褐色，卵球形。花期9-10月，果期10-11月。

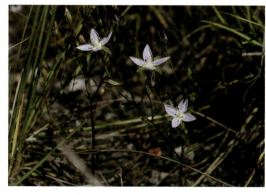

图 21-2　青叶胆　花图

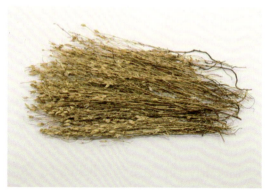

图 21-3　青叶胆　药材图

一、药用历史

青叶胆历代本草及医籍未见记载，是1970年从云南红河弥勒、开远等地民间发掘出来的新的药用资源，常用于治疗乙型肝炎疾病[12, 13]，因其叶青、味苦如胆，故称"青叶胆"，又因其有清肝利胆、治疗肝炎等功效而称"走胆草""肝炎草"。经原植物实地考察鉴定，为青叶胆 *S. mileensis*。后经云南省药品标准办公室组织省内外有关单位对其药理、药化进行研究和大量的临床试验，表明：青叶胆对急性黄疸型肝炎疗效好，平均疗程短，退黄作用强，降酶作用明显，对肝功能好转和肝肿大回缩都较为理想[14]。

青叶胆性寒，味苦、甘。归肝、胆、膀胱经。能清肝利胆，清热利湿。用于肝胆湿热，黄疸尿赤，胆胀胁痛，热淋涩痛[10]。既是中药饮片配方药，又是制药工业生产青叶胆片、青叶胆注射液等多种制剂的原料药[15]。

近年来，通过大量调查研究发现，民间作青叶胆药用的原植物为龙胆科獐牙菜属的多种植物[16, 17]。其中很多种植物形态相似，主要化学成分雷同，效用相近，有关产地亦作青叶胆入药，值得进一步研究[18]。

二、资源情况

青叶胆为云南特有植物，是云南多个民族治疗肝炎的特效药物，哈尼族常用其清肝胆湿热，除胃火。青叶胆自然生长分布区域狭窄，主要集中分布于弥勒与开远、泸西、建水、丘北等接壤的区域，资源量少[19]。生于海拔1300-1650 m的干热山坡、荒坡、向阳石灰岩岩坡、稀疏小灌木丛或草丛中[14, 20]。近年来，其生境遭到破坏，野生资源濒临枯竭，产地年收购量不足10 t，加之相关制剂的开发和大规模生产，已不能满足以青叶胆为原料药的药物制剂生产需要。

三、现代研究

青叶胆中的化学成分众多，主要含有环烯醚萜苷类、叫酮类、三萜类、黄酮类、内脂类和生物碱类等化合物。现代药理学研究表明，环烯醚萜苷类化合物獐牙菜苦苷、龙胆苦苷、獐牙菜苷等具有保肝利胆、抑制中枢神经、镇痛、抗炎等作用[21]；叫酮单体成分具有促进胆固醇排泄、利胆、保肝、免疫调节、抗氧化、抗惊厥等作用[22, 23]；三萜类化合物齐墩果酸具有护肝、解肝毒、降糖、降脂、抗炎及增强机体免疫力等作用[24]，是青叶胆中的重要药效物质；黄酮类成分具有抑菌作用[25]。

齐墩果酸在临床上对治疗黄疸型肝炎、慢性迁延性肝炎及慢性活动性肝炎具有很好的疗效。目前，国内主要有齐墩果酸片、藏茵陈胶囊等制剂[14]。

四、前景分析

青叶胆作为民间治疗肝胆疾病要药的药用价值，虽然已经得到认可，但尚需深入研究青叶胆植物资源的保护及有效利用、青叶胆及其同属植物的药用价值，还应深入研究和开发青叶胆治疗肝胆疾病的有效成分，以及以青叶胆为主的中药方剂及其新的中成药，扩大青叶胆有效成分提取所需的原料药材来源。

对青叶胆同属植物中的化学成分进行研究，扩大青叶胆的药用资源，充分开发獐牙菜属植物的药用价值，寻找青叶胆同属植物中其他的药用有效成分，均有着十分重要的意义。目前，市场上出现了许多以民间习用品替代药典品的情况，给青叶胆的收购、制剂生产带来很大困难，也影响了以青叶胆为原料的方剂、制剂的药效和质量[15]，因此应加强开发青叶胆混淆品的鉴定方法。

五、DNA条形码标准序列及分子鉴定

材料来源：样品共6份。对照药材1份（编号121712-201501）；药材样品1份（样品号YWS1-21），采自云南红河弥勒；标本样品4份（样品号YWS1-31-1、YWS1-31-2、B190329和B190330），来自云南红河弥勒和昆明。

ITS序列特征：青叶胆共9条序列，来自对照药材、药材、标本和GenBank序列（DQ317486、KC861339和KC935875），比对后矩阵长度为574 bp，有1个变异位点，为410位点A-T变异。有1处插入/缺失变异，为541位点。一致性序列特征如图21-4所示。

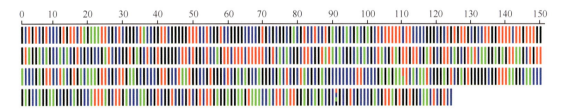

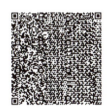
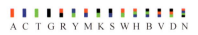

图 21-4　青叶胆 ITS 一致性序列及二维码图

DNA条形码鉴定：獐牙菜属共220条ITS序列，其中测试样品6条，GBOWS和GenBank下载214条构成序列矩阵，长度为599 bp，构建邻接树（图21-5）。测试样品与*S. leducii*和*S. mileensis*聚为一支。

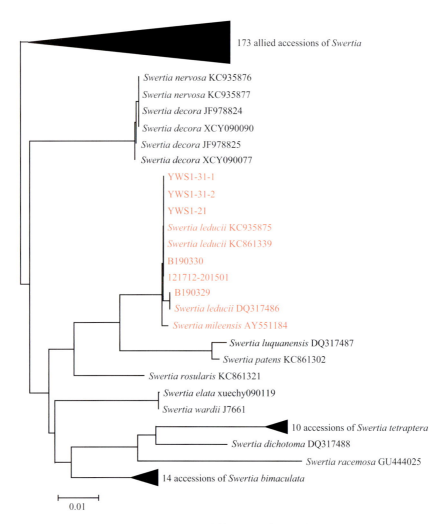

图 21-5   ITS 序列矩阵基于 *P* 距离构建的邻接树

参 考 文 献

[1] 云南省卫生局. 云南省药品标准（1974年版）[S]. 昆明：云南省卫生局，1975：181.

[2] 中华人民共和国卫生部药典委员会. 中华人民共和国药典（1977年版）[S]. 北京：人民卫生出版社，1978：316.

[3] 中华人民共和国卫生部药典委员会. 中华人民共和国药典（1985年版）[S]. 北京：人民卫生出版社/北京：化学工业出版社，1985：163.

[4] 中华人民共和国卫生部药典委员会. 中华人民共和国药典（1990年版）[S]. 北京：人民卫生出版社/北京：化学工业出版社，1990：167.

[5] 中华人民共和国卫生部药典委员会. 中华人民共和国药典（1995年版）[S]. 广州：广东科技出版社/北京：化学工业出版社，1995：166.

[6] 国家药典委员会. 中华人民共和国药典（2000年版）[S]. 北京：化学工业出版社，2000：155.

[7] 国家药典委员会. 中华人民共和国药典（2005年版）[S]. 北京：化学工业出版社，2005：136.

[8] 国家药典委员会. 中华人民共和国药典（2010年版）[S]. 北京：中国医药科技出版社，2010：182.

[9] 国家药典委员会. 中华人民共和国药典（2015年版）[S]. 北京：中国医药科技出版社，2015：196.

[10] 国家药典委员会. 中华人民共和国药典（2020年版）[S]. 北京：中国医药科技出版社，2020：204.

[11] Ho TN，Pringle JS. Gentianaceae[M]. *In*：Wu ZY，Raven PH. Flora of China. Beijing：Science Press，1995，16：143-188.

[12] 郭爱华. 青叶胆𣏐酮类化合物成分研究 [D]. 太原：山西医科大学硕士学位论文，2004.

[13] 陈纪军，耿长安. 云南特有抗肝炎中药青叶胆中系列新奇骨架内酯成分与抗乙肝病毒活性 [A]// 全国第9届天然药物资源学术研讨会论文集 [C]. 北京：中国自然资源学会，2010.

[14] 云南省药物研究所. 云南重要天然药物 [M]. 昆明：云南科技出版社，2006.

[15] 高丽. 青叶胆及民间习用品的鉴定 [J]. 云南中医中药杂志，2006，27（4）：65-66.

[16] 王建云，范亚刚，胡雪佳，等. 青叶胆及其混淆品的生药鉴别 [J]. 中药材，1997，20（6）：283-286.

[17] 常晓沥，陈晖，王婷，等. 紫红獐牙菜5种𣏐酮类成分的分离及含量测定 [J]. 中药材，2014，37（2）：269-272.

[18] 方海兰，尚飞能，杨贤英，等. 云南民间常用青叶胆类药材中环烯醚萜苷类成分的含量测定 [J]. 中药材，2016，39（6）：1337-1340.

[19] 李耀利，尚明英，耿长安，等. 云南产青叶胆及其习用品药材中5种成分的HPLC含量测定 [J]. 中国中药杂志，2013，38（9）：1394-1400.

[20] 中国科学院《中国植物志》编辑委员会. 中国植物志（第62卷）[M]. 北京：科学出版社，1988：392.

[21] 夏从龙，刘光明，王胤. 高效液相色谱法测定丽江獐牙菜中4种有效成分的含量 [J]. 中国医院药学杂志，2007，27（5）：598-601.

[22] 古锐. 藏药蒂达品种整理和椭圆叶花锚品质研究 [D]. 成都：成都中医药大学博士学位论文，2010.

[23] Ghosal S，Sharma PV，Chaudhuri RK. Chemical constituents of gentianaceae. X. xanthone-*O*-glucosides of *Swertia purpurascens* Wall.[J]. Journal of Pharmaceutical Sciences，1974，63（8）：1286-1289.

[24] 田丽婷，马龙，堵年生. 齐墩果酸的药理作用研究概况 [J]. 中国中药杂志，2002，27（12）：884-886.

[25] 张虹，白红丽，张江梅，等. 青叶胆不同部位总黄酮提取及其抑菌作用 [J]. 江苏农业科学，2013，41（9）：224-226.

青阳参是夹竹桃科鹅绒藤属植物青羊参 *Cynanchum otophyllum* C. K. Schneid的干燥根，为1974年和1996年版《云南省药品标准》[1, 2]、2005年版《云南省中药材标准》[3]收载品，又名闹狗药、青洋参（图22-1-图22-4）。

多年生草质藤本；根圆柱状，灰黑色，直径约8 mm；茎被两列柔毛；有乳汁。叶对生，膜质，卵状披针形，长7-10 cm，基部宽4-8 cm，顶端长渐尖，基部深耳状心形，叶耳圆形，下垂，两面均被柔毛。侧脉每边约5条；具长叶柄，叶柄内有2枚小型叶片。伞形聚伞花序腋生，着花20余朵；花萼外面被微毛，基部内面有腺体5个；花冠白色，裂片长圆形，内被微毛；副花冠杯状，比合蕊冠略长，裂片中间有1小齿，或有褶皱或缺；花粉块卵圆状，每室1个，下垂；子房无毛，柱头顶端略为2裂。蓇葖双生或仅1枚发育，短披针形，长约8 cm，直径1 cm；种子卵形，长6 mm，宽3 mm；种毛白色绢质，长3 cm。花期6-10月，果期8-11月。

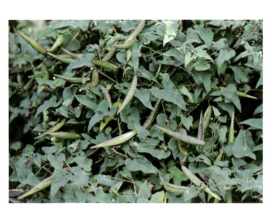

图 22-1　青阳参　原植物图

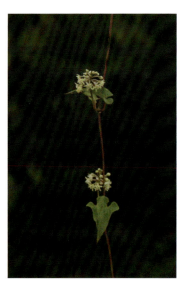

图 22-2　青阳参　花图

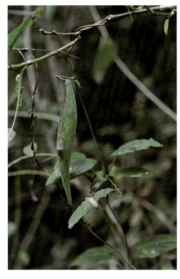
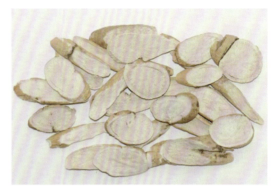

图 22-3　青阳参　果实图　　　　　图 22-4　青阳参　药材图

一、药用历史

青阳参始载于清代吴其濬所著《植物名实图考》，谓："青羊参生云南山中。似何首乌，长根，开五瓣小白花成攒，摘之有白汁"。但经调查考证，早在明代兰茂所著《滇南本草》即误将本种的根作白薇收载入药[4]。本种是云南的民间药物[5]，白族、纳西族、彝族等均有药用历史[6]，1974年以青阳参、"嘟吧优"（白族语）收载于《云南省药品标准》[1]，1996年以青阳参收载于《云南省药品标准》[2]，2005年以青阳参（期夺齐）收载于《云南省中药材标准》[3]，药用其根。性温，味辛、甘。有小毒。能祛风湿，补虚羸，拔毒。用于风湿骨痛，腰肌劳损，体虚神衰，小儿疳积，慢惊，癫痫，狂犬咬伤等症。

二、资源情况

青阳参在民间广泛用作滋补强壮药，是中成药及保健品的原料药之一。其原植物青羊参的分布地区较广，但呈散在分布，野生状态下无成片生长，在湖南、广西、云南、贵州、西藏等省份均有分布[7, 8]，云南是其主要分布区，主产于云南中部、西北部和东北部地区[9]。由于分布地区广泛，青阳参同名异物和同物异名现象严重，致使青阳参来源复杂，在使用时易引起混淆[10]，加之产区群众有自采自用的习惯，长期的采挖使青阳参野生资源遭到了极大的破坏。近年来，对青阳参的人工栽培技术尚无系统及深入的研究，致使人工栽培技术落后，并未对青阳参资源形成有效保护。

三、现代研究

青阳参主要含有C_{21}甾体类[11-13]和去氧寡糖类[14]等化学成分。C_{21}甾体类主要存在8种类型的苷元，即告达亭、青阳参苷元、罗素他命、去乙酰萝藦苷元、萝藦苷元、肉珊瑚苷元、开德苷元、12-β-O-乙酰基-20-O-（2-甲基丁酰基）-肉珊瑚苷元[12]；在青阳参中还发现了带7个糖残基的新C_{21}甾体苷[15]；除此之外，青阳参还含有苯乙酮类化合物[16]、有机胺类化合物[16]、棕榈酸、β-谷甾醇、胡萝卜苷、桦木酸和齐墩果酸等化合物[17]。

大量的临床观察和动物实验表明，青阳参对癫痫大发作、顽固性癫痫、儿童难治性癫痫等各种癫痫均具有较好的疗效[18-20]。青阳参总苷具有较为显著的抗抑郁作用[21]。青阳参C_{21}甾体酯苷化合物具有保护淋巴细胞DNA的作用[22]。青阳参具有一定的毒性，长期服用或者服用量过大，可能出现中毒、手足麻木、烦躁、抽搐、呕血、神志不清等症状，因此需要特别注意合理用药[23]。

四、前景分析

青阳参在民间用途广泛，开发前景广阔。由于青阳参药用根，其根生长较慢，因此应加强青阳参栽培技术的研究，发展人工栽培。并进一步对其药化、药理进行研究，开发系列抗癫痫药物和其他用途药物。有研究表明，青阳参的同属植物西藏牛皮消、豹药藤具有和青阳参相似的药理作用，抗癫痫作用强于青阳参，因此应加强其同属植物的研究，以扩展药用资源[24]。

五、DNA条形码标准序列及分子鉴定

材料来源：样品共7份。对照药材1份（编号660012-201501）；药材样品1份（样品号YWS1-22），采自云南昆明；标本样品5份（样品号YWS1-12-1、YWS1-12-2、YWS1-12-3、YWS1-12-4和YWS1-12-5），来自云南昭通鲁甸、昆明和保山。

ITS序列特征：青阳参共7条序列，来自对照药材、药材和标本，比对后矩阵长度为629 bp，有3个变异位点，分别为43位点A-C变异、201位点A-G变异、587位点C-T变异。有1处插入/缺失变异，为154位点。一致性序列特征如图22-5所示。

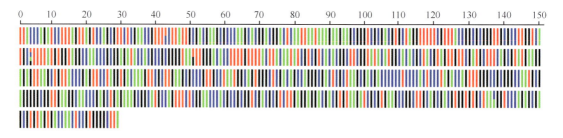

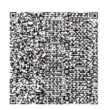

图 22-5 青阳参 ITS 一致性序列及二维码图

　　DNA条形码鉴定：鹅绒藤属共137条ITS序列，其中测试样品7条，GBOWS和GenBank下载130条构成序列矩阵，长度为763 bp，构建邻接树（图22-6）。测试样品与 *C. auriculatum* 和 *C. caudatum* 聚为一支。

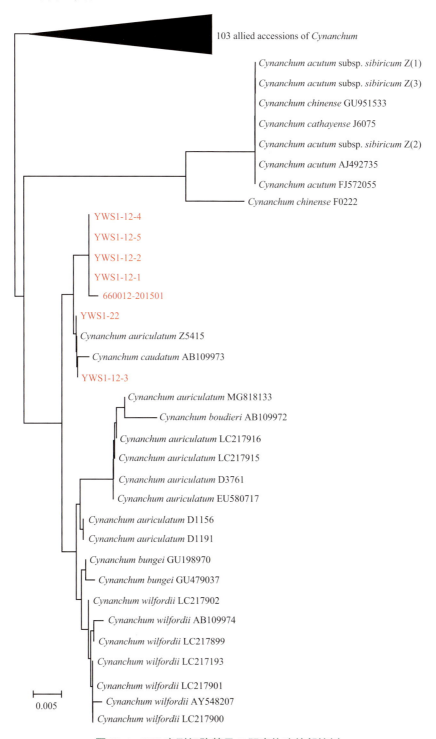

图 22-6　ITS 序列矩阵基于 *P* 距离构建的邻接树

参 考 文 献

[1] 云南省卫生局. 云南省药品标准（1974年版）[S]. 昆明：云南省卫生局，1975：184.

[2] 云南省卫生厅. 云南省药品标准（1996年版）[S]. 昆明：云南大学出版社，1998：65.

[3] 云南省食品药品监督管理局. 云南省中药材标准（2005年版）（第四册·彝族药）[S]. 昆明：云南科技出版社，2005：61.

[4] 国家中医药管理局《中华本草》编委会. 中华本草（第6册）[M]. 上海：上海科学技术出版社，1999：343.

[5]《全国中草药汇编》编写组. 全国中草药汇编（上册）[M]. 北京：人民卫生出版社，1975：491-492.

[6] 杨竹雅. 青阳参种质资源的初步研究[D]. 昆明：云南中医学院硕士学位论文，2017.

[7] 中国科学院《中国植物志》编辑委员会. 中国植物志（第63卷）[M]. 北京：科学出版社，1977：377.

[8] 王斌，王德斌，翟书华，等. 云南青阳参遗传多样性的AFLP研究[J]. 中草药，2011，42（5）：985-990.

[9] 中国科学院昆明植物研究所. 云南植物志（第3卷）[M]. 北京：科学出版社，1983：596-598.

[10] 杨竹雅、杨树德、钱子刚. 青阳参及其近缘种的生药学比较[J]. 云南中医学院学报，2008，31（4）：17-20，25.

[11] 李祥、张籹、向诚，等. 青阳参中C_{21}甾体成分研究[J]. 中国中药杂志，2014，39（8）：1450-1456.

[12] 艾俊丽、田猛、杨庆雄. 青阳参C_{21}甾体苷类化学成分研究进展[J]. 贵州师范大学学报（自然科学版），2012，30（4）：106-115.

[13] 昝珂、过立农、郑健，等. 民族药材青阳参的化学成分研究[J]. 中国中药杂志，2016，41（1）：101-105.

[14] 赵益斌、刘迪、徐贵丽，等. 从青阳参提取的新寡糖[J]. 西南国防医药，2007，17（4）：385-389.

[15] 赵益斌、任虹燕、张培华，等. 从青阳参提取的带7个糖残基的新C_{21}甾体苷[J]. 西南国防医药，2008，18（5）：625-631.

[16] 赵益斌、任虹燕、左国营，等. 青阳参提取物成分分析[J]. 西南国防医药，2009，19（10）：961-965.

[17] 黎丽云、殷志琦、张庆文，等. 云南民间药青阳参的研究进展[J]. 海峡药学，2011，23（4）：1-5.

[18] 匡培根、吴义新、孟繁瑾，等. 青阳参治疗癫痫大发作——附动物实验观察[J]. 中医杂志，1980，（8）：22-25.

[19] 赵希光、唐丽君. 青阳参治疗顽固性癫痫20例疗效观察[J]. 陕西新医药，1985，14（8）：22，37.

[20] 薛思显、袁文仙、杨存明. 青阳参治疗儿童难治性癫痫26例临床分析[J]. 实用儿科临床杂志，1991，6（4）：193.

[21] 杨庆雄. 人工栽培青阳参化学成分及抗抑郁活性研究[J]. 贵州科学，2007，25（增刊）：421-426.

[22] 陈诗芸、李力燕、陈渝，等. 青阳参C_{21}-甾体酯甙类化合物对免疫受抑小鼠淋巴细胞的影响[J]. 中药药理与临床，1988，4（4）：51-52.

[23] 王雅凡、仝富斌. 青阳参中毒1例[J]. 现代中西医结合杂志，2003，12（3）：336.

[24] 云南省药物研究所. 云南重要天然药物[M]. 昆明：云南科技出版社，2006：251.

青蒿是菊科蒿属植物黄花蒿 *Artemisia annua* L.的干燥地上部分，为1963-2020年版《中华人民共和国药典》[1-10]收载品，又名"干汉子"（白族名）、"淡不热"（独龙族名）、"穷布"（景颇族名）、"玻卡"（纳西族名）、"梳模"（傈僳族名）等[11]（图23-1-图23-3）。

一年生草本，高100-200 cm；植株有浓烈的挥发性香气。根单生，垂直，狭纺锤形；茎圆柱形，有细纵棱，幼时绿色，后变褐色或红褐色，多分枝；叶纸质，互生，广卵形，长3.5-7.5 cm，宽1.5-3.5 cm，三回羽状深裂；裂片线形，宽约0.1 cm，表面深绿色，有极细小的粉末状短柔毛，背面淡绿色，具细小的毛或粉末状腺状斑点；叶轴两侧具狭翅，叶柄基部稍扩大抱茎。茎上部叶向上渐细小成线形，无柄。头状花序球形，多数，直径1.5-2.5 mm，有短梗，下垂或倾斜，基部有线形的小

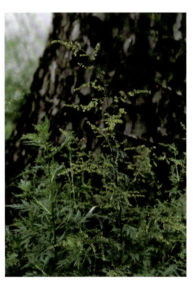

图 23-1　青蒿　原植物图

苞叶，在分枝上排成总状或复总状花序，并在茎上组成开展、尖塔形的圆锥花序；总苞片3-4层，内、外层近等长，外层总苞片长卵形或狭长椭圆形，中肋绿色，边膜质，中层、内层总苞片宽卵形或卵形，花序托凸起，半球形；花深黄色，雌花10-18朵，花冠狭管状，檐部具2（-3）裂齿，外面有腺点，花柱线形，伸出花冠外，先端2叉，叉端钝尖；两性花10-30朵，结实或中央少数花不结实，花冠管状，花药线形，上端附属物尖，长三角形，基部具短尖头，花柱近与花冠等长，先端2叉，叉端截形，有短睫毛。瘦果小，椭圆状卵形，略扁。花期8-10月，果期10-11月。

一、药用历史

青蒿之名最早见于公元前168年左右的帛书《五十二病方》（马王堆3号汉墓出土）。《神农本草经》以"草蒿"为名列于下品。《本草图经》载："草蒿，即青蒿也。生华阴川泽，今处处有之……花下便结子，如

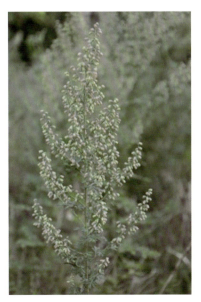

图 23-2　青蒿　花图

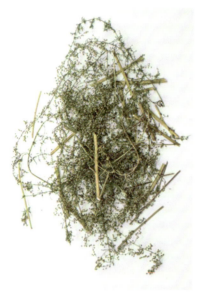

图 23-3　青蒿　药材图

粟米大"。李时珍《本草纲目》列青蒿与黄花蒿两条，将"香蒿"与"臭蒿"分别置为两者的异名，认为"香蒿、臭蒿通可名草蒿"。《植物名实图考》并收青蒿与黄花蒿两条，注明青蒿为《本经》下品、黄花蒿为《本草纲目》始收入药[12]。1963 年版、1977 年版《中华人民共和国药典》收载：青蒿"为菊科植物黄花蒿 A. annua 及青蒿 A. apiacea 的干燥茎叶"。而经对蒿属黄花蒿、青蒿等多种植物的化学成分进行分析和药理试验，发现只有黄花蒿植物含有青蒿素并具有抗疟疾作用。因此，1985-2020 年版《中华人民共和国药典》收载的青蒿基原为黄花蒿 A. annua 的干燥地上部分，其性寒，味苦、辛。归肝、胆经。能清虚热，除骨蒸，解暑热，截疟，退黄。用于温邪伤阴，夜热早凉，阴虚发热，骨蒸劳热，暑邪发热，疟疾寒热，湿热黄疸。

二、资源情况

我国青蒿种质资源丰富，在大部分省份都有野生分布，从海拔 50 m 的沿海地带至海拔 3650 m 的青藏高原均有分布[13]。南方生长的青蒿普遍比北方出产的青蒿素含量要高，海南岛、四川、广西等地所产者，其青蒿素的含量均较高。目前广西柳州、湖南永州、重庆西阳、广东梅州为青蒿的主要产区，其中广西柳州融安是全球最大的青蒿原料产地，以及全球最大的青蒿素生产基地，种植面积约 4 万亩，年产量达 70 t，占全国销量的三分之一、全球的四分之一。青蒿在云南主要分布于昆明、玉溪、楚雄、大理、文山、个旧、芒市、德钦、盐津，由于分布零星[14]，且青蒿素含量较低，资源未得到充分利用。

三、现代研究

青蒿主要含有倍半萜类化合物，从其中发现了具有新型结构的青蒿素，对治疗疟疾有良好疗效[15, 16]。另外，含大量黄酮类[17]、香豆素类[18, 19] 和挥发油类[20, 21] 及其衍生物等多种化学成分[22]。现代药理实验和药效学研究证明，青蒿具有抗疟[23, 24]、抗肿瘤[25, 26]、抑菌杀虫[27]、抗炎及免疫调节[28]、抗纤维化[29]、抑制脂肪变性等作用[30]。最新研究表明，青蒿对红斑狼疮具有较好的疗效[31]，目前已完成一期临床研究。此外，青蒿提取物还具有抗过敏，抗氧化，抗结核病，治疗糖尿病、神经性疼痛和骨溶解性疾病等作用[32]。

四、前景分析

青蒿所含化学成分丰富，可用于治疗多种疾病。20 世纪 60 年代末，为寻找能够替代氯喹治疗疟疾的新药，国务院专门成立 5·23 办公室，卫生部中医科学院中药研究所、山东省中医药研究所、云南省药物研究所等数十个国家级和省市级的研究机构承担了这项当时较为重大的科研工作。经过科研人员的不懈努力，终于发现"青蒿素"这一神奇的药物可用于治疗疟疾。"青蒿素"现已被世界卫生组织认为是"治疗疟疾的最大希望"，并已成为该组织推荐的抗疟药物。因具有独特神奇的药效，其成为我国中药的一枝奇葩。它的发现成为世界抗疟史继奎宁之后又一个重要的里程碑。据目前最新研究，青蒿素对红斑狼疮具有很好的治疗作用，这为青蒿的运用开拓了很好的市场前景。在科学技术和研究手段不断发展与创新的前提下，在今后的研究中，应进一步明确青蒿主要药理作用的抗病机制，开发新剂型用于疾病的治疗。同时，也要加强青蒿品种选育和规范化栽培等方面的研究，确保青蒿素含量的稳定性，在适合的区域内建立青蒿栽培基地，保证青蒿药材及原料的供应，以满足国内外用药的需要。

五、DNA条形码标准序列及分子鉴定

材料来源：样品共7份。对照药材1份（编号121016-201506）；药材样品1份（样品号YWS1-23），采自云南昆明；标本样品5份（样品号YWS1-27-1、YWS1-27-2、YWS1-27-3、YWS1-27-4和YWS1-27-5），来自云南昆明。

ITS序列特征：青蒿共52条序列，来自对照药材、药材、标本、GBOWS序列（Z0490和Z0491）和GenBank序列（KX421615-KX421629、KX421655-KX421665、KX421672、KX421673、KX421675、KX421676、KX421677、KX421678、KX421679、KX421775、KX421776、KX421777、KX421778、KX421779、KX581794、KX581795、KX581796、HQ735414、JQ230972、KC493085、KF866382、KM887376、KM887384和MH091335），比对后矩阵长度为617 bp，有25个变异位点，分别为22、102、103、106、178、483、563和613位点C-T变异，43、94、109、119、408和576位点A-G变异，47、104和467位点G-T变异，66位点G-C变异，68、466、578和482位点A-T变异，69和447位点A-C变异，615位点A-C-T变异。有2处插入/缺失变异，分别为33和111位点。一致性序列特征如图23-4所示。

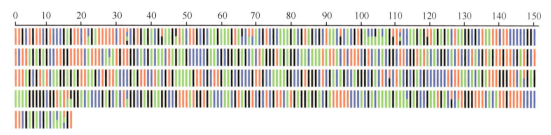

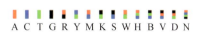
ACTGRYMKSWHBVDN

图23-4　青蒿ITS一致性序列及二维码图

DNA条形码鉴定：蒿属共613条ITS序列，其中测试样品7条，GBOWS和GenBank下载606条构成序列矩阵，长度为656 bp，构建邻接树（图23-5）。测试样品与*A. annua*、*A. capillaris*、*A. apiacea*等聚为一支。

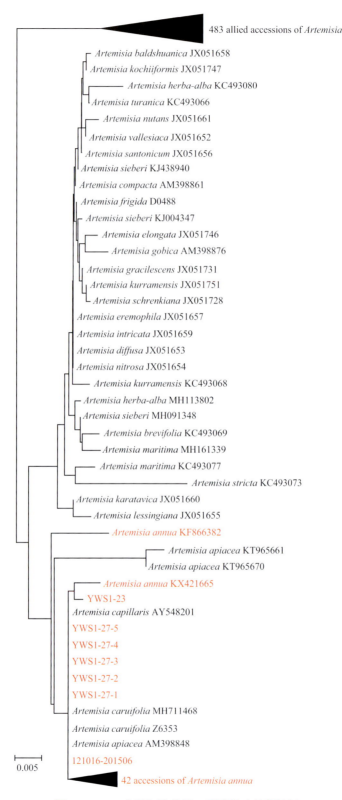

图 23-5　ITS 序列矩阵基于 **P** 距离构建的邻接树

参 考 文 献

[1] 中华人民共和国卫生部药典委员会. 中华人民共和国药典（1963年版）[S]. 北京：人民卫生出版社，1964：154.

[2] 中华人民共和国卫生部药典委员会. 中华人民共和国药典（1977年版）[S]. 北京：人民卫生出版社，1978：320.

[3] 中华人民共和国卫生部药典委员会. 中华人民共和国药典（1985年版）[S]. 北京：人民卫生出版社/北京：化学工业出版社，1985：166.

[4] 中华人民共和国卫生部药典委员会. 中华人民共和国药典（1990年版）[S]. 北京：人民卫生出版社/北京：化学工业出版社，1990：170.

[5] 中华人民共和国卫生部药典委员会. 中华人民共和国药典（1995年版）[S]. 广州：广东科技出版社/北京：化学工业出版社，1995：169.

[6] 国家药典委员会. 中华人民共和国药典（2000年版）[S]. 北京：化学工业出版社，2000：158.

[7] 国家药典委员会. 中华人民共和国药典（2005年版）[S]. 北京：化学工业出版社，2005：138.

[8] 国家药典委员会. 中华人民共和国药典（2010年版）[S]. 北京：中国医药科技出版社，2010：184.

[9] 国家药典委员会. 中华人民共和国药典（2015年版）[S]. 北京：中国医药科技出版社，2015：198.

[10] 国家药典委员会. 中华人民共和国药典（2020年版）[S]. 北京：中国医药科技出版社，2020：207.

[11] 卫生部药品生物制品检定所. 中国民族药志[M]. 北京：人民卫生出版社，1984.

[12] 云南省药物研究所. 云南重要天然药物[M]. 昆明：云南科技出版社，2006：254-265.

[13] 中国科学院《中国植物志》编辑委员会. 中国植物志[M]. 北京：科学出版社，1991，76（2）：62.

[14] 中国科学院昆明植物研究所. 云南植物志[M]. 北京：科学出版社，2004，（13）：330.

[15] 屠呦呦，倪慕云，钟裕容，等. 中药青蒿化学成分的研究 I [J]. 科技导报，2015，33（20）：124-126.

[16] 张东，杨岚，杨立新，等. HPLC-UV-ELSD法同时测定青蒿中青蒿素、青蒿乙素和青蒿酸的含量[J]. 药学学报，2007，（9）：978-981.

[17] Han J，Ye M，Qiao X，et al. Characterization of phenolic compounds in the Chinese herbal drug *Artemisia annua* by liquid chromatography coupled to electrospray ionization mass spectrometry[J]. Journal of Pharmaceutical and Biomedical Analysis，2008，47（3）：516-525.

[18] 刘鸿鸣，李国林，吴慧章. 中药青蒿化学成分的研究[J]. 药学学报，1981，16（1）：65-66.

[19] 杨岚，王满元，张东，等. 青蒿药材中东莨菪内酯的含量测定[J]. 中国实验方剂学杂志，2006，12（10）：10-11.

[20] 何兵，冯文宇，田吉，等. GC-MS 分析酉阳青蒿挥发油的化学成分[J]. 华西药学杂志，2008，23（1）：30-31.

[21] 徐新建，宋海，薛国庆，等. 青蒿挥发油化学成分的气相色谱-质谱分析[J]. 时珍国医国药，2009，（24）：931-932.

[22] 张秋红，朱子微，李晋，等. 中药青蒿化学成分与种植研究现状[J]. 中国医药导报，2011，8（19）：10-12.

[23] Wang ZL，Hu YX，Fu TX，et al. Clinical observation of antimalarial drugs for imported cases of *Plasmodium falciparum*[J]. Parasit Infect Dis（寄生虫病与感染性疾病），2016，3（14）：129-132.

[24] Nwaehujor CO，Asuzu OV，Nwibo DD，et al. Effects of artesunate on some biochemical parameters in pregnant albino Wistar rats challenged with lethal strain *Plasmodium berghei* NK65：Appreciating the activities of artemisinin drugs on key pregnancy hormone balance[J]. Exp Toxicol Pathol，2017，69（6）：408-411.

[25] 杨丹，都艳玲，赵楠，等. 青蒿素及其衍生物的药理作用研究进展[J]. 吉林医药学院学报，2014，35（2）：132-134.

[26] Xin CY，Wang BC. Anti-tumor effect and its molecular mechanism of artemisinin and its derivatives[J]. Journal of International Oncology，2016，43（12）：927-929.

[27] Marinas IC，Oprea E，Chifriuc MC，et al. Chemical composition and antipathogenic activity of *Artemisia annua essential* oil from Romania[J]. Chemistry and Biodiversity，2015，12（10）：1554-1564.

[28] Verma S，Kumar VL. Attenuation of gastric mucosal damage by artesunate in rat：Modulation of oxidative stress and NFκB mediated signaling[J]. Chemico-Biological Interactions，2016，（257）：46-53.

[29] Lai L，Chen Y，Tian X，et al. Artesunate alleviates hepatic fibrosis induced by multiple path ogenic factors and inflammation through the inhibition of LPS/TLR4/NF-B signaling pathway in rats[J]. European Journal of Pharmacology，2015，（765）：234-241.

[30] Jang BC. Artesunate inhibits adipogeneis in 3T3-L1preadipocytes by reducing the expression and/or phosphorylation levels of C/EBP-α，PPAR-γ，FAS，perilipin A，and STAT-3[J]. Biochemical and Biophysical Research Communications，2016，474（1）：220-225.

[31] 常杰，李忱，张文. 青蒿、青蒿素及其衍生物治疗系统性红斑狼疮研究现状[J]. 中国中西医结合杂志，2019，39（3）：377-380.

[32] 汪晓河，马明华，张婧婷，等. 青蒿药理作用研究进展[J]. 中国现代应用药学，2018，35（5）：781-785.

24 披麻草 Pimacao

披麻草是黑药花科藜芦属植物毛叶藜芦 *Veratrum grandiflorum*（Maxim. ex Baker）Loes.、蒙自藜芦 *V. mengtzeanum* Loes.、狭叶藜芦 *V. stenophyllum* Diels、大理藜芦 *V. taliense* Loes.的干燥根及根茎，为1996年版《云南省药品标准》[1]收载品，又名小藜芦、藜芦、小棕包、人头发等（图24-1-图24-3）。

植株高大，高可达150 cm，基部具无网眼的纤维束。根多数，近肉质，粗2-3 mm。叶7-11枚，宽椭圆形至长圆状披针形，下部的较大，长约15 cm，最长达26 cm，通常宽6-9（-16）cm，先端钝圆至长渐尖，无柄，基部抱茎，筒状，上面近无毛，背面密生淡褐色或淡灰色短柔毛。圆锥花序塔形，长20-50 cm，侧生总状花序多集中在下部，斜升，长5-10（-14）cm，顶生总状花序比侧生的约长1倍；花大，密集，黄绿色、淡绿色；小苞片卵形，长6-8 mm，先端渐尖至芒尖，边缘裂齿状；花梗短，长2-3（-5）mm，被

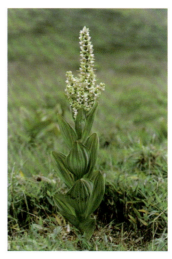

图 24-1 披麻草（毛叶藜芦） 原植物图

短柔毛至无毛；花被片长圆形或椭圆形，长11-17 mm，宽约6 mm，先端钝，基部略具柄，边缘具啮蚀状牙齿，外轮花被片背面（特别是中下部）密生短柔毛，内面无毛；雄蕊长8-10 mm，无毛；花药褐色，近肾形，背着，顶部横向开裂；心皮绿色，长圆锥状，与花丝近等长，向上渐狭，密生短柔毛，柱头3，分离，外弯，无毛。蒴果椭圆形，具3钝棱，长1.5-2.5 cm，宽1.0-1.5 cm。花果期7-8月。

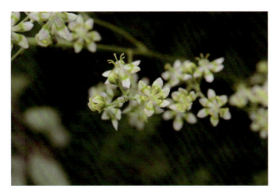

图 24-2 披麻草（毛叶藜芦） 花图

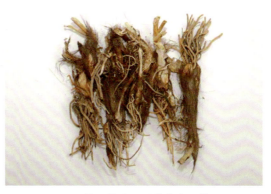

图 24-3 披麻草（毛叶藜芦） 药材图

一、药用历史

披麻草之名首载于《云南中草药选》[2]，其基原植物藜芦则最早见于《神农本草经》，列为下品，谓："藜芦味辛寒有毒。主治蛊毒，咳逆，泄痢肠澼，头疡疥瘙恶疮，杀诸虫毒，去死肌。一名黄蓂"。南朝陶弘景所著《神农本草经集注》载："藜芦近道处处有。根下极似葱而多毛，用之止剔取根微炙之"。唐代甄权所著《药性论》载："藜芦使有大毒。能主上气，去积年脓血，泄痢，治恶风疮疥癣、头秃，杀虫"。据考证，古本草记载的藜芦主要为百合科藜芦属植物藜芦 V. nigrum 的根及根茎，但亦有它种。目前，藜芦尚未被收入《中华人民共和国药典》，全国各地多就地取材，地产地销[3]。其性寒，味苦、辛。能涌吐风痰，活血散瘀，消肿止痛，杀虫毒。用于中风痰壅，喉不通畅，跌打损伤，风湿疼痛，创伤止血，疥癣，恶疮等症。

二、资源情况

披麻草被收载于《云南省中药材标准》（1996年版），披麻草基原植物之一毛叶藜芦主要分布于江西、浙江、台湾、湖南、湖北、四川和云南[4]。在云南主要分布于贡山、禄劝、会泽等地区，生于海拔2900-3700 m的冷杉林缘和草地[5]。披麻草药材均来源于野生，尚无人工栽培，经过多年的采收，其野生资源正逐年减少。近年来，研究人员已对大理藜芦、蒙自藜芦、毛叶藜芦等建立了种质资源基地并开展规范化种植研究，由于亩产仅20 kg左右，产量低，经济效益差，推广种植存在较大困难，造成资源进一步紧缺。

三、现代研究

披麻草基源植物毛叶藜芦中含有毛叶藜芦碱、棋盘花胺、藜芦托素、β-谷甾醇、环巴胺、介芬胺、茄次碱等成分[6]。现代研究表明，毛叶藜芦碱具有降血压活性[7]，从毛叶藜芦叶中分离出的部分化合物具有抗真菌作用[8]，从毛叶藜芦根中提取出的部分甾体生物碱具有显著的镇痛和抗炎作用[9]。此外，毛叶藜芦提取物环巴胺作为一种Hedgehog信号通路的抑制剂，对多种肿瘤具有显著抑制活性[10,11]。

四、前景分析

经过长期采挖，披麻草野生资源不断减少，因此应开展人工栽培研究，建立规范化和规模化的种植基地，保证药材质量，使之与市场需求相适应。同时，应对披麻草的各个部位，尤其是地上部分进行多方面深入的研究，使其在资源保护的同时，得到充分合理的开发和利用。还应加强其化学成分、药理作用等方面的研究，开发新的药物制剂，使披麻草的生产栽培和制剂开发形成相互协调发展的产业链，使其可持续发展。

五、DNA 条形码标准序列及分子鉴定

材料来源：样品共15份。毛叶藜芦标本样品1份（样品号YWS1-35-1），来自云南昭通巧家；大理藜芦标本样品3份（样品号YWS1-35-8、YWS1-35-9和YWS1-35-10），来自云南昭通巧家、大理宾川和大理巍山；蒙自藜芦5份（样品号YWS1-35-11、YWS1-35-12、YWS1-35-13、YWS1-35-14和YWS1-35-15），来自云南东川、蒙自；狭叶藜芦4份（样品号YWS1-35-16、YWS1-35-17、YWS1-35-18和YWS1-35-19），来自云南大理、石屏、丽江。药材样品1份（样品号YWS1-24），采自云南巧家；对照药材（狭叶藜芦）样品1份（编号121413-200501）。

ITS序列特征：

毛叶藜芦共4条序列，来自标本、GBOWS序列（Z1669和J7754）和GenBank序列（AF494304），比对后矩阵长度为574 bp，有25个变异位点，分别为2、44、68、150和490位点A-T变异，8、29、56、71、93、140、189、312、407、498和536位点C-T变异，20和333位点G-T变异，94、384和471位点G-C变异，102、125和303位点A-G变异，416位点A-C变异。有2处插入/缺失变异，分别为62和228-234位点。一致性序列特征如图24-4所示。

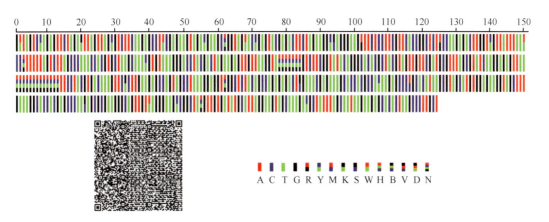

图 24-4　毛叶藜芦 ITS 一致性序列及二维码图

大理藜芦共4条序列，来自标本和GenBank序列（AF494334），比对后矩阵长度为575 bp，有9个变异位点，分别为56、76、310、409和494位点C-T变异，223、234和401位点A-G变异，404位点A-T变异。有2处插入/缺失变异，分别为510-511和573位点。一致性序列特征如图24-5所示。

蒙自藜芦共6条序列，来自标本和GenBank序列（DQ517491），比对后矩阵长度为578 bp，有54个变异位点，分别为2、16、26、27、44、144、145、150、391、406和442位点A-T变异，8、11、17、29、39、56、70、71、76、77、79、93、126、140、189、407、439、471、505和539位点C-T变异，20、40、128、333、410、506和543位点G-T变异，68位点A-G-T变异，80、94和472位点G-C变异，88、125、154、179、190、197、225、403和519位点A-G变异，102位点A-C-G变异，416位点A-C变异，499位点A-C-T变异。有5处插入/缺失变异，分别为62、153、228-316、433和513-514位点。一致性序列特征如图24-6所示。

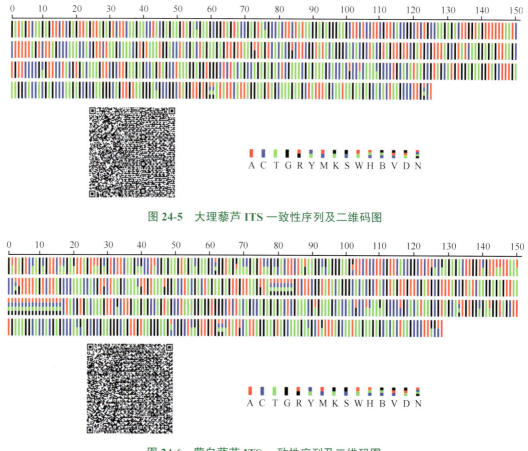

图 24-5　大理藜芦 ITS 一致性序列及二维码图

图 24-6　蒙自藜芦 ITS 一致性序列及二维码图

　　狭叶藜芦共10条序列，来自对照药材、药材、标本、GBOWS（J1478 和 J1518）和 GenBank 序列（AF494331、AF494332 和 AF494333），比对后矩阵长度为573 bp，有14个变异位点，分别29、56、76和132位点为C-T变异，188、223、224和401位点为A-G变异，317和571位点为G-T变异，389、404和439位点为A-T变异，496位点为A-C变异。有1处插入/缺失变异，为570位点。一致性序列特征如图24-7所示。

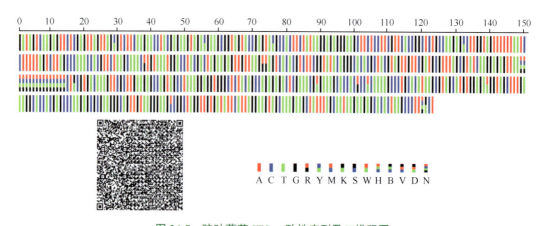

图 24-7　狭叶藜芦 ITS 一致性序列及二维码图

　　DNA条形码鉴定：藜芦属共145条ITS序列，其中测试样品15条，GBOWS和GenBank下载130条构成序列矩阵，长度为583 bp，构建邻接树（图24-8）。测试样品分散于三个分支。

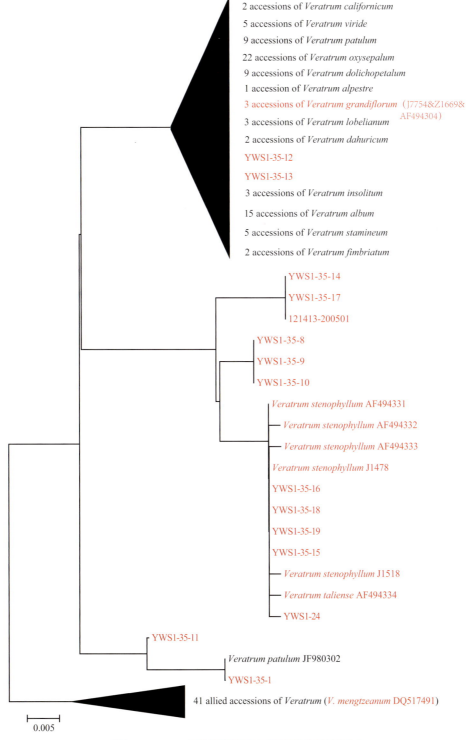

2 accessions of *Veratrum californicum*
5 accessions of *Veratrum viride*
9 accessions of *Veratrum patulum*
22 accessions of *Veratrum oxysepalum*
9 accessions of *Veratrum dolichopetalum*
1 accession of *Veratrum alpestre*
3 accessions of *Veratrum grandiflorum* （J7754&Z1669&AF494304）
3 accessions of *Veratrum lobelianum*
2 accessions of *Veratrum dahuricum*
YWS1-35-12
YWS1-35-13
3 accessions of *Veratrum insolitum*
15 accessions of *Veratrum album*
5 accessions of *Veratrum stamineum*
2 accessions of *Veratrum fimbriatum*
YWS1-35-14
YWS1-35-17
121413-200501
YWS1-35-8
YWS1-35-9
YWS1-35-10
Veratrum stenophyllum AF494331
Veratrum stenophyllum AF494332
Veratrum stenophyllum AF494333
Veratrum stenophyllum J1478
YWS1-35-16
YWS1-35-18
YWS1-35-19
YWS1-35-15
Veratrum stenophyllum J1518
Veratrum taliense AF494334
YWS1-24
YWS1-35-11
Veratrum patulum JF980302
YWS1-35-1
41 allied accessions of *Veratrum* (*V. mengtzeanum* DQ517491)

0.005

图 24-8　ITS 序列矩阵基于 *P* 距离构建的邻接树

参 考 文 献

[1] 云南省卫生厅.云南省药品标准（1996年版）[S].昆明：云南大学出版社，1998：67.

[2] 国家中医药管理局《中华本草》编委会.中华本草（第8册）[M].上海：上海科学技术出版社，1998：182-183，188.

[3] 云南省药物研究所.云南重要天然药物[M].昆明：云南科技出版社，2006：269.

[4] 中国科学院《中国植物志》编辑委员会.中国植物志[M].北京：科学出版社，1980，14：24.

[5] 中国科学院昆明植物研究所.云南植物志[M].北京：科学出版社，1997，（7）：766.

[6] 张谨.毛叶藜芦根部化学成分研究[D].武汉：华中科技大学硕士学位论文，2016.

[7] 赵国举，彭仁琇，计子勋，等.三种国产藜芦碱（邢氏藜芦碱、毛叶藜芦碱、马氏藜芦碱）的降血压作用及其机制[J].药学学报，1962（10）：591-598.

[8] 氯化铜处理的毛叶藜芦叶中抗真菌成分[J].国外医学（中医中药分册），1994，（1）：44.

[9] Xie TZ, Zhao YL, Wang H, et al. New steroidal alkaloids with anti-inflammatory and analgesic effects from *Veratrum grandiflorum*. J Ethnopharmacol，2022，293:115290.

[10] Lee J，Wu X，Pasca di Magliano M，et al. A small 2 molecule antagonist of the hedgehog signaling pathway[J]. Chembiochem，2007，8（16）：1916-1919.

[11] 温文，薛兵，康静静等.响应面法优化毛叶藜芦环巴胺的提取工艺[J].食品工业科技，2014，35（04）：219-222.

25 岩白菜 Yanbaicai

岩白菜是虎耳草科岩白菜属植物岩白菜 *Bergenia purpurascens*（Hook. f. et Thoms.）Engl. 的干燥根茎，为1974年和1996年版《云南省药品标准》[1, 2]、1977年和2015-2020年版《中华人民共和国药典》[3-5]，以及2010年版《中华人民共和国药典》（第一增补本）[6]收载品，又名呆白菜、矮白菜、岩壁菜、石白菜、红岩七、雪头开花等（图25-1-图25-4）。

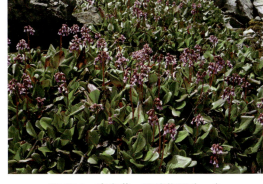

图 25-1　岩白菜　原植物图（一）

多年生常绿草本，高13-50 cm，根状茎粗壮，被鳞片。叶基生，有粗柄，叶片稍肉质，倒卵形或长椭圆形，长5.5-16.0 cm，宽3-9 cm，上面深绿色，有光泽，下面淡绿色，先端圆而钝，基部楔形至圆形，全缘或有小锯齿，无毛。花葶疏生腺毛，高达35 cm，聚伞花序圆锥状，有花6-7朵，顶部常下垂；小花梗及花葶均有褐色短绵毛；花萼宽钟状，在中部以上5裂，裂片长约10 mm，顶端近圆形；花瓣5，紫红色或暗紫色，阔卵形；雄蕊10；花柱2，通常比花瓣短，偶有较长者，顶部头状稍2裂。蒴果。花果期5-10月。

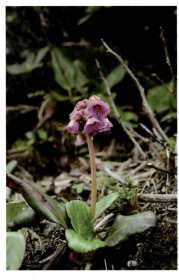

图 25-2　岩白菜　原植物图（二）

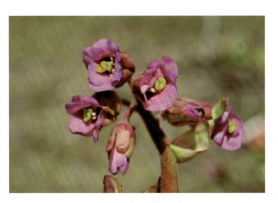

图 25-3　岩白菜　花图

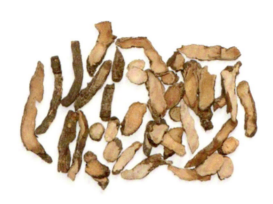

图 25-4　岩白菜　药材图

一、药用历史

岩白菜始载于《分类草药性》，谓："具滋补强壮，止血止咳等功效"。《植物名实图考》载："呆白菜，生山石间，铺生而不直立，一名矮白菜，极似莙荙，根长数寸""主治吐血"。据此描述并结合附图，其与今岩白菜相同。本品原为民族民间用药，20世纪70年代初从云南地区发掘出来，经药理药化研究及临床试验发现，其主要成分岩白菜素（bergenin，$C_{14}H_{16}O_9$）具有祛痰止咳的功效，用于治疗慢性气管炎，疗效较好。1974年版《云南省药品标准》首先以岩白菜及"埃酥蒙"（云南纳西族语）之名予以收载，并指出：性平，味苦、涩。能止咳、止泻、止血。用于感冒咳嗽，脾虚泄泻，外伤出血，又为提制岩白菜素的原料。1977年，岩白菜首次被收录于《中华人民共和国药典》，而后2010年第一增补本及2015-2020年版《中华人民共和国药典》相继收载。其功能为收敛止泻，止血止咳，舒筋活络。主治腹泻，痢疾，食欲不振，内外伤出血，肺结核咳嗽，气管炎咳嗽，风湿疼痛，跌打损伤。

二、资源情况

岩白菜属植物在全世界共有10种，主要生长于东亚、南亚北部和中亚南部[7-9]。我国共有7种，占世界总种数的70%[10]。岩白菜主要分布于四川西南部、云南北部及西藏南部和东部，生于海拔2700-4800 m的林下、灌丛、高山草甸和高山碎石隙[11]。从20世纪80年代中后期开始，岩白菜的野生资源蕴藏量开始萎缩，到90年代中期，资源已濒临枯竭。目前，岩白菜药源大部分仍依靠野生采挖，仅有零星引种栽培，且栽培技术落后[12-14]，致使其面临消失的危险。

三、现代研究

目前已从岩白菜中提取鉴定出20余种化学成分，主要为酚类成分[15-17]，包括岩白菜素、熊果苷、没食子酸和儿茶素等；此外，还含有亚砜类、多糖、甾醇和微量元素等其他成分[18-20]。岩白菜素和熊果苷是岩白菜的主要活性成分，其中，岩白菜素的药理活性及作用机制研究已十分明确，其化学结构含有5个羟基，这种结构使该成分具有抗炎、抗菌、增强免疫、保肝及预防糖尿病等多种药理作用[21-23]；熊果苷是岩白菜的另一主要活性成分，具有抗炎抗菌[24, 25]、镇咳[26]、祛痰[27]、平喘及抑制胰岛素降解等多种药理作用[28]。除此之外，岩白菜还具有止血、止痛的功效，对于治疗外伤性出血具有较强的应急性[29]。

四、前景分析

岩白菜具有多种用途，可作为药材原料、特色蔬菜、绿化用材、盆栽花卉等。目前，野生岩白菜资源濒临灭绝，人工栽培技术尚不成熟，故应加强岩白菜规范化栽培研究，选育高产质优的新品种，以达到保护岩白菜资源和充足药源的目的。岩白菜素的制剂主要用于治疗慢性气管炎。该药除抗菌消炎作用外，还有中等强度的止咳作用，对"咳、痰、喘、炎"四症作用明显而副作用轻微，长期服用未见耐药性及毒性，是一种有较大应用价值的药物，应进一步研究开发出新的剂型。还应进一步研究利用岩白菜素之外的其他成分和效用，扩大适应证，开发新药。

五、DNA条形码标准序列及分子鉴定

材料来源：样品共6份。药材样品1份（样品号YWS1-25），采自云南怒江贡山；标本样品5份（样品号YWS1-11-1、YWS1-11-2、YWS1-11-3、YWS1-11-4和YWS1-11-5），来自云南丽江、昭通、怒江贡山和香格里拉。

ITS序列特征：岩白菜共17条序列，来自药材、标本、GBOWS序列（D0524、D0904、D1614和Z2526）和GenBank序列（EU239674、JN102230、JQ895220、KY392709、KY986452、KY986453和KY986454），比对后矩阵长度为629 bp，有20个变异位点，分别为25、52、60、69、107和472位点C-T变异，91、125、195、300、307、336、381、394、475、478、524和589位点为A-G变异，353和507位点为G-C变异。有1处插入/缺失变异，为10位点。一致性序列特征如图25-5所示。

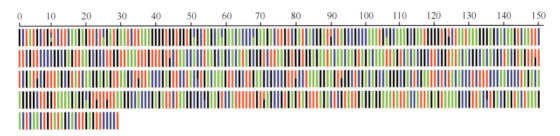

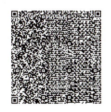

A C T G R Y M K S W H B V D N

图 25-5　岩白菜 ITS 一致性序列及二维码图

DNA条形码鉴定：岩白菜属共32条ITS序列，其中测试样品6条，GBOWS和GenBank下载26条构成序列矩阵，长度为636 bp，构建邻接树（图25-6）。测试样品分散于两个不同的分支。

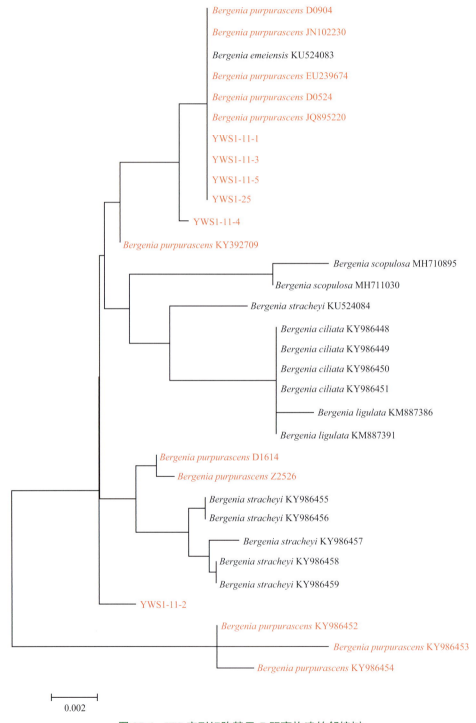

图 25-6 ITS 序列矩阵基于 *P* 距离构建的邻接树

参考文献

[1] 云南省卫生局.云南省药品标准（1974年版）[S].昆明：云南省卫生局，1975：193.

[2] 云南省卫生厅.云南省药品标准（1996年版）[S].昆明：云南大学出版社，1998：71.

[3] 中华人民共和国卫生部药典委员会.中华人民共和国药典（1977年版）[S].北京：人民卫生出版社，1978：345.

[4] 国家药典委员会.中华人民共和国药典（2015年版）[S].北京：中国医药科技出版社，2015：210.

[5] 国家药典委员会.中华人民共和国药典（2020年版）[S].北京：中国医药科技出版社，2020：220.

[6] 国家药典委员会.中华人民共和国药典（2010年版）（第一增补本）[S].北京：中国医药科技出版社，2010：4.

[7] 潘锦堂.岩白菜属概要[J].植物分类学报，1988，26（2）：120-129.

[8] 潘锦堂.横断山岩白菜新分类群[J].植物分类学报，1994，32（6）：571-573.

[9] 吕修梅，王军宪.岩白菜属植物的研究进展[J].中药材，2003，26（1）：58-60.

[10] 李文春，郭凤根，张丽梅，等.岩白菜研究现状与展望[J].云南农业大学学报，2006，（6）：845-850.

[11] 中国科学院《中国植物志》编辑委员会.中国植物志[第34（2）卷][M].北京：科学出版社，1992：28.

[12] 蔡君仪，尹林克，王健，等.厚叶岩白菜的物候观测[J].中国园艺文摘，2014，30（5）：19-21，101.

[13] 付丹丹，孙东兴，郗金标.不同栽培基质与施肥量对厚叶岩白菜生长量的影响[J].山东林业科技，2017，47（4）：28-31.

[14] 李绍平，黎其万，王金香.岩白菜驯化栽培研究[J].中草药，2004，（6）：98-100.

[15] Chen X，Takashi Y，Tsutomu H，et al. Galloylarbutin and other polyphenols from *Bergenia purpurascens*[J]. Phytochemistry，1987，26（2）：515-517.

[16] 石晓丽.蛇莲和岩白菜的化学成分研究[D].昆明：云南中医学院硕士学位论文，2013.

[17] 廖梅香，温慧玲，李银保，等.火焰原子吸收光谱法测定岩白菜中微量元素含量[J].安徽农业科学，2016，44（2）：166-167.

[18] 孙欣光，黄文华，马淼，等.岩白菜和厚叶岩白菜不同部位有效成分的比较研究[J].中国中药杂志，2010，35（16）：2079-2082.

[19] 袁菊丽，索建兰.岩白菜属药用植物的研究进展[J].宝鸡文理学院学报（自然科学版），2011，31（1）：46-50.

[20] 李萍萍，杨生超，曾云恒.岩白菜素药源植物资源研究进展[J].中草药，2009，40（9）：1500-1505.

[21] Wang D，Zhu HT，Zhang YJ，et al. A carbon-carbon-coupled dimeric bergenin derivative biotransformed by *Pleurotus ostreatus*[J]. Bioorganic and Medicinal Chemistry Letters，2005，15（18）：4073-4075.

[22] Kim HS，Lim HK，Chung MW，et al. Antihepatotoxic activity of bergenin, the major constituent of *Mallotus japonicus*，on carbon tetrachloride-intoxicated hepatocytes[J]. Journal of Ethnopharmacol，2000，69（1）：79-83.

[23] Kumar R，Patel DK，Prasad SK，et al. Type 2 antidiabetic activity of bergenin from the roots of *Caesalpinia digyna* Rottler[J]. Fitoterapia，2012，83（2）：395-401.

[24] Shi X，Li X，He J，et al. Study on the antibacterial activity of *Bergenia purpurascens* extract[J]. African Journal of Traditional，Complementary and Alternative Medicines，2014，11（2）：464-468.

[25] 黄丽萍，吴素芬，张甦，等.岩白菜素镇痛抗炎作用研究[J].中药药理与临床，2009，25（3）：24-25.

[26] 王亚芳，周宇辉，张建军.熊果苷镇咳、祛痰及平喘的药效学研究[J].中草药，2003，24（8）：739-741.

[27] 杨为民，刘吉开，麻兵继，等.岩白菜素衍生物的止咳、祛痰活性筛选[J].四川生理科学杂志，2004，26（4）：188-189.

[28] 夏晓旦，普天磊，黄婷，等.岩白菜的化学成分、含量考察与药理作用研究概况[J].中国药房，2017，28（16）：2270-2273.

[29] 田景全，胡正晖.岩白菜治疗外伤性出血[J].中国民间疗法，2007，15（7）：59-60.

26　金铁锁 Jintiesuo

　　金铁锁是石竹科金铁锁属植物金铁锁 *Psammosilene tunicoides* W. C. Wu & C. Y. Wu 的干燥根，为1974年和1996年版《云南省药品标准》[1, 2]、2005年版《云南省中药材标准》[3]，以及1977年版、2010-2020年版《中华人民共和国药典》[4-7]收载品，又名独定子、独钉子、对叶七、金丝矮陀陀、麻参（图26-1-图26-3）。

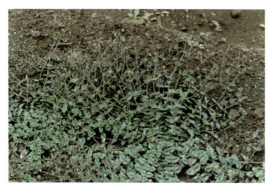

图 26-1　金铁锁　原植物图

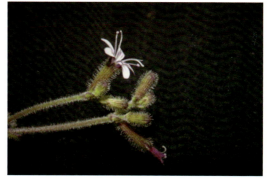

图 26-2　金铁锁　花图

　　多年生草本，高达50 cm。根长倒圆锥形，棕黄色，肉质。茎圆柱形，平卧，中空，绿色带紫，二歧状分枝，被短柔毛。叶片卵形，长1.5-2.5 cm，宽1.0-1.5 cm，基部宽楔形或圆形，顶端急尖，上面被疏柔毛，下面沿中脉被柔毛。三歧聚伞花序密被腺毛；花直径3-5 mm；花梗短或近无；花萼筒状钟形，长4-6 mm，密被腺毛，纵脉凸起，绿色，直达齿端，萼齿三角状卵形，顶端钝或急尖，边缘膜质；花瓣紫红色，狭匙

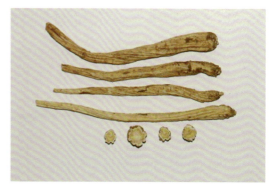

图 26-3　金铁锁　药材图

形，长7-8 mm，全缘；雄蕊明显外露，长7-9 mm，花丝无毛，花药黄色；子房狭倒卵形，长约7 mm；花柱长约3 mm。蒴果棒状，膜质，半透明，明显有棱，长约7 mm；种子狭倒卵形，长约3 mm，褐色。花期6-9月，果期7-10月。

一、药用历史

金铁锁始载于明代本草学家兰茂著的《滇南本草》[8]，谓其："味辛、辣，性大温，有小毒，吃之令人多吐。专治面寒疼、胃气心气疼。攻疮痈排脓"。《中华本草》[9]记载，金铁锁具有散瘀止痛、消痈排毒和祛风湿的功能，可治风湿痹痛、胃痛、创伤出血、跌打损伤、筋骨疼痛、疮和蛇咬伤等症。1979年被载入《中药志》[10]，这是第一次非常详细地记载该植物的形态、生境、分布、化学成分及主治功能。1977、2010、2015、2020年版《中华人民共和国药典》均收载了金铁锁，其性温，味辛，有小毒。能散瘀镇痛，祛风除湿，消炎排脓。用于跌打损伤，刀枪伤，筋骨疼痛，风湿痛，胃寒痛，面寒痛；外用治疮疖，蛇咬伤，外伤出血等症。

二、资源情况

金铁锁分布于云南、贵州、四川、西藏。云南主产于德钦、香格里拉、丽江、永胜、鹤庆、洱源、宾川、保山、富民、昆明、会泽、东川、寻甸、红河[11]，四川西部、贵州西北部、西藏东南部也有分布[12]。由于其长期以来完全靠野生采挖，药材蕴藏量有限，资源逐渐减少，已被列入《国家重点保护野生植物名录》（二级）。近年来，云南（昆明、大理、曲靖、丽江、红河）、四川、贵州等地均有种植，种植面积一度达到4万余亩，云南种植面积达2万亩以上，亩产约80 kg（干品），总产量一度达到3000余吨，由于市场不稳定、库存量较大，价格暴跌，种植面积随之缩减，据统计，2022年种植面积不足3000亩，需引起重视。

三、现代研究

金铁锁化学成分研究主要集中在皂苷和环肽方面，从其根部已分离得到11个齐墩果烷型五环三萜皂苷[13-15]，7个环二肽、2个环八肽及4个内酰胺化合物[16-18]；从金铁锁根中分离得到大豆脑苷Ⅰ、鸢尾苷、α-菠甾醇、正二十五烷酸、β-谷甾醇、胡萝卜苷等化合物[19]。除以上化学成分外，金铁锁还含有咔伯啉生物碱类、麦芽酚类、木脂素类、挥发油类、糖类等化合物，还含有氨基酸和有机酸等[20]。

金铁锁具有镇痛、抗类风湿性关节炎及免疫调节等药理活性。金铁锁提取物具有很好的镇痛效果[21]，镇痛成分与总皂苷有关[22]。另有研究表明，金铁锁根部所含皂苷对于治疗风湿、风湿性关节炎等有良好的疗效，主要作用机制是抑制白细胞介素-1β（IL-1β）和肿瘤坏死因子-α（TNF-α）的含量。

四、前景分析

金铁锁作为西南特有的国家级保护药用植物资源，已受到高度重视并初步取得有效的保护措施，但其活性成分、药理及药效学基础研究还十分有限，因此应加强金铁锁化学成分、药理作用等方面的研究，同时还应加强金铁锁地上部位有效成分的研究，使其在资源得以保护的同时实现充分合理的开发和利用。应加强金铁锁的分子生物学和细胞生物学研究，为金铁锁种质资源保护和种源质量标准的建立，以及以后进一步实施规范化种植打下基础。

五、DNA条形码标准序列及分子鉴定

材料来源：样品共7份。对照药材1份（编号121327-200402）；药材样品1份（样品号YWS1-26），采自云南丽江宁蒗；标本样品5份（样品号YWS1-21-1、YWS1-21-2、YWS1-21-3、YWS1-21-4和YWS1-21-5），来自云南大理剑川、丽江宁蒗、昆明、丽江。

ITS序列特征：金铁锁共29条序列，来自对照药材、药材、标本、GBOWS序列（D0404、D1176、J1460和W0023）和GenBank序列（AY517545、DQ865076、DQ865078、DQ865079、DQ865080、EF150358、EF150359、EF150360、HQ585905、HQ585906、HQ585907、HQ585908、HQ585909、HQ585910、HQ585912、HQ585913、HQ585915和HQ585916），比对后矩阵长度为635 bp，有56个变异位点，分别为28位点A-G-T变异，30、58、82、196、524、581、605、607和630位点G-T变异，50、245、380、444、446、447、490、619、624、625和635位点A-G变异，54位点G-C-T变异，59、79、81、86、132、188、191、194、198、231、376、452、540、558、562和623位点C-T变异，100、430、473、613、621和633位点G-C变异，168、240、552和591位点A-T变异，176、418、546和567位点A-C变异，440和504位点A-G-T变异，476和565位点G-C-T变异。有9处插入/缺失变异，为22、27、113、142、299、320、348、559和606位点。一致性序列特征如图26-4所示。

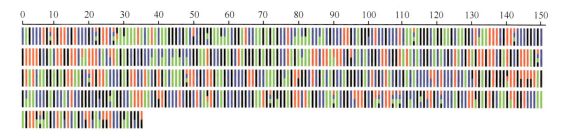

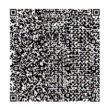 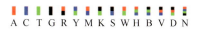

A C T G R Y M K S W H B V D N

图 26-4　金铁锁 ITS 一致性序列及二维码图

DNA条形码鉴定：金铁锁属共29条ITS序列，其中测试样品7条，GBOWS和GenBank下载22条构成序列矩阵，长度为728 bp，构建邻接树（图26-5）。测试样品与 *P. tunicoides* 聚为一支。

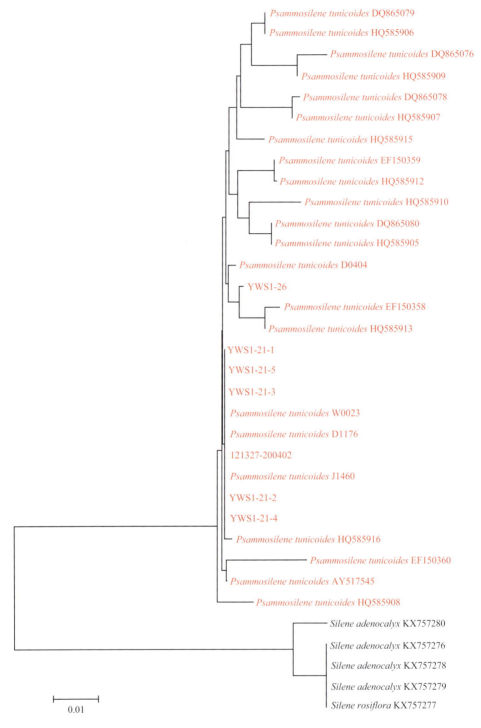

图 26-5 ITS 序列矩阵基于 *P* 距离构建的邻接树

参 考 文 献

[1] 云南省卫生局.云南省药品标准（1974年版）[S].昆明：云南省卫生局，1975：195.

[2] 云南省卫生厅.云南省药品标准（1996年版）[S].昆明：云南大学出版社，1998：73.

[3] 云南省食品药品监督管理局.云南省中药材标准（2005年版）[S].昆明：云南科技出版社，2008：65.

[4] 中华人民共和国卫生部药典委员会.中华人民共和国药典（1977年版）[S].北京：人民卫生出版社，1978：362.

[5] 国家药典委员会.中华人民共和国药典（2010年版）[S].北京：中国医药科技出版社，2010：205.

[6] 中华人民共和国药典委员会.中华人民共和国药典（2015年版）[S].北京：中国医药科技出版社，2015：220.

[7] 国家药典委员会.中华人民共和国药典（2020年版）[S].北京：中国医药科技出版社，2020：230.

[8] 兰茂.滇南本草[M].昆明：云南人民出版社，1976：861.

[9]《中华本草》编委会.中华本草（第2卷）[M].上海：上海科学技术出版社，1999：782.

[10] 中国医学科学院药物研究所.中药志（第一册）[M].北京：人民卫生出版社，1979：471.

[11] 中国科学院《中国植物志》编辑委员会.中国植物志[M].北京：科学出版社，1996，26：448.

[12] 朱常成，徐士奎，钱子刚，等.金铁锁的地理分布及分布区的初步分析[J].中国现代应用药学，2007，（1）：28-31.

[13] 浦湘渝，周俊.金铁锁皂甙的研究[J].云南植物研究，1989，11（2）：198-202.

[14] 钟惠民，倪伟，华燕，等.金铁锁的新三萜皂甙[J].云南植物研究，2002，24（6）：781-786.

[15] 钟惠民，华燕，倪伟，等.金铁锁的两个新三萜皂苷[J].云南植物研究，2003，25（3）：361-365.

[16] 丁中涛，周俊，谭宁华.金铁锁中的四个环二肽[J].中草药，2000，31（11）：803-804.

[17] 丁中涛，汪有初，周俊，等.金铁锁根中的环肽成分[J].云南植物研究，2000，22（3）：311-336.

[18] 丁中涛，保志娟，杨雪琼，等.金铁锁根中的3个环二肽[J].中国中药杂志，2003，28（4）：337-339.

[19] 刘潇潇，王磊，王强，等.金铁锁根的化学成分研究[J].中国中药杂志，2007，32（10）：921-923.

[20] 田均勉.中药金铁锁的系统化学成分研究[D].上海：第二军医大学博士学位论文，2011.

[21] 王学勇，许建阳.金铁锁总皂苷抗炎镇痛作用研究[J].中国实验方剂学杂志，2006，（5）：56-57.

[22] 宋烈昌.金铁锁总皂甙的药理研究[J].云南植物研究，1981，3（3）：289-293.

27 胡黄连 Huhuanglian

胡黄连是车前科胡黄连属植物胡黄连 *Picrorhiza scrophulariiflora* Pennell 的干燥根茎，为1974年和1996年版《云南省药品标准》[1, 2]、1963-2020年版《中华人民共和国药典》[3-12]收载品，又名胡连、西藏胡黄连、国产胡黄连、"甲黄连"（藏族名）（图27-1；图27-2）。*P. scrophulariiflora* 已在FOC中处理为 *Neopicrorhiza scrophulariiflora*（Pennell）D. Y. Hong的异名[13]。

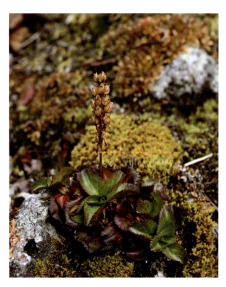 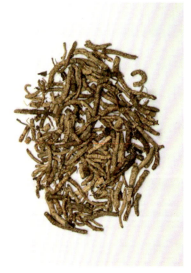

图 27-1　胡黄连　原植物图　　　　　图 27-2　胡黄连　药材图

多年生草本，高4-12 cm。根茎粗壮横走，直径0.3-1.6 cm，节间紧密，常有暗棕色鳞片状老叶及圆柱形的须状根。叶基生，常集成莲座状，匙形，有时为倒披针形、倒卵形，长2-7 cm，宽1.5-3.5 cm，边缘除基部外均有钝锯齿。花葶自叶丛中生出，高5-15 cm，被腺毛，花密集成顶生穗状的圆锥聚伞花序；苞片卵形，具毛；花萼长4-6 mm，被褐色短柔毛及缘毛，萼片5枚，4枚近披针形、狭长圆形至椭圆形。花冠暗紫色或淡蓝色，内外均有疏柔毛，长9-12 mm，宽5-6 mm，筒部长4-5 mm，先端具不相等的4裂片，呈二唇形；前方3片较高，三角形，端钝；中间一片稍大，长约2 mm；侧面的微小，长1.5 mm；

后方一片较低，呈三角状，长2 mm；雄蕊4，2强，着生于花冠管中部，前方2枚与筒部等长或略超过筒部，后方2枚长为前者之半，花丝光滑，花药长1 mm，卵圆形；子房上位，2室，胚珠每室多数，花柱细长，柱头头状。蒴果卵圆形，长9-12 mm，在顶端4裂。种子多数，种皮有光泽，具网眼。花期7-8月，果期8-9月。

一、药用历史

胡黄连始载于《唐本草》："大寒，主骨蒸劳热，补肝胆，明目"。《本草图经》载："胡黄连生胡国，今南海及秦陇间亦有之……大小便赤如血色者"。《本草别说》谓："胡黄连折之尘出如烟者乃为真也"。以上论述，经考证为今进口胡黄连，即印度胡黄连 *P. kurroa* 的根茎。20世纪60年代，我国才先后在西藏及云南发现国产胡黄连，即西藏胡黄连 *P. scrophulariiflora*，其根茎经分析研究，所含化学成分与进口印度胡黄连基本相同，可作胡黄连药用，并被先后收入《云南省药品标准》和《中华人民共和国药典》。

二、资源情况

胡黄连生境特殊，喜冷凉、湿润的高海拔环境，群落最高温度20℃、坡度 30°-50°，分布区非常狭窄[14]，其资源面临枯竭，已被列入《国家重点保护野生植物名录》（二级）。胡黄连主要分布在云南西北部德钦、香格里拉、维西及贡山之间的白马雪山，在西藏南部聂拉木以东也有分布[15]。生于海拔3600-4400 m的高寒山区向阳草坡或石砾缝中。喜成片生长于雪水冲刷的土坡上、裸岩乱石堆中。胡黄连历史上长期依赖进口，20世纪60年代，中国医学科学院药物研究所药学工作者在西藏首先发现了胡黄连。70年代在云南迪庆的白马雪山和怒江的碧罗雪山、高黎贡山等地发现了野生胡黄连资源，但分布区域极其有限，为保护胡黄连资源，经过多年的研究，胡黄连规范化栽培技术已取得一定的发展[16, 17]，但是由于其生长环境特殊，对生态环境要求十分严格，加之胡黄连为多年生宿根草本植物，生长非常缓慢，目前药用还是主要依靠采集野生资源及进口，市场上所用胡黄连多来自于西藏亚东，其余均为进口[18]。

三、现代研究

目前，已从胡黄连中分离出90余种化学成分，主要为环烯醚萜类[19-23]、葫芦素类[24]、苯乙醇糖苷类[25-27]、酚苷类化合物[19]，其他还含有儿茶素、没食子酸、香草酸、棕榈酸、咖啡酸等成分[24]。现代药理研究表明，胡黄连具有保肝利胆[28-30]、抗肿瘤[31]、调节血糖血脂[32]、抗炎[33]，以及对肾、脑缺血再灌注损伤[34, 35]，骨损伤[36]，神经细胞损伤[37, 38]，心肌细胞凋亡的保护[39]等药理作用。另外，胡黄连还能治疗和减缓更年期的症状[40]。

四、前景分析

胡黄连有着悠久的药用历史，以胡黄连为物质基础开发有颗粒剂、片剂、胶囊剂等剂型的药品用于清热、消积、保肝护肝等方面的临床治疗，但是由于其本身独特的生理特点，加之其生态环境日益被破坏，野生胡黄连分布日趋狭窄，其种群数量大量减少，不能满足目前的市场供应，因此应加强胡黄连的基础研究与保护工作，开展胡黄连种质资源的调查、收集和优选等工作，选育出适应性强、优质的新品种，深入开展规范化栽培研究，以更好地保护胡黄连资源。同时还应加强胡黄连化学成分和药理药效方面的研究，进一步推动胡黄连更深层次的开发和利用。

五、DNA条形码标准序列及分子鉴定

材料来源：样品共4份。对照药材1份（编号121073-201503）；标本样品3份（样品号YWS1-9-1、YWS1-9-2和YWS1-9-3），来自云南迪庆德钦和昆明。

ITS序列特征：胡黄连共6条序列，来自对照药材、标本和NCBI序列（KC413448和EU078906），比对后矩阵长度为501 bp，有59个变异位点，分别为2、8、16、24、25、26、35、42、48、51、61、123、136、146、147、149、297、307、353、364、383、393、408、414、416、419、431、445、458、473、474、481和494位点C-T变异，4、7、18、124、150和358位点A-G变异，15、34和372位点C-G变异，17、62、128、175、378、470、482和493位点A-T变异，22、36、495和496位点A-C变异，152、367、375和437位点G-T变异，413位点A-C-T变异。有8处插入/缺失变异，为5、20、118、155、354、379、406和475-477位点。一致性序列特征如图27-3所示。

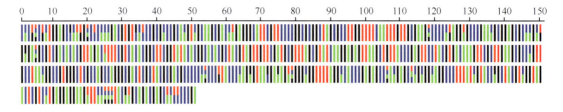

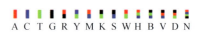
A C T G R Y M K S W H B V D N

图27-3　胡黄连 ITS 一致性序列及二维码图

DNA条形码鉴定：胡黄连属共19条ITS序列，其中测试样品4条，GenBank下载15条构成序列矩阵，长度为516 bp，构建邻接树（图27-4）。测试样品与 *P. kurrooa* 和 *N. scrophulariiflora* 聚为一支。

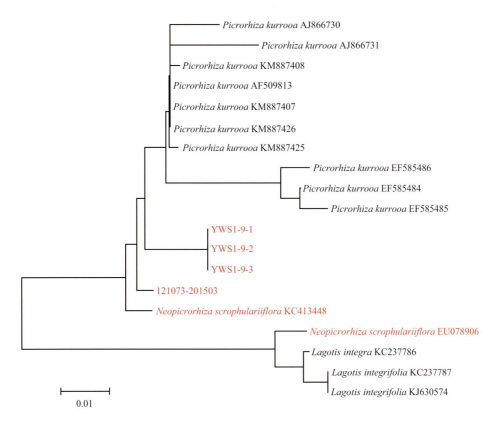

图 27-4　ITS 序列矩阵基于 *P* 距离构建的邻接树

参 考 文 献

[1] 云南省卫生局.云南省药品标准（1974年版)[S].昆明：云南省卫生局，1975：223.

[2] 云南省卫生厅.云南省药品标准（1996年版)[S].昆明：云南大学出版社，1998：78.

[3] 中华人民共和国卫生部药典委员会.中华人民共和国药典（1963年版)[S].北京：人民卫生出版社，1964：183.

[4] 中华人民共和国卫生部药典委员会.中华人民共和国药典（1977年版)[S].北京：人民卫生出版社，1978：394.

[5] 中华人民共和国卫生部药典委员会.中华人民共和国药典（1985年版)[S].北京：人民卫生出版社/北京：化学工业出版社，1985：203.

[6] 中华人民共和国卫生部药典委员会.中华人民共和国药典（1990年版)[S].北京：人民卫生出版社/北京：化学工业出版社，1990：206.

[7] 中华人民共和国卫生部药典委员会.中华人民共和国药典（1995年版)[S].广州：广东科技出版社/北京：化学工业出版社，1995：167.

[8] 国家药典委员会.中华人民共和国药典（2000年版)[S].北京：化学工业出版社，2000：195.

[9] 国家药典委员会.中华人民共和国药典（2005年版)[S].北京：化学工业出版社，2005：167.

[10] 国家药典委员会.中华人民共和国药典（2010年版)[S].北京：中国医药科技出版社，2010：226.

[11] 国家药典委员会.中华人民共和国药典（2015年版)[S].北京：中国医药科技出版社，2015：242.

[12] 国家药典委员会.中华人民共和国药典（2020年版)[S].北京：中国医药科技出版社，2020：253.

[13] Hong DY，Yang HB，Jin CL，et al. Scrophulariaceae[M]. *In*：Wu ZY，Raven PH. Flora of China. Beijing：Science Press，1998，18：1-212.

[14] 刘小莉，李戈，杨礼攀，等. 濒危藏药胡黄连的资源现状和保护对策[J]. 云南中医学院学报，2008，31（6）：3-6.

[15] 中国科学院《中国植物志》编辑委员会. 中国植物志[第67（2）卷][M]. 北京：科学出版社，1979：227.

[16] 杨少华，陈翠，郭承刚，等. 胡黄连不同海拔定位栽培研究[J]. 西南农业学报，2008，（5）：1391-1394.

[17] 陈翠，郭承刚，康平德，等. 野生濒危药材胡黄连的驯化栽培技术研究[J]. 中国农学通报，2012，28（4）：206-210.

[18] 刘小莉. 濒危药用植物胡黄连保护遗传学和质量评价[D]. 昆明：云南大学博士学位论文，2011.

[19] 朱全飞，陈日荣，孙庆文，等. 西藏胡黄连化学成分研究[J]. 中草药，2017，48（2）：263-265.

[20] 黄开毅，何乐，曲杨，等. 西藏胡黄连化学成分的分离与鉴定[J]. 沈阳药科大学学报，2009，26（2）：112-115.

[21] 黄开毅，何乐，王大成，等. 西藏胡黄连的化学成分[J]. 中国药学杂志，2008，（18）：1382-1385.

[22] Zou LC，Zhu TF，Gan SC，et al. Two new secoiridoid glyco-sides from the roots of *Picrorhiza scrophulariiflora*[J]. Chinese Chemical Letters，2008，19（10）：1224-1227.

[23] Zhu TF，Jiang K，Yan ZH，et al. A new secoiridoid glyco-side from roots of *Picrorhiza scrophulariiflora*[J]. Chinese Herbal Medicines，2013，5（3）：237-239.

[24] 胡红侠，杨培明. 西藏胡黄连的化学成分研究[J]. 中国医药工业杂志，2005，（6）：336-339.

[25] 尹立子，欧阳萍，徐雪，等. 西藏胡黄连化学成分的分离和鉴定[J]. 高等学校化学学报，2010，31（1）：84-87.

[26] 朱全飞. 蟾酥和西藏胡黄连化学成分的研究[D]. 沈阳：沈阳药科大学硕士学位论文，2008.

[27] 金诚，吴飞，郑晓，等. 胡黄连的化学成分和质量分析及药理作用研究进展[J]. 中国新药杂志，2019，28（3）：292-302.

[28] Deibert CP，Engh JA. Picroside Ⅱ as a novel inhibitor of apoptosis after cerebral ischemia in rats[J]. Neurosurgery，2015，77（2）：17.

[29] Wang L，Liu XH，Chen H，et al. Picroside Ⅱ decreases the development of fibrosis induced by ischemia/reperfusion injury in rats[J]. Renal Failure，2014，36（9）：1443-1448.

[30] Sankar M，Rajkumar J，Devi J. Hepatoprotective activity of hepatoplus on isonaizid and rifampicin induced hepatotoxicity in rats[J]. Pakistan Journal of Pharmaceutical Sciences，2015，28（3）：983-990.

[31] Kapadia GJ，Sharma SC，Tokuda H，et al. Inhibitory effect of iridoids on Epstein-Barr virus activation by a short-term *in vitro* assay for anti-tumor promoters[J]. Cancer Letters，1996，102（1-2）：223-226.

[32] 孙敏. 高血糖—糖化氧化—系膜细胞肥大和基质积聚与糖尿病肾病及其高血糖记忆的细胞病理学关系的研究[D]. 南京：南京中医药大学博士学位论文，2004.

[33] 刘美凤. 复方胡黄连抗肝炎有效部位的化学研究[D]. 哈尔滨：黑龙江中医药大学硕士学位论文，2001.

[34] 陈红兵，赵磊，李春霞，等. 胡黄连苷Ⅱ对脑缺血再灌注后大鼠脑组织的保护作用及其机制[J]. 精准医学杂志，2019，34（2）：162-166.

[35] 翁小东，王磊，刘修恒，等. 胡黄连苷Ⅱ对大鼠肾缺血再灌注损伤后肾细胞凋亡反应的保护作用[J]. 中国医药导报，2016，13（21）：21-24，193.

[36] Yang X，Gao W，Wang B，et al. Picroside Ⅱ inhibits RANKL-mediated osteoclastogenesis by attenuating the NF-κB and MAPKs signaling pathway *in vitro* and prevents bone loss in lipopolysaccharide treatment mice[J]. Journal of Cellular Biochemistry，2017，118（12）：4479-4486.

[37] 张红艳. 胡黄连苷 II 抑制线粒体细胞色素 c 信号通路发挥神经保护作用[D]. 青岛：青岛大学硕士学位论文，2017.

[38] 王婷婷，赵丽，李晓丹，等. 胡黄连苷 II 对脑缺血损伤后神经细胞凋亡和超微结构的影响[J]. 中国药理学通报，2015，31（3）：400-406.

[39] 邵庆瑞，零伟德，李健哲. 胡黄连苦苷 II 通过下调 microRNA-1 表达抑制 H_2O_2 诱导的心肌细胞凋亡[J]. 中国实验方剂学杂志，2019，25（8）：77-82.

[40] Qadri M，Deshidi R，Shah BA，et al. An endophyte of *Picrorhiza kurroa* Royle ex. Benth，producing menthol，phenylethyl alcohol and 3-hydroxypropionic acid，and other volatile organic compounds[J]. World J Microbiol Biotechnol，2015，31（10）：1647-1654.

雪上一枝蒿是毛茛科乌头属植物短柄乌头*Aconitum brachypodum* Diels.的干燥块根，为1974年和1996年版《云南省药品标准》[1, 2]、1977年版《中华人民共和国药典》[3]收载品，又名雪山一枝蒿、一枝蒿、铁棒锤、铁牛七、三转半（图28-1；图28-2）。

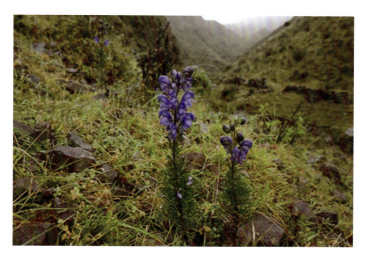

图 28-1　雪上一枝蒿　原植物图

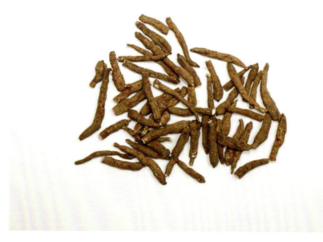

图 28-2　雪上一枝蒿　药材图

多年生草本。块根成对，棕色，长圆柱形至长圆锥形，长5.5-7.0 cm，粗5.0-6.5 mm。茎直立，高40-80 m，下部无毛，上部疏被反曲而紧贴短柔毛。叶片卵形或三角状宽卵形，长3.5-5.8 cm，宽3.6-8.0 cm，3全裂，中央全裂片宽菱形，基部突变狭成长柄，二回近羽状细裂，小裂片线形，宽（1-）1.5-3.0 mm，边缘干时稍反卷，侧全裂片斜菱形，不等2裂至基部，两面无毛或背面沿脉疏被短毛；叶柄长0.8-3.2 cm。总状花序顶生；花序轴密生反曲短柔毛；萼片花瓣状，紫蓝色，上萼片船状盔形，侧萼片宽倒卵形，下萼片斜长圆形，外面被短柔毛；花瓣2，无毛，有长爪，距短小；花丝下部被疏毛；心皮5，子房密被斜展的黄色长柔毛。蓇葖果长圆形，长约1.5 cm，无毛。花期8-9月，果期9-10月。

一、药用历史

雪上一枝蒿历代本草未见记载，是云南、四川民间广为流传和使用的跌打损伤的止痛药。虽其对跌打肿痛、风湿红肿，特别是各种内外伤疼痛，内服外搽具有立竿见影的奇特疗效，但毒性很大，用之得当治病，用之失当致命，民间因误服或服用过量而中毒死亡的现象时有发生。因此，人们对它又爱又怕。现代医药学临床研究认为：雪上一枝蒿性温，味苦、辛。有剧毒。能祛风除湿，消炎镇痛。用于风湿骨痛，跌打肿痛及牙痛等症，疗效显著。因其毒性剧烈，治疗剂量与中毒剂量相近，已被列为国家特殊管理药品。按1988年12月国务院发布的《医疗用毒性药品管理办法》加强管理，严格执行[4]。

二、资源情况

雪上一枝蒿分布于云南北部、西藏东部和四川西部的高山地带[5]，云南是其集中分布地区，如东川、会泽、宣威、巧家、永胜、丽江、香格里拉等均有分布[6]，野生于海拔3100-4300 m的高山草地、多石砾山坡或疏林下。随着制剂研究的不断深入和临床治疗用药的增加，以及连年采挖，野生雪上一枝蒿资源及生态环境遭到严重的破坏，该物种已被列为国家三级珍稀濒危保护植物[7, 8]。随着野生资源的枯竭，人工种植广泛兴起，云南、四川、甘肃等地也开始大规模种植。云南会泽、东川是最早种植雪上一枝蒿的地区之一，自2002年始，会泽大海乡、东川等地就开始进行引种试种，后扩展至几百亩，由于价格暴涨，雪上一枝蒿种植逐步扩张到香格里拉、丽江、四川阿坝、甘孜，青海和甘肃南部高海拔地区，其中阿坝的小金和金川成为规模较大的核心产区。价格高位时，东川、会泽地区种植超2000亩，产量可达200多吨。据统计，目前雪上一枝蒿面积不足500多亩。

三、现代研究

雪上一枝蒿主要含有雪上一枝蒿甲素、乙素、丙素、丁素、庚素[9-11]以及乌头碱、次乌头碱[12]等多种生物碱，其次还含有β-谷甾醇、胡萝卜苷等成分[13-15]。现代药理研究表明，雪上一枝蒿中的生物碱具有显著的镇痛作用[16]和抗炎作用[17]，还具有抗肿瘤[18]、局部麻醉[19]和抗菌[20]等药理作用。雪上一枝蒿具有较强的毒性，其主要毒性成分为乌头碱，使用不当会抑制呼吸[21]、引起心律失常[22]。

四、前景分析

雪上一枝蒿作为云南、四川等地的民间用药，目前已开发有雪上一枝蒿片剂、涂抹剂、擦剂、注射液等剂型用于对跌打损伤、风湿骨痛的治疗，随着研究的深入，应开发不同的新剂型以适用于不同的患者；雪上一枝蒿毒性较大，目前临床上其治疗量和中毒量十分接近，稍有不慎就可使患者中毒，为此，还应进一步研究雪上一枝蒿的各种化学成分及其药理毒理作用，开展炮制研究，建立合理的炮制工艺和质量控制标准，以兼顾药材的有效性和安全性。

五、DNA条形码标准序列及分子鉴定

材料来源：样品共6份。药材样品1份（样品号YWS1-28），采自云南会泽；标本样品5份（样品号YWS1-8-1、YWS1-8-2、YWS1-8-3、YWS1-8-4和YWS1-8-5），来自云南会泽。

ITS序列特征：雪上一枝蒿共7条序列，来自药材、标本和GenBank序列（AY189789），比对后矩阵长度为582 bp，有6个变异位点，分别为42、205和525位点C-T变异，86位点A-G变异，97和414位点G-C变异。一致性序列特征如图28-3所示。

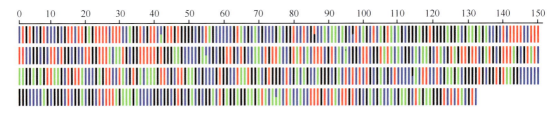

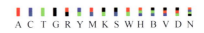

A C T G R Y M K S W H B V D N

图 28-3   雪上一枝蒿 ITS 一致性序列及二维码图

DNA条形码鉴定：乌头属共516条ITS序列，其中测试样品6条，GenBank下载510条构成序列矩阵，长度为633 bp，构建邻接树（图28-4）。测试样品与 *A. brachypodum* 和 *A. huiliense* 聚为一支。

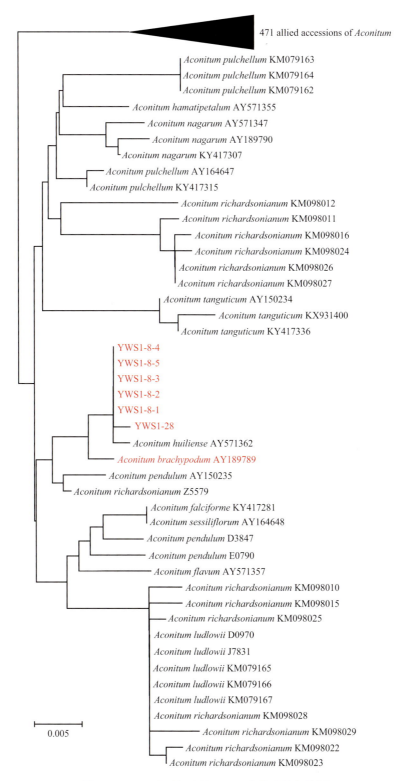

471 allied accessions of *Aconitum*

Aconitum pulchellum KM079163
Aconitum pulchellum KM079164
Aconitum pulchellum KM079162
Aconitum hamatipetalum AY571355
Aconitum nagarum AY571347
Aconitum nagarum AY189790
Aconitum nagarum KY417307
Aconitum pulchellum AY164647
Aconitum pulchellum KY417315
Aconitum richardsonianum KM098012
Aconitum richardsonianum KM098011
Aconitum richardsonianum KM098016
Aconitum richardsonianum KM098024
Aconitum richardsonianum KM098026
Aconitum richardsonianum KM098027
Aconitum tanguticum AY150234
Aconitum tanguticum KX931400
Aconitum tanguticum KY417336
YWS1-8-4
YWS1-8-5
YWS1-8-3
YWS1-8-2
YWS1-8-1
YWS1-28
Aconitum huiliense AY571362
Aconitum brachypodum AY189789
Aconitum pendulum AY150235
Aconitum richardsonianum Z5579
Aconitum falciforme KY417281
Aconitum sessiliflorum AY164648
Aconitum pendulum D3847
Aconitum pendulum E0790
Aconitum flavum AY571357
Aconitum richardsonianum KM098010
Aconitum richardsonianum KM098015
Aconitum richardsonianum KM098025
Aconitum ludlowii D0970
Aconitum ludlowii J7831
Aconitum ludlowii KM079165
Aconitum ludlowii KM079166
Aconitum ludlowii KM079167
Aconitum richardsonianum KM098028
Aconitum richardsonianum KM098029
Aconitum richardsonianum KM098022
Aconitum richardsonianum KM098023

0.005

图 28-4　ITS 序列矩阵基于 P 距离构建的邻接树

参 考 文 献

[1] 云南省卫生局.云南省药品标准（1974年版）[S].昆明：云南省卫生局，1975：295.

[2] 云南省卫生厅.云南省药品标准（1996年版）[S].昆明：云南大学出版社，1998：95.

[3] 中华人民共和国卫生部药典委员会.中华人民共和国药典（1977年版）[S].北京：人民卫生出版社，1978：530-531.

[4] 云南省药物研究所.云南重要天然药物[M].昆明：云南科技出版社，2006：302.

[5] 中国科学院《中国植物志》编辑委员会.中国植物志[M].北京：科学出版社，1979：156.

[6] 李娅琼、李保军、吴凯.濒危药用植物短柄乌头空间分布格局的研究[J].云南中医学院学报，2012，35（4）：47-50，55.

[7] 傅立国.中国植物红皮书（第一册）[M].北京：科学出版社，1991：368.

[8] 傅立国.中国珍稀濒危植物[M].上海：上海教育出版社，1989：332.

[9] 刘力敏、王洪城、朱元龙.中国乌头之研究XIX.四川雪上一枝蒿中生物碱及其结构[J].药学学报，1983，18（1）：39-44.

[10] 邹大江、黄先菊、高瑞希、等.HPLC测定雪上一枝蒿中3种生物碱的含量[J].中国实验方剂学杂志，2014，（8）：41-43.

[11] 朱任宏、方圣鼎.中国乌头之研究VI.雪上一枝蒿中的生物碱[J].化学学报，1964，30（2）：139.

[12] 曹红云、牛延菲、秦波、等.正交试验优选雪上一枝蒿中乌头碱的提取工艺[J].云南中医中药杂志，2015，36（12）：64-67.

[13] 王洪云、左爱学、孙赟、等.东川雪上一支蒿的化学成分研究[J].中国中药杂志，2013，38（24）：4324-4328.

[14] 张新渐、王洪云、刘淑萍、等.雪上一支蒿的化学成分研究[J].中国民族民间医药，2018，27（13）：13-17.

[15] Shen Y，Zuo A，Jiang Z，et al. Two new diterpenoid alkaloids from *Aconitum brachypodum*[J]. Bull Korean Chem Soc，2010，31（11）：3301-3303.

[16] 魏文珍、吴玉梅、唐红艳、等.雪上一枝蒿药材及其制剂发挥镇痛作用的治疗窗研究[J].贵阳中医学院学报，2016，38（3）：23-28.

[17] 王璐、高菊珍、张红宇、等.雪上一枝蒿速效止痛搽剂的抗炎镇痛作用研究[J].中药药理与临床，2005，（4）：52-54.

[18] 梅全喜.现代中药药理手册[M].北京：中国中医药出版社，1998：399.

[19] 畅行若.中国乌头的研究[J].药学学报，1981，16（6）：474.

[20] 王静、毛自文、范黎明、等.30种植物提取物抑菌活性研究[J].安徽农业科学，2012，40（10）：5918-5919，6185.

[21] 苗明山.法定中药药理与临床[M].西安：世界图书出版公司，1998：1660.

[22] 邓晓莉、王珍丽、丁仲如.雪上一支蒿中毒致尖端扭转型室速及心搏骤停1例[J].心功能杂志，1999，（2）：67.

    粗茎秦艽是龙胆科龙胆属植物粗茎秦艽 *Gentiana crassicaulis* Duthie ex Burk.的干燥根，以秦艽之名收载于1996年版《云南省药品标准》[1]、1977-2020年版《中华人民共和国药典》[2-10]，又名牛尾秦艽、牛尾艽、萝卜秦艽、萝卜艽、滇秦艽、大秦艽等（图29-1-图29-3）。

    多年生草本，高30-40 cm。全株光滑无毛，基部被枯存的纤维状叶鞘包裹。直根粗大，长圆锥形。基生叶较大，丛生，长圆状披针形，长10-20 cm，宽4.0-6.5 cm；茎生叶较小，卵状椭圆形至卵状披针形，长6-16 cm，宽3-5 cm，对生，顶部茎生叶2对，卵形，形成总苞状围绕花序，顶生叶与中部叶大小近似，较厚，革质；叶皆全缘，基部连合。花茎粗壮而短，稍倾斜，直径0.5-1.0 cm。聚伞花序多花簇生成头状；花萼一侧开裂，萼齿1-5，但萼齿极浅而不明显或无；花冠筒状漏斗形，上部裂片5，卵状三角形、褶三角形，先端锐尖，蓝色或蓝紫色；雄蕊5，子房具柄。蒴果椭圆形，有明显的柄；种子扁长圆形，棕色，具细网纹，无翅。花果期6-11月。

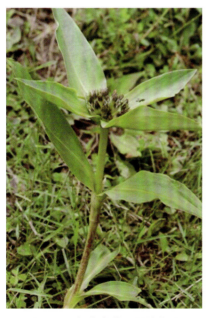 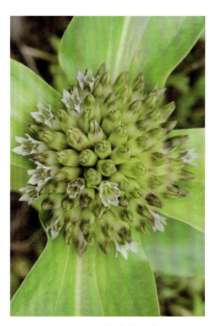

图 29-1   粗茎秦艽   原植物图   图 29-2   粗茎秦艽   花图

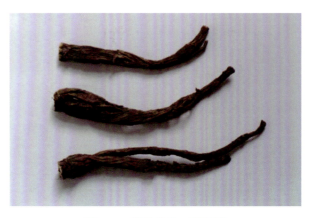

图 29-3　粗茎秦艽　药材图

一、药用历史

秦艽在我国药用已有近2000年历史，始载于《神农本草经》[11]，列为中品，谓其："味苦，平""主寒热邪气，寒湿风痹，肢节痛，下水利小便"。《名医别录》载："治风无问久新，通身挛急"。《图经本草》载："今河陕州郡多有之。其根土黄色而相交纠，长一尺以外，粗细不等"。据考证，历史上的秦艽主要为龙胆科龙胆属秦艽组植物秦艽（大叶秦艽）G. macrophylla 的根。同时，也有秦艽组多种植物的根，在各地作秦艽入药。经药理、药化研究和临床验证，《中华人民共和国药典》自1977-2020年版[2-10]，规定秦艽为龙胆科植物秦艽 G. macrophylla、麻花秦艽 G. straminea、粗茎秦艽 G. crassicaulis 或小秦艽 G. dahurica 的干燥根。其功能为祛风湿，清湿热，止痹痛，退虚热。主治风湿痹痛，中风半身不遂，筋脉拘挛，骨节酸痛，湿热黄疸，骨蒸潮热，小儿疳积发热等症。

二、资源情况

粗茎秦艽主要分布于云南丽江、迪庆、怒江、大理、昭通等地，生于海拔2800-4300 m的山坡草地、林缘及林下[12]。西藏东南部、四川、贵州西北部、青海东南部及甘肃南部也有分布[13]。由于粗茎秦艽生长环境特殊，全国产地不多，云南为主产区，所产药材根粗长，结实肉厚，色黄白，内在品质较为优良。在云南，粗茎秦艽人工栽培历史最早可追溯至20世纪20年代[14]，产区药农在价格较高时，采取精细化管理，价格低迷时，采取粗放式管理，近年来，随着乡村振兴工程的推进，政府引导农民在适宜高寒山区大规模开展粗茎秦艽种植，现种植区域主要集中于丽江玉龙、怒江兰坪、迪庆维西，种植面积已有3万余亩，产量可达3000多吨。

三、现代研究

研究表明，粗茎秦艽主要的化学成分包括[15, 16]环烯醚萜苷类（龙胆苦苷、马钱酸苷、獐牙菜苦苷等）、黄酮类（异荭草苷、槲皮素、皂草苷等）、三萜类（熊果酸、齐墩果酸等）及其他类化合物（木脂素、豆甾醇、阿魏酸等），其中环烯醚萜苷类是其主要活性成分和苦味成分[15]。药理作用研究表明，粗茎秦艽有抗炎镇痛[17]、抑制肿瘤坏死因子（TNF）产生、增加胆汁分泌、促进胆囊收缩[18]、升高血糖、抗过敏性休克和降血压等作用。

四、前景分析

近年来，有关粗茎秦艽在栽培技术、化学成分、药理作用等方面的研究已取得了阶段性进展，为今后的研究与开发利用提供了方向。生产实践方面，仅从环境因子角度分析粗茎秦艽药材适宜生长、栽培区域[19]，考虑因素较为单一，应结合植株自身生理特性、地区药材产量、有效成分含量及可利用栽培面积、投入成本及可获得利润等多因素综合深入分析。针对良种繁育、栽培技术制定标准化生产操作规程，进行科学生产。建立粗茎秦艽的药材可追溯质量控制体系。资源利用方面，粗茎秦艽的花和茎、叶也含多种化学成分[20]，其中以三萜类及黄酮类成分含量较高，可为合理、高效开发资源提供依据。

五、DNA条形码标准序列及分子鉴定

材料来源：样品共4份。标本样品4份（样品号YWS1-23-1、YWS1-23-2、YWS1-23-3和YWS1-23-4），来自云南香格里拉、迪庆德钦、丽江玉龙和昭通巧家。

ITS序列特征：粗茎秦艽共32条序列，来自标本、GBOWS序列（D0869、E0198、E0236和Z5648）和GenBank序列（KC861348、KC861349、KJ947800、KM236503、KM2365034、KM2365035、MF506906、MF506907、MF506908、MF506944、MF506945、MF506946、MF506947、MF506948、MF506949、MF506950、MF785165、MF785166、MF785167、MF785168、MF981240、MF981241和MF981261），比对后矩阵长度为598 bp，有28个变异位点，分别为7、31、138、294、336、474、493和540位点A-G变异，20、247和528位点A-C变异，52、111、117、125、137、174、327、396、401、559、563、583和593位点C-T变异，278、425、525和554位点G-T变异。有2处插入/缺失变异，为94-97和385位点。一致性序列特征如图29-4所示。

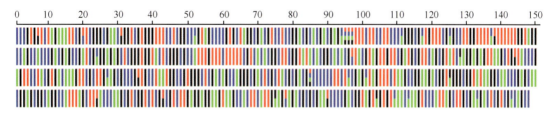

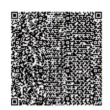

图 29-4　粗茎秦艽 ITS 一致性序列及二维码图

DNA条形码鉴定：龙胆属共453条ITS序列，其中测试样品4条，GenBank下载449条构成序列矩阵，长度为635 bp，构建邻接树（图29-5）。测试样品分散于多个分支。

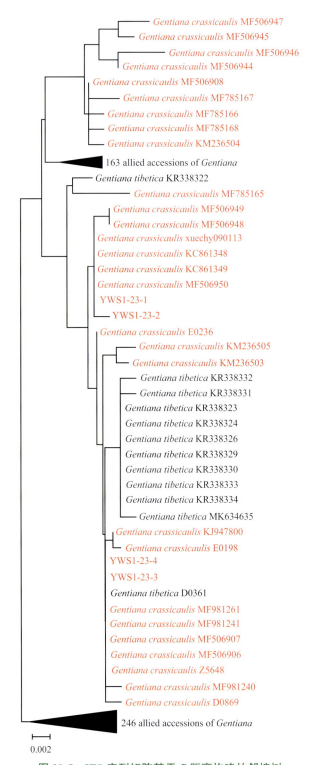

图 29-5　ITS 序列矩阵基于 *P* 距离构建的邻接树

参 考 文 献

[1] 云南省卫生厅.云南省药品标准（1996年版）[S].昆明：云南大学出版社，1998：85.

[2] 中华人民共和国卫生部药典委员会.中华人民共和国药典（1977年版）[S].北京：人民卫生出版社，1978：446.

[3] 中华人民共和国卫生部药典委员会.中华人民共和国药典（1985年版）[S].北京：人民卫生出版社/北京：化学工业出版社，1985：235.

[4] 中华人民共和国卫生部药典委员会.中华人民共和国药典（1990年版）[S].北京：人民卫生出版社/北京：化学工业出版社，1990：242.

[5] 中华人民共和国卫生部药典委员会.中华人民共和国药典（1995年版）[S].广州：广东科技出版社/北京：化学工业出版社，1995：240.

[6] 国家药典委员会.中华人民共和国药典（2000年版）[S].北京：化学工业出版社，2000：222.

[7] 国家药典委员会.中华人民共和国药典（2005年版）[S].北京：化学工业出版社，2005：190.

[8] 国家药典委员会.中华人民共和国药典（2010年版）[S].北京：中国医药科技出版社，2010：253.

[9] 国家药典委员会.中华人民共和国药典（2015年版）[S].北京：中国医药科技出版社，2015：270.

[10] 国家药典委员会.中华人民共和国药典（2020年版）[S].北京：中国医药科技出版社，2020：282.

[11] 国家中医药管理局《中华本草》编委会.中华本草（第6册）[M].上海：上海科学技术出版社，1999：231.

[12] 中国科学院昆明植物研究所.云南植物志（第11卷）[M].北京：科学出版社，2000：553.

[13] 中国科学院《中国植物志》编辑委员会.中国植物志（第62卷）[M].北京：科学出版社，1988：67.

[14] 聂燕琼，李海彦，孙娜，等.粗茎秦艽资源研究进展[J].中国现代中药，2012，14（5）：37-40.

[15] 王长生.粗茎秦艽种子萌发特性及药材质量评价研究[D].成都：西南民族大学硕士学位论文，2017.

[16] 吕涛.粗茎秦艽的化学成分及抗炎活性研究[D].昆明：云南中医学院硕士学位论文，2012.

[17] 崔景荣，赵喜元，张建生，等.四种秦艽的抗炎和镇痛作用比较[J].北京医科大学学报，1992，24（3）：225-227.

[18] 张勇，蒋家雄，李文明.龙胆苦甙药理研究进展[J].云南医药，1991，12（5）：304-306.

[19] 卢又媛，杨燕梅，马晓辉，等.中药秦艽生态适应性区划研究[J].中国中药杂志，2016，41（17）：3176-3180.

[20] 李建民，李福安，李向阳，等.粗茎秦艽不同部位龙胆苦甙含量的分析[J].天然产物研究与开发，2004，16（3）：225-227.

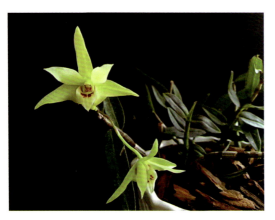

图 30-1 黑节草 原植物图

黑节草是兰科石斛属植物铁皮石斛 *Dendrobium candidium* Wall ex Lindl. 的新鲜全草或干燥茎，为1974年和1996年版《云南省药品标准》[1, 2]、1977-2020年版《中华人民共和国药典》[3-11]收载品，黑节草因茎节有一环黑褐色、茎皮铁青或灰绿色而得名（图30-1-图30-3）。《中华人民共和国药典》更正为 *D. officinale* Kimura & Migo。根据命名法规和使用习惯，通常推荐使用 *D. catenatum* Lindl. 或 *D. officinale* 两个名称[12]。

多年生草本。茎直立，<u>丛生</u>，圆柱形，铁青或灰绿色（故名铁皮石斛），高9-35 cm，粗2-4 cm，上部茎节上有时生根，能长出新植株。叶互生，6-12枚，无柄，叶片稍带肉质，矩圆状披针形，长3-7 cm，宽9-15 mm，先端略钩转；叶鞘灰白色，膜质具紫斑，鞘口张开，常与节留下一黑褐色环状间隙（故称黑节草）。总状花序生于具叶或无叶茎的中上部，有花2-5朵；花苞片干膜质，淡白色；花被片黄绿色，稍有香气；中萼片和花瓣相似，矩圆状披针形，侧萼片镰刀状三角形；唇瓣白色，卵状披针形，长1.3-1.6 cm，宽0.7-0.9 cm，先端渐尖或短渐尖，近上部中间有圆形紫色斑块，近下部中间有黄色胼胝体，边缘波状；唇盘密布细乳突状的毛，并且在中部以上具1个紫红色斑块；蕊柱黄绿色，长约3 mm，先端两侧各具1个紫点；蕊柱足黄绿色带紫红色条纹，疏生毛；药帽白色，长卵状三角形，长约2.3 mm，顶端近锐尖并且2裂。花期4-5月，果期5-6月。

一、药用历史

石斛始载于《山海经》，《神农本草经》将其列为上品并载石斛："味甘、平，无毒、主伤中，除痹，下气，补五脏虚劳羸瘦，强阴益精。久服厚肠胃，轻身延年。一名林兰，生山谷"[13]。此后，诸多本草也有对石斛的记载，但未见铁皮石斛的记载[12]。1963年版《中华人民共和国药典》规定石斛为兰科石斛属植物的新鲜或干燥茎[14]，1977-2005年版《中华人民共和国药典》规定铁皮石斛为石斛药材的基原植物之一[3-8]，2010-2020年版《中华人民共和国药典》将铁皮石斛单独收载[9-11]。其功能为益胃生津，滋阴清热。用于热病津伤，口干烦渴，胃阴不足，食少干呕，病后虚热不退，阴虚火旺，骨蒸劳热，目暗不明，筋骨萎软。

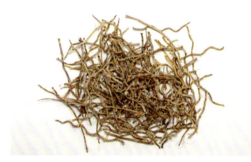

图 30-2　黑节草　药材图（一）

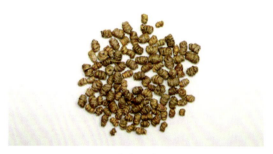

图 30-3　黑节草　药材图（二）

二、资源情况

黑节草为兰科多年生附生草本，是我国传统名贵药材之一，主要分布于云南贡山、石屏、文山、广南、西畴、麻栗坡[15]，附生于海拔1600-2200 m的山地林中树上或江边岩石上。安徽西南部、浙江东部、福建西部、广西西北部等地也有分布[16]。野生资源面临枯竭，已被列入《国家重点保护野生植物名录》（二级）。近年来，随着生物技术学科的发展[17-19]，黑节草人工繁育技术现已较为成熟，种植面积快速扩大，产量已满足市场需求，野生资源紧张局面得到了极大的缓解。2021年，云南石斛种植面积12.1万亩，其中黑节草苗床栽培约4万亩，产量约2万吨（鲜条）；仿野生种植约2万亩，产量约1000 t（鲜条）。云南德宏、普洱、西双版纳、文山、红河、保山、临沧等地均有石斛种植，黑节草年产量占全国的65%以上，其中德宏面积约2万亩，占云南黑节草种植面积的50%以上[20]。

三、现代研究

目前，从黑节草中发现的化合物已有百余种[20-22]，主要包括多糖[23, 24]、芪类[25]、氨基酸[26]、矿质元素[27]、挥发油[28]、多酚[29]等。其中多糖是黑节草中主要的化学成分，也是其指标性成分[11]。药理作用研究表明[20, 30-36]，黑节草具有抗氧化、降血糖、防治糖尿病并发症、抗肿瘤、提高免疫力、降血压、预防中风、改善心血管系统功能、抗阿司匹林损伤等作用。此外，现与黑节草相关的保健食品多达数十种，已开发制剂的剂型有胶囊、片剂、浸膏、口服液、丸剂、口含片、咀嚼片、茶、饮料、颗粒等10种[37]。

四、前景分析

目前，黑节草资源短缺问题基本得到解决，但由于缺乏对其品质评价的系统方案及统一标准，存在种源混杂、以次充好、伪品泛滥的情况。因此，应加快推进对黑节草的指纹图谱研究，提升对其原料品质的把控，为市场提供品质可靠、安全有效的产品。近年来，有关黑节草化学成分及药理作用的研究已取得了阶段性的进展，但是缺少功效成分群之间作用机制的系统研究。因此，分析其具体有效成分结构、合成机制和作用机制，并探讨新的药理作用，为黑节草资源的充分开发利用、传统方剂配伍和新药开发提供理论依据。

五、DNA条形码标准序列及分子鉴定

材料来源：样品共12份。对照药材1份（编号121501-201402）；药材样品3份（样品号YWS2-36、YWS141和YWS142），采自云南思茅；标本样品8份（样品号YWS1-4-1、YWS1-4-2、YWS1-4-3、YWS1-4-4、YWS1-4-5、YWS1-4-6、YWS1-4-7和YWS1-4-8），来自云南思茅、红河屏边、景洪、西双版纳勐海、大理巍山、临沧耿马、腾冲。

ITS序列特征：黑节草共31条序列，来自对照药材、药材、标本、GBOWS序列（JXH_BC099、JXH_10080、JXH_BC056、JXC_BC058、JXH_SET_ET547、CSL_PS2521MT02和CSL_PS2521MT03）和GenBank序列（AB593614、AY239981、AY485718、HM590369、KI779767、KJ881380、KP159304、KT779778、KX792017、KY499234、MG940864和MK522236），比对后发现JXH_BC099、HM590369、KX792017和MK522236遗传差异较大而将其删除，最终比对后矩阵长度为570 bp，有75个变异位点，分别为7位点A-G-T变异，14、38、42、51、54、147、157、160、175、178、187、190、199、224、317、327、371、403、421、480、526、535、536和570位点C-T变异，20、66、118、131、134、193、364、367、399、506、525和563位点A-T变异，29、62、102、132、384和566位点A-C变异，43位点G-C-T变异，44、71、73、77、89、135、138、163、240、318、332、334、401、539和545位点A-G变异，48和430位点G-C变异，52、72、74、116、285、418、448、493、494、558和560位点G-T变异，379位点A-C-G变异，531位点A-C-G变异，532位点A-C-T变异。有7处插入/缺失变异，分别为31、63-65、98、150、386、411和551位点。一致性序列特征如图30-4所示。

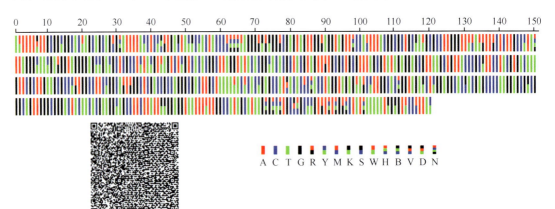

图30-4　黑节草ITS一致性序列及二维码图

DNA条形码鉴定：石斛属共691条ITS序列，其中测试样品12条，GenBank下载679条构成序列矩阵，长度为719 bp，构建邻接树（图30-5）。测试样品分散于两个分支。

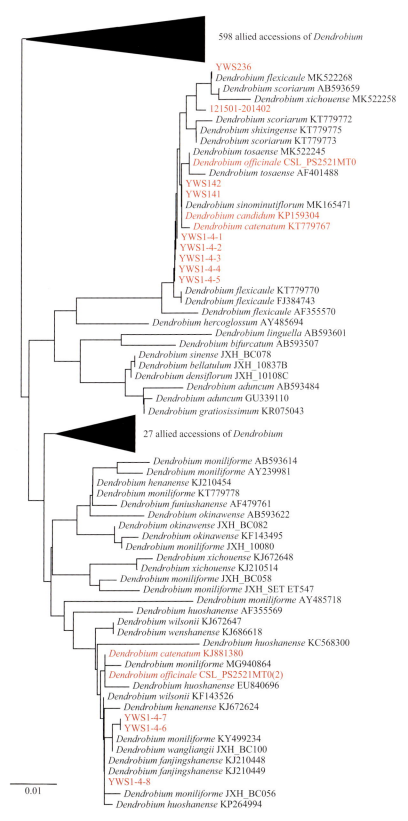

图 30-5　ITS 序列矩阵基于 *P* 距离构建的邻接树

参 考 文 献

[1] 云南省卫生局.云南省药品标准（1974年版）[S].昆明：云南省卫生局，1975：325.

[2] 云南省卫生厅.云南省药品标准（1996年版）[S].昆明：云南大学出版社，1998：112.

[3] 中华人民共和国卫生部药典委员会.中华人民共和国药典（1977年版）[S].北京：人民卫生出版社，1978：145.

[4] 中华人民共和国卫生部药典委员会.中华人民共和国药典（1985年版）[S].北京：人民卫生出版社/北京：化学工业出版社，1985：71.

[5] 中华人民共和国卫生部药典委员会.中华人民共和国药典（1990年版）[S].北京：人民卫生出版社/北京：化学工业出版社，1990：75.

[6] 中华人民共和国卫生部药典委员会.中华人民共和国药典（1995年版）[S].广州：广东科技出版社/北京：化学工业出版社，1995：70.

[7] 国家药典委员会.中华人民共和国药典（2000年版）[S].北京：化学工业出版社，2000：70.

[8] 国家药典委员会.中华人民共和国药典（2005年版）[S].北京：化学工业出版社，2005：62.

[9] 国家药典委员会.中华人民共和国药典（2010年版）[S].北京：中国医药科技出版社，2010：265.

[10] 国家药典委员会.中华人民共和国药典（2015年版）[S].北京：中国医药科技出版社，2015：282.

[11] 国家药典委员会.中华人民共和国药典（2020年版）[S].北京：中国医药科技出版社，2020：295.

[12] 斯金平，张媛，罗毅波，等.石斛与铁皮石斛关系的本草考证[J].中国中药杂志，2017，42（10）：2001-2005.

[13] 国家中医药管理局《中华本草》编委会.中华本草（第8册）[M].上海：上海科学技术出版社，1999：705.

[14] 中华人民共和国卫生部药典委员会.中华人民共和国药典（1963年版）[S].北京：人民卫生出版社，1964：67.

[15] 中国科学院昆明植物研究所.云南植物志（第14卷）[M].北京：科学出版社，2003：638.

[16] 中国科学院《中国植物志》编辑委员会.中国植物志（第19卷）[M].北京：科学出版社，1999：117.

[17] 濮晓珍，尹春英，周小波，等.铁皮石斛组培苗移栽驯化过程中叶片光合特性、超微结构及根系活力的变化[J].生态学报，2012，32（13）：4114-4122.

[18] 张萍，钟云芳，宋希强，等.微生物共同作用下的铁皮石斛组培苗生长效应研究[J].植物科学学报，2013，31（1）：73-79.

[19] 朱庆坚，陈勇，余花，等.铁皮石斛组织培养及快繁技术研究[J].中国农学通报，2015，31（31）：19-24.

[20] 杨明志，赵润菊，李振坚.中国石斛产业发展报告[M].北京：中国医药科技出版社，2022.

[21] Xia LJ，Liu XF，Guo HY，et al. Partial characterization and immuno-modulatory activity of polysaccharides from the stem of *Dendrobium officinale*（Tiepishihu）*in vitro*[J]. Journal of Functional Foods，2012，4（1）：294-301.

[22] 李燕，王春兰，王芳菲，等.铁皮石斛化学成分的研究[J].中国中药杂志，2010，35（13）：1715-1719.

[23] 华允芬.铁皮石斛多糖成分研究[D].杭州：浙江大学博士学位论文，2005.

[24] 李明智，童微，胡婕伦，等.铁皮石斛多糖不同级分的制备、性质分析及免疫调节活性比较[J].食品工业科技，2018，39（15）：10-14，20.

[25] 包晓青，吴志刚，严鹏程，等.铁皮石斛中芪类成分的分离及含量测定[J].上海中医药杂志，2015，49（2）：86-89.

[26] 黎万奎，胡之璧，周吉燕，等.人工栽培铁皮石斛与其他来源铁皮石斛中氨基酸与多糖及微量元素的比较分析[J].上海中医药大学学报，2008，22（4）：80-83.

[27] 诸燕，苑鹤，李国栋，等. 铁皮石斛中11种金属元素含量的研究[J]. 中国中药杂志，2011，36（3）：356-360.

[28] 李文静，李进进，李桂锋，等. GC-MS分析4种石斛花挥发性成分[J]. 中药材，2015，38（4）：777-780.

[29] Gong XY，Jiang SM，Tian HY，et al. Polyphenols in the fermentation liquid of *Dendrobium candidum* relieve intestinal inflammation in zebrafish through the intestinal microbiome-mediated immune response[J]. Frontiers in Immunology，2020，11：1542.

[30] Zhang ZY，Guo Y，Si JP，et al. A polysaccharide of *Dendrobium officinale* ameliorates H_2O_2-induced apoptosis in H9c2 cardiomyocytes via PI3K/AKT and MAPK pathways[J]. International Journal of Biological Macromolecules，2017，104：1-10.

[31] 汤志远，周晓宇，冯健，等. 铁皮石斛多糖降血糖作用研究[J]. 南京中医药大学学报，2016，32（6）：556-570.

[32] 王杰，葛颖华，周萃，等. 鲜铁皮石斛提取物抗Lewis肺癌的机制研究[J]. 中国现代应用药学，2014，31（8）：953-957.

[33] 李光，宋美芳，李宜航，等. 不同种类石斛多糖成分对小鼠脾脏免疫功能的影响[J]. 中国临床药理学与治疗学，2012，17（10）：1108-1111.

[34] 吴人照，杨兵勋，李亚平，等. 铁皮石斛多糖对SHR-sp大鼠抗高血压中风作用的实验研究[J]. 中国中医药科技，2011，18（3）：204-205，210.

[35] 陈桦，王兵，唐汉庆，等. 铁皮石斛多糖对冠心病模型家兔心功能及心肌收缩能力的影响[J]. 中国实验方剂学杂志，2015，21（21）：139-143.

[36] 吴耽，江婷婷，赵青，等. 铁皮石斛多糖抗阿司匹林诱导人胃粘膜上皮细胞GES-1损伤的保护作用机制研究[J]. 中国药理学通报，2017，33（10）：1479-1480.

[37] 孙恒，胡强，金航，等. 铁皮石斛化学成分及药理活性研究进展[J]. 中国实验方剂学杂志，2017，23（11）：225-234.

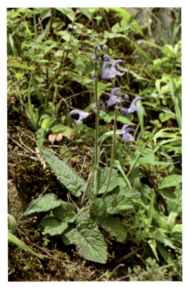

图 31-1 滇丹参 原植物图

滇丹参是唇形科鼠尾草属植物云南鼠尾草*Salvia yunnanensis* C. H. Wright的干燥根，以紫丹参之名被收载于1974年和1996年版《云南省药品标准》[1, 2]、2005年版《云南省中药材标准》[3]，因其根较2020年版《中华人民共和国药典》[4]收载的丹参*S. miltiorrhiza* Bge.小，又主要产销云南，故又称小紫丹参、小丹参、滇紫丹参、紫丹参（图31-1-图31-3）。

多年生草本，高10-30 cm。根纺锤形，红棕色，长3-5 cm，直径3-6 mm。茎直立、四棱形，密被平展白色长柔毛。叶基生，稀有1-2对茎生叶，单叶或羽状复叶，小叶3或5枚，顶生小叶最大，卵圆形或椭圆形；侧生小叶卵圆形，极小；叶面绿色，叶背带紫色，两面密被或疏被长柔毛，稀变无毛，通常具细皱；叶柄长2.5-10.0 cm，被长柔毛。轮伞花序4-6花，疏离，组成长7-13 cm顶生总状花序或总状圆锥花序；苞片小，椭圆状披针形；花萼钟状，二唇形，外面沿脉被长柔毛，余部被腺体，萼口边缘被缘毛，内面满布微硬伏毛；花冠蓝紫色，长2.5-3.0 cm，二唇形，外被短柔毛，内面在冠筒中下部被微柔毛；能育雄蕊2枚，包在花冠上唇内，花丝比药隔短。小坚果椭圆形，黑褐色，光滑。花期4-8月，果期7-9月。

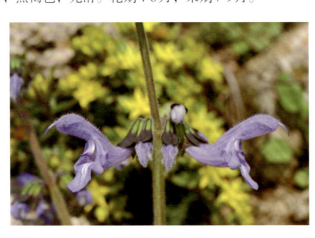

图 31-2 滇丹参 花图

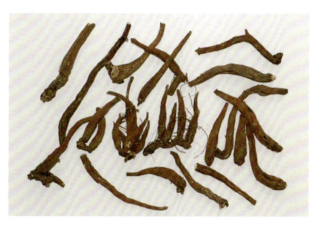

图 31-3　滇丹参　药材图

一、药用历史

丹参始载于《神农本草经》[5]，被列为上品，谓："丹参味苦，微寒，无毒。主心腹邪气，肠鸣幽幽如走水，寒热积聚，破症除瘕，止烦满，益气"。滇丹参以"丹参"之名始载于《滇南本草》[6-8]，谓："丹参，味微苦，性微寒。色赤象火，入心经。补心，生血，养心，定志，安神宁心，健忘怔忡，惊悸不寐，生新血，去瘀血，安生胎，落死胎。一味可抵四物汤补血之功"。经考证其原植物为云南鼠尾草 S. yunnanensis，即今《云南省药品标准》和《云南省中药材标准》收载的"紫丹参"，云南长期作丹参入药，并销往省外。

二、资源情况

滇丹参分布于云南丽江、永胜、鹤庆、洱源、大理、云龙、弥渡、临沧、禄劝、昆明、嵩明、澄江、蒙自、罗平、马龙、昭通等地[9]，生于海拔1800-2900 m的山坡杂木林、草地、路边灌丛。四川西南部及贵州西部也有分布[10]。在我国西南地区，民间常以滇丹参作为丹参的替代品入药[11, 12]。近年来，随着需求量增大，野生资源逐渐减少，人工引种驯化、种苗繁育等研究也逐步成为热点，云南东川、大理等地已开始进行规模化种植。

三、现代研究

研究表明，从滇丹参中发现的化合物主要为脂溶性的丹参酮类化合物[13, 14]和水溶性的丹酚酸类化合物[11, 15-17]。其中，二氢丹参酮、隐丹参酮、丹参酮Ⅰ和丹参酮ⅡA等为脂溶性成分，原儿茶醛、丹参素、迷迭香酸、紫草酸B、滇紫草酸A-H，以及香茶菜素等为水溶性成分。药理研究表明，滇丹参有防治冠心病，增加冠脉流量，使心肌供氧量增加，使需氧量降低[18]；防止血栓形成，明显延长闭塞性血栓形成时间[19]；防治血管成形术后血管再狭窄[20]；抑制血小板聚集[21]等作用。此外，国家药品标准中以滇丹参入药的成方制剂剂型有片剂、胶囊、煎膏、滴丸等[22, 23]。

四、前景分析

在我国西南地区，因其功效具有一定的相似性，民间常以滇丹参作丹参用。而研究人员发现滇丹参的主要成分如隐丹参酮、丹参酮Ⅰ、丹参酮Ⅱ$_A$等的绝对含量均低于丹参[13]。现阶段，滇丹参仍未制定市场等级、质量标准。因此，应对滇丹参制定明确的质量标准，利用现代中药研究手段，对滇丹参进行天然药化、药理及临床疗效等方面的深入研究，并建立其质量控制体系。另外，滇丹参商品交易来源以野生资源为主，而不同产地野生滇丹参活性成分含量差异较大。为保护野生资源，应尽快开展适宜区域人工栽培，以稳定供应。

五、DNA条形码标准序列及分子鉴定

材料来源：样品共4份。药材样品1份（样品号YWS1-31），采自云南昆明；标本样品3份（样品号YWS1-22-1、YWS1-22-3、YWS1-22-4），来自云南昆明、文山砚山、大理。

ITS序列特征：滇丹参共16条序列，来自药材、标本、GBOWS序列（D0425）和GenBank序列（DQ132866、EF014344、EF373615、EF373616、EF373617、EU169482、JQ934164、JQ934165、KJ397258、KT210251和MG824292），比对后矩阵长度为586 bp，有16个变异位点，分别为16、84、189、334、352和525位点A-G变异，26、170、219、546和579位点C-T变异，60位点A-G-T变异，65位点A-C变异，98和412位点G-T变异，406位点A-G-T变异。有2处插入/缺失变异，为388和518位点。一致性序列特征如图31-4所示。

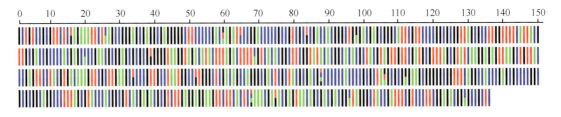

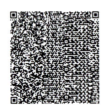
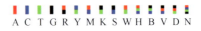

图31-4　滇丹参ITS一致性序列及二维码图

DNA条形码鉴定：鼠尾草属共1122条ITS序列，其中测试样品4条，GenBank下载1118条构成序列矩阵，长度为743 bp，构建邻接树（图31-5）。测试样品与*S. yunnanensis*、*S. plectranthoides*等聚为一支。

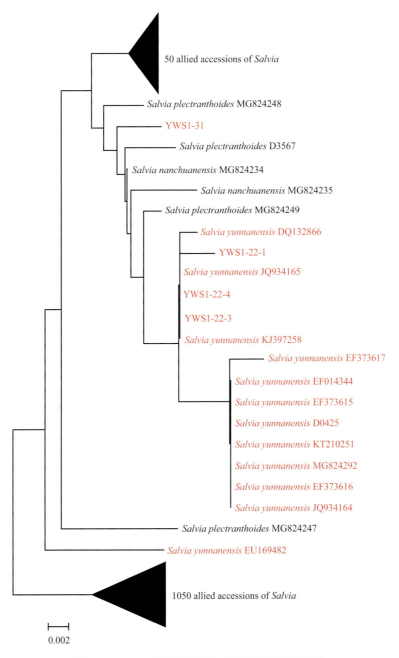

50 allied accessions of *Salvia*

Salvia plectranthoides MG824248

YWS1-31

Salvia plectranthoides D3567

Salvia nanchuanensis MG824234

Salvia nanchuanensis MG824235

Salvia plectranthoides MG824249

Salvia yunnanensis DQ132866

YWS1-22-1

Salvia yunnanensis JQ934165

YWS1-22-4

YWS1-22-3

Salvia yunnanensis KJ397258

Salvia yunnanensis EF373617

Salvia yunnanensis EF014344

Salvia yunnanensis EF373615

Salvia yunnanensis D0425

Salvia yunnanensis KT210251

Salvia yunnanensis MG824292

Salvia yunnanensis EF373616

Salvia yunnanensis JQ934164

Salvia plectranthoides MG824247

Salvia yunnanensis EU169482

1050 allied accessions of *Salvia*

0.002

图 31-5　ITS 序列矩阵基于 *P* 距离构建的邻接树

参 考 文 献

[1] 云南省卫生局. 云南省药品标准（1974年版）[S]. 昆明：云南省卫生局，1975：321.

[2] 云南省卫生厅. 云南省药品标准（1996年版）[S]. 昆明：云南大学出版社，1998：109.

[3] 云南省食品药品监督管理局. 云南省中药材标准（2005年版）（第一册）[S]. 昆明：云南美术出版社，2005：45.

[4] 国家药典委员会.中华人民共和国药典（2020年版）[S].北京：中国医药科技出版社，2020：77.

[5] 国家中医药管理局《中华本草》编委会.中华本草（第7册）[M].上海：上海科学技术出版社，1999：169.

[6] 国家中医药管理局《中华本草》编委会.中华本草（第7册）[M].上海：上海科学技术出版社，1999：193.

[7] 兰茂.滇南本草（第二卷）[M].昆明：云南人民出版社，1977：351-353.

[8] 段宝忠、李巍、邓海星、等.民族药紫丹参的本草考证[J].中国实验方剂学杂志，2019，25（15）：1-7.

[9] 云南省植物研究所.云南植物志（第1卷）[M].北京：科学出版社，1977：682.

[10] 中国科学院《中国植物志》编辑委员会.中国植物志（第66卷）[M].北京：科学出版社，1977：144.

[11] Tanaka T，Nishimura A，Kouno I. Isolation and characterization of yunnaneic acids A-D，four novel caffeic acid metabolites from *Salvia yunnanensis*[J]. Journal of Natural Products，1996，59（9）：843-849.

[12] 钱子刚、梁晓原、侯安国.滇丹参药用植物资源[J].中药材，2002，25（9）：628-629.

[13] 黄超、陈科力.滇丹参与丹参脂溶性成分指纹图谱的比较研究[J].中国药师，2015，18（8）：1256-1259.

[14] 孙海林、刘小莉、王皎、等.云南滇丹参药材全株中4种脂溶性成分的含量测定[J].中药材，2017，40（5）：1074-1076.

[15] Zhang ZF，Peng ZG，Gao L. Three new derivatives of anti-HIV-1 polyphenols isolated from *Salvia yunnanensis*[J]. Journal of Asian Natural Products Research，2008，10（5）：391-396.

[16] Zhang ZF，Chen HS，Peng ZG. A potent anti-HIV polyphenol from *Salvia yunnanensis*[J]. Journal of Asian Natural Products Research，2008，10（3）：252-255.

[17] Tanaka T，Nishimura A. Four new caffeic acid metabolites，yunnaneic acids E-H，from *Salvia yunnanensis*[J]. Chemical and Pharmaceutical Bulletin，1997，45（10）：1596-1600.

[18] 罗庆祎、李建美.滇丹参对冠心病的防治作用[J].临床误诊误治，2007，20（5）：23-24.

[19] 何洪静、张荣平、胡建林.滇丹参、甘西鼠尾、褐毛甘西鼠尾水提取液对鼠血栓形成及微循环的影响[J].天然产物研究与开发，2003，15（2）：144-150.

[20] 李建美、罗庆祎、李易.滇丹参对血管狭窄和金属基质蛋白酶的影响[J].云南医药，2007，28（2）：95-97.

[21] Li Y，Zhang YR，Cao B，et al. Screening for the antiplatelet aggregation quality markers of *Salvia yunnanensis* based on an integrated approach[J]. Journal of Pharmaceutical and Biomedical Analysis，2020，188：1-9.

[22] 黄超.滇丹参指纹图谱及其对细胞损伤保护作用和紫丹活血口崩片工艺的研究[D].武汉：湖北中医学院博士学位论文，2007.

[23] 吴春艳、姚尧、杨兴伟.滇丹参的化学成分与药理活性研究进展[J].中药材，2012，35（2）：330-335.

滇龙胆是龙胆科龙胆属植物滇龙胆草 *Gentiana rigescens* Franch. ex Hemsl. 的干燥根及根茎，为 1977-2020 年版《中华人民共和国药典》[1-9] 收载"龙胆"的原植物来源之一，又名坚龙胆、龙胆草、胆草、苦草、青鱼胆、小秦艽（图 32-1- 图 33-3）。

多年生草本，高 30-50 cm。须根肉质，主茎粗壮，发达，有分枝。茎直立或斜升，单一或 2-4 簇生，表面常带紫褐色。叶革质，对生，无柄，卵形或卵状长圆形，长 1.2-4.5 cm，宽 0.7-2.2 cm，先端钝圆，基部楔形，边缘略外卷，有乳突或光滑，上面深绿色，下面黄绿色，叶脉 1-3 条，在下面突起，叶柄边缘具乳突，长 5-8 mm。花多数，簇生枝端呈头状，稀腋生或簇生小枝顶端，被包围于最上部的苞叶状的叶丛中；无花梗；花萼倒锥形，长 10-12 mm，萼筒膜质，全缘不开裂，裂片绿色，不整齐，2 枚大，倒卵状矩圆形或矩圆形，长 5-8 mm，先端钝，具小尖头，基部狭缩成爪，中脉明显；3 枚小，线形或披针形，长 2.0-3.5 mm，先端渐尖，具小尖头，基部不狭缩；花冠蓝紫色，管状钟形，长 2.5-3.5 cm，顶端 5 裂，花冠裂片卵状三角形，具紫色斑点（干后逐渐变黄），先端急尖，间褶斜三角形，短于裂片，有 2-3 小齿；雄蕊 5，花丝基部具狭翅，生于冠筒的 1/3 处；子房上位，花柱短，柱头 2 裂。蒴果长圆形，具短柄；种子多数，细小，扁圆柱形，表面蜂窝状。花期 7-9 月，果期 10-12 月。

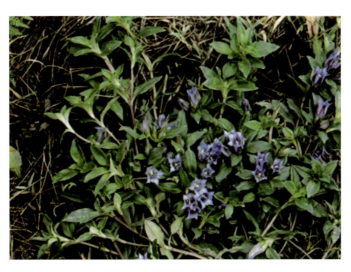

图 32-1　滇龙胆　原植物图

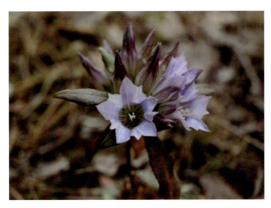

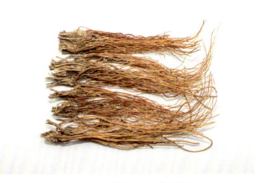

图 32-2   滇龙胆   花图   图 32-3   滇龙胆   药材图

一、药用历史

龙胆药用历史悠久，始载于《神农本草经》[10]，列为上品，并载："龙胆味苦寒。主骨间寒热，惊痫邪气，续绝伤，定五脏，杀蛊毒。久服益智不忘，轻身耐老。一名陵游"。此后，诸多本草也有对龙胆的记载。古之本草所载龙胆的原植物也有多种，其中，《滇南本草》[11]曰："龙胆草味苦，性寒。泻肝经实火，止喉痛"。《植物名实图考》载："滇龙胆生云南山中，丛根簇茎，叶似柳微宽，又似橘叶而小。叶中发苞开花，花如钟形，一一上耸，茄紫色"。据考证，《滇南本草》所载的龙胆草，即今滇龙胆。《中华人民共和国药典》（1977-2020年版）规定滇龙胆为龙胆原植物之一。其性寒、味苦。归肝、胆经。能清热燥湿，泻肝胆火。常用于湿热黄疸，阴肿阴痒，带下，湿疹瘙痒，肝火目赤，耳鸣耳聋，胁痛口苦，强中，惊风抽搐等症。

二、资源情况

滇龙胆是常用传统配方中药，也是多种常用中成药的主要原料。其主要分布于云南中部、西部各县，四川、贵州、湖南、广西也有分布[12, 13]。云南是滇龙胆的原产地和主产区，2001年前滇龙胆以采挖野生药材为主，随着市场需求量增加，野生资源趋于匮乏，滇龙胆被列为国家重点保护野生药材物种（三级）[14]。2001年，云南滇龙胆野生变家种获得成功，2006年开始规模化人工种植，种植面积逐年增加。目前，种植面积和产量均占全国90%以上。2020年，云南滇龙胆在地面积约24万亩，产量约6000 t。同年，滇龙胆获得中国国家地理标志证明商标。

三、现代研究

近年来，从滇龙胆中发现的化合物有60余个[15]。其中主要类型包括环烯醚萜苷类[16-18]、三萜类[19-21]、木脂素类[20]、黄酮类[20]、生物碱类[21]、苯甲酸酯类[22]及其他类[20, 21]。其中，以环烯醚萜苷类为主要活性成分。药理作用研究表明，滇龙胆有保肝、抗氧化、抗水肿[23, 24]、抗菌[25, 26]、镇痛[27]、降血脂[28-30]、抑制甲状腺功能亢进等作用[31]。

四、前景分析

目前，人工栽培滇龙胆技术已初步形成，由于其以种子繁殖为主[32]，存在耗种量高、发芽率低、出苗不整齐等问题。同时，受滇龙胆适宜栽培区域可利用土地面积限制，采取的林药复合套种模式存在植物间的化感作用，会直接影响药材的产量及品质[33, 34]。因此，对滇龙胆良种选育、探索多种繁殖方式，筛选适当套种品种，可作为今后解决生产实际问题的切入点。此外，滇龙胆的活性成分药理研究主要集中于环烯醚萜苷类成分，对于其他物质的开发和利用略显不足，如苯甲酸酯类成分具有促进神经营养因子活化、抗老年痴呆症等作用，仍处于研究的起步阶段[15]。

五、DNA 条形码标准序列及分子鉴定

材料来源：样品共7份。药材样品2份[样品号B190616（滇龙胆）、YWS1906]，采自云南临沧永德和临沧云县；标本样品5份（样品号YWS1-7-1、YWS1-7-2、YWS1-7-3、YWS1-7-4和YWS1-7-5），来自云南红河、玉溪新平、怒江贡山和临沧永德。

ITS序列特征：滇龙胆共10条序列，来自药材、标本、GBOWS序列（J6798）和NCBI序列（GQ864021和GQ864022），比对后矩阵长度为597 bp，有17个变异位点，分别为14位点A-C变异，27位点A-G变异，36位点G-C变异，135位点A-G-T变异，136和405位点A-T变异，178和562位点A-C变异，184、404和427位点A-G变异，395、406、432、577和579位点C-T变异，396位点G-T变异。有3处插入/缺失变异，为382、383和412位点。一致性序列特征如图32-4所示。

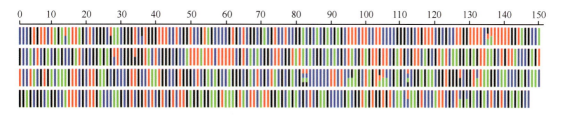

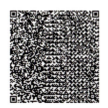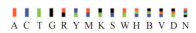

图32-4　滇龙胆 ITS 一致性序列及二维码图

DNA条形码鉴定：龙胆属共456条ITS序列，其中测试样品7条，GenBank下载449条构成序列矩阵，长度为634 bp，构建邻接树（图32-5）。测试样品与 *G. rigescens*、*G. cephalantha* 等聚为一支。

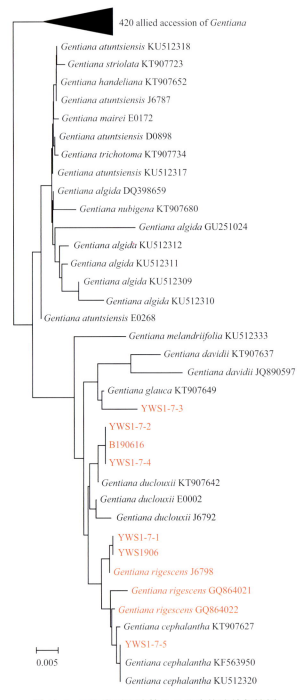

420 allied accession of *Gentiana*

Gentiana atuntsiensis KU512318

Gentiana striolata KT907723

Gentiana handeliana KT907652

Gentiana atuntsiensis J6787

Gentiana mairei E0172

Gentiana atuntsiensis D0898

Gentiana trichotoma KT907734

Gentiana atuntsiensis KU512317

Gentiana algida DQ398659

Gentiana nubigena KT907680

Gentiana algida GU251024

Gentiana algida KU512312

Gentiana algida KU512311

Gentiana algida KU512309

Gentiana algida KU512310

Gentiana atuntsiensis E0268

Gentiana melandriifolia KU512333

Gentiana davidii KT907637

Gentiana davidii JQ890597

Gentiana glauca KT907649

YWS1-7-3

YWS1-7-2

B190616

YWS1-7-4

Gentiana duclouxii KT907642

Gentiana duclouxii E0002

Gentiana duclouxii J6792

YWS1-7-1

YWS1906

Gentiana rigescens J6798

Gentiana rigescens GQ864021

Gentiana rigescens GQ864022

Gentiana cephalantha KT907627

YWS1-7-5

Gentiana cephalantha KF563950

Gentiana cephalantha KU512320

0.005

图 32-5   ITS 序列矩阵基于 *P* 距离构建的邻接树

参 考 文 献

[1] 中华人民共和国卫生部药典委员会. 中华人民共和国药典（1977年版）[S]. 北京：人民卫生出版社，1978：152.

[2] 中华人民共和国卫生部药典委员会. 中华人民共和国药典（1985年版）[S]. 北京：人民卫生出版社/北京：化学工业出版社，1985：73.

[3] 中华人民共和国卫生部药典委员会. 中华人民共和国药典（1990年版）[S]. 北京：人民卫生出版社/北京：化学工业出版社，1990：27.

[4] 中华人民共和国卫生部药典委员会. 中华人民共和国药典（1995年版）[S]. 广州：广东科技出版社/北京：化学工业出版社，1995：78.

[5] 国家药典委员会. 中华人民共和国药典（2000年版）[S]. 北京：化学工业出版社，2000：72.

[6] 国家药典委员会. 中华人民共和国药典（2005年版）[S]. 北京：化学工业出版社，2005：64.

[7] 国家药典委员会. 中华人民共和国药典（2010年版）[S]. 北京：中国医药科技出版社，2010：89.

[8] 国家药典委员会. 中华人民共和国药典（2015年版）[S]. 北京：中国医药科技出版社，2015：96.

[9] 国家药典委员会. 中华人民共和国药典（2020年版）[S]. 北京：中国医药科技出版社，2020：99.

[10] 国家中医药管理局《中华本草》编委会. 中华本草（第6册）[M]. 上海：上海科学技术出版社，1999：240.

[11] 张堇詠，尹海波，张建逵，等. 中药龙胆的本草考证[J]. 中国实验方剂学杂志，2019，25（13）：163-169.

[12] 中国科学院昆明植物研究所. 云南植物志（第11卷）[M]. 北京：科学出版社，2000：556.

[13] 中国科学院《中国植物志》编辑委员会. 中国植物志（第六十二卷）[M]. 北京：科学出版社，1988：100.

[14] 中国药材公司. 中国中药资源[M]. 北京：科学出版社，1995：216.

[15] 褚博文，张霁，李智敏，等. 滇龙胆化学成分和药理作用研究进展[J]. 中国实验方剂学杂志，2016，22（13）：213-222.

[16] 朱卫萍，赵磊，张国华，等. 栽培滇龙胆的化学成分研究[J]. 云南中医学院学报，2010，33（5）：8-12.

[17] 沈涛，杨美权，赵振玲，等. 滇龙胆中萜类物质积累的动态变化[J]. 植物学报，2012，46（6）：652-657.

[18] 沈涛，黄衡宇，张霁，等. 滇龙胆与青叶胆环烯醚萜类物质计量特征分析[J]. 植物分类与资源学报，2015，37（1）：105-112.

[19] Suyama Y，Kurimoto S，Kawazoe K，et al. Rigenolide A，a new secoiridoid glucoside with a cyclobutane skeleton，and three new acylated secoiridoid glucosides from *Gentiana rigescens* Franch[J]. Fitoterapia，2013，91（10）：166-172.

[20] Xu M，Yang CR，Zhang YJ. Minor antifungal aromatic glycosides from the roots of *Gentiana rigescens* （Gentianaceae）[J]. Chinese Chemical Letters，2009，20（10）：1215-1217.

[21] 孙南君，夏春芳. 坚龙胆中化学成分的研究[J]. 中药通报，1984，9（1）：33-34.

[22] 赵磊，李智敏，杨俊，等. 不同产地滇龙胆地上部分龙胆苦苷的含量测定[J]. 云南中医学院学报，2008，31（5）：23-25.

[23] Jaishree V，Badami S. Antioxidant and hepatoprotective effect of swertia-marin from *Enicostemma axillare* against D-galactosamine induced acute liver damage in rats[J]. Journal of Ethnopharmacol，2010，130（1）：103-106.

[24] Vaijanathappa J，Badami S. Antiedematogenic and free radical scavenging activity of swertiamarin isolated from *Enicostemma axillare*[J]. Planta Med，2009，75（1）：12-17.

[25] Van Der Sluis WG，Labadie RP. Fungitoxic activity of the secoiridoid glucoside gentiopicrin （gentiopicroside）[J]. Planta Med，1981，42（6）：139-140.

[26] Kumarasamy Y，Nahar L，Sarker SD. Bioactivity of gentiopicroside from the aerial parts of *Centaurium erythraea*[J]. Fitoterapia，2003，74（1）：151-154.

[27] Jaishree V，Badami S，Kumar MR，et al. Antinociceptive activity of swertia-marin isolated from *Enicostemma axillare*[J]. Phytomedicine，2009，16（2）：227-232.

[28] Vaidya H，Rajani M，Sudarsanam V，et al. Antihyperlipidaemic activity of swertiamarin，a secoiridoid glycoside in poloxamer-407-induced hyperlipidaemic rats[J]. Journal of Natural Medicines，2009，63（4）：437-442.

[29] Vaidya H，Rajani M，Sudarsanam V，et al. Swertiamarin：a lead from *Enicostemma littorale* Blume. for anti-hyperlipidaemic effect[J]. European Journal of Pharmacology，2009，617（1）：108-112.

[30] Vaidya H，Prajapati A，Rajani M，et al. Beneficial effects of swertiamarin on dyslipidaemia in streptozotocin-induced type 2 diabetic rats[J]. Phytotherapy Research，2012，26（8）：1259-1261.

[31] 高麟第，门玉华，杨振凤. 治疗甲状腺机能亢进的中药龙胆[J]. 中草药，1997，28（9）：571-572.

[32] 张霁，王元忠，杨绍兵，等. 不同胁迫条件对滇龙胆种子萌发的影响[J]. 南方农业学报，2013，44（10）：1629-1633.

[33] 杨美权，杨维泽，左应梅，等. 3种植物叶片提取液对滇龙胆种子发芽率的化感作用[J]. 西南农业学报，2016，29（2）：390-395.

[34] 李远菊，沈涛，张霁，等. 不同种植模式对滇龙胆草总裂环烯醚萜苷含量的影响[J]. 植物资源与环境学报，2014，23（3）：111-113.

滇重楼是黑药花科重楼属植物滇重楼 *Paris polyphylla* var. *yunnanensis* （Franch.）Hand.-Mazz.的干燥根茎，商品通称重楼，为1974年版《云南省药品标准》[1]收载品，1977-2020年版《中华人民共和国药典》[2-10]收载"重楼"的原植物来源之一（图33-1-图33-3）。

多年生草本，高35-100 cm。根状茎粗厚，棕褐色，直径可达 1.0-2.5 cm，密生多数环节和许多须根。茎单一，直立，圆柱形，光滑无毛，直径0.8-1.5 cm，

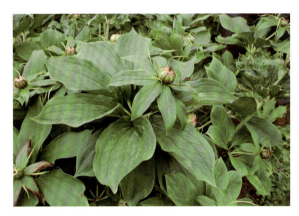

图 33-1 滇重楼 原植物图

基部有灰白色干膜质的鞘1-3枚。叶5-10枚，矩圆形、椭圆形或倒卵状披针形，长7-15 cm，宽2.5-5.0 cm，先端短尖或渐尖，基部圆形或宽楔形；叶柄明显，长2-6 cm，带紫红色。夏季开黄绿色花，花梗由茎顶抽出，不分枝，多少比叶长；花两性，单独顶生；萼片5-6，叶片状，卵状披针形；花瓣5-6，线形，长于或等于花萼，较宽，上部常扩大为2-3 mm的狭匙状；雄蕊12-16枚，除2轮外有不少为3轮；药隔突出部分窄于花药，长0.2-2.0 mm；子房具棱，顶部与花柱为紫色，其余部分为黄绿色。蒴果室背开裂，棕黄色；种子多数，红色。花期4-7月，果期8-11月。

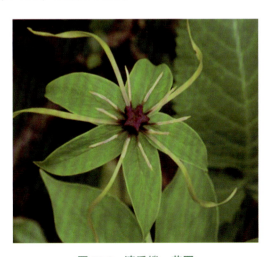

图 33-2 滇重楼 花图

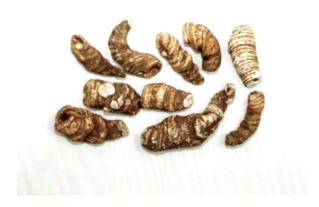

图 33-3　滇重楼　药材图

一、药用历史

重楼原名蚤休，始载于《神农本草经》[11]，被列为下品，谓："蚤休，味苦，微寒，有毒。主治惊痫，摇头弄舌，热气在腹中，癫疾，痈疮，阴蚀，下三虫，去蛇毒。一名蚩休。生山阳川谷及宛朐"。此后，诸多本草也有对蚤休的记载。据考证，蚤休即重楼，其原植物主要为云南重楼和七叶一枝花。因此，1974年版《云南省药品标准》及1977-2020年版《中华人民共和国药典》收载：重楼为云南重楼 *P. polyphylla* var. *yunnanensis* 或七叶一枝花 *P. polyphylla* var. *chinensis* 的干燥根茎。具有清热解毒，消肿止痛，凉肝定惊的功效。用于疔疮痈肿，咽喉肿痛，蛇虫咬伤，跌扑伤痛，惊风抽搐等症。

二、资源情况

云南分布的重楼种类较多，其中滇重楼是云南出产的重要中药品种之一。云南省各地州均有分布，主产区有曲靖、玉溪、楚雄、昆明、大理、丽江等地，四川、贵州等省也有分布[12]。近年来，随着种苗繁育技术的突破，种植技术的提高，全国各地都掀起了重楼种植热潮，滇重楼资源供需矛盾得到了极大的缓解。云南是滇重楼的原产区和主产区，种植面积和产量均占全国90%以上。2015年，滇重楼GAP基地成为国内唯一一个通过认证的重楼种植基地。2016年，"玉龙滇重楼"获国家农业部农产品地理标志登记证书，是首个获得农产品地理标志登记的重楼产品。2018年玉龙县的"玉龙滇重楼"被认定为云南第一批43个特色农产品优势区（玉龙滇重楼）之一。2020年，云南滇重楼在地面积达18万亩。

三、现代研究

研究表明，甾体皂苷类成分是滇重楼的主要活性成分，也是重楼属的特征成分。目前，从滇重楼中发现的甾体皂苷类型按苷元的结构分类[13]，主要包括螺甾烷类甾体皂苷[14-16]、变形螺甾烷类甾体皂苷[17]、呋甾烷类甾体皂苷[18]、孕甾烷类甾体化合物[19]、胆甾烷类甾体化合物[20]、植物甾醇类化合物[15]。药理作用研究表明，滇重楼具有止血[21, 22]、免疫调节[23]、镇痛镇静[24]、抗肿瘤[25]等作用。

四、前景分析

滇重楼是云南道地药材，利益驱使导致对其掠夺式采挖，致使野生滇重楼资源遭受严重破坏。滇重楼人工栽培起步较晚，种植基地存在种源不清、多种重楼混种的现象。另外，基地人工引种驯化、良种繁育、规范化栽培等方面尚处于起步发展阶段。因此，应继续开展滇重楼鉴别技术研究，建立规范化、标准化基地良种选育、栽培技术等系列标准。

滇重楼茎叶总皂苷对人白血病祖细胞有一定的抑制作用，可杀伤肿瘤细胞诱导人髓系白血病祖细胞凋亡[26]。研究表明，滇重楼地上部分生物量占全株生物量的30%-40%[27]，其中以茎叶生物量为主。因此，应继续探索滇重楼植物的利用价值，避免造成资源浪费。

五、DNA条形码标准序列及分子鉴定

材料来源：样品共7份。对照药材1份（编号121157-201504）；药材样品1份（样品号YWS1-33），采自云南大理；标本样品5份（样品号YWS1-3-1、YWS1-3-2、YWS1-3-3、YWS1-3-4和YWS1-3-5），来自云南大理、怒江兰坪和昆明。

ITS序列特征：滇重楼共19条序列，来自对照药材、药材、标本和GBOWS序列（JYH40A、JYH40B、JYH40D、JYH48A、JYH48C、JYH48D、JYH51A、JYH51B、JYH51C、JYH55A、JYH55B和JYH55C），比对后矩阵长度为580 bp，有57个变异位点，分别为2、8、21、59、122、146、163、165、167、178、189、236、337、342、361、378、385、397、403、428、442、448、466、500和568位点C-T变异，16、28、93、149、159、377、379、382、405、406、409、437、454、473、493、499、551、560、565和570位点A-G变异，60、177和374位点A-C变异，97位点A-T变异，107、191、423、486、487和578位点G-T变异，492和562位点G-C变异。有1处插入/缺失变异，为395位点。一致性序列特征如图33-4所示。

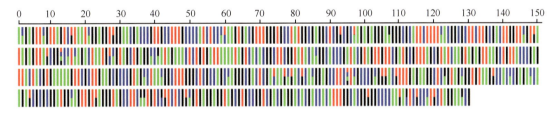

图 33-4　滇重楼 ITS 一致性序列及二维码图

DNA条形码鉴定：重楼属共310条ITS序列，其中测试样品7条，GBOWS和GenBank下载303条构成序列矩阵，长度为602 bp，构建邻接树（图33-5）。测试样品分散于多个分支。

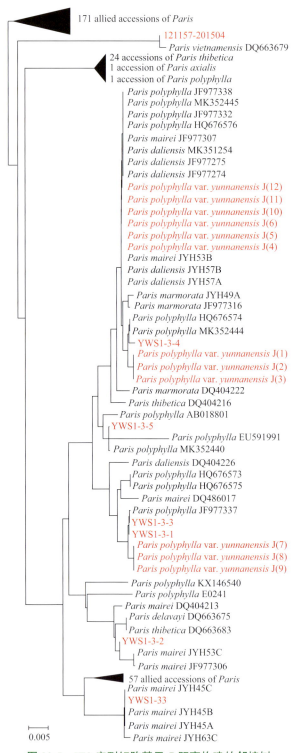

图 33-5 ITS 序列矩阵基于 P 距离构建的邻接树

参考文献

[1] 云南省卫生局. 云南省药品标准（1974年版）[S]. 昆明：云南省卫生局，1975：236.

[2] 中华人民共和国卫生部药典委员会. 中华人民共和国药典（1977年版）[S]. 北京：人民卫生出版社，1978：421.

[3] 中华人民共和国卫生部药典委员会. 中华人民共和国药典（1985年版）[S]. 北京：人民卫生出版社/北京：化学工业出版社，1985：224.

[4] 中华人民共和国卫生部药典委员会. 中华人民共和国药典（1990年版）[S]. 北京：人民卫生出版社/北京：化学工业出版社，1990：231.

[5] 中华人民共和国卫生部药典委员会. 中华人民共和国药典（1995年版）[S]. 广州：广东科技出版社/北京：化学工业出版社，1995：229.

[6] 国家药典委员会. 中华人民共和国药典（2000年版）[S]. 北京：化学工业出版社，2000：214.

[7] 国家药典委员会. 中华人民共和国药典（2005年版）[S]. 北京：化学工业出版社，2005：183.

[8] 国家药典委员会. 中华人民共和国药典（2010年版）[S]. 北京：中国医药科技出版社，2010：243.

[9] 国家药典委员会. 中华人民共和国药典（2015年版）[S]. 北京：中国医药科技出版社，2015：260.

[10] 国家药典委员会. 中华人民共和国药典（2020年版）[S]. 北京：中国医药科技出版社，2020：271.

[11] 国家中医药管理局《中华本草》编委会. 中华本草（第8册）[M]. 上海：上海科学技术出版社，1999：130.

[12] 中国科学院昆明植物研究所. 云南植物志（第8卷）[M]. 北京：科学出版社，1997：658.

[13] 景松松. 百合目三种药用植物的化学成分研究[D]. 天津：天津大学博士学位论文，2017.

[14] Qin XJ, Sun DJ, Ni W, et al. Steroidal saponins with antimicrobial activity from stems and leaves of *Paris polyphylla* var. *yunnanensis*[J]. Steroids，2012，77（12）：1242-1248.

[15] Wu X, Wang L, Wang GC, et al. New steroidal saponins and sterol glycosides from *Paris polyphylla* var. *yunnanensis*[J]. Planta Medica，2012，78（15）：1667-1675.

[16] Wu X, Wang L, Wang H, et al. Steroidal saponins *Paris polyphylla* var. *yunnanensis*[J]. Phytochemistry，2012，81：133-143.

[17] Qin XJ, Yu MY, Ni W, et al. Steroidal saponins from stems and leaves of *Paris polyphylla* var. *yunnanensis*[J]. Phytochemistry，2016，121：20-29.

[18] Wen YS, Ni W, Qin XJ, et al. Steroidal saponins with cytotoxic activity from the rhizomes of *Paris polyphylla* var. *yunnanensis*[J]. Phytochemistry Letters，2015，12：31-34.

[19] Qin XJ, Chen CX, Ni W, et al. C22-steroidal lactone glycosides from stems and leaves of *Paris polyphylla* var. *yunnanensis*[J]. Fitoterapia，2013，84：248-251.

[20] 张玉波，吴霞，李药兰，等. 云南重楼的化学成分[J]. 暨南大学学报：自然科学与医学版，2014，（1）：66-72.

[21] 吴廷楷，周世清，尹才渊，等. 重楼总皂苷止血作用的药理研究[J]. 中药药理与临床，1987，4（4）：37-40.

[22] 苏佳，刘泽源，赵振虎，等. PLA2/AA信号途径与重楼皂苷诱导大鼠子宫平滑肌收缩活动的关系研究[J]. 军事医学科学院院刊，2008，32（3）：264-268.

[23] Zhang XF, Cui Y, Huang JJ, et al. Immuno-stimulating properties of diosgenyl saponins isolated from *Paris polyphylla*[J]. Bioorganic and Medicinal Chemistry Letters，2007，17：2408-2413.

[24] 曾美文，曾素华，刘招容，等. 重楼浸液湿敷对化疗渗漏镇痛消肿的观察[J]. 临床和实验医学杂志，2007，6（6）：148.

[25] 颜璐璐，张艳军，高文远，等. 滇重楼皂苷对10种肿瘤细胞株的细胞毒谱及构效关系研究[J]. 中国中药杂志，2008，33（16）：2057-2060.

[26] 闵沙东. 滇重楼茎叶总皂苷抗人白血病祖细胞作用的研究[D]. 昆明：昆明医科大学硕士学位论文，2012.

[27] 高成杰. 滇重楼生物量分配与环境调控机制研究[D]. 北京：中国林业科学研究院博士学位论文，2015.

34

滇黄芩 Dianhuangqin

滇黄芩是唇形科黄芩属植物滇黄芩 *Scutellaria amoena* C. H. Wright 的干燥根，为 1974 年和 1996 年版《云南省药品标准》[1, 2]、2005 年版《云南省中药材标准》[3] 收载品，又名黄芩、小黄芩、昆明黄芩和西南黄芩等（图 34-1-图 34-3）。《中华人民共和国药典》[4] 收载的"黄芩"是同属植物黄芩 *S. baicalensis* Georgi 的干燥根。

多年生草本。根茎近垂直或斜行，粗壮，圆锥形，径可达 1 cm 以上，上部常分枝，分枝顶端生出 1-2 茎，下部亦常分叉。茎直立，高 12-35 cm，茎丛生，多分枝，四棱形，常带紫色，沿棱上被倒向或近开展的微柔毛。叶草质，长圆状卵形或长圆形，茎下部者变小，茎中部以上渐大，长 1.4-3.3 cm，宽 0.7-1.4 cm，常对折，顶端圆形或钝，基部圆形或楔形至浅心形，边缘离基以上有不明显的圆齿至全缘，上面绿色，下面较淡，上面疏被微柔毛至几无毛，下面常沿中脉及侧脉疏被微柔毛至几无毛，侧脉 3-4 对，与中脉上面凹陷、下面突起；叶柄长 1-2 mm，腹凹背凸，被微柔毛。花对生，排成顶生的总状花序，花序长 5-14 cm；苞片叶状，花萼常带紫色，被腺毛及柔毛，背部有盾状附属物，果时增大；花冠紫色或蓝紫色，长 2.4-3.0 cm，向上渐宽，至喉部宽达 7 mm，冠檐二唇形；雄蕊 4 枚，2 强，花丝下部被纤毛，花盘肥厚，前方隆起；子房柄短；子房光滑；花柱细长。成熟小坚果卵球形，长 1.25 mm，宽约 1 mm，黑色，具瘤，腹面近基部具一果脐。花期 5-9 月，果期 7-10 月。

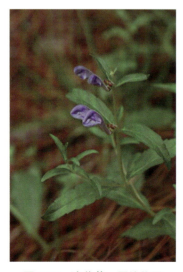
图 34-1　滇黄芩　原植物图

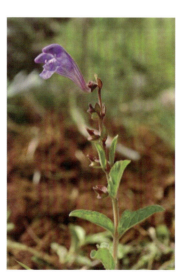
图 34-2　滇黄芩　花图

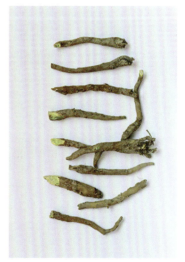
图 34-3　滇黄芩　药材图

一、药用历史

　　滇黄芩与《中华人民共和国药典》所收载黄芩功效相似，是西南地区药用黄芩的主流品种[5,6]。最早以"黄芩"之名载于《滇南本草》[6]，曰："味苦，性寒。上行泻肺火，下降泻膀胱火。男子五淋，女子暴崩，调经安胎，清热。胎中有火热不安，清胎热，除六经实火、实热"。除本种外，同属植物中尚有5种在民间作"滇黄芩"入药，性效相同：①丽江黄芩 *S. likiangensis*；②屏边黄芩 *S. pingbienensis*；③瑞丽黄芩 *S. shweliensis*；④灰岩黄芩 *S. forrestii*；⑤竹林黄芩 *S. bambusetorum*。

二、资源情况

　　滇黄芩在云南分布较为广泛，在西南地区用作"黄芩"使用[7]。其主要分布于滇西北、滇东北等地区，生于海拔1300-3200 m的云南松林下及灌丛草地中，四川南部及贵州西北部也有分布[8,9]。滇黄芩虽分布广泛，但是药材的储量不大，在典型的适宜生长环境云南松下或灌木丛中呈片状分布，在其他地方呈零星分布。由于多年来无节制的采挖，加之其生长缓慢，野生资源遭到破坏，资源量进一步枯竭。目前，人工栽培滇黄芩尚不具规模，市场交易仍以野生资源为主，应重视滇黄芩的保护和驯化栽培，合理地开发利用。

三、现代研究

　　目前，从滇黄芩中发现40余种化合物，包括黄酮类、二氢黄酮类、查尔酮类及其他化合物，其中以黄酮类为主，主要有黄芩苷、黄芩素、汉黄芩苷、滇黄芩苷等[10]。药理作用研究表明，滇黄芩根部总黄酮提取物具有保护心血管系统[11,12]、降低白内障发生率[13]、抑制临床眼科常见多种细菌[14]、抗氧化清除自由基[10,15]等作用。另外，研究人员发现，滇黄芩对人类免疫缺陷病毒（HIV）逆转录酶和成人白血病病毒（MLV）逆转录酶的活性有抑制作用[16]。

四、前景分析

　　目前市场交易仍以野生滇黄芩为主，今后规模化、规范化的人工栽培是解决其市场药材供需矛盾的关键。研究表明，滇黄芩的主要成分黄酮类物质与黄芩基本一致[5]，但还有特有活性成分及作用机制有待深入研究，可为新药研发作准备。饮片加工方面[17]，滇黄芩在传统炮制切片时，由于药材中的黄芩苷易发生酶解，酶解产物沉积在表面产生泛绿现象，影响药材品质。因此优化炮制加工工艺，提高滇黄芩饮片黄芩苷含量可作为今后研究的切入点。

五、DNA条形码标准序列及分子鉴定

　　材料来源：样品共6份。药材样品1份（样品号YWS1-34），采自云南昆明；标本样品5份（样品号YWS1-17-1、YWS1-17-2、YWS1-17-3、YWS1-17-4和YWS1-17-5），来自云南昆明、香格里拉、怒江兰坪、昆明和昆明嵩明。

ITS序列特征：滇黄芩共6条序列，来自药材和标本，比对后矩阵长度为579 bp，没有变异位点。一致性序列特征如图34-4所示。

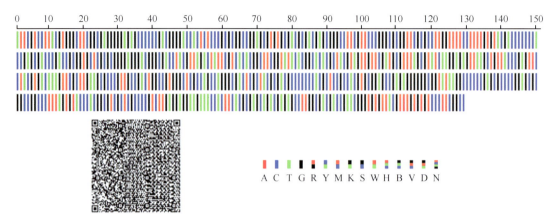

图 34-4　滇黄芩 ITS 一致性序列及二维码图

DNA 条形码鉴定：黄芩属共96条ITS序列，其中测试样品6条，GBOWS 和 GenBank 下载90条构成序列矩阵，长度为734 bp，构建邻接树（图34-5）。测试样品聚成一支，与 *S. macrodonta*、*S. viscidula* 等近缘。

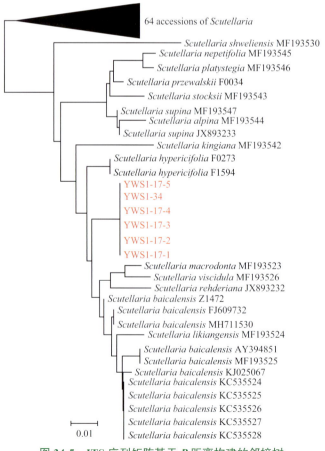

图 34-5　ITS 序列矩阵基于 *P* 距离构建的邻接树

参 考 文 献

[1] 云南省卫生局.云南省药品标准（1974年版）[S].昆明：云南省卫生局，1975：291.

[2] 云南省卫生厅.云南省药品标准（1996年版）[S].昆明：云南大学出版社，1998：93.

[3] 云南省食品药品监督管理局.云南省中药材标准（第七册）[S].昆明：云南美术出版社，2005：83.

[4] 国家药典委员会.中华人民共和国药典（2020年版）[S].北京：中国医药科技出版社，2020：314.

[5] 付胜男，虎春艳，刘海鸥，等.滇黄芩地上部分化学成分的分离鉴定[J].中国实验方剂学杂志，2018，24（10）：55-59.

[6] 国家中医药管理局《中华本草》编委会.中华本草（第7册）[M].上海：上海科学技术出版社，1999：200.

[7] 崔璐，路俊仙，林慧彬，等.我国黄芩资源及生产现状调查研究[J].时珍国医国药，2009，20（9）：2279-2280.

[8] 云南省植物研究所.云南植物志（第1卷）[M].北京：科学出版社，1977：559.

[9] 中国科学院《中国植物志》编辑委员会.中国植物志[第65（2）卷][M].北京：科学出版社，1977：192.

[10] 刘海鸥.滇黄芩化学成分及药理活性研究[D].昆明：云南中医学院硕士学位论文，2016.

[11] 何晓山，彭林，林青，等.滇黄芩总黄酮对豚鼠心肌细胞电压依赖性钠通道电流的影响[J].中国实验方剂学杂志，2013，19（6）：192-195.

[12] 卞筱泓，张映桥，许激扬.黄芩苷对离体大鼠胸主动脉的舒张作用及机制[J].药物生物技术，2013，20（2）：146-148.

[13] 刘新文，李欣，杨燕宁，等.黄芩黄酮对硒性白内障晶状体抗氧化酶表达的影响[J].中国生物化学与分子生物学报，2002，18（4）：511-514.

[14] 程国强，冯年平，唐琦文，等.黄芩苷对眼科常见病原菌的体外抗菌作用[J].中国医院药学杂志，2001，21（6）：384-385.

[15] 刘海鸥，虎春艳，赵声兰，等.滇黄芩总黄酮酶解超声提取工艺及抗氧化活性研究[J].中国酿造，2016，35（1）：110-114.

[16] 梁英、韩鲁佳.黄芩中黄酮类化合物药理学作用研究进展[J].中国农业大学学报，2003，8（6）：9-14.

[17] 苏健.滇黄芩不同炮制品中黄芩苷的含量测定研究[J].时珍国医国药，2007，18（7）：1717-1718.

35

露水草 Lushuicao

露水草是鸭跖草科蓝耳草属植物蛛丝毛蓝耳草 *Cyanotis arachnoidea* C. B. Clarke 的干燥根或带根全草，又名大蓝耳草、珍珠露水草、鸡冠参、鸡爪参等（图35-1；图35-2）。

多年生草本。根须粗壮。主茎不育，短缩；可育茎由叶丛下部发出，披散或匍匐而节上生根，长20-80 cm，有疏或密的蛛丝状毛。主茎上的叶丛生，禾叶状或带状，长8-35 cm，宽0.5-1.5 cm；可育茎上的叶短得多；最长不过7 cm，背部密被蛛丝状毛；聚伞花序腋生或顶生，多无柄或有短柄，小花序无梗；苞片长7-8 mm；花序2列，有镰状弯曲的苞片呈覆瓦状叠生，外面有折生的镰形总苞，整个花序形似鸡冠。总苞佛焰状，托花数朵；萼片3枚，基部合生；花无梗，花瓣蓝紫色，中部合生成筒状，上部有3裂片；雄蕊6枚，全育，花丝被念珠状长毛，子房3室。蒴果倒卵状三角形，顶端被毛，成熟时3室开裂，每室有种子1-2粒；种子较小，呈圆锥状卵形，稍有皱纹。花期6-9月，果期9-10月。

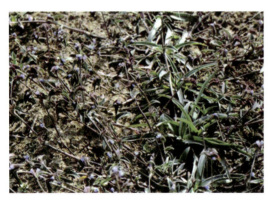

图35-1　露水草　原植物图

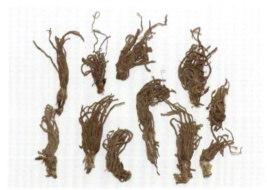

图35-2　露水草　药材图

一、药用历史

露水草在历代本草中未见记载，是20世纪70年代初从云南民间发掘出来的常用草药，首载于《云南中草药》和《昆明民间常用草药》[1, 2]。前者所载为蛛丝毛蓝耳草 *C. arachnoidea* 的根；后者所载露水草为蓝耳草 *C. vaga* 的根。《全国中草药汇编》及《中药大辞典》所收载露水草为上述两种植物的根[3, 4]。性温，味辛、微苦。主要功能为祛风活络，利湿消肿，退虚热。用于风湿性关节炎，四肢麻木，腰腿痛，肾炎水肿，虚热不退。外用于脚癣、湿疹，刀伤等。

中国科学院昆明植物研究所在对露水草的有效植物化学成分进行研究时发现，蛛丝毛蓝耳草 C. arachnoidea 带根全草均含有较多的蜕皮激素（ecdysone）。因此，蛛丝毛蓝耳草以带根全草作为提取蜕皮激素的原料，已得到有关企业的高度重视，并投资进行开发利用。

二、资源情况

露水草是提取昆虫蜕皮激素的优良原料植物，主要分布于云南勐海、勐连、景洪、景东、凤庆、砚山、蒙自、屏边、安宁、昆明等地，生于海拔 1100-2700 m 的山坡、路旁向阳缓坡草地或湿处。贵州、广东、广西、福建、台湾等省份也有分布[5, 6]。研究表明，20-羟基蜕皮甾酮[20-hydroxyecdysone，又名 β-蜕皮激素（β-ecdysone）]为露水草主要的甾酮类化合物之一[7-9]。该成分不仅被应用于蚕桑业，而且具有许多药理活性。自 2000 年以来，随着价格的上涨，云南新平开始大规模种植，种植面积最大时达到 6 万余亩，是"云药之乡"认定品种。2022 年，云南种植面积约 1.6 万亩。

三、现代研究

露水草现已广泛应用于蚕桑、虾蟹等养殖业，药品生产，制剂开发，化妆品等领域。目前，从露水草中发现的化合物已有 30 余种[10]，β-蜕皮激素是其主要活性成分之一[7-9]。露水草的药理作用研究表明[11]，其具有保护心血管系统、促进红细胞和血红蛋白生成，保护神经系统、改善记忆，促进蛋白质、碳水化合物、脂肪代谢，保护肝脏[9]等作用。同时，具有显著通过增加氨基酸装配成蛋白链，从而刺激肌肉细胞质中蛋白质合成的能力[12]。

四、前景分析

研究表明，商品化应用的 β-蜕皮激素以从人工栽培露水草中提取获得为主，人工合成该成分工序复杂，相对成本较高，难以大规模生成。人工栽培露水草所得其含量占全草生物量的 1.2%，也仅占地下生物量的 2.9%[7, 10]。因此，探索、优化 β-蜕皮激素合成途径、露水草优良品种选育及栽培选址研究可作为其今后的研究方向。

五、DNA 条形码标准序列及分子鉴定

材料来源：样品共 6 份。药材样品 1 份（样品号 YWS1-35），采自云南玉溪新平；标本样品 5 份（样品号 YWS1-33-1、YWS1-33-2、YWS1-33-3、YWS1-33-4 和 YWS1-33-5），来自云南腾冲、玉溪新平、个旧和蒙自。

trnH-psbA 序列特征：露水草共 7 条序列，来自药材、标本和 GBOWS 序列（Z3545），比对后矩阵长度为 575 bp，没有变异位点。一致性序列特征如图 35-3 所示。

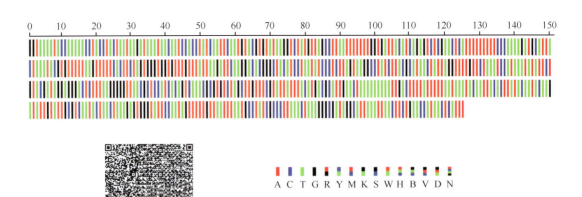

图 35-3　露水草 *trnH-psbA* 一致性序列及二维码图

DNA条形码鉴定：蓝耳草属共17条*trnH-psbA*序列，其中测试样品6条，GBOWS和GenBank下载11条构成序列矩阵，长度为598 bp，构建邻接树（图35-4）。测试样品与*C. arachnoidea*和*C. vaga*聚为一支。

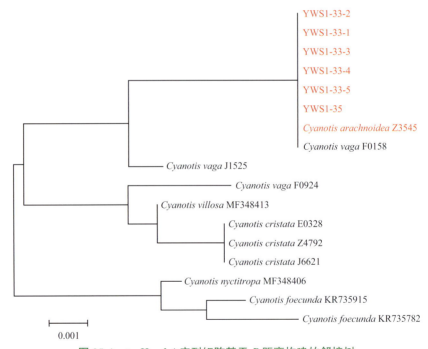

图 35-4　*trnH-psbA* 序列矩阵基于 *P* 距离构建的邻接树

参 考 文 献

[1] 云南省卫生局革命委员会. 云南中草药[M]. 昆明：云南人民出版社，1971：878.

[2] 昆明市卫生局. 昆明民间常用草药（内部发行）[M]. 昆明：昆明市卫生局，1970：172.

[3] 王国强. 全国中草药汇编（卷二）[M]. 北京：人民卫生出版社，2014：1162.

[4] 江苏新医学院. 中药大辞典（下册）[M]. 上海：上海人民出版社，1977：1498.

[5] 中国科学院昆明植物研究所. 云南植物志（第3卷）[M]. 北京：科学出版社，1983：704.

[6] 中国科学院《中国植物志》编辑委员会. 中国植物志[第13（3）卷][M]. 北京：科学出版社，1997：122.

[7] 聂瑞麟，许祥誉，何敏，等. 露水草植物中蜕皮激素的分离和鉴定[J]. 化学学报，1978，36（2）：137-141.

[8] 谭成玉，王金辉，李霞，等. 露水草中的植物甾酮类成分[J]. 沈阳药科大学学报，2001，18（4）：263-265.

[9] 杨勇帮，李媛媛，李继琪. HPLC法测定民族药露水草中β-蜕皮激素的含量[J]. 云南中医中药杂志，2019，40（3）：70-74.

[10] 王秋军. 露水草HMGR基因的克隆分析及20-羟基蜕皮甾酮生物合成调控研究[D]. 苏州：苏州大学硕士学位论文，2014.

[11] 谭成玉. 露水草化学成分及其药理活性的研究[D]. 沈阳：沈阳药科大学博士学位论文，2002.

[12] 郭菊玲，杨勇帮，赵玉梅. 彝药露水草中β-蜕皮激素的提取工艺研究[J]. 云南中医中药杂志，2017，38（7）：70-73.

儿茶是豆科金合欢属植物儿茶 *Acacia catechu*（L. f.）Willd.去皮枝、干的干燥浸膏，为1977-2020年版《中华人民共和国药典》[1-9]收载品，又名黑儿茶、孩儿茶，哥西泻（傣族名）（图36-1-图36-3）。金合欢属 *Acacia* 现已证明为多系，儿茶 *A. catechu* 被转移到儿茶属 *Senegalia*[10]。

落叶乔木，高6-10 m。树皮棕色，常呈条状薄片开裂，但不脱落。小枝纤细，被短柔毛。托叶下面常有一对扁平、棕色的钩状刺或无。二回羽状复叶，总叶柄近基部及叶轴顶部数对羽片间有腺体；叶轴被长柔毛；羽片10-30对；小叶20-50对，线形，长2-6 mm，宽1.0-1.5 mm，被缘毛。穗状花序长2.5-10.0 cm，1-4个生于叶腋。花淡黄色或白色；花萼长1.2-1.5 cm，钟状，齿三角形，被毛；花瓣披针形或倒披针形，长2.5 cm，被疏柔毛。荚果带状，扁而薄，连果柄长5-12 cm，宽1.0-1.8 cm，棕色，有光泽，开裂，柄长3-7 mm，顶端急尖，有3-10粒种子。花期4-8月，果期9月至翌年1月。

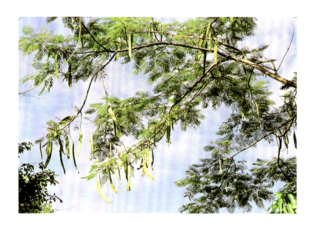

图36-1　儿茶　原植物图

一、药用历史

儿茶始载于《饮膳正要》，以乌爹泥之名收载于《本草纲目》（土部）。《饮善正要》载："去痰热，止渴，利小便，消食下气，清神少睡"。《医学入门》载："消血，治一切疮毒"。《本草纲目》载："清膈上热，化痰生津……收湿"。《本草正》载："降火生津，清痰涎咳嗽，治口疮喉痹，烦热……敛肌长肉，亦杀诸虫"。其药用历史情况还有诸多本草记载[11]。2020年版《中华人民共和国药典》载儿茶："苦、涩，微寒。归肺、心经。活血止痛，止血生肌，收湿敛疮，清肺化痰"[9]。

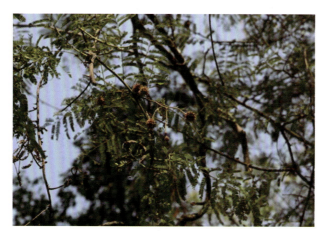

图 36-2　儿茶　花图

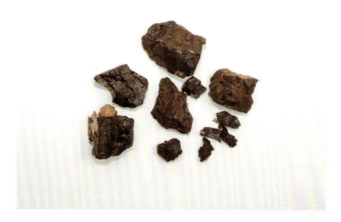

图 36-3　儿茶　药材图

二、资源情况

儿茶为主要南药之一。原产于印度、缅甸、泰国及非洲东部[12]，我国云南、广西、广东、浙江南部及台湾有分布，除云南（西双版纳、临沧地区）有野生外，其余均为引种，国外早已开展了大量组培技术和栽培相关技术研究[13-15]。我国主产于云南勐腊、景洪、景谷、孟连等地，但是产量少，供需差距较大，药用商品主要依靠进口[16, 17]。20世纪70年代在国家大力支持下，开展了栽培技术研究，云南西双版纳有近750亩，除西双版纳外，德宏、孟连、耿马也有推广种植。但由于国内种植周期长，收益较低，故后续的人工种植研究处于停滞状态，面积近一步萎缩，目前仅西双版纳地区还有种植，市场药材供给主要依靠进口。

三、现代研究

儿茶入药的心材中含酚类、黄酮醇、黄酮类等化学成分[17-20]。儿茶商品的主要成分为儿茶素、表儿茶素和鞣质等，具有免疫、抗病原微生物、保肝解毒、调血脂、降血糖、降血压、抗糖尿病、抗心律失常、防癌、抗癌、抗炎、抗脂质过氧化、抑制HIV病毒活性等药理作用[11, 21-29]，临床应用于肝炎、消化不良、肠炎、烧烫伤、口疮、黄褐斑等症[11, 29]。应用时应注意其毒性问题[30]。

四、前景分析

儿茶除作中药外，傣族、阿昌族、德昂族、景颇族、傈僳族、藏族、彝族等作为民族药广泛使用[31]。报道较多的是临床上用儿茶治疗口腔溃疡效果显著[32]。从其化学成分、药理作用及临床用药可看出，儿茶是一味具有较好开发前景的药物，值得进一步深入研究及开发。但现阶段其栽培资源分布还较为局限，难以满足市场需求，因此，还应在规范化种植技术方面进行提升，使其能适应药物研发步伐。

五、DNA条形码标准序列及分子鉴定

材料来源：样品共6份。药材样品2份[样品号B190620（儿茶枝条）、YWS1907]，采自云南景洪；标本样品4份（样品号YWS2-7-1、YWS2-7-2、YWS2-7-4和YWS2-7-5），来自云南景洪、景洪勐罕、景洪勐养、保山龙陵。

*trnH-psbA*序列特征：儿茶共6条序列，来自药材和标本，比对后矩阵长度为399 bp，没有变异位点。一致性序列特征如图36-4所示。

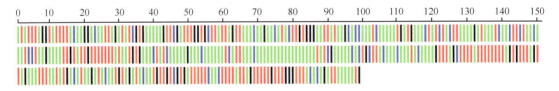

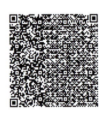
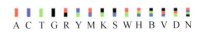

A C T G R Y M K S W H B V D N

图36-4　儿茶 *trnH-psbA* 一致性序列及二维码图

DNA条形码鉴定：金合欢属共85条*trnH-psbA*序列，其中测试样品6条，GBOWS和GenBank下载79条构成序列矩阵，长度为600 bp，构建邻接树（图36-5）。测试样品聚为一个分支。

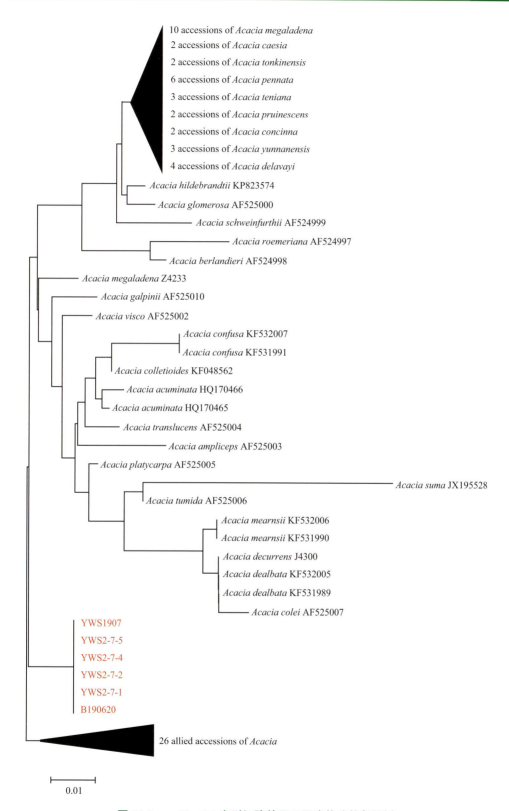

10 accessions of *Acacia megaladena*
2 accessions of *Acacia caesia*
2 accessions of *Acacia tonkinensis*
6 accessions of *Acacia pennata*
3 accessions of *Acacia teniana*
2 accessions of *Acacia pruinescens*
2 accessions of *Acacia concinna*
3 accessions of *Acacia yunnanensis*
4 accessions of *Acacia delavayi*
Acacia hildebrandtii KP823574
Acacia glomerosa AF525000
Acacia schweinfurthii AF524999
Acacia roemeriana AF524997
Acacia berlandieri AF524998
Acacia megaladena Z4233
Acacia galpinii AF525010
Acacia visco AF525002
Acacia confusa KF532007
Acacia confusa KF531991
Acacia colletioides KF048562
Acacia acuminata HQ170466
Acacia acuminata HQ170465
Acacia translucens AF525004
Acacia ampliceps AF525003
Acacia platycarpa AF525005
Acacia suma JX195528
Acacia tumida AF525006
Acacia mearnsii KF532006
Acacia mearnsii KF531990
Acacia decurrens J4300
Acacia dealbata KF532005
Acacia dealbata KF531989
Acacia colei AF525007
YWS1907
YWS2-7-5
YWS2-7-4
YWS2-7-2
YWS2-7-1
B190620
26 allied accessions of *Acacia*

0.01

图 36-5　*trnH-psbA* 序列矩阵基于 *P* 距离构建的邻接树

参 考 文 献

[1] 中华人民共和国卫生部药典委员会. 中华人民共和国药典（1977年版）[S]. 北京：人民卫生出版社，1978：12-13.

[2] 中华人民共和国卫生部药典委员会. 中华人民共和国药典（1985年版）[S]. 北京：人民卫生出版社/北京：化学工业出版社，1985：5.

[3] 中华人民共和国卫生部药典委员会. 中华人民共和国药典（1990年版）[S]. 北京：人民卫生出版社/北京：化学工业出版社，1990：5.

[4] 中华人民共和国卫生部药典委员会. 中华人民共和国药典（1995年版）[S]. 广州：广东科技出版社/北京：化学工业出版社，1995：6.

[5] 国家药典委员会. 中华人民共和国药典（2000年版）[S]. 北京：化学工业出版社，2000：8.

[6] 国家药典委员会. 中华人民共和国药典（2005年版）[S]. 北京：化学工业出版社，2005：8.

[7] 国家药典委员会. 中华人民共和国药典（2010年版）[S]. 北京：中国医药科技出版社，2010：9-10.

[8] 国家药典委员会. 中华人民共和国药典（2015年版）[S]. 北京：中国医药科技出版社，2015：10.

[9] 国家药典委员会. 中华人民共和国药典（2020年版）[S]. 北京：中国医药科技出版社，2020：10.

[10] Miller JT，Seigler D. Evolutionary and taxonomic relationships of *Acacia* s.l.（Leguminosae：Mimosoideae）[J]. Australian Systematic Botany，2012，25（3）：217-224.

[11] 国家中医药管理局《中华本草》编委会. 中华本草（第4册）[M]. 上海：上海科学技术出版社，1999：312.

[12] 中国科学院昆明植物研究所. 云南植物志（第10卷）[M]. 北京：科学出版社，2006：297-298.

[13] Rout GR，Samantaray S，Das P. Somatic embryogenesis and plant regeneration from callus culture of *Acacia catechu*—a multipurpose leguminous tree[J]. Plant Cell Tissue and Organ Culture，1995，42（3）：283-285.

[14] Kaur K，Kant U. Clonal propagation of *Acacia catechu* Willd. by shoot tip culture[J]. Plant Growth Regulation，2000，31（3）：143-145.

[15] Rout GR，Samantaray S，Das P. Effect of growth regulators and culture environment on somatic embryogenesis of *Acacia catechu* Willd.[J]. Israel Journal of Plant Sciences，1995，43（3）：263-269.

[16] 林级田，余惠敏，徐礼燊. 儿茶加工的初步研究[J]. 中药材，1983，（1）：28-30.

[17] 肖杰易，周正，余明安. 儿茶引种栽培的研究[J]. 中国中药杂志，1997，22（6）：334-336.

[18] 李杏翠，王洪庆，刘超，等. 儿茶化学成分研究[J]. 中国中药杂志，2010，35（11）：1425-1427.

[19] Shen DD，Wu QL，Wang MF，et al. Determination of the predominant catechins in *Acacia catechu* by liquid chromatography/electrospray ionization-mass spectrometry[J]. Journal of Agricultural and Food Chemistry，2006，54（9）：3219-3224.

[20] Li XC，Liu C，Yang LX，et al. Phenolic compounds from the aqueous extract of *Acacia catechu*[J]. Journal of Asian Natural Products Research，2011，13（9）：826-830.

[21] Ismail S，Asad M. Immunomodulatory activity of *Acacia catechu*[J]. Indian Journal of Physiology and Pharmacology，2009，53（1）：25.

[22] Negi BS，Da Ve BP. *In vitro* antimicrobial activity of *Acacia catechu* and its phytochemical analysis[J]. Indian Journal of Microbiology，2010，50（4）：369-374.

[23] Rahmatullah M，Hossain M，Mahmud A，et al. Antihyperglycemic and antinociceptive activity evaluation of 'Khoyer' prepared from boiling the wood of *Acacia catechu* in water[J]. African Journal of Traditional，Complementary and Alternative Medicines，2013，10（4）：1-5.

[24] Sham JSK，Chiu KW，Pang PKT . Hypotensive action of *Acacia catechu*[J]. Planta Medica，1984，50（2）：177-180.

[25] Srivastava SP，Mishra A，Bhatia V，et al. *Acacia catechu* hard wood：potential anti-diabetic cum anti-dyslipidemic[J]. Medicinal Chemistry Research，2011，20（9）：1732-1739.

[26] Ghate NB，Hazra B，Sarkar R，et al. Heartwood extract of *Acacia catechu* induces apoptosis in human breast carcinoma by altering bax/bcl-2 ratio[J]. Pharmacognosy Magazine，2014，10（37）：27-33.

[27] Nutan，Modi M，Dezzutti CS，et al. Extracts from *Acacia catechu* suppress HIV-1 replication by inhibiting the activities of the viral protease and Tat[J]. Virology Journal，2013，10：309.

[28] Tseng-Crank J，Sung S，Jia Q，et al. A medicinal plant extract of *Scutellaria baicalensis* and *Acacia catechu* reduced LPS-stimulated gene expression in immune cells：a comprehensive genomic study using QPCR，ELISA，and microarray[J]. Journal of Nutraceuticals Functional and Medical Foods，2010，7（3）：253-272.

[29] 井玥，赵余庆，倪春雷. 儿茶的化学、药理与临床研究[J]. 中草药，2005，36（5）：790-792.

[30] Yimam M，Zhao Y，Ma WW，et al. 90-day oral toxicity study of UP446, a combination of defined extracts of *Scutellaria baicalensis* and *Acacia catechu*，in rats[J]. Food and Chemical Toxicology，2010，48（5）：1202-1209.

[31] 云南省药物研究所. 云南民族药志（第一卷）[M]. 昆明：云南民族出版社，2008：7-8.

[32] 刘颖，闫恒妹，宋晓芳，等. 儿茶口含片的制备工艺研究[J]. 中国医院用药评价与分析，2018，（8）：1025-1026，1030.

37 小红参 Xiaohongshen

　　小红参是茜草科茜草属植物紫参 *Rubia yunnanensis* (Franch.) Diels 的干燥根及根茎，为1974年版《云南省药品标准》[1]、2005年版《云南省中药材标准》[2]，以及1977年版《中华人民共和国药典》[3]收载品，又名滇茜草、小舒筋、小活血、消档眼草（白族名）、百家乳玉（傈僳族名）、色子片（普米族名）（图37-1；图37-2）。

　　多年生直立或攀缘草本，长10-50 cm，近直立或披散状，有时平卧。根条状，稍肉质，数至十余条簇生，茎基部均红色。茎、枝均有4直棱或4狭翅，通常节部被硬毛，其余近无毛或微粗糙。叶纸质，4片轮生，线状披针形、卵形、倒卵形、长圆形、阔椭圆形或近圆形，长1-5 cm，宽0.3-2.0 cm，顶端渐尖至短尖，边缘常反卷，被短硬毛，两面近无毛或在脉上被短硬毛，微粗糙，基出脉3条，少5条，在叶面凹陷，在背面凸起；叶柄

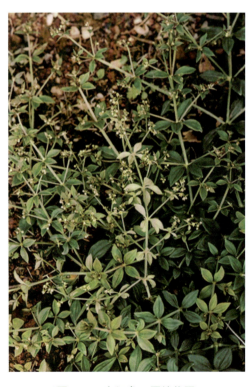

图 37-1　小红参　原植物图

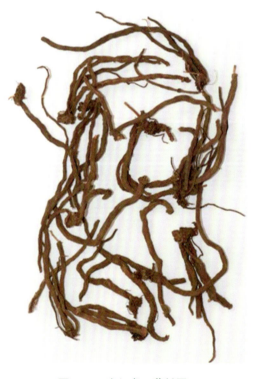

图 37-2　小红参　药材图

几无或上部叶有极短的叶柄。聚伞花序三歧分枝成圆锥状花序，腋生和顶生，通常比叶长，近无毛或被疏短硬毛；小苞片披针形，长2-5 mm，通常1脉或花序下部有时3脉，近无毛或被疏柔毛；花梗长1-3 mm；萼管近球形，直径0.3-0.4 mm，顶端截平；花冠黄色，干时近白色，稍肉质，无毛，冠管长约0.5 mm，花冠裂片5，不反折，近卵形，长1.2-2.0 mm，先端增厚而稍硬，内弯成短喙状；花柱2裂几达基部，长0.5-0.6 mm。花期夏秋，果期初冬。

一、药用历史

小红参以紫参之名始载于《滇南本草》，为云南地方民族常用药，《昆明民间常用草药》《云南中草药》等均有记载[4, 5]。2005年版《云南省中药材标准》（第二册·彝族药）[2]记载："活血养血，祛瘀生新。用于痛经，闭经，产后恶露不尽，黄褐斑，不孕症；跌打劳伤，四肢麻木，关节肿痛，风湿疼痛；咳嗽气喘，头昏头疼，胃脘痛，心烦失眠"。除云南外，本品也是贵州、湖南等地民族民间常用药材之一。

二、资源情况

小红参是我国特有种，产于四川西南部（木里）和云南各地。云南主要分布于曲靖、嵩明、澄江、丽江、维西、香格里拉、鹤庆、洱源、安宁、昆明、永仁、楚雄、文山、广南、景东、勐腊、勐海。生于海拔1400-2500 m处的山谷、山坡、路边的林中、灌丛或草坡。作为云南的特产药材之一，小红参的民间应用已有上百年的历史[6]，民间主要用于治疗肺结核、月经不调、跌打损伤、风寒湿痹以及角膜云翳、外伤出血、贫血等[7, 8]。近年来，小红参的人工种植相关技术逐渐发展起来[9-11]，其人工种植已在昆明、楚雄等地开展，但仍处于引种驯化阶段，尚未能形成商品。

三、现代研究

小红参主要含蒽醌、乔木萜烷型三萜[12, 13]、环己肽类[14]等化学成分及微量元素[15, 16]，具有抗氧化[17, 18]、抗肿瘤[19-21]、抗凝血[22]、抑制NO的产生[23]、抗高血脂[24]、抗心肌缺血、抑制T淋巴细胞增殖[25]等药理作用。临床上用于呼吸系统疾病、消化系统疾病、心血管系统疾病、神经系统疾病、泌尿系统疾病、妇科疾病、外科疾病、风湿、跌打损伤、癌症肿瘤等的治疗[26]。

四、前景分析

小红参具有活血通经、祛风除湿、止痛镇静的功效。小红参具备长期的民间应用和研究基础，在民间有时作为茜草的代用品[27]。目前对小红参的抗心肌缺血[28, 29]、治疗银屑病[30]、促进外周T淋巴细胞增殖[25]、抗癌[19, 20]、抗凝血[22]等作用机制的研究已逐渐深入，结果表明小红参具有较好的药用价值和经济价值。小红参功效确切，可惜基础研究薄弱，亟待加强[31]。因此有必要对小红参化学及药理继续进行深入研究，并开展人工种植研究，以便进一步开发和利用这一药用资源。

五、DNA条形码标准序列及分子鉴定

材料来源：样品共6份。药材样品1份（样品号YWS2-2），采自云南楚雄禄丰；标本样品5份（样品号YWS2-33-1、YWS2-33-2、YWS2-33-3、YWS2-33-4和YWS2-33-5），来自云南楚雄禄丰和大理宾川。

ITS序列特征：小红参共8条序列，来自药材、标本和GenBank序列（KP098122和KP098123），比对后矩阵长度为589 bp，有10个变异位点，分别为72和575位点A-G变异，134、339、439、465和534位点C-T变异，188位点A-T变异，539位点G-T变异，579位点G-C变异。有1处插入/缺失变异，为569位点。一致性序列特征如图37-3所示。

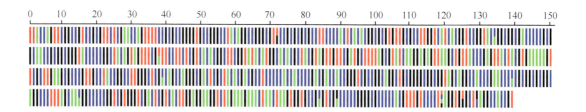

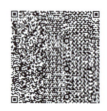

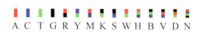

ACTGRYMKSWHBVDN

图37-3　小红参ITS一致性序列及二维码图

DNA条形码鉴定：茜草属共59条ITS序列，其中测试样品6条，GBOWS和GenBank下载53条构成序列矩阵，长度为690 bp，构建邻接树（图37-4）。测试样品与*R. yunnanensis*和*R. mandersii*聚为一支。

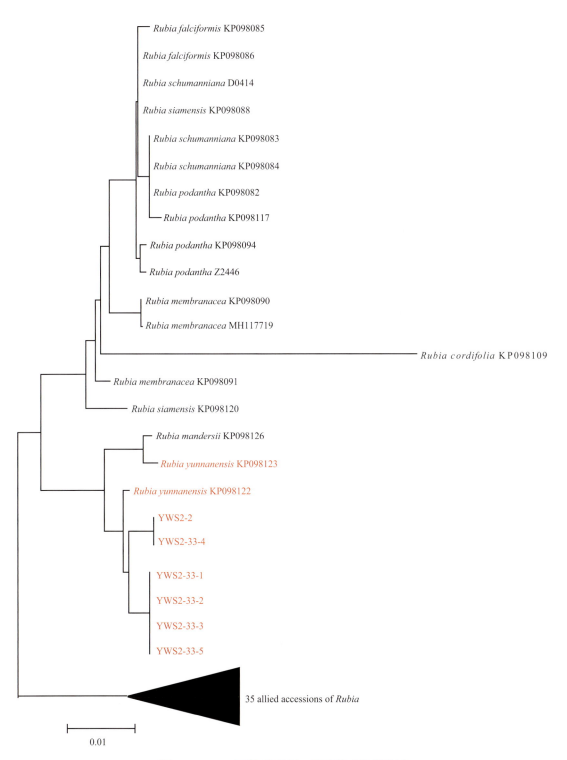

图 37-4　ITS 序列矩阵基于 *P* 距离构建的邻接树

参考文献

[1] 云南省卫生局. 云南省药品标准（1974年版）[S]. 昆明：云南省卫生局，1975：58.

[2] 云南省食品药品监督管理局. 云南省中药材标准（2005年版）（第二册·彝族药）[S]. 昆明：云南科技出版社，2007：11.

[3] 中华人民共和国卫生部药典委员会. 中华人民共和国药典（1977年版）[S]. 北京：人民卫生出版社，1978：40.

[4] 昆明市卫生局. 昆明民间常用草药[M]. 昆明：昆明市卫生局，1970：42.

[5] 云南省卫生局革命委员会. 云南中草药[M]. 昆明：云南人民出版社，1971：88.

[6] 崔大鹏，张国伟，和瑞欣. 小红参的药理活性和作用[J]. 河南中医，2011，31（4）：408-409.

[7] 黎光南. 云南中药志（1）[M]. 昆明：云南科技出版社，1990.

[8] 江苏省植物研究所，中国医学科学院药物研究所，中国科学院昆明植物研究所. 新华本草纲要（第2册）[M]. 上海：上海科学技术出版社，1991.

[9] 刘爱民. 小红参栽培技术研究[J]. 中药研究与信息，2003，5（12）：21-23.

[10] 罗春梅，邱璐，杨清辉，等. 小红参愈伤组织的诱导及分化[J]. 华中农业大学学报，2006，25（2）：182-185.

[11] 罗春梅，邱璐，杨清辉，等. 小红参组织培养的褐变因素及防止措施[J]. 安徽农业科学，2008，36（4）：1371-1372.

[12] Liou MJ，Wu TA. Triterpenoids from *Rubia yunnanensis*[J]. Journal of Natural Products，2002，65（9）：1283-1287.

[13] Fan JT，Kuang B，Zeng GZ，et al. Biologically active arborinane-type triterpenoids and anthraquinones from *Rubia yunnanensis*[J]. Journal of Natural Products，2011，74（10）：2069.

[14] Fan JT，Chen YS，Xu WY，et al. Rubiyunnanins A and B，two novel cyclic hexapeptides from *Rubia yunnanensis*[J]. Tetrahedron Letters，2010，51（52）：6810-6813.

[15] 徐晓莹，周金云，方起程. 小红参的化学成分研究[J]. 药学学报，1994，29（3）：237-240.

[16] Liou MJ，Wu PL，Wu TS. Constituents of the roots of *Rubia yunnanensis*[J]. Chemical and Pharmceutical Bulletin，2002，50（2）：276-279.

[17] Fan JT，Su J，Peng YM，et al. Rubiyunnanins C-H，cytotoxic cyclic hexapeptides from *Rubia yunnanensis* inhibiting nitric oxide production and NF-κB activation[J]. Bioorganic and Medicinal Chemistry，2010，18（23）：8226-8234.

[18] Morikawa T，Tao J，Ando S，et al. Absolute stereostructures of new arborinane-type triterpenoids and inhibitors of nitric oxide production from *Rubia yunnanensis*[J]. Journal of Natural Products，2003，66（5）：638-645.

[19] 黎文亮，胡文华，王升启. 小红参醌在体外的抗癌作用[J]. 军事医学，1989，13（4）：241-243.

[20] 何敏，邹澄，郝小江，等. 小红参的新抗癌环己肽配糖体[J]. 植物分类与资源学报，1993，15（4）：408.

[21] Zeng GZ，Fan JT，Xu JJ，et al. Apoptosis induction and G_2/M arrest of 2-methyl-1，3，6-trihydroxy-9，10-anthraquinone from *Rubia yunnanensis* in human cervical cancer HeLa cells[J]. Pharmazie，2013，68（4）：293-299.

[22] Liou MJ，Teng CM，Wu TS. Constituents from *Rubia ustulata* Diels and *R. yunnanensis* Diels and their antiplatelet aggregation activity[J]. Journal of the Chinese Chemical Society，2013，49（6）：1025-1030.

[23] Tao J，Morikawa T，Ando S，et al. Bioactive constituents from Chinese natural medicines. XI. inhibitors on NO production and degranulation in RBL-2H3 from *Rubia yunnanensis*：structures of rubianosides II，III，and IV，rubianol-g，and rubianthraquinone[J]. Chemical and Pharmaceutical Bulletin，2003，34（6）：654-662.

[24] Gao Y，Su Y，Huo Y，et al. Identification of antihyperlipidemic constituents from the roots of *Rubia yunnanensis* Diels[J]. Journal of Ethnopharmacology，2014，155（2）：1315-1321.

[25] 何黎，杨竹生，陈昆昌，等. 小红参对正常人外周血T淋巴细胞的增殖反应研究[J]. 中华皮肤科杂志，2002，35（2）：151.

[26] 杨宇. 小红参的临床运用[J]. 中国民族民间医药杂志，2000，（2）：119-120.

[27] 苏秀玲，周远鹏. 茜草、小红参药理作用的比较研究[J]. 中国中药杂志，1992，17（6）：377.

[28] 曹东，张国伟，金风丽. 小红参乙酸乙酯部位抗心肌缺血活性研究[J]. 中国实验方剂学杂志，2011，17（9）：209-212.

[29] 宬雪涛，张国伟. 小红参不同溶剂提取物对心肌缺血实验性指标的影响[J]. 中国药业，2008，17（22）：23-25.

[30] 戴军，邓学端. 小红参含药血清对链球菌抗原刺激小鼠的免疫药理学研究[J]. 中国中医药信息杂志，2006，13（2）：34-36.

[31] 国家中医药管理局《中华本草》编委会. 中华本草（第6册）[M]. 上海：上海科学技术出版社，1999：476-477.

38 云山楂 Yunshanzha

云山楂是蔷薇科山楂属植物云南山楂 *Crataegus scabrifolia* (Franch.) Rehd. 的干燥成熟果实，民间习称为"山林果"，为1996年版《云南省药品标准》[1]、2005年版《云南省中药饮片标准》[2]收载品，又名山里红、文林果，含梓瓜尼（苗族名）、嘛拿（傣族名）（图38-1-图38-4）。

落叶乔木，高达10 m；树皮黑灰色，枝条开展，通常无刺；小枝微屈曲，圆柱形，当年生枝紫褐色，无毛或近于无毛，二年生枝暗灰色或灰褐色，散生长圆形皮孔；冬芽三角卵形，先端急尖，无毛，紫褐色，有数枚外露鳞片。叶片卵状披针形至卵状椭圆形，稀菱状卵形，长4-8 cm，宽2.5-4.5 cm，先端急尖，基部楔形，边缘有稀疏不整齐圆钝重锯齿，通常不分裂或在不孕枝上少数叶片顶端有不规则的3-5浅裂，幼时上面微被伏贴短柔毛，老时减少，下面中脉及侧脉有长柔毛或近于无毛；叶柄长1.5-4.0 cm，无毛；托叶膜质，线状披针形，长约8 mm，边缘有腺齿，早落。伞房花序或复伞房花序，直径4-5 cm；总花梗和花梗均无毛，花梗长5-10 mm，花直径约1.5 cm；萼筒钟状，外面无毛；萼片三角卵形或三角披针形，约与萼筒等长；花瓣近圆形或倒卵形，长约8 mm，宽约6 mm，白色；雄蕊20，比花瓣短；花柱3-5，子房顶端被灰白色绒毛，柱头头状，约与雄蕊等长。果实扁球形，直径1.5-2.0 cm，黄色或带红晕，有稀疏褐色斑点；萼片宿存；小核5，内面两侧平滑，无凹痕。花期4-6月，果期8-10月。

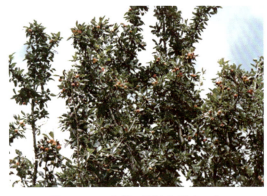

图38-1 云山楂 原植物图（一）

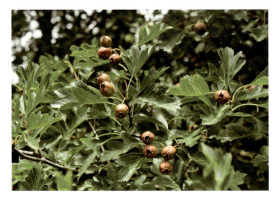

图38-2 云山楂 原植物图（二）

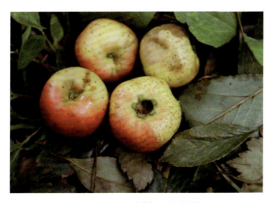

图 38-3　云山楂　果实图

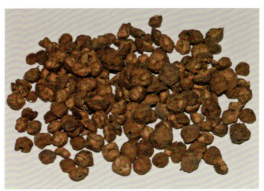

图 38-4　云山楂　药材图

一、药用历史

云山楂始载于《滇南本草》[3]，长期以来在云南民间作山楂被普遍入药。云山楂被收载于1996年版《云南省药品标准》[1]和2005年版《云南省中药饮片标准》[2]。其性微温，味酸、甘。有消食健胃，行气散瘀等功效。用于肉食积滞，胃脘胀满，泻痢腹痛，瘀血经闭，产后瘀阻，心腹刺痛，疝气疼痛，高脂血症。长期的临床应用表明，云山楂质佳、毒副作用小，是一味功效佳、效果好的开胃消食药，又可作为食用品、调味剂。

二、资源情况

云南山楂野生资源分布较广并有栽培，其果实在云南常作中药山楂收购销售，习称"云楂"。其应用历史较久，少量销往广东、四川、上海等省份[4]。主要分布于云南泸水、丽江、大理、洱源、宾川、砚山、漾濞、昆明、呈贡、安宁、嵩明、易门、双柏、峨山、新平、禄劝、沾益、陆良、临沧、耿马、文山、西畴、富宁、蒙自、建水、通海、弥勒、河口等地。生于海拔800-3000 m的松林边灌木丛中或溪岸杂木林中[5, 6]。在贵州的西南部、广西的西部及四川的西南部有少量分布，栽培品系繁多[7]。云南弥渡、巍山、呈贡、江川、蒙自、石屏、新平等地年产可达1000余吨（鲜果），鲜果食用，也可制成罐头或药用[8]。

三、现代研究

云南山楂果实含有槲皮素、金丝桃苷、芸香苷、左旋表儿茶精、枸橼酸及其甲酯类和黄烷聚合物等化学成分[3,9-11]。叶含芦丁、金丝桃苷、牡荆素、熊果酸、胡萝卜苷及二十九烷醇[12-16]。具有抗心肌缺血、抗高胆固醇血症等药理作用[12, 17]，云南山楂叶在使用时要注意其毒性问题[12]。

四、前景分析

目前对云南山楂的开发尚处空白，但其同属植物山楂的开发较为深入，从消食化积发展到治疗心血管疾病，从果实药用扩大到叶的药用，在食品、医药、工业中均有开发[18]。随着云南山楂果实、叶的药理作用不断被发现，叶毒性小且抗心肌缺血和降胆固醇作用优于果实[11]。云山楂为山楂同属植物，为云南野生特有树种，易繁殖生长，已有半野生或栽培。其果实、叶均有较好的药理作用，是值得进行开发利用的新资源。林业系统可结合造林绿化荒山、城市，大力发展云南山楂的种植，以满足药用和食用的需要。

五、DNA 条形码标准序列及分子鉴定

材料来源：样品共4份。标本样品4份（样品号YWS2-27-1、YWS2-27-2、YWS2-27-4和YWS2-27-5），来自云南昆明、个旧、大理、红河建水。

trnH-psbA 序列特征：云山楂共6条序列，来自标本和GBOWS序列（Z2201和Z2202），比对后矩阵长度为248 bp，有1个变异位点，为172位点A-T变异。有1处插入/缺失变异，为158-159位点。一致性序列特征如图38-5所示。

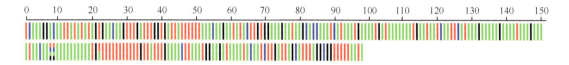

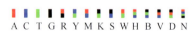
ACTGRYMKSWHBVDN

图 38-5　云山楂 *trnH-psbA* 一致性序列及二维码图

DNA条形码鉴定：山楂属共374条*trnH-psbA*序列，其中测试样品4条，GBOWS和GenBank下载370条构成序列矩阵，长度为339 bp，构建邻接树（图38-6）。测试样品与*C. spathulata*、*S. scabrifolia*等聚为一支。

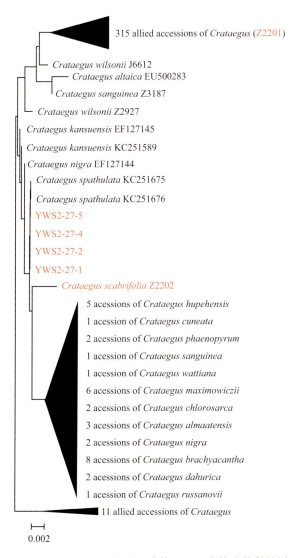

图 38-6　*trnH-psbA* 序列矩阵基于 *P* 距离构建的邻接树

参 考 文 献

[1] 云南省卫生厅. 云南省药品标准（1996年版）[S]. 昆明：云南大学出版社，1998：26.

[2] 云南省食品药品监督管理局. 云南省中药饮片标准（2005年版）（第一册）[S]. 昆明：云南科技出版社，2005：21.

[3] 国家中医药管理局《中华本草》编委会. 中华本草（第4册）[M]. 上海：上海科学技术出版社，1999：124-126，128.

[4] 广西壮族自治区药品检验所. 中药材真伪鉴别图谱（新增版）[M]. 2版. 南宁：广西科学技术出版社，1992：116.

[5] 中国科学院《中国植物志》编辑委员会. 中国植物志（第36卷）[M]. 北京：科学出版社，1974：191.

[6] 中国科学院昆明植物研究所. 云南植物志（第12卷）[M]. 北京：科学出版社，2006：337-339.

[7] 黄汝昌. 云南山楂的种质资源[J]. 西部林业科学，1994，（3）：57-62.

[8] 黄汝昌. 云南山楂的种质资源 [J]. 云南林业科技，1994，（3）：57-62.

[9] 斯建勇，高光跃，陈迪华. 云南山楂果化学成分的研究 [J]. 天然产物研究与开发，1994，（2）：49-51.

[10] Liu P，Kallio H，Lü D，et al. Quantitative analysis of phenolic compounds in Chinese hawthorn（*Crataegus* spp.）fruits by high performance liquid chromatography-electrospray ionisation mass spectrometry[J]. Food Chemistry，2011，127（3）：1370-1377.

[11] Liu P，Kallio H，Lü D，et al. Acids，sugars，and sugar alcohols in Chinese hawthorn（*Crataegus* spp.）fruits[J]. Journal of Agriculture and Food Chemistry，2010，58（2）：1012-1019.

[12] 陈红宾，江京俐，於兰. 云南山楂叶的药理作用及 LD_{50} 研究 [J]. 北京中医药大学学报：中医临床版，1995，（2）：13-14.

[13] 斯建勇，陈迪华，高光跃. 云南山楂叶化学成分的研究 [J]. 中国中药杂志，1998，23（7）：422-423.

[14] 王敏，万丽，周立，等. 北山楂叶与云南山楂叶中总黄酮与金丝桃苷含量的比较 [J]. 现代生物医学进展，2008，8（4）：694-695，700.

[15] 刘荣华，余伯阳，邱声祥，等. 山楂叶中熊果酸的 HPLC 法比较分析 [J]. 中成药，2005，27（3）：318-322.

[16] 弓威. 山楂叶有效成分提取分离及利用研究 [D]. 北京：中国农业科学院硕士学位论文，2015.

[17] 陈红宾，江京俐，於兰，等. 4 种山楂属植物的药理作用及其 LD_{50} 比较 [J]. 中国中药杂志，1994，19（8）：454-455.

[18] 毕韬韬，吴广辉. 山楂综合开发利用研究进展 [J]. 食品研究与开发，2015，（15）：156-158.

云南红豆杉是红豆杉科红豆杉属植物云南红豆杉 *Taxus yunnanensis* Cheng & L. K. Fu的干燥根、茎皮和枝叶，又名土榧子、紫金杉、冷子、矮柏（图39-1-图39-3）。云南红豆杉 *T. yunnanensis* 已在FOC中处理为喜马拉雅红豆杉 *T. wallichiana* Zucc.的异名[1]。

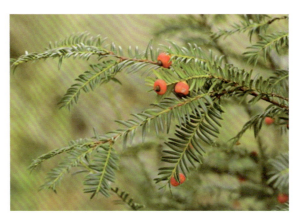

图39-1 云南红豆杉 原植物图

乔木，高达20 m，直径1 m。树皮灰褐色、灰紫色或淡紫褐色，呈鳞状薄片脱落。大枝开展。冬芽金绿黄色，芽鳞窄，先端渐尖，背部有纵脊，脱落或部分宿存于小枝基部。叶质地较薄而柔，披针状条形至条状披针形，常呈弯镰状，排列较疏，成两列，长1.5-4.7（常2.5-3.0）cm，宽2-3 mm，边缘向下反曲或微反曲，中上部渐窄，先端有渐尖或微急尖的刺状尖头，基部偏斜；叶面深绿色或绿色，有光泽；下面色较浅，中脉与两侧的淡黄色，气孔带均密生均匀微小的角质化乳头状突起，叶干后常颜色变深。雄球花淡褐黄色，长5-6 mm，直径约3 mm，雄蕊9-11，每雄蕊有5个花药。种子生于肉质杯状的假种皮中，卵圆形，长约5 mm，径4 mm，微扁，通常上部渐窄，两侧微有钝脊，顶端有小尖头，种脐椭圆形，成熟时假种皮红色。花期3-4月，果期翌年8-10月。

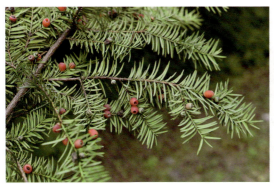

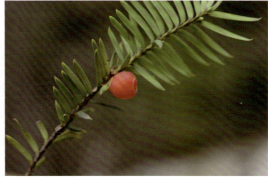

图39-2 云南红豆杉 果实图

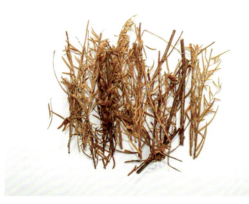

图 39-3　云南红豆杉　药材图

一、药用历史

云南红豆杉为非传统药用植物，其药用始于20世纪70年代，在其同属植物中发现了具有抗癌活性的紫杉醇，被应用于医学临床并在治疗各种癌症方面取得了显著的临床效果[2]。云南红豆杉是我国生产紫杉醇药物的主要树种。依据多年来对云南红豆杉林木样品中的紫杉醇及其半合成原料巴卡亭含量的测定数据，并与其他红豆杉属树种进行比较，发现云南红豆杉是上述有效成分的高含量树种[3]。从植物中提取紫杉醇代价太高，且会对生态环境造成破坏。迄今为止已经探索出化学半合成法、化学全合成法、植物细胞培养或内生菌培养等多种方法以获得紫杉醇[4-11]。

二、资源情况

云南作为我国红豆杉资源的主要分布区域，有2种1变种：云南红豆杉、中国红豆杉、南方红豆杉[12]，其中云南红豆杉分布最为广泛，其分布面积、蓄积量均占云南全省红豆杉资源总量的90%以上[13]。主产于云南德钦、贡山、香格里拉、丘北、马关、镇康等地，生于海拔2000-3500 m的湿性常绿阔叶林、针阔混交林、沟边杂木林中[14]。云南红豆杉是我国生产紫杉醇药物的主要树种，但过度采伐致使该物种濒临灭绝，目前已被列入《国家重点保护野生植物名录》（一级）。为满足紫杉醇日益增长的市场需求，解决红豆杉资源保护与开发利用的矛盾，人工营造红豆杉药用原料林已成为目前解决紫杉醇原料短缺最主要的途径[15-18]。现云南文山、屏边、绿春、寻甸、麻栗坡、云龙、永平等地为主要种植区域，其中屏边、云龙、永平种植的云南红豆杉为"云药之乡"认定品种。据统计，2019年云南全省种植面积约27万亩，产量约5万吨（鲜品）。

三、现代研究

云南红豆杉根含紫杉烷类[19]，还含木脂素、甾醇等非紫杉烷类化合物[20]；树皮含二萜、倍半萜烯[21]、紫杉烷类[22]、紫杉烷类二萜[23]等化学成分；心木含紫杉烷、木脂素、肌醇甲醚、β-谷甾醇[24, 25]等化学成分；茎枝叶含紫杉醇[26]、紫杉烷二萜化合物紫杉云亭[27]等；种子含紫杉烷类二萜类[28, 29]。具有抗癌[30-34]、抗骨质疏松[35]、清除自由基[36]、抗过敏[37]、降血糖[38]、抑制细胞色素[39]等药理作用。红豆杉以茎、枝、叶、根入药，具有一定的毒性，不属于新资源食品，卫生部（现国家卫生健康委员会）禁止红豆杉作为保健食品和食品原料使用。目前应用其有效成分紫杉醇制成的抗肿瘤药物有达克素、红豆杉胶囊、紫杉醇静脉注射剂等。

四、前景分析

紫杉醇作为一种新型广谱抗肿瘤药物已被广泛用于临床，特别是在晚期卵巢癌[40-42]、乳腺癌[43]、肺癌[44]、脑癌[45]等恶性肿瘤的治疗中具有明确疗效[46]。对紫杉醇的合成、含量变化、作用机制、代谢等方面的研究也日渐深入[47-51]。该药无论是在一线治疗还是二线治疗，单用或与其他抗癌药联合应用方面都得到了临床实践证明。同时紫杉醇作为腹腔化疗用药，比静脉化疗的毒副作用小，可提高患者生存率和改善生活质量[52]，具有很好的发展前景。现今国内外在高产紫杉醇红豆杉的筛选、化学全合成及半合成、细胞培养、真菌发酵等研究中取得了一定的成绩，但离彻底解决紫杉醇的高效供应问题还有一段距离[53]。因此，云南红豆杉依然被作为我国紫杉醇主要来源树种。应加大对云南红豆杉野生资源的保护力度，加强规范化栽培，以缓解云南红豆杉资源的短缺局面。

五、DNA 条形码标准序列及分子鉴定

材料来源：样品共6份。药材样品1份（样品号YWS2-4），采自云南红河屏边；标本样品5份（样品号YWS2-17-1、YWS2-17-2、YWS2-17-3、YWS2-17-4和YWS2-17-5），来自云南红河屏边和大理云龙。

ITS序列特征：云南红豆杉共17条序列，来自药材、标本和NCBI序列（EF660568、EF660577、HM590941、HM590942、HM590943、HM590944、HM590945、HM590946、JX188542、JX188543和JX188544），比对后矩阵长度为1039 bp，有20个变异位点，分别为81、98、196、257、297、338、418、437、522、624和795位点C-T变异，110位点A-T变异，160位点G-C变异，198和622位点A-G变异，199、244和324位点A-C变异，513和694位点G-T变异。有1处插入/缺失变异，为248位点。一致性序列特征如图39-4所示。

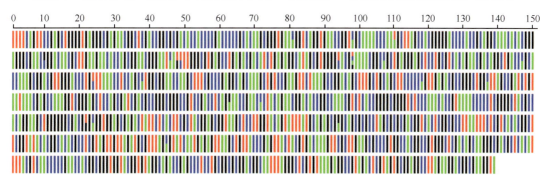

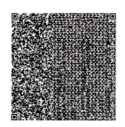

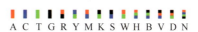

A C T G R Y M K S W H B V D N

图 39-4　云南红豆杉 ITS 一致性序列及二维码图

　　DNA条形码鉴定：红豆杉属共199条ITS序列，其中测试样品6条，GBOWS和GenBank下载193条构成序列矩阵，长度为1063 bp，构建邻接树（图39-5）。测试样品分散于两个分支，与*T. wallichiana*近缘。

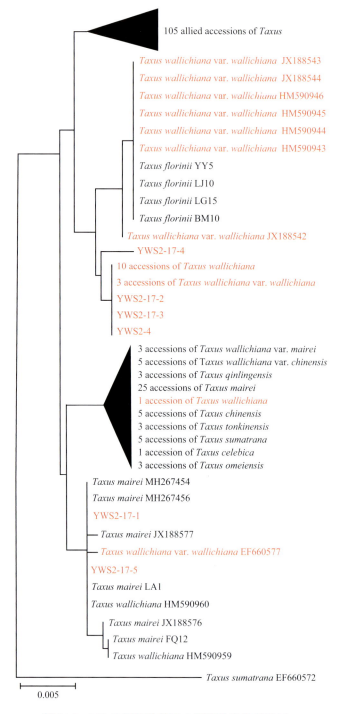

图 39-5　ITS 序列矩阵基于 *P* 距离构建的邻接树

参 考 文 献

[1] Li N，Fu LK. Notes on gymnosperms Ⅰ. Taxonomic treatments of some Chinese conifers[J]. Novon，1997，7（3）：261-264.

[2] 吴秀兰，贾艳，朱波，等. 天然抗癌药物紫杉醇的研究进展[J]. 中国野生植物资源，2014，33（5）：42-45，60.

[3] 王达明，周云，李莲芳. 云南红豆杉抗癌药用成分的含量[J]. 西部林业科学，2004，33（3）：12-17.

[4] 李杰，王春梅. 紫杉醇组合生物合成的研究进展[J]. 生物工程学报，2014，30（3）：355-367.

[5] Ajikumar PK，Xiao WH，Tyo KEJ，et al. Isoprenoid pathway optimization for taxol precursor overproduction in *Escherichia coli*[J]. Science，2010，330（6000）：70-74.

[6] 王正平. 天然抗癌药物——紫杉醇[J]. 应用科技，2004，31（1）：56-58.

[7] Zhang CH，Wu JY，He GY. Effects of inoculum size and age on biomass growth and paclitaxel production of elicitor-treated *Taxus yunnanensis* cell cultures[J]. Applied Microbiology and Biotechnology，2002，60（4）：396-402.

[8] Zhang C，Fevereiro PS. The effect of heat shock on paclitaxel production in *Taxus yunnanensis* cell suspension cultures：Role of abscisic acid pretreatment[J]. Biotechnology and Bioengineering，2010，96（3）：506-514.

[9] Chen YQ，Yi F，Cai M，et al. Effects of amino acids，nitrate，and ammonium on the growth and taxol production in cell cultures of *Taxus yunnanensis*[J]. Plant Growth Regulation，2003，41（3）：265-268.

[10] 陈毅坚，张灼，王艳，等. 云南红豆杉（*Taxus yunnanensis*）内生真菌中产紫杉醇真菌的筛选[J]. 生物技术，2003，13（2）：10-11.

[11] Yu C，Luo X，Zhan X，et al. Comparative metabolomics reveals the metabolic variations between two endangered *Taxus* species（*T. fuana* and *T. yunnanensis*）in the Himalayas[J]. BMC Plant Biology，2018，18：197.

[12] 中国科学院昆明植物研究所. 云南植物志（第4卷）[M]. 北京：科学出版社，1986：117-118.

[13] 李东. 云南省红豆杉资源可持续利用的对策[J]. 西南林业学院学报，1999，（2）：78-85.

[14] 中国科学院昆明植物研究所. 云南植物志[M]. 北京：科学出版社，1986，（7）：118.

[15] 王卫斌，姜远标，王达明，等. 我国云南红豆杉药用原料林培育技术开发进展[J]. 福建林业科技，2007，34（2）：169-173，196.

[16] 王卫斌，姜远标，王达明，等. 云南红豆杉药用原料林营建技术[J]. 林业工程学报，2007，21（2）：62-65.

[17] 史鸿飞，王卫斌，张劲峰，等. 云南红豆杉人工林定向培育的目标与模式[J]. 林业调查规划，2010，35（4）：73-76.

[18] 刘万德，李帅锋，郎学东，等. 云南红豆杉人工药用原料林春芽数量及其动态[J]. 林业科学，2013，49（8）：161-167.

[19] 梁敬钰，鲍官虎，陈佩东. 云南红豆杉根的化学成分研究[J]. 海峡药学，2000，12（1）：47-51.

[20] 项伟，姚娉，张宏杰，等. 云南红豆杉中的非紫杉烷类化合物[J]. 中草药，2000，31（4）：246-248.

[21] Nguyen NT，Banskota AH，Tezuka Y，et al. Diterpenes and sesquiterpenes from the bark of *Taxus yunnanensis*[J]. Phytochemistry，2003，64（6）：1141-1147.

[22] Li SH，Zhang HJ，Niu XM，et al. Novel taxoids from the Chinese yew *Taxus yunnanensis*[J]. Tetrahedron，2003，59（1）：37-45.

[23] Li S，Zhang H，Yao P，et al. Taxane diterpenoids from the bark of *Taxus yunnanensis*[J]. Phytochemistry，2001，58（2）：369-374.

[24] 陈雪英，梁敬钰. 云南红豆杉心木的化学成分研究 [J]. 中草药，2007，38（7）：979-982.

[25] Banskota AH，Usia T，Tezuka Y，et al. Three new C-14 oxygenated taxanes from the wood of *Taxus yunnanensis*[J]. Journal of Natural Products，2002，65（11）：1700-1702.

[26] Yue Q，Fang QX，He CH. Taxayuntin E and F：Two taxanes from leaves and stems of *Taxus yunnanensis*[J]. Phytochemistry，1995，39（4）：871-873.

[27] 饶畅，周金云，陈未名，等. 云南红豆杉枝叶中一个新成分的结构鉴定 [J]. 药学学报，1994，29（5）：355-359.

[28] Shi QW，Oritani T，Kiyota H，et al. Taxane diterpenoids from *Taxus yunnanensis* and *Taxus cuspidata*[J]. Phytochemistry，2000，54（8）：829-834.

[29] Shi QW，Oritani T，Sugiyama T，et al. Six new taxane diterpenoids from the seeds of *Taxus chinensis* var. *mairei* and *Taxus yunnanensis*[J]. Journal of Natural Products，1999，62（8）：1114-1118.

[30] 孔繁晟. 云南红豆杉枝叶中抗癌活性成分的提取工艺与黄酮类化合物的研究 [D]. 广州：南方医科大学硕士学位论文，2007.

[31] Yin Y，Yu RM，Yang W，et al. Structural characterization and anti-tumor activity of a novel heteropolysaccharide isolated from *Taxus yunnanensis*[J]. Carbohydrate Polymers，2010，82（3）：543-548.

[32] Yan C，Yin Y，Zhang D，et al. Structural characterization and *in vitro* antitumor activity of a novel polysaccharide from *Taxus yunnanensis*[J]. Carbohydrate Polymers，2013，96（2）：389-395.

[33] Nair R，Caccamese S，Randey RC，et al. Synthesis and separation of potential anticancer active dihalocephalomannine diastereomers from extracts of *Taxus yunnanensis*[J]. Journal of Natural Products，1998，61（1）：57-63.

[34] 陈未名，张佩玲，吴斌，等. 云南红豆杉抗肿瘤活性成分的研究 [J]. 药学学报，1991，26（10）：747-754.

[35] Yin J，Tezuka Y，Subehan TY，et al. *In vivo* anti-osteoporotic activity of isotaxiresinol，a lignan from wood of *Taxus yunnanensis*[J]. Phytomedicine，2006，13（1-2）：37-42.

[36] Banskota AH，Tezuka Y，Nguyen NT，et al. DPPH radical scavenging and nitric oxide inhibitory activities of the constituents from the wood of *Taxus yunnanensis*[J]. Planta Medica，2003，69（6）：500-505.

[37] Koyama J，Morita I，Kobayashi N，et al. Antiallergic activity of aqueous extracts and constituents of *Taxus yunnanensis*[J]. Biological and Pharmaceutical Bulletin，2006，29（11）：2310-2312.

[38] Banskota AH，Nguyen NT，Tezuka Y，et al. Hypoglycemic effects of the wood of *Taxus yunnanensis* on streptozotocin-induced diabetic rats and its active components[J]. Phytomedicine，2006，13（1-2）：109-114.

[39] Tezuka Y，Morikawa K，Li F，et al. Cytochrome P450 3A4 inhibitory constituents of the wood of *Taxus yunnanensis*[J]. Journal of Natural Products，2011，74（1）：102-105.

[40] Zaffaroni N，Pennati M，Colella G，et al. Expression of the anti-apoptotic gene survivin correlates with taxol resistance in human ovarian cancer[J]. Cellular and Molecular Life Sciences，2002，59（8）：1406-1412.

[41] Han ES，Wen W，Dellinger TH，et al. Ruxolitinib synergistically enhances the anti-tumor activity of paclitaxel in human ovarian cancer[J]. Oncotarget，2018，9（36）：24304-24319.

[42] Sharma A，Mayhew E，Bolcsak L，et al. Activity of paclitaxel liposome formulations against human ovarian tumor xenografts[J]. International Journal of Cancer，1997，71（1）：103-107.

[43] Mund R，Panda N，Nimesh S，et al. Novel titanium oxide nanoparticles for effective delivery of paclitaxel to human breast cancer cells[J]. Journal of Nanoparticle Research，2014，16（12）：2739.

[44] Yamori T，Sato S，Chikazawa H，et al. Anti-tumor efficacy of paclitaxel against human lung cancer xenografts[J]. Cancer Science，2010，88（12）：1205-1210.

[45] Hossain M，Banik NL，Ray SK. Synergistic anti-cancer mechanisms of curcumin and paclitaxel for growth inhibition of human brain tumor stem cells and LN18 and U138MG cells[J]. Neurochemistry International，2012，61（7）：1102-1113.

[46] 邓建功，邓建英，崔丽娟. 紫杉醇治疗恶性肿瘤的研究进展[J]. 首都医药，2009，（12）：25-26.

[47] Wang JW，Zheng LP，Tan RX. Involvement of nitric oxide in cerebroside-induced defense responses and taxol production in *Taxus yunnanensis* suspension cells[J]. Applied Microbiology and Biotechnology，2007，75（5）：1183-1190.

[48] Qian HX，Yan JM，Jian WW. Biosynthesis of silver nanoparticles using *Taxus yunnanensis* Callus and their antibacterial activity and cytotoxicity in human cancer cells[J]. Nanomaterials，2016，6（9）：160.

[49] He CT，Li ZL，Zhou Q，et al. Transcriptome profiling reveals specific patterns of paclitaxel synthesis in a new *Taxus yunnanensis* cultivar[J]. Plant Physiology and Biochemistry，2017，122：10-18.

[50] 苏建荣，缪迎春，张志钧. 云南红豆杉紫杉醇含量变异及其相关的RAPD分子标记[J]. 林业科学，2009，45（7）：16-20.

[51] 苏建荣，张志钧，邓疆. 不同树龄、不同地理种源云南红豆杉紫杉醇含量变化的研究[J]. 林业科学研究，2005，18（4）：369-374.

[52] 涂云霞，孔炜伟，刘宝瑞. 紫杉醇腹腔化疗的临床研究进展[J]. 临床消化病杂志，2008，20（1）：63-64.

[53] 邱德有，张彬，杨艳芳，等. 紫杉醇生物合成研究历史、现状及展望[J]. 生物技术通报，2015，31（4）：56-64.

　　升麻是毛茛科类叶升麻属植物升麻*Cimicifuga foetida* L.的干燥根茎，为1963-2020年版《中华人民共和国药典》[1-10]收载"升麻"的原植物来源之一，又名绿升麻，戚饥没（彝族名）（图40-1-图40-4）。《中华人民共和国药典》中升麻为大三叶升麻*C. heracleifolia* Kom.、兴安升麻*C.dahurica*（Turcz.）Maxim.或升麻*C. foetida*。升麻属现被置于一个广义的类叶升麻属*Actaea* s.l.，*C. foetida*已在FOC中处理为*Actaea cimicifuga* L.的异名[11]。

　　根状茎粗壮，坚实，表面黑色，有许多内陷的圆洞状老茎残迹。茎高1-2 m，基部粗达1.4 cm，微具槽，分枝，被短柔毛。叶为二至三回三出羽状复叶；茎下部叶三角形，宽达30 cm；顶生小叶具长柄，菱形，长7-10 cm，宽4-7 cm，常浅裂，边缘有锯齿，侧生小叶具短柄或无柄，斜卵形，比顶生小叶略小，表面无毛，背面沿脉疏被白色柔毛；叶柄长达15 cm。上部的茎生叶较小，具短柄或无柄。花序具分枝3-20条，长达45 cm，下部的分枝长达15 cm；轴密被灰色或锈色的腺毛及短毛；苞片钻形，比花梗短；花两性；萼片倒卵状圆形，白色或绿白色，长3-4 mm；退化雄蕊宽椭圆形，长约3 mm，顶端微凹或二浅裂，几膜质；雄蕊长4-7 mm，花药黄色或黄白色；心皮2-5，密被灰色毛，无柄或有极短的柄。蓇葖长圆形，长8-14 mm，宽2.5-5.0 mm，有伏毛，基部渐狭成长2-3 mm的柄，顶端有短喙；种子椭圆形，褐色，长2.5-3.0 mm，有横向的膜质鳞翅，四周有鳞翅。花期7-9月，果期8-10月。

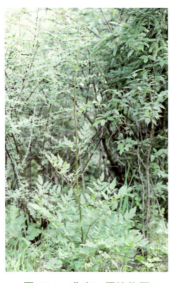 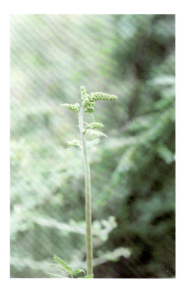

图40-1　升麻　原植物图　　　　图40-2　升麻　花图

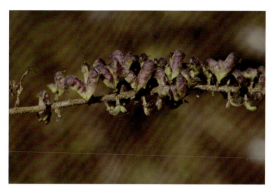
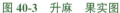

图 40-3　升麻　果实图

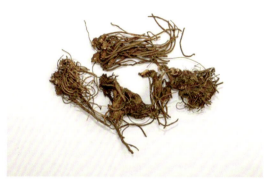

图 40-4　升麻　药材图

一、药用历史

升麻始载于《神农本草经》，被列为上品，载："主解百毒，杀百精老物殃鬼，辟瘟疫，瘴气邪气，蛊毒入口皆吐出……久服不夭"。《名医别录》载："主中恶腹痛，时气毒疠……口疮"。《本草经集注》载："杀百精老物殃鬼，辟瘟疫瘴气邪气，蛊毒……久服不夭，轻身长年"。《药性论》载："治小儿风惊痫，时气热疾……疗痈肿，豌豆疮。水煎，绵沾拭疮上"。《滇南本草》载："表小儿痘疹，解疮毒，咽喉（肿），喘咳音哑"。《本草纲目》载："消斑疹，行瘀血。治阳陷眩晕……阴痿足寒"。其药用历史悠久，但历来药用的升麻来源都不一。1963-2020 年版《中华人民共和国药典》[1-10]载有大三叶升麻、兴安升麻、升麻。自古以来，升麻以绿者为佳，但此种判定标准是否可靠并无定论。历代医家药用都取其升发之性，现代研究表明，升麻具有解热、抗炎、抗感染、镇痛等作用，与其作为解表药使用的传统相符。

二、资源情况

升麻广泛分布于云南、河南、山西、宁夏、甘肃、青海、湖北、四川、西藏等地，常生于海拔 2200-4100 m 的林内、草地或山坡[12]。云南主要分布于德钦、香格里拉、贡山、泸水、丽江、鹤庆、大理、腾冲、镇康、禄劝、嵩明、彝良、巧家等地[13]。升麻是我国著名的解表发散风热药。目前多为野生资源，人工栽培少。升麻药材按地理来源分为西升麻和北升麻。其中北升麻主产于内蒙古、黑龙江、吉林、辽宁四省，习称关升麻；西升麻主产于四川、青海、陕西地区，其他零星分布于广东、河南、湖北等地。目前市场上的升麻资源主要由东北、四川等地区提供。近年来，从朝鲜进口了大量的升麻药材，市场称"北朝货"，稳定了价格[14]。云南省升麻分布较为广泛，资源相对分散，但实地调查时发现，香格里拉、贡山、腾冲、彝良等地分布较为集中，资源未受到破坏；相对来说，云南省资源较为丰富，但缺乏合理开发。因此，可在保护升麻资源的基础上，加大开发利用力度。

三、现代研究

升麻的原植物之一大三叶升麻根茎中含有环菠萝蜜烷型三萜[15-17]、挥发油[18]、升麻三萜皂苷类[19]、酚酸类[20]等化学成分，具有抗癌[21]、缓解更年期综合征[22]、抗病毒[23]、免疫抑制[24]等药理作用，应用时应注意其毒性问题[16,25]。

四、前景分析

升麻药用历史悠久、功效确切，目前升麻属植物含有的三萜类药理活性成分已由德国和日本分别开发成治疗妇女更年期综合征和骨质疏松症的药物[26, 27]。我国升麻资源较为丰富，具有很好的开发利用价值，但其资源多为野生，且开发深度不够。因此，未来可根据其药理作用和历史用药经验及化学成分等方面，从抗病毒[23]、缓解妇女更年期综合征症状[22]、抗肿瘤[21]等方向开发新药。对野生资源，要在保护的前提下，有计划地开发利用。同时，加快规范化规模栽培技术研究。

五、DNA 条形码标准序列及分子鉴定

材料来源：样品共6份。药材样品1份（样品号YWS2-5），采自云南香格里拉；标本样品5份（样品号YWS2-30-1、YWS2-30-2、YWS2-30-3、YWS2-30-4和YWS2-30-5），来自云南昆明东川、香格里拉和大理巍山。

ITS序列特征：升麻共17条序列，来自药材、标本、GBOWS序列（D0881和Z2105）和NCBI序列（AB194181、AB194182、FJ525886、FJ597988、GQ351362、MH117407、MH117408、MH710890和Z98287），比对后矩阵长度为550 bp，有50个变异位点，分别为14、36、44、50、105、79、143、161、174、179、182、188、199、373、397、420、436、461、464、473、487、528和531位点C-T变异，29位点G-C-T变异，35、37、51、58、62、142、151、173、175、178、181、384、388、453、483、502、514、533和549位点A-G变异，46、156和378位点A-T变异，64位点G-T变异，391位点A-G-C变异，518和527位点A-C变异。一致性序列特征如图40-5所示。

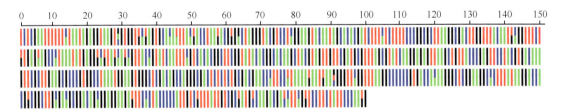

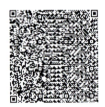
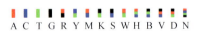

A C T G R Y M K S W H B V D N

图 40-5　升麻 ITS 一致性序列及二维码图

DNA条形码鉴定：升麻属共75条ITS序列，其中测试样品6条，GBOWS和GenBank下载69条构成序列矩阵，长度为567 bp，构建邻接树（图40-6）。测试样品分散于两个不同的分支。

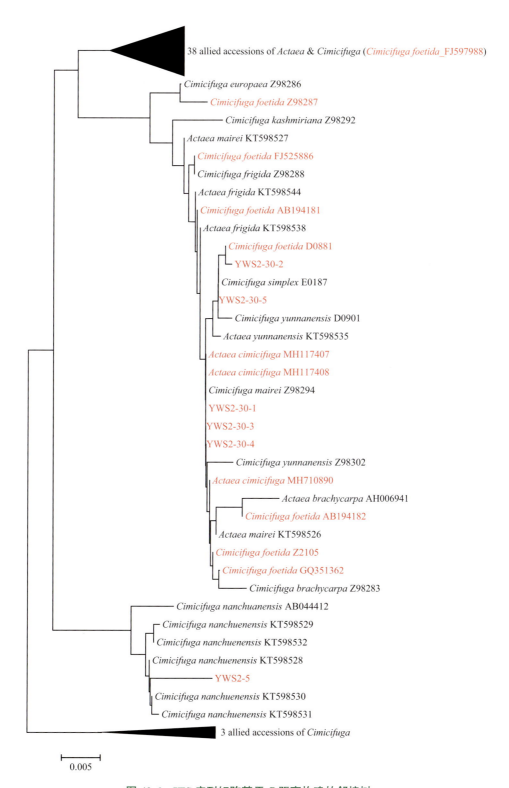

38 allied accessions of *Actaea* & *Cimicifuga* (*Cimicifuga foetida*_FJ597988)

Cimicifuga europaea Z98286
Cimicifuga foetida Z98287
Cimicifuga kashmiriana Z98292
Actaea mairei KT598527
Cimicifuga foetida FJ525886
Cimicifuga frigida Z98288
Actaea frigida KT598544
Cimicifuga foetida AB194181
Actaea frigida KT598538
Cimicifuga foetida D0881
YWS2-30-2
Cimicifuga simplex E0187
YWS2-30-5
Cimicifuga yunnanensis D0901
Actaea yunnanensis KT598535
Actaea cimicifuga MH117407
Actaea cimicifuga MH117408
Cimicifuga mairei Z98294
YWS2-30-1
YWS2-30-3
YWS2-30-4
Cimicifuga yunnanensis Z98302
Actaea cimicifuga MH710890
Actaea brachycarpa AH006941
Cimicifuga foetida AB194182
Actaea mairei KT598526
Cimicifuga foetida Z2105
Cimicifuga foetida GQ351362
Cimicifuga brachycarpa Z98283
Cimicifuga nanchuanensis AB044412
Cimicifuga nanchuenensis KT598529
Cimicifuga nanchuenensis KT598532
Cimicifuga nanchuenensis KT598528
YWS2-5
Cimicifuga nanchuenensis KT598530
Cimicifuga nanchuenensis KT598531
3 allied accessions of *Cimicifuga*

0.005

图 40-6　ITS 序列矩阵基于 *P* 距离构建的邻接树

参考文献

[1] 中华人民共和国卫生部药典委员会.中华人民共和国药典（1963年版）[S].北京：人民卫生出版社，1964：54.

[2] 中华人民共和国卫生部药典委员会.中华人民共和国药典（1977年版）[S].北京：人民卫生出版社，1978：110.

[3] 中华人民共和国卫生部药典委员会.中华人民共和国药典（1985年版）[S].北京：人民卫生出版社/北京：化学工业出版社，1985：56.

[4] 中华人民共和国卫生部药典委员会.中华人民共和国药典（1990年版）[S].北京：人民卫生出版社/北京：化学工业出版社，1990：59.

[5] 中华人民共和国卫生部药典委员会.中华人民共和国药典（1995年版）[S].广州：广东科技出版社/北京：化学工业出版社，1995：59.

[6] 国家药典委员会.中华人民共和国药典（2000年版）[S].北京：化学工业出版社，2000：55.

[7] 国家药典委员会.中华人民共和国药典（2005年版）[S].北京：化学工业出版社，2005：50.

[8] 国家药典委员会.中华人民共和国药典（2010年版）[S].北京：中国医药科技出版社，2010：68.

[9] 国家药典委员会.中华人民共和国药典（2015年版）[S].北京：中国医药科技出版社，2015：73.

[10] 国家药典委员会.中华人民共和国药典（2020年版）[S].北京：中国医药科技出版社，2020：75.

[11] Luo JP，Wang L，Ren C，et al. Taxonomic notes on *Cimicifuga nanchuanensis*（Ranunculaceae），a hitherto imperfectly known species from China[J]. Nordic Journal of Botany，2016，34（1）：87-101.

[12] 中国科学院《中国植物志》编辑委员会.中国植物志（第27卷）[M].北京：科学出版社，1979：101.

[13] 中国科学院昆明植物研究所.云南植物志[M].北京：科学出版社，2000，（7）：47.

[14] 靳波，刘友平，陈鸿平.毛茛科升麻属植物资源概述[J].江苏中医药，2010，42（8）：78-79.

[15] 李从军，李英和，陈顺峰，等.升麻中的三萜类成分[J].药学学报，1994，29（6）：449-453.

[16] Tian Z，Pan RL，Si JY，et al. Cytotoxicity of cycloartane triterpenoids from aerial part of *Cimicifuga foetida*[J]. Fitoterapia，2006，77（1）：39-42.

[17] Li JX，Kadota S，Pu XF，et al. Foetidinol，a new trinor-triterpenoid with a novel carbon skeleton，from a Chinese crude drug "Shengma"（*Cimicifuga foetida* L.）[J]. Tetrahedron Letters，1994，35（26）：4575-4576.

[18] 马凌志，何丽娟，高毓涛.中药升麻的挥发油成分分析[J].首都医药，2007，（4）：41.

[19] 赵晓宏，陈迪华，斯建勇，等.升麻中新三萜皂苷类成分研究[J].中国中药杂志，2003，28（2）：135-138.

[20] 赵晓宏，陈迪华，斯建勇，等.中药升麻酚酸类化学成分研究[J].药学学报，2002，37（7）：535-538.

[21] Sun LR，Qing C，Zhang YL，et al. Cimicifoetisides A and B，two cytotoxic cycloartane triterpenoid glycosides from the rhizomes of *Cimicifuga foetida*，inhibit proliferation of cancer cells[J]. Beilstein Journal of Organic Chemistry，2007，3（3）：1-7.

[22] Zheng TP，Sun AJ，Xue W，et al. Efficacy and safety of *Cimicifuga foetida* extract on menopausal syndrome in Chinese women[J]. Chinese Medical Journal，2013，126（11）：2034-2038.

[23] Wang KC，Chang JS，Lin LT，et al. Antiviral effect of cimicifugin from *Cimicifuga foetida* against human respiratory syncytial virus[J]. The American Journal of Chinese Medicine，2012，40（5）：1033-1045.

[24] Pan RL，Chen DH，Si JY，et al. Immunosuppressive effects of new cyclolanostane triterpene diglycosides from the aerial part of *Cimicifuga foetida*[J]. Archives of Pharmacal Research，2009，32（2）：185-190.

[25] Lu L，Chen JC，Li Y，et al. Studies on the constituents of *Cimicifuga foetida* collected in Guizhou Province and their cytotoxic activities[J]. Chemical and Pharmaceutical Bulletin，2012，60（5）：571-577.

[26] Jarry H，Gorkow C，Wuttke W. Treatment of Menopausal Symptoms With Extracts of *Cimicifuga racemosa*：*In Vivo* And *In Vitro* Evidence for Estrogenic Activity[M]. Berlin：Phytopharmaka in Forschung Und Klinischer Anwendung，1995：99-112.

[27] Düker EM，Kopanski L，Jarry H，et al. Effects of extracts from *Cimicifuga racemosa* on gonadotropin release in menopausal women and ovariectomized rats[J]. Planta Medica，1991，57（5）：420-424.

41 天冬 Tiandong

  天冬是天门冬科天门冬属植物天门冬*Asparagus cochinchinensis*（Lour.）Merr.的干燥块根，以天门冬之名收载于1974年和1996年版《云南省药品标准》[1-2]、1963年版《中华人民共和国药典》[3]，以天冬之名收载于1977-2020年版《中华人民共和国药典》[4-12]，又名十二兄弟、大马冬、老虎尾巴根，枣紫（苗族名）（图41-1-图41-4）。

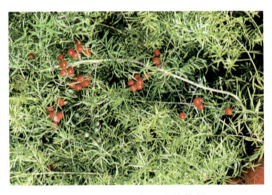

图 41-1 天门冬 原植物图

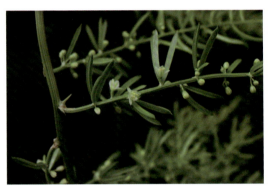

图 41-2 天门冬 花图

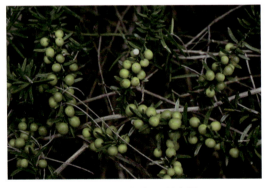

图 41-3 天门冬 果实图

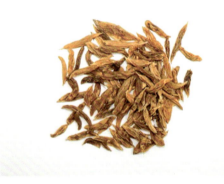

图 41-4 天冬 药材图

  多年生攀缘性草本植物。根多数，近肉质，在中部或末端成纺锤形膨大，膨大部分长3-5 cm，粗2-6 cm。茎圆柱形，光滑，弯曲或缠绕，长可达1-2 m；分枝有纵棱或狭翅。叶状枝常3枚成簇，绿色，扁平或因中脉隆起而略呈锐三棱形，稍呈镰刀状，长0.5-8.0 cm，宽1-2 mm；茎上的鳞片状叶膜质，白色，基部延伸为长2.5-3.5 mm的硬刺，在分枝上的刺较短或常不明显。花单性，雌雄异株；在叶状枝展开后开放；常2朵腋生，淡绿色；花梗长2-6 mm，关节一般位于中部；雄花花被片6；长雄蕊稍短于花被，花丝不贴生于花被片上；雌花大小和雄花相似，具有6枚退化雄蕊，子房上位，3室，柱头3裂。浆果近球形，成熟时红色，有1枚种子。花期5-6月，果9-10月成熟。

一、药用历史

天冬以天门冬之名始载于《神农本草经》，被列为上品。《中华本草》归纳历代医著中的性味归经和功效主治，载有：味甘、苦，性寒；归肺、肾经；具有滋阴润燥、清肺降火的作用，用于燥热咳嗽、阴虚劳嗽、热病伤阴、内热消渴、肠燥便秘、咽喉肿痛[13]。由历代本草记载可知，天冬药用历史极为悠久，自古就被用于润燥养阴。现代研究表明，天冬含多糖及多种氨基酸，具有抗肿瘤、抗衰老、抗氧化等作用，实在是一味不可多得的强身良药。

二、资源情况

天冬从河北、山西、陕西、甘肃等省的南部至华东、中南、西南各省份都有分布，生于海拔1750 m以下的山坡、路旁、疏林下、山谷或荒地上，也见于朝鲜、日本、老挝和越南[14]。广西玉林为传统的种植主产区和道地产区，云南为野生天冬主产区。2015年前，云南天冬药材均来源于野生资源，而后，开始进行人工规模化种植，主要集中于丽江、楚雄、保山、文山、玉溪、大理、普洱、昆明、曲靖、红河等地[15]。2015年，云南全省天冬种植面积约4000亩，2019年达到3万余亩，每年可采挖面积不少于1万亩，其中永胜的种植面积达到7600亩，成为云南天冬核心产区，永胜、华坪种植的天冬为"云药之乡"认定品种。2019年后，天冬价格下跌，种植热情迅速降温，此后每年新增种植面积仅在6000亩左右，2022年总在地面积不足4000亩。2021年末至2022年3月初，整个产新季云南约采挖天冬7640亩，累计产出1700余吨。

三、现代研究

天冬块根含甾体皂苷、寡糖、多糖、多种氨基酸等[13]。具有抗肿瘤[16-18]、治疗骨骼疾病如骨质疏松[19]、抗氧化[20]、抗炎[21-23]、抗神经炎[24]、抗衰老[25]等药理作用，应用时应注意其毒性问题[26]。在临床上用于治疗乳腺小叶增生、淋巴肉瘤、宫颈扩张等疾病。因其毒性小，还可被开发为滋阴养颜延寿的保健品。

四、前景分析

天冬为历史悠久的传统中药，味甘、苦，性寒，具有养阴清热、润肺生津的攻效，用于治疗劳虚、气喘咳嗽、吐血、低热不退等症。具有抗菌，杀灭蚊、蝇幼虫，抗肿瘤等药理作用，部分药理作用如抗衰老、神经保护、抗炎等的作用机制也在不断深入研究[27-29]。本品的临床及制剂应用虽然有一定程度的开发，但随着新药理作用的发现，本品在抗肿瘤药品和抗衰老保健品等方面的开发空间很大，相应的作用机制急需深入研究阐明。在药材资源方面也应积极引导和发展天冬的规范化栽培，以保证药用资源及药材质量。

五、DNA条形码标准序列及分子鉴定

材料来源：样品共5份。对照药材1份（编号121139-201605）；药材样品1份（样品号YWS2-6），采自云南丽江永胜；标本样品3份（样品号YWS2-22-3、YWS2-22-4和YWS2-22-5），来自云南玉溪新平、文山和丽江永胜。

ITS序列特征：天冬共13条序列，来自对照药材、药材、标本、GBOWS序列（J4496）和NCBI序列（FJ980278、JN171595、JN171596、JN171597、JN171598和JN171599），比对后矩阵长度为587 bp，有43个变异位点，分别为4、23、34、42、47、77、89、143、158、167、207、333、388、392、420、443、460、486、498和534位点C-T变异，11、141、169、408、490、500、565和567位点A-G变异，29位点A-G-C-T变异，36、159和379位点A-C变异，75、557和569位点A-T变异，161、435、477和522位点G-T变异，390位点G-C变异，398位点A-C-T变异，399和492位点A-G-C变异。有3个插入/缺失变异，为383、403和515-516位点。一致性序列特征如图41-5所示。

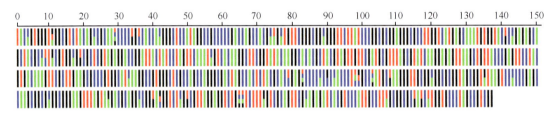

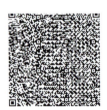

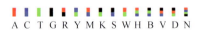

A C T G R Y M K S W H B V D N

图41-5　天冬 ITS 一致性序列及二维码图

DNA条形码鉴定：天门冬属共148条ITS序列，其中测试样品5条，GBOWS和GenBank下载143条构成序列矩阵，长度为611 bp，构建邻接树（图41-6）。测试样品与 *A. cochinchinensis*、*A. officinalis* 等近缘。

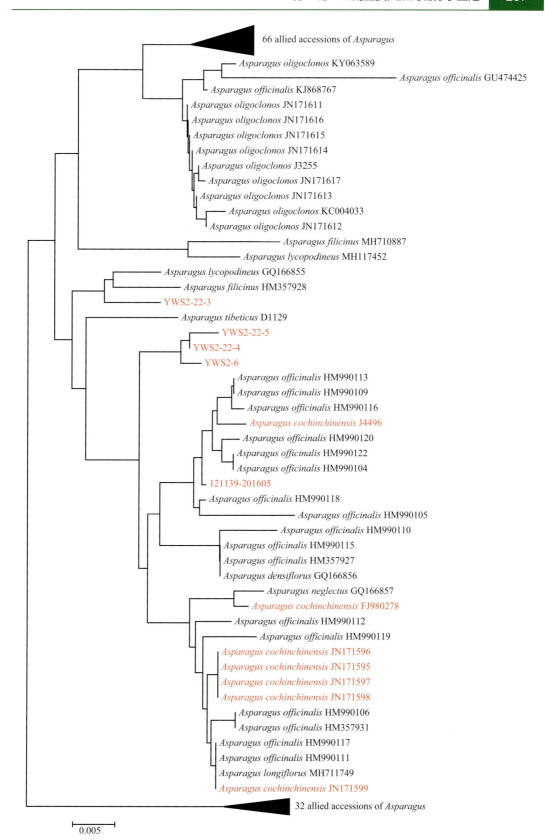

图 41-6　ITS 序列矩阵基于 *P* 距离构建的邻接树

参 考 文 献

[1] 云南省卫生局. 云南省药品标准（1974年版）[S]. 昆明：云南省卫生局，1975：67.

[2] 云南省卫生厅. 云南省药品标准（1996年版）[S]. 昆明：云南大学出版社，1998：23.

[3] 中华人民共和国卫生部药典委员会. 中华人民共和国药典（1963年版）[S]. 北京：人民卫生出版社，1964：33.

[4] 中华人民共和国卫生部药典委员会. 中华人民共和国药典（1977年版）[S]. 北京：人民卫生出版社，1978：75.

[5] 中华人民共和国卫生部药典委员会. 中华人民共和国药典（1985年版）[S]. 北京：人民卫生出版社/北京：化学工业出版社，1985：38.

[6] 中华人民共和国卫生部药典委员会. 中华人民共和国药典（1990年版）[S]. 北京：人民卫生出版社/北京：化学工业出版社，1990：41.

[7] 中华人民共和国卫生部药典委员会. 中华人民共和国药典（1995年版）[S]. 广州：广东科技出版社/北京：化学工业出版社，1995：42.

[8] 国家药典委员会. 中华人民共和国药典（2000年版）[S]. 北京：化学工业出版社，2000：42.

[9] 国家药典委员会. 中华人民共和国药典（2005年版）[S]. 北京：化学工业出版社，2005：37.

[10] 国家药典委员会. 中华人民共和国药典（2010年版）[S]. 北京：中国医药科技出版社，2010：52.

[11] 国家药典委员会. 中华人民共和国药典（2015年版）[S]. 北京：中国医药科技出版社，2015：55.

[12] 国家药典委员会. 中华人民共和国药典（2020年版）[S]. 北京：中国医药科技出版社，2020：56.

[13] 国家中医药管理局《中华本草》编委会. 中华本草（第8册）[M]. 上海：上海科学技术出版社，1999：63-68.

[14] 中国科学院《中国植物志》编辑委员会. 中国植物志（第15卷）[M]. 北京：科学出版社，1978：106.

[15] 中国科学院昆明植物研究所. 云南植物志（第六卷）[M]. 北京：科学出版社，1995：809.

[16] Koo HN，Jeong HJ，Choi JY，et al. Inhibition of tumor necrosis factor-α-induced apoptosis by *Asparagus cochinchinensis* in HepG2 cells[J]. Journal of Ethnopharmacology，2000，73（1-2）：137-143.

[17] Kim H，Lee E，Lim T，et al. Inhibitory effect of *Asparagus cochinchinensis* on tumor necrosis factor-alpha secretion from astrocytes[J]. International Journal of Immunopharmacology，1998，20（4-5）：153-162.

[18] Chun JM，Cheon MS，Moon BC，et al. Anti-tumor activity of the ethyl acetate fraction from *Asparagus cochinchinensis* in HepG2-xenografted nude mice[J]. Journal of the Korean Society for Applied Biological Chemistry，2011，54（4）：538-543.

[19] Lee SY，Kim SN，Kim JK. Effects of *Asparagus cochinchinensis*（Lour.）Merr. on the stimulation of osteoblast differentiation and inhibition of osteoclast generation[J]. Journal of the Korean Society of Food Science and Nutrition，2008，37（1）：16-19.

[20] Lei L，Chen Y，Ou L，et al. Aqueous root extract of *Asparagus cochinchinensis*（Lour.）Merr. has antioxidant activity in D-galactose-induced aging mice[J]. BMC Complementary and Alternative Medicine，2017，17（1）：469.

[21] Lee DY，Choo BK，Yoon T，et al. Anti-inflammatory effects of *Asparagus cochinchinensis* extract in acute and chronic cutaneous inflammation[J]. Journal of Ethnopharmacology，2009，121（1）：28-34.

[22] Lee HA，Koh EK，Sung JE，et al. Ethylacetate extract from *Asparagus cochinchinensis* exerts anti-inflammatory effects in LPS-stimulated RAW264.7 macrophage cells by regulating COX-2/iNOS，inflammatory cytokine expression，MAP kinase pathways，the cell cycle and anti-oxidant activity[J]. Molecular Medicine Reports，2017，15（4）：1613-1623.

[23] Sung JE，Lee HA，Kim JE，et al. Therapeutic effect of ethylacetate extract from *Asparagus cochinchinensis* on phthalic anhydride-induced skin inflammation[J]. Laboratory Animal Research，2016，32（1）：34-45.

[24] Jian R，Zeng KW，Li J，et al. Anti-neuroinflammatory constituents from *Asparagus cochinchinensis*[J]. Fitoterapia，2013，84：80-84.

[25] Xiong D，Yu LX，Yan X，et al. Effects of root and stem extracts of *Asparagus cochinchinensis* on biochemical indicators related to aging in the brain and liver of mice[J]. The American Journal of Chinese Medicine，2011，39（4）：719-726.

[26] Sung JE，Choi JY，Kim JE，et al. Hepatotoxicity and nephrotoxicity of saponin-enriched extract of *Asparagus cochinchinensis* in ICR mice[J]. Laboratory Animal Research，2017，33（2）：57-67.

[27] Lee HJ，Park JS，Yoon YP，et al. Dioscin and methylprotodioscin isolated from the root of *Asparagus cochinchinensis* suppressed the gene expression and production of airway MUC5AC mucin induced by phorbol ester and growth factor[J]. Phytomedicine：International Journal of Phytotherapy and Phytopharmacology，2015，22（5）：568-572.

[28] Jalsrai A，Numakawa T，Kunugi H，et al. The neuroprotective effects and possible mechanism of action of a methanol extract from *Asparagus cochinchinensis*：*In vitro* and *in vivo* studies[J]. Neuroscience，2016，322：452-463.

[29] Lee HA，Song BR，Kim HR，et al. Butanol extracts of *Asparagus cochinchinensis* fermented with *Weissella cibaria* inhibit iNOS-mediated COX-2 induction pathway and inflammatory cytokines in LPS-stimulated RAW264.7 macrophage cells[J]. Experimental and Therapeutic Medicine，2017，14（5）：4986-4994.

　　天南星是天南星科天南星属植物一把伞南星 *Arisaema erubescens*（Wall.）Schott的干燥块茎，为1963-2020年版《中华人民共和国药典》[1-10]收载"天南星"的原植物来源之一，又名刀口药、蛇芋、麻芋杆，都士不礼（彝族名）（图42-1-图42-4）。

　　雌雄异株。块茎扁球形，直径可达6 cm，表皮黄色，有时淡红紫色。鳞叶绿白色、粉红色，有紫褐色斑块。叶1，叶柄长40-80 cm，至中部鞘状，下部粉绿色，上部绿色，有时具斑纹；叶片放射状分裂，裂片11-20，披针形，无柄，长8-24 cm，长渐尖，具长达7 cm的线形长尾。表面深绿色，背面淡粉绿色；侧脉上升，与中肋成极小的锐角，较不明显。花序柄比叶柄短，直立，果时下弯或否。佛焰苞绿色或绿紫色至深紫色，背面有清晰的白色条纹，直立；管部狭圆柱形，长4-8 cm，直径9-20 mm，喉部稍外卷或否；檐部三角状卵形至长圆状卵形，长4-7 cm，先端渐狭，具长5-15 cm的线形尾尖。肉穗花序单性，雄花序长2.0-2.5 cm，花密；雌花序长2 cm，直径6-7 mm；附属器淡绿色，棒状，向两头渐狭，长2-4 cm，中部直径2.5-5.0 mm，先端钝，光滑，稍伸出喉外，雌花序的附属器下部直径0.5-1.0 cm，具钻形中性花（长3-4 mm，有时分叉），雄花序附属器有时无中性花。雄花青紫色或暗褐色，雄蕊2-4，具短柄，药室近球形，顶孔开裂成圆形；雌蕊卵圆形，柱头无柄。果序柄下弯；浆果红色。种子1-2，球形，淡褐色。花期5-7月。

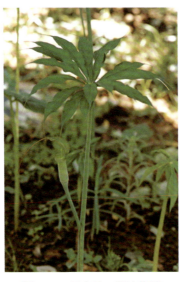 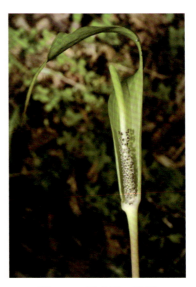

图 42-1　天南星　原植物图　　　　　图 42-2　天南星　花图

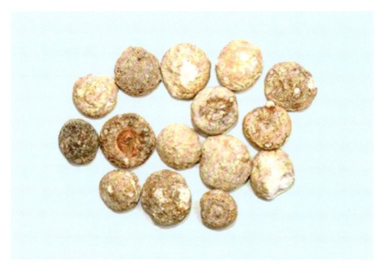

图 42-3　天南星　药材图

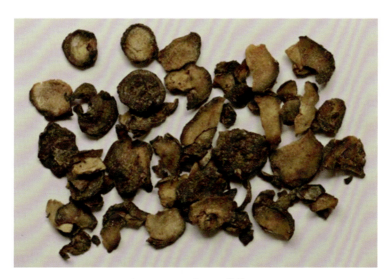

图 42-4　天南星　饮片图

一、药用历史

历史药用名为"天南星"的药并非单一物种，天南星一名始载于《本草纲目拾遗》。早已以虎掌之名载于《神农本草经》一书中，被列为下品，谓："主心痛、寒热、结气、积聚、伏梁伤、筋痿拘缓、利水道。生山谷"。《开宝本草》曰："主中风、除痰、麻痹……利胸膈，散血堕胎"。《本草纲目》云："味辛而麻，故能治风散血；气温而燥，故能胜湿除涎；性紧而毒，故能攻积拔肿而治口喝舌糜"。《本草经疏》曰："半夏治湿痰多，南星主风痰多，是其异矣"。其药用历史情况还有诸多本草记载[11]。目前我国以天南星科植物天南星 *A. erubescens*、异叶天南星 *A. heterophyllum* 或东北天南星 *A. amurense* 的干燥块茎为正品入药。现代研究表明，天南星在镇静、镇痛、治疗痛风和中风疾病等方面有很好的疗效，特别是近年来天南星配伍治疗肝癌、宫颈癌、肺癌、中风等疾病，已引起广泛的关注。

二、资源情况

天南星资源在云南大部分地区均有分布，生于海拔 1100-3200 m 的林下、灌丛、草坡或荒地[12]，其中海拔 1100-2700 m 的山野、阴的疏林下多常见。云南为野生天南星药材主产地，河北为主要种植区及药材主要来源地。云南天南星产量大、品质优、种类多。2022年以来，由于需求萎缩，河北种植面积急剧缩减，年产量不足200 t，导致云南天南星需求急剧增加，出货量在1800-2000 t。过度的采挖造成了野生资源的破坏，需要利用云南优越的自然条件优势引导和发展天南星标准化种植，以解决资源紧缺难题。

三、现代研究

天南星主要含黄酮类[13]、生物碱[14]成分，尚含三十烷酸、β-谷甾醇、没食子酸乙酯、四十烷烃、胡萝卜苷、没食子酸、二十六烷酸等成分[15]。具有抗惊厥、镇静镇痛、抗心律失常[16]、抗菌[17]、杀灭钉螺[18-21]等作用。天南星是临床燥湿化痰、祛风止痉、散结消肿的常用药。其制剂多用于急症或儿科疾患。使用时需注意本品有毒性和刺激性[22-26]。近年来应用天南星配伍治疗冠心病、宫颈癌等疾病[11]。

四、前景分析

天南星味苦、辛，性温，有毒。有燥湿除痰，祛风解痉的功效。用于顽痰咳嗽，胸膈胀闷，眩晕，中风，口眼歪斜，癫痫及破伤风等。外用治疗痈肿及蛇虫咬伤。以生南星为原料制成的胆南星则具有清热、祛风作用。天南星具有抗惊厥、镇静、镇痛、祛痰、抗肿瘤、抗氧化等药理作用[27, 28]。天南星为有毒中药，临床应用广泛，其毒性研究较多的是其炮制学方面[29, 30]，毒性成分相关性也有部分研究[16, 24, 25]，但对其毒性成分与确切的药效成分之间的关系研究还不十分明确，为开发和利用天南星植物资源，必须对其毒性成分、有效化学成分及药理作用之间的联系进行深入研究。目前天南星药材资源为野生，随着其开发的深入，其人工驯化栽培急需引导开展，保障安全有效药材的供应。

五、DNA条形码标准序列及分子鉴定

材料来源：样品共8份。对照药材1份（编号121665-201502）；药材样品3份（样品号B190611、B190612和YWS1908），采自云南昭通盐津和德宏盈江；标本样品4份（号YWS2-21-1、YWS2-21-2、YWS2-21-3和YWS2-21-5），来自云南德宏盈江、昆明、丽江永胜。

ITS序列特征：天南星共19条序列，来自对照药材、药材、标本、GBOWS序列（D0300和D2121）和GenBank序列（JF975892、JF975893、JF975894、JF975895、JF975896、JF975897、KT634021、KT634022和KT634023），比对后矩阵长度为677 bp，有102个变异位点，分别为7、217、466、474、575和653位点G-C变异，15、38、61、70、71、77、95、106、135、146、162、165、169、173、179、188、214、219、225、232、242、247、249、261、266、271、276、283、289、342、407、416、419、449、450、461、462、508、514、516、523、544、585、601、605、611、616、619、620、622、656和672位点C-T变异，31、52、85、96、107、134、151、199、207、213、226、228、230、231、273、285、338、391、434、520、534、543、571、621、635、652和673位点A-G变异，88、235、251、463、469、572和669位点A-T变异，103和651位点A-G-C变异，118、141、291、477和608位点G-T变异，157和221位点A-C变异，677位点G-C-T变异。有12个插入/缺失变异，分别为34、55-57、121-125、137-138、457-460、471、475、589-595、606、627-628、647-650和665-667位点。一致性序列特征如图42-5所示。

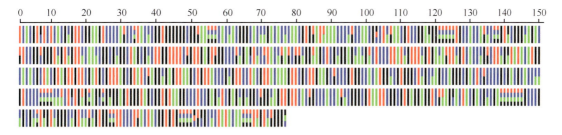

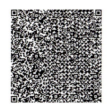

图42-5　天南星ITS一致性序列及二维码图

DNA条形码鉴定：天南星属共128条ITS序列，其中测试样品8条，GBOWS和GenBank下载120条构成序列矩阵，长度为722 bp，构建邻接树（图42-6）。测试样品分散于两个分支，与 *A. erubescens*、*A. wattii* 等近缘。

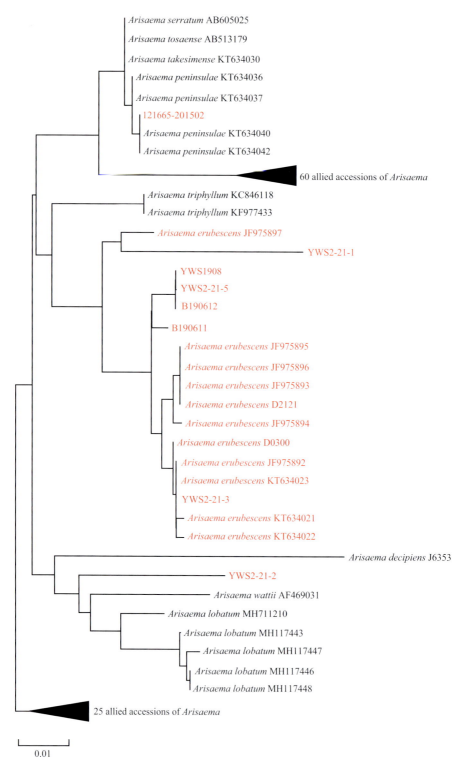

图 42-6　ITS 序列矩阵基于 *P* 距离构建的邻接树

参考文献

[1] 中华人民共和国卫生部药典委员会. 中华人民共和国药典（1963年版）[S]. 北京：人民卫生出版社，1964：35.

[2] 中华人民共和国卫生部药典委员会. 中华人民共和国药典（1977年版）[S]. 北京：人民卫生出版社，1978：77.

[3] 中华人民共和国卫生部药典委员会. 中华人民共和国药典（1985年版）[S]. 北京：人民卫生出版社/北京：化学工业出版社，1985：40.

[4] 中华人民共和国卫生部药典委员会. 中华人民共和国药典（1990年版）[S]. 北京：人民卫生出版社/北京：化学工业出版社，1990：43.

[5] 中华人民共和国卫生部药典委员会. 中华人民共和国药典（1995年版）[S]. 广州：广东科技出版社/北京：化学工业出版社，1995：44.

[6] 国家药典委员会. 中华人民共和国药典（2000年版）[S]. 北京：化学工业出版社，2000：89.

[7] 国家药典委员会. 中华人民共和国药典（2005年版）[S]. 北京：化学工业出版社，2005：39.

[8] 国家药典委员会. 中华人民共和国药典（2010年版）[S]. 北京：中国医药科技出版社，2010：53.

[9] 国家药典委员会. 中华人民共和国药典（2015年版）[S]. 北京：中国医药科技出版社，2015：57.

[10] 国家药典委员会. 中华人民共和国药典（2020年版）[S]. 北京：中国医药科技出版社，2020：58.

[11] 国家中医药管理局《中华本草》编委会. 中华本草（第8册）[M]. 上海：上海科学技术出版社，1999：504-511.

[12] 中国科学院昆明植物研究所. 云南植物志[M]. 北京：科学出版社，1979，（2）：821.

[13] 杜树山，雷宁，徐艳春，等. 天南星黄酮成分的研究[J]. 中国药学杂志，2005,40(19): 1457-1459.

[14] 刘芳，王跃虎，胡光万，等. 天南星科植物生物碱成分研究进展[J]. 中国农学通报，2012，28（19）：90-96.

[15] 杜树山，徐艳春，魏璐雪. 天南星化学成分研究（Ⅰ）[J]. 中草药，2003，34（4）：310，342.

[16] 秦彩玲，胡世林，刘君英，等. 有毒中药天南星的安全性和药理活性的研究[J]. 中草药，1994，25（10）：527-530.

[17] 王关林，蒋丹，方宏筠，等. 天南星的抑菌作用及其机理研究[J]. 畜牧兽医学报，2004，35（3）：280-285.

[18] Ke W，Cheng X，Cao D，et al. Molluscicidal activity of *Arisaema erubescens* mixed with fertilizers against *Oncomelania hupensis* and its effect on rice germination and growth[J]. Acta Tropica，2018，179：55-60.

[19] Du SS，Zhang HM，Bai CQ，et al. Nematocidal flavone-C-glycosides against the root-knot nematode（*Meloidogyne incognita*）from *Arisaema erubescens* tubers[J]. Molecules（Basel，Switzerland），2011，16（6）：5079-5086.

[20] 柯文山，杨金莲，熊治廷. 天南星（*Arisaema erubescens* Schott）对钉螺（*Oncomlania hupensis*）的毒杀作用[J]. 生态毒理学报，2006，1（3）：283-288.

[21] 柯文山，杨金莲，杨建明，等. 天南星（*Arisaema erubescens* Schott）及其与链霉菌配伍灭螺效果[J]. 环境科学与技术，2006，29（2）：38-39.

[22] 张庚，李会，孟义江，等. 天南星种质资源研究进展[J]. 中药材，2017，40（1）：243-247.

[23] Zhang Y，Ke W，Yang J，et al. The toxic activities of *Arisaema erubescens* and *Nerium indicum* mixed with *Streptomycete* against snails[J]. Environmental Toxicology and Pharmacology，2009，27（2）：283-286.

[24] 潘耀宗. 天南星科有毒中药毒性作用机制[D]. 南京：南京中医药大学博士学位论文，2016.

[25] 吴皓，钟凌云. 天南星科有毒中药刺激性作用比较研究[J]. 中国中药杂志，2008，33（4）：380-384.

[26] Liu XQ，Wu H，Yu HL，et al. Purification of a lectin from *Arisaema erubescens* Wall.) Schott and its pro-inflammatory effects[J]. Molecules(Basel，Switzerland)，2011，16(11)：9480-9494.

[27] 汤建华，任雁林，刘克勤，等. 天南星药理作用和临床应用研究概况 [J]. 陕西中医，2010，31(4)：478-479.

[28] 谷海水，谷卫华. 天南星药理作用和临床应用研究概况 [J]. 医学信息，2016，29(11)：288.

[29] 唐力英，吴宏伟，王祝举，等. 天南星炮制减毒机制探讨（Ⅰ）[J]. 中国实验方剂学杂志，2012，18（24)：28-31.

[30] 仝燕. 天南星炮制的历史沿革研究[J]. 中国中药杂志，1990，15(5)：24.

43 木蝴蝶 Muhudie

　　木蝴蝶是紫葳科木蝴蝶属植物木蝴蝶 *Oroxylum indicum*（L.）Vent. 的干燥成熟种子，为1963-2020年版《中华人民共和国药典》[1-10]收载品，与2005年版《云南省中药材标准》[11]收载"木蝴蝶树皮"的原植物来源相同，又名大刀树、千层纸、三百两银药，锅楞嘎（傣族名）[12]（图43-1-图43-3）。

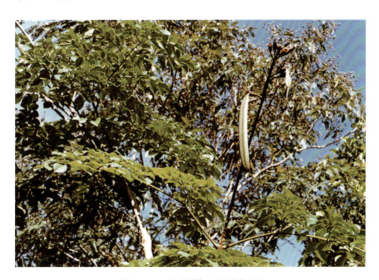

图 43-1　木蝴蝶　原植物图

　　小乔木，高6-10 m，胸径15-20 cm，树皮灰褐色。奇数2-3（-4）回羽状复叶，长60-130 cm；小叶三角状卵形，长5-13 cm，宽3-10 cm，先端短尖，基部近圆形，偏斜，两面近光滑无毛，侧脉5-6对，网脉在叶下面明显；全缘。总状花序顶生，花大，紫红色；花萼钟状，肉质紫色，长约4 cm，直径约3 cm，顶端平截；花冠管肉质，5裂，长9 cm；雄蕊5，插生于花冠管中部，花丝扁平，长4 cm，花药长圆形；花柱丝状，长7 cm，柱头扁平，舌状。蒴果木质，常悬垂于树梢，长40-120 cm，宽5-9 cm，厚约1 cm，2瓣开裂，果瓣具有中肋，边缘肋状凸起。种子多数，圆形，连翅长6-7 cm，宽3.5-4.0 cm，周翅薄如纸，故有千张纸之称。花期6-9月，果期8-11月。

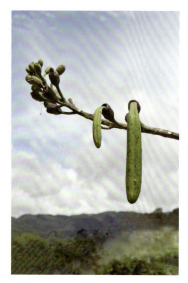
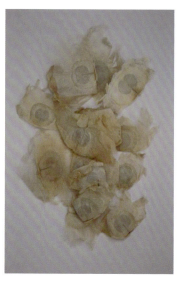

图 43-2　木蝴蝶　果实图　　　　图 43-3　木蝴蝶　药材图

一、药用历史

　　木蝴蝶以千张纸之名收载于《滇南本草》，曰："此木实似扁豆而大，中实如积纸，薄似蝉翼，片片满中，故有兜铃千张纸之名"。《纲目拾遗》则以木蝴蝶之名收载，因种子扁圆形、木质，周围具白色透明膜质翅，形似蝴蝶，以其形而得名。《岭南采药录》曰："消痰火，除眼热"。《中华本草》所载性味、归经和功能主治有：味微苦、甘，性微寒。归肺、肝、胃经。利咽润肺，舒肝和胃，敛疮生肌。主治咽痛喉痹，声音嘶哑，咳嗽，肝胃气痛，疮疡久溃不敛，浸淫疮。

二、资源情况

　　木蝴蝶主要分布于福建、台湾、广东、广西、四川、贵州及云南的西双版纳、普洱、凤庆、新平、河口、西畴等地，以及金沙江、澜沧江流域的干热河谷地区。在越南、老挝、泰国、柬埔寨、缅甸、印度、马来西亚、菲律宾、印度尼西亚（爪哇）也有分布。生于海拔500-900 m热带及亚热带低丘河谷密林，以及公路边丛林中，常单株生长。其资源多为野生，少量为在村寨房前屋后人工种植，或成片分布[13]。20世纪八九十年代的国内资源主要依靠野生，处于产不足需的状态；2000年前后，开始进口，现市场上多为进口货，产地以泰国居多。

三、现代研究

　　木蝴蝶种子含多种化学成分，包括黄酮苷类、黄酮苷元类、三萜类、甾醇类和环己醇类，最主要的作用成分是黄酮及其苷类化合物[14,15]。其根、树皮、心材、茎皮、叶等部位中也有较多的化学成分。药理研究表明，木蝴蝶具有止咳、抗炎抗菌[16]作用，其挥发性成分对人肝癌细胞具有明显的抑制作用[17-19]，以及具有明显抗过氧化氢氧化损伤和恢复细胞活性等作用[20-22]，木蝴蝶还可治疗降血糖[23, 24]、降血压[25]、降低胆固醇[26]、保护梗死心肌[27]等。

四、前景分析

木蝴蝶种子、树皮含木蝴蝶甲素、木蝴蝶乙素、植物甾醇、苯甲酸、半乳糖、柯因、黄芩苷和白杨素，而黄芩苷元具有抗炎、利尿和利胆等作用。

木蝴蝶在治疗某些重大疾病方面具有开发前景。有研究表明，较低剂量木蝴蝶苷 B 能够有效地抑制淋巴瘤细胞生长，显著降低淋巴瘤细胞的致瘤性，但对细胞周期和凋亡均无明显影响[28]，因此有必要对其机制进行一系列探索。另有报道，黄芩苷元可以抑制免疫缺陷病毒逆转录酶（HIV-1RT）活性，以及在细胞培养中抑制 HIV-1，为寻找新的低毒性抗 HIV 药物提供了新思路。

木蝴蝶为干热河谷树种，其花果美丽，是夏、秋季理想的观花和观果植物；种子似白色蝴蝶，可作花卉工艺品；种子和树皮均供药用，是一种具有较大开发潜力和广阔前景的园林绿化植物与中药资源植物。

五、DNA 条形码标准序列及分子鉴定

材料来源：样品共 5 份。药材样品 1 份（样品号 YWS2-8），采自云南瑞丽；标本样品 4 份（样品号 YWS2-11-1、YWS2-11-3、YWS2-11-4 和 YWS2-11-5），来自云南西双版纳、文山麻栗坡、红河河口和瑞丽。

ITS 序列特征：木蝴蝶共 14 条序列，来自药材、标本、GBOWS 序列（shawpc0696、shawpc0960、shawpc0961、Z4082 和 Z4959）和 GenBank 序列（FJ606747、JN407437、JN407438 和 JN407439），比对后矩阵长度为 633 bp，有 9 个变异位点，分别为 75 位点 G-C 变异，87、449、470 和 612 位点 C-T 变异，103 位点 A-C 变异，171、180 和 426 位点 A-G 变异。有 3 处插入/缺失变异，为 528、596-602 和 642-666 位点。一致性序列特征如图 43-4 所示。

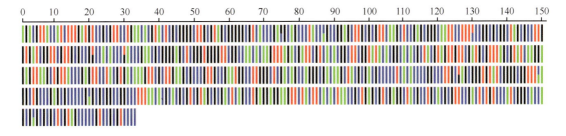

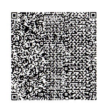

图 43-4　木蝴蝶 ITS 一致性序列及二维码图

DNA条形码鉴定：木蝴蝶属共14条ITS序列，其中测试样品5条，GBOWS和GenBank下载9条构成序列矩阵，长度为666 bp，构建邻接树（图43-5）。测试样品与 *O. indicum* 聚为一支。

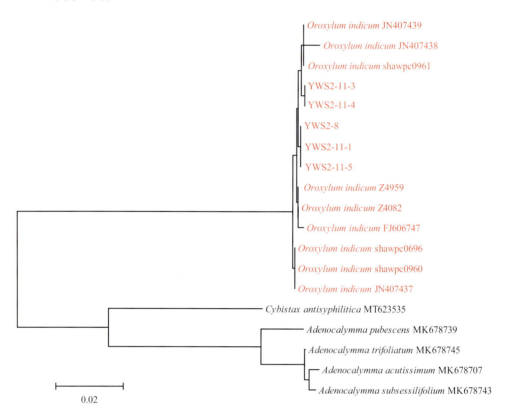

Oroxylum indicum JN407439
Oroxylum indicum JN407438
Oroxylum indicum shawpc0961
YWS2-11-3
YWS2-11-4
YWS2-8
YWS2-11-1
YWS2-11-5
Oroxylum indicum Z4959
Oroxylum indicum Z4082
Oroxylum indicum FJ606747
Oroxylum indicum shawpc0696
Oroxylum indicum shawpc0960
Oroxylum indicum JN407437
Cybistax antisyphilitica MT623535
Adenocalymma pubescens MK678739
Adenocalymma trifoliatum MK678745
Adenocalymma acutissimum MK678707
Adenocalymma subsessilifolium MK678743

0.02

图 43-5　ITS 序列矩阵基于 *P* 距离构建的邻接树

参 考 文 献

[1] 中华人民共和国卫生部药典委员会. 中华人民共和国药典（1963年版）[S]. 北京：人民卫生出版社，1964：44.

[2] 中华人民共和国卫生部药典委员会. 中华人民共和国药典（1977年版）[S]. 北京：人民卫生出版社，1978：86.

[3] 中华人民共和国卫生部药典委员会. 中华人民共和国药典（1985年版）[S]. 北京：人民卫生出版社/北京：化学工业出版社，1985：44.

[4] 中华人民共和国卫生部药典委员会. 中华人民共和国药典（1990年版）[S]. 北京：人民卫生出版社/北京：化学工业出版社，1990：47.

[5] 中华人民共和国卫生部药典委员会. 中华人民共和国药典（1995年版）[S]. 广州：广东科技出版社/北京：化学工业出版社，1995：48.

[6] 国家药典委员会. 中华人民共和国药典（2000年版）[S]. 北京：化学工业出版社，2000：47.

[7] 国家药典委员会. 中华人民共和国药典（2005年版）[S]. 北京：化学工业出版社，2005：43.

[8] 国家药典委员会. 中华人民共和国药典（2010年版）[S]. 北京：中国医药科技出版社，2010：60.

[9] 国家药典委员会. 中华人民共和国药典（2015年版）[S]. 北京：中国医药科技出版社，2015：64.

[10] 国家药典委员会. 中华人民共和国药典（2020年版）[S]. 北京：中国医药科技出版社，2020：66.

[11] 云南省食品药品监督管理局. 云南省中药材标准（2005年版）（第三册·傣族药）[S]. 昆明：云南科技出版社，2007：19.

[12] 西双版纳傣族自治州民族医药调研办公室. 西双版纳傣药志[M]. 景洪：西双版纳傣族自治州民族医药调研办公室，1981.

[13] 中国科学院昆明植物研究所. 云南植物志[M]. 北京：科学出版社，1979，（2）：696.

[14] 翟翔宇. 木蝴蝶化学成分研究[D]. 合肥：安徽大学硕士学位论文，2014.

[15] 吴茵，白万军，魏欣. 基于UPLC-Q-TOF-MS技术分析木蝴蝶中化学成分[J]. 中国实验方剂学杂志，2019，25（2）：204-208.

[16] 肖梦溪. 木蝴蝶粗提物对金黄色葡萄球菌小鼠肺炎治疗作用的研究[D]. 长春：吉林大学硕士学位论文，2016.

[17] 李楠楠，包永睿，王帅，等. 木蝴蝶挥发性成分体外抗肿瘤活性评价及化学成分研究[J]. 中国现代应用药学，2016，33（11）：1361-1365.

[18] Li NN，Meng XS，Men WX，et al. Total flavonoids from *Oroxylum indicum* induce apoptosis via PI3K/Akt/PTEN signaling pathway in liver cancer[J]. Evid Based Complement Alternat Med，2018，2018：3021476.

[19] Peijun Z，Md A，Hongyan A，et al. Antimelanogenic effect of an *Oroxylum indicum* seed extract by suppression of MITF expression through activation of MAPK signaling protein[J]. International Journal of Molecular Sciences，2018，19（3）：DOI：10.3390/ijms19030760.

[20] 李云贵，李天平，赵绿英，等. 木蝴蝶黄酮粗提物体外抗氧化活性研究[J]. 广州化工，2018，46（10）：78-80.

[21] Lalrinzuali K，Vabeiryureilai M，Chandra JG. Topical application of stem bark ethanol extract of Sonapatha，*Oroxylum indicum*（L.）Kurz accelerates healing of deep dermal excision wound in Swiss albino mice[J]. Journal of Ethnopharmacology，2018，227：290-299.

[22] 闵玮，林秉奖，骆丹. 黄芩苷对中波紫外线所致人表皮细胞凋亡、细胞周期变化及其相关机制的研究[A]// 全国中西医结合皮肤性病学术会议论文集[C]. 上海：中国中西医结合学会皮肤性病专业委员会，2010.

[23] 张博崴. 木蝴蝶种子提取物和阿卡波糖协同降低餐后血糖的机制研究[D]. 大连：大连理工大学硕士学位论文，2014.

[24] 张博崴. 木蝴蝶黄酮改善糖尿病鼠糖代谢的肠道机制研究[D]. 大连：大连理工大学博士学位论文，2018.

[25] 何小群，潘勇，李天资，等. 木蝴蝶对SHR大鼠的降血压作用研究[J]. 中国当代医药，2019，（9）：34-37.

[26] 赵献敏，王建人，杜彩霞，等. 中药木蝴蝶提取物对LDL-C作用的研究[J]. 光明中医，2012，27（5）：884-885.

[27] 李云贵，马宁，徐望龙，等. 木蝴蝶总黄酮对小鼠实验性急性心肌梗死的保护作用[J]. 广州化工，2013，41（14）：65-66，95.

[28] 傅士龙. 中草药单体木蝴蝶苷B介导的抗恶性淋巴瘤的新策略和机制探讨[D]. 苏州：苏州大学硕士学位论文，2014.

44 功劳木 Gonglaomu

功劳木是小檗科十大功劳属植物阔叶十大功劳 *Mahonia bealei*（Fort.）Carr. 的干燥茎，为1977年和1990-2020年版《中华人民共和国药典》[1-8]收载"功劳木"的原植物来源之一，又名刺黄檗、大叶黄柏、老鼠刺（图44-1-图44-3）。

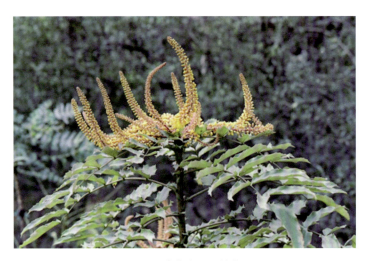

图 44-1　功劳木　原植物图

灌木或小乔木，高0.5-4（-8）m。茎表面土黄色或褐色，粗糙，断面黄色。奇数羽状复叶，叶狭倒卵形至长圆形，长27-51 cm，宽10-20 cm，具4-10对小叶，上面暗灰绿色，背面被白霜，有时淡黄绿色或苍白色，两面叶脉不显，叶轴粗2-4 mm，节间长3-10 cm；小叶厚革质，硬直，自叶下部往上小叶渐次变长而狭，最下一对小叶卵形，长1.2-3.5 cm，宽1-2 cm，具1-2粗锯齿，往上小叶近圆形至卵形或长圆形，长2.0-10.5 cm，宽2-6 cm，基部阔楔形或圆形，偏斜，有时心形，边缘每边具2-6粗锯齿，先端具硬尖，顶生小叶较大，长7-13 cm，宽3.5-10.0 cm，具柄，长1-6 cm。总状花序生于茎顶，直立，长5-10 cm，6-9个簇生，小苞片1；萼片9，排成3轮；花黄褐色，花瓣6，长圆形，先端2浅裂，基部有2个蜜腺；雄蕊6；雌蕊1。浆果卵圆形，直径约5 mm，成熟时蓝黑色，被白粉。花期8-10月，果期10-12月。

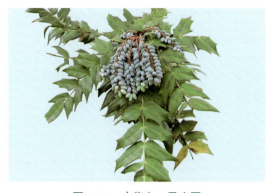

图 44-2　功劳木　果实图

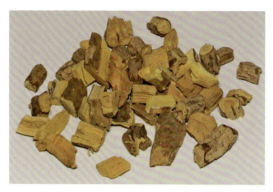

图 44-3　功劳木　药材图

一、药用历史

十大功劳始载于《植物名实图考》，自古以来就名实混乱，异物同名，《本经逢原》和《本草纲目拾遗》将冬青科植物枸骨 *Ilex cornuta* Lindl. et Paxton 作为十大功劳，至今仍有将枸骨叶作为十大功劳叶使用的地区。功劳木之名较早被记载于《饮片新参》，现《中华人民共和国药典》以阔叶十大功劳 *M. bealei* 和细叶十大功劳 *M. fortunei* 为正品。《中华本草》所载性味、归经和功能主治有：味苦，性寒。归肺、肝、大肠经。清热，燥湿，解毒。主治肺热咳嗽，黄疸，泄泻，痢疾，目赤肿痛，疮疡，湿疹，烫伤。

二、资源情况

阔叶十大功劳主要分布于浙江、安徽、江西、福建、湖南、湖北、陕西、河南、广东、广西、四川及云南的怒江、迪庆、昭通、腾冲、弥勒等地区。生于海拔 500-2000 m 的阔叶林、竹林、杉木林及混交林下、林缘、草坡、溪边、路旁或灌丛中。该种在日本、墨西哥、美国温暖地区及欧洲等地已广为栽培[9]。阔叶十大功劳在云南野生资源丰富，药材来源主要依赖野生资源，楚雄、曲靖、红河、昆明、玉溪为主要药材来源地，楚雄每年可采收 1000 t，其余州市每年也可采收 800-1000 t，但由于其生长缓慢，野生资源存在采挖枯竭的风险，应及时开展野生抚育研究及人工种植，以满足不断上升的市场需求。

三、现代研究

阔叶十大功劳主要含挥发油、绿原酸、总黄酮[10]、脑苷脂类[11]及生物碱类等化学成分，其叶也含挥发油、绿原酸及生物碱等化学成分。药理研究表明，阔叶十大功劳具有抗病毒[12]、抗菌抗炎[13]、不同程度地抑制肝癌细胞活性[14]及逆转肿瘤多耐药作用[15-17]，生物碱类成分具有一定的抗氧化能力，总生物碱抗氧化能力强于单体成分[18-20]，阔叶十大功劳还具有镇痛、止泻、保护黄疸型肝炎对肝脏损伤的作用[21, 22]等。

四、前景分析

功劳木为小檗科十大功劳属植物，其叶、茎、根、花[23]均可入药，我国该中药主要来自阔叶十大功劳或细叶十大功劳。其具有清热燥湿、泻火解毒的功能，用于湿热泻痢、黄疸、目赤肿痛、胃火牙痛、疮疖、痈肿及痢疾等。

有研究表明，炎症、衰老、肿瘤及呼吸系统、心血管系统、消化系统等多种系统疾病的发生和病理改变都与体内自由基产生过多或清除自由基能力下降有关，可深入进行功劳木的抗氧化功能方面的研究，在临床上开辟新的应用领域。阔叶十大功劳中生物碱类成分含量丰富及其对蛋白质转运的影响[24]，在逆转肿瘤细胞耐药[25]及抑制相关癌细胞方面[26]具有非常大的潜在应用价值。

对功劳木的野生资源要实施保护，积极开展野生抚育和人工种植，以保证资源的可持续利用。

五、DNA条形码标准序列及分子鉴定

材料来源：样品共2份。对照药材1份（编号121461-201503）；标本样品1份（样品号YWS2-32-1），来自云南西双版纳。

ITS序列特征：功劳木共5条序列，来自对照药材、标本和GBOWS序列（J0753、J7054和F1174），比对后矩阵长度为600 bp，有14个变异位点，分别为51、149、446、455和593位点A-G变异，116、147、210、357、387、475、533和554位点C-T变异，463位点A-T变异。有2处插入/缺失变异，为50-52和72-76位点。一致性序列特征如图44-4所示。

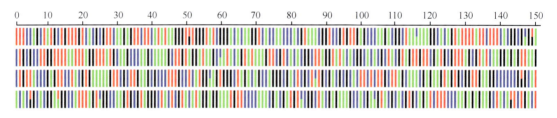

图44-4　功劳木 ITS 一致性序列及二维码图

DNA条形码鉴定：十大功劳属共17条ITS序列，其中测试样品2条，GBOWS和GenBank下载15条构成序列矩阵，长度为603 bp，构建邻接树（图44-5）。测试样品分散于两个分支。

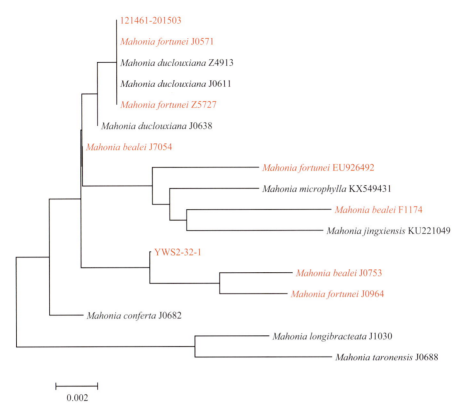

121461-201503
Mahonia fortunei J0571
Mahonia duclouxiana Z4913
Mahonia duclouxiana J0611
Mahonia fortunei Z5727
Mahonia duclouxiana J0638
Mahonia bealei J7054
Mahonia fortunei EU926492
Mahonia microphylla KX549431
Mahonia bealei F1174
Mahonia jingxiensis KU221049
YWS2-32-1
Mahonia bealei J0753
Mahonia fortunei J0964
Mahonia conferta J0682
Mahonia longibracteata J1030
Mahonia taronensis J0688

0.002

图 44-5　ITS 序列矩阵基于 P 距离构建的邻接树

参 考 文 献

[1] 中华人民共和国卫生部药典委员会. 中华人民共和国药典（1977年版）[S]. 北京：人民卫生出版社，1978：128.
[2] 中华人民共和国卫生部药典委员会. 中华人民共和国药典（1990年版）[S]. 北京：人民卫生出版社/北京：化学工业出版社，1990：68.
[3] 中华人民共和国卫生部药典委员会. 中华人民共和国药典（1995年版）[S]. 广州：广东科技出版社/北京：化学工业出版社，1995：68.
[4] 国家药典委员会. 中华人民共和国药典（2000年版）[S]. 北京：化学工业出版社，2000：64.
[5] 国家药典委员会. 中华人民共和国药典（2005年版）[S]. 北京：化学工业出版社，2005：58.
[6] 国家药典委员会. 中华人民共和国药典（2010年版）[S]. 北京：中国医药科技出版社，2010：79.
[7] 国家药典委员会. 中华人民共和国药典（2015年版）[S]. 北京：中国医药科技出版社，2015：85.
[8] 国家药典委员会. 中华人民共和国药典（2020年版）[S]. 北京：中国医药科技出版社，2020：87.
[9] 中国科学院《中国植物志》编辑委员会. 中国植物志[M]. 北京：科学出版社，2001，（29）：235.
[10] 蒋琼凤，唐克华. 阔叶十大功劳中总黄酮的提取与含量测定[J]. 湖南科技学院学报，2005，26（11）：124-126.
[11] 丛悦，王艳，郭敬功，等. 功劳木中脑苷脂类成分的研究[J]. 中成药，2011，33（11）：1936-1938.
[12] 曾祥英，劳邦盛，董熙昌，等. 阔叶十大功劳根中生物碱组分体外抗流感病毒试验研究[J]. 中药材，2003，26（1）：29-30.

[13]《浙江植物志》编委会.《浙江植物志》(第二卷)[M]. 杭州：浙江科学技术出版社，1992：308-311.

[14] 丛悦，王艳，王天晓，等. 功劳木的化学成分研究[J]. 中成药，2011，33（6）：1008-1010.

[15] 郭敬功，刘静，李沙沙，等. 功劳木的化学成分及其体外对P-糖蛋白转运的影响[J]. 河南大学学报（医学版），2015，34（3）：163-165.

[16] 李明，王天晓. 中药功劳木提取物对肿瘤MDR的逆转作用[J]. 河南大学学报（医学版），2007，26（2）：24-26.

[17] 丛悦，郭敬功，王天晓，等. 功劳木有效成分逆转肿瘤多药耐药研究[J]. 河南大学学报：自然科学版，2012，42（1）：83-86.

[18] Hu W，Yu L，Wang MH. Antioxidant and antiproliferative properties of water extract from *Mahonia bealei* (Fort.)Carr. leaves[J]. Food & Chemical Toxicology，2011，49（4）：799-806.

[19] 余庆皋，熊志青. 十大功劳抗氧化作用研究[J]. 实用预防医学，2007，（3）：695-696.

[20] 朱姮，文蕾，耿岩玲，等. 功劳木中生物碱类成分抗氧化活性研究[J]. 山东科学，2016，29（5）：24-28.

[21] 李燕婧，钟正贤，陈学芬，等. 长柱十大功劳与阔叶十大功劳醇提物药理作用比较[J]. 云南中医中药杂志，2010，13（8）：1241-1244.

[22] 李燕婧，钟正贤，陈学芬，等. 长柱十大功劳与阔叶十大功劳水提物药理作用比较[J]. 中医药导报，2010，16（9）：92-93，96.

[23] 刘立萍，唐克华，张敏，等. 阔叶十大功劳叶与花总黄酮提取及含量测定[J]. 中国野生植物资源，2007，26（1）：33-35.

[24] 章燕珍. 阔叶十大功劳叶中生物碱的紫外诱导及相关蛋白质组学分析[D]. 杭州：浙江大学硕士学位论文，2014.

[25] 董雷，李东飞，李沛鑫，等. 阔叶十大功劳逆转K562/ADM耐药活性研究[J]. 分子科学学报，2015，31（6）：480-484.

[26] 李燕. 贵州中草药阔叶十大功劳化学成分及生物活性研究[D]. 贵阳：贵州大学硕士学位论文，2010.

半夏 Banxia

半夏是天南星科半夏属植物半夏 *Pinellia ternata*（Thunb.）Ten. ex Breitenb. 的干燥块茎，为历版《中华人民共和国药典》[1-11]收载品，又名三叶半夏、滇半夏、三步跳（图45-1-图45-3）。

多年生草本。块茎圆球形，直径1-2 cm，具须根。叶2-5枚，有时1枚。叶柄长15-20 cm，基部具鞘，鞘内、鞘部以上或叶片基部（叶柄顶头）有直径3-5 mm的珠芽，珠芽在母株上萌发或落地后萌发；幼苗叶片卵状心形至戟形，为全缘单叶，长2-3 cm，宽2.0-2.5 cm；老株叶片3全裂，裂片绿色，背淡，长圆状椭圆形或披针形，两头锐尖，中裂片长3-10 cm，宽1-3 cm；侧裂片稍短；全缘或具不明显的浅波状圆齿，侧脉8-10对，细弱、细脉网状、密集、集合脉2圈。花序柄长25-30（-35）cm，长于叶柄。佛焰苞绿色或绿白色，管部狭圆柱形，长1.5-2.0 cm；檐部长圆形，绿色，有时边缘青紫色，长4-5 cm，宽1.5 cm，钝或锐尖。肉穗花序：雌花序长2 cm，雄花序长5-7 mm，其中间隔3 mm；附属器绿色变青紫色，长6-10 cm，直立，有时"S"形弯曲。浆果卵圆形，黄绿色，先端渐狭为明显的花柱。花期5-7月，果8月成熟。

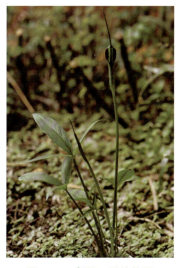

图 45-1 半夏 原植物图

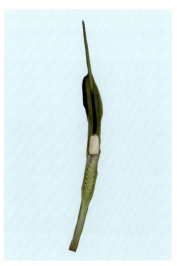

图 45-2 半夏 花图

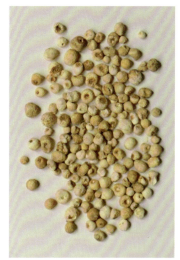

图 45-3 半夏 药材图

一、药用历史

半夏出自《神农本草经》，被列为下品，曰："味辛，平。主伤寒寒热，心下坚，下气，喉咽肿痛，头眩，胸胀，咳逆肠鸣，止汗"。《吴普本草》《名医别录》中对其均有记载和描述。历代医家都注意到半夏有毒性，使用时需炮制，半夏炮制最早被记载于《黄帝内经》中，汉代的张仲景著《金匮玉函经》记载半夏用"汤洗"去毒。半夏的炮制去毒理论及方法在古代已经形成，并逐步完善。《中华本草》所载性味、归经和功能主治有：味辛，性温，有毒。归脾、胃、肺经。燥湿化痰，降逆止呕，消痞散结。主治咳喘痰多，呕吐反胃，胸脘痞满，头痛眩晕，夜卧不安，瘿瘤痰核，痈疽肿毒。

二、资源情况

半夏在全国分布较广，云南省主要分布于昭通、曲靖、昆明、大理、文山、玉溪等地；朝鲜、日本也有。生于海拔2500 m以下的草坡、荒地、玉米地、田边或疏林，为旱地中的杂草之一[12]。其中云南昭通（大关、鲁甸）、曲靖（师宗、宣威、会泽）、文山（马关、丘北、砚山）、红河（建水、开远）和寻甸等地区半夏野生资源较为丰富，云南大理、楚雄、昆明等地半夏野生资源分布较少。半夏喜温湿和荫蔽环境，多生长于草丛和栽培植物间[13]。现在半夏已大规模人工栽培，湖北、四川、贵州、云南、安徽、河北、河南、甘肃、湖南等地均有大面积种植。云南泸西、师宗等地均有规模化种植，泸西、师宗、沾益等地种植的半夏为"云药之乡"认定品种。2022年云南昭通种植面积约5300亩。

三、现代研究

半夏主要含生物碱、挥发油、有机酸、氨基酸、蛋白质及无机元素类等化学成分[14]。其主要活性成分为琥珀酸、总生物碱和草酸钙[15]。药理研究表明，半夏提取物具有抗菌抗炎[16-18]及抗肿瘤[19-22]、治疗神经系统疾病[23]、镇静助眠作用[24]、抗老年痴呆[25]、抗帕金森[26]、调节胆固醇及抗血栓[27]、镇咳及祛痰[28, 29]、镇吐[30, 31]、抗胃溃疡[32]等作用，其还具有治疗失眠[33]及抗早孕[34]等作用。现在毒性研究集中于刺激性毒性、生殖毒性和致突变毒性等方面[35-39]。

四、前景分析

半夏作为药用在我国已有2000多年的历史，是一味应用十分普及、疗效确切的常用中药。以干燥块茎入药，性温、味辛，有毒。具有燥湿化痰，降逆止呕，消痞散结之功。近年的研究表明，半夏具有抗肿瘤、抗生育、降血脂、护肝和治疗冠心病等多种重要作用。半夏使用时需进行炮制，衍生出了多种炮制品，有清半夏、姜半夏、法半夏，炮制工艺在传统炮制工艺基础上正向规范化方向发展[40]。

半夏的应用范围正日益扩大，半夏资源也日益减少，市场供应较紧张。由于部分地区的药用习惯，目前各地至少有同科3属11种植物充作半夏使用。不少地区在应用中以水半夏等代用，半夏常见混伪品有虎掌 *P. pedatisecta*、滴水珠 *P. cordata*、水半夏 *Typhonium flagelliforme* 及白附子 *T. giganteum* 等[41]，因此加强半夏的规范化种植，提高其产量，对于缓解半夏市场供需矛盾、调整农业产业结构、增加农民收入、改善生态环境等均具有积极意义。

五、DNA条形码标准序列及分子鉴定

材料来源：样品共2份。药材样品1份（样品号YWS2-10），采自云南红河泸西；标本样品1份（样品号YWS2-20-5），来自云南红河泸西。

ITS序列特征：半夏共12条序列，来自药材、标本、GBOWS序列（J4217）和GenBank序列（AF469036、KF022365、KF022366、KU551859、KU551860、KU551861、KU551862、KU551863和KU864），比对后矩阵长度为437 bp，有6个变异位点，分别为55位点A-C-T-G变异，78、79和81位点C-T变异，158位点G-C变异，220位点A-G变异。有2处插入/缺失变异，为50-52和72-76位点。一致性序列特征如图45-4所示。

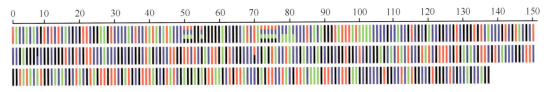

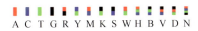

A C T G R Y M K S W H B V D N

图 45-4　半夏 ITS 一致性序列及二维码图

DNA条形码鉴定：半夏属植物共20条ITS序列，其中测试样品2条，GBOWS和GenBank下载18条构成序列矩阵，长度为493 bp，构建邻接树（图45-5）。测试样品与*P. ternata* 和*P. yaoluopingensis* 聚为一支。

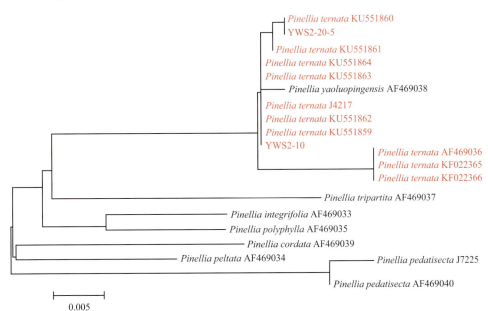

图 45-5　ITS 序列矩阵基于 *P* 距离构建的邻接树

参 考 文 献

[1] 中央人民政府卫生部.中华人民共和国药典（1953年版）[S].北京：商务印书馆，1953：41.

[2] 中华人民共和国卫生部药典委员会.中华人民共和国药典（1963年版）[S].北京：人民卫生出版社，1964：60.

[3] 中华人民共和国卫生部药典委员会.中华人民共和国药典（1977年版）[S].北京：人民卫生出版社，1978：190.

[4] 中华人民共和国卫生部药典委员会.中华人民共和国药典（1985年版）[S].北京：人民卫生出版社/北京：化学工业出版社，1985：94.

[5] 中华人民共和国卫生部药典委员会.中华人民共和国药典（1990年版）[S].北京：人民卫生出版社/北京：化学工业出版社，1990：96.

[6] 中华人民共和国卫生部药典委员会.中华人民共和国药典（1995年版）[S].广州：广东科技出版社/北京：化学工业出版社，1995：96.

[7] 国家药典委员会.中华人民共和国药典（2000年版）[S].北京：化学工业出版社，2000：89.

[8] 国家药典委员会.中华人民共和国药典（2005年版）[S].北京：化学工业出版社，2005：78.

[9] 国家药典委员会.中华人民共和国药典（2010年版）[S].北京：中国医药科技出版社，2010：110.

[10] 国家药典委员会.中华人民共和国药典（2015年版）[S].北京：中国医药科技出版社，2015：119.

[11] 国家药典委员会.中华人民共和国药典（2020年版）[S].北京：中国医药科技出版社，2020：123.

[12] 中国科学院昆明植物研究所.云南植物志[M].北京：科学出版社，1979，（2）：837.

[13] 寸竹，董益，张广辉，等.云南省野生半夏资源调查及种质评价[J].南方农业学报，2021，52（8）：2069-2077.

[14] 王新胜，吴艳芳，马军营，等.半夏化学成分和药理作用研究[J].齐鲁药事，2008，27（2）：101-103.

[15] 杨峻.半夏中主要活性成分含量的测定方法研究进展[J].医药前沿，2017，（9）：304-306.

[16] Huang L，Wang Y，Yang J，et al. Preliminary studies on the *in vitro* antibacterial activities of *Pinellia ternate* extract by ethanol[J]. Chinese Agricultural Science Bulletin，2011，27（24）：103-107.

[17] 史品晶，苗明三，时博.半夏外用的抗炎镇痛作用[J].河南中医，2011，（9）：991-993.

[18] Lee MY，Shin IS，Jeon WY，et al. *Pinellia ternata* Breitenbach attenuates ovalbumin-induced allergic airway inflammation and mucus secretion in a murine model of asthma[J]. Immunopharmacology & Immunotoxicology，2013，35（3）：410-418.

[19] 邬萌，陈斌.半夏水提取液诱导人白血病K562细胞凋亡的初步研究[J].临床血液学杂志，2014，（6）：983-986.

[20] 周信，张小荣，张秋燕，等.生半夏不同部位体外抑制HepG2细胞增殖和对转氨酶释放影响的研究[J].现代药物与临床，2014，29（1）：32-35.

[21] Li Y，Li D，Chen J，et al. A polysaccharide from *Pinellia ternata* inhibits cell proliferation and metastasis in human cholangiocarcinoma cells by targeting of Cdc42 and 67kDa laminin receptor（LR）[J]. International Journal of Biological Macromolecules，2016，93（Pt A）：520-525.

[22] 付芸，黄必胜，李娟，等.半夏蛋白抗肿瘤活性组分的提取分离[J].中国中医药信息杂志，2007，14（1）：45-47.

[23] 李鹏英，俞年军，李勇，等.半夏在神经系统疾病中应用的研究进展[J].中国现代中药，2016，18（3）：390-395.

[24] Lin S，Nie B，Song K，et al. Pinelliae rhizoma praeparatum cum alumine extract：Sedative and hypnotic effects in mice and component compounds[J]. BioMed Research International，2019，2019：6198067.

[25] 沈华旦.生半夏及其炮制品的差异性成分分析和抗老年痴呆作用机制初步研究[D].武汉：湖北中医药大学硕士学位论文，2018.

[26] 唐瑛，段凯，陈文彬. 半夏总生物碱对帕金森大鼠脑组织中一氧化氮合酶表达的影响 [A]//中国药理学会抗炎免疫药理专业委员会全国学术会议论文集 [C]. 苏州：中国药理学会抗炎免疫药理专业委员会，2014.

[27] 张明发，沈雅琴. 半夏及其炮制品对神经和循环系统的药理作用研究进展 [J]. 抗感染药学，2017，（9）：1643-1648.

[28] 严晓莺，陈巨鹏，董菊，等. 中药生半夏水煎液的毒性研究 [J]. 中医药信息，2012，29（1）：102-105.

[29] 柯昌毅. 半夏5种不同溶剂提取物对小鼠祛痰镇咳作用的研究 [J]. 中国药房，2012，（39）：3652-3654.

[30] 张明发，沈雅琴. 半夏提取物对呼吸和消化系统药理作用的研究进展 [J]. 抗感染药学，2017，（8）：1457-1462.

[31] 周倩，吴皓，许风清. 半夏中生物碱的研究 [J]. 中国中医药信息杂志，2006，13（1）：102-103.

[32] 时艳，高钦. 半夏健胃滴丸抗大鼠幽门结扎型胃溃疡实验研究 [J]. 亚太传统医药，2013，9（12）：14-15.

[33] 蔡国英，黄露艳. 半夏在治疗失眠中的应用 [J]. 吉林中医药，2017，37（7）：729-731.

[34] 张明发，沈雅琴. 中药半夏提取物的毒性及其"抗早孕"药理作用的研究进展 [J]. 抗感染药学，2017，（7）：1273-1279.

[35] 孙蓉，黄伟，鲍志烨，等. 基于功效和物质基础的半夏毒性研究进展 [J]. 中国药物警戒，2010，7（1）：432-434.

[36] 张丽美，鲍志烨，黄幼异，等. 半夏水提组分对小鼠肝毒性"量-时-毒"关系研究 [J]. 中国药物警戒，2011，8（1）：11-15.

[37] 钟凌云，吴皓，张琳，等. 半夏毒性成分和炮制机理研究现状 [J]. 上海中医药杂志，2007，41（2）：72-74.

[38] 孙立芳. 半夏临床新用及不良反应 [J]. 河北中医，2010，（7）：1057-1058.

[39] 姚静慧，李晶，林宇栋，等. 半夏毒性研究的回顾与展望 [J]. 上海中医药杂志，2013，（9）：90-93.

[40] 曾伟权. 浅谈半夏研究进展 [J]. 山东畜牧兽医，2015，36（12）：65-67.

[41] 刘永红. 以半夏为例的多来源药材鉴别研究 [J]. 陕西农业科学，2017，（10）：49-50，55.

46 叶下珠 Yexiazhu

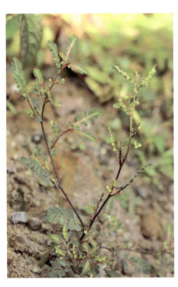

图 46-1 叶下珠 原植物图

叶下珠是叶下珠科叶下珠属植物叶下珠 *Phyllanthus urinaria* L. 的干燥全草，为 1996 年版《云南省药品标准》[1]、2005 年版《云南省中药材标准》[2] 收载品，又名苦味叶下珠、珍珠草、阴阳草，芽害巴（傣族名）[3]（图 46-1-图 46-3）。

一年生草本，高 10-60 cm，茎通常直立，基部多分枝，枝倾卧而后上升；枝具翅状纵棱，上部被一纵列疏短柔毛。叶片纸质，因叶柄扭转而呈羽状排列，长圆形或倒卵形，长 4-10 mm，宽 2-5 mm，顶端圆、钝或急尖而有小尖头，下面灰绿色，近边缘或边缘有 1-3 列短粗毛；侧脉每边 4-5 条，明显；叶柄极短；托叶卵状披针形，长约 1.5 mm。花雌雄同株，直径约 4 mm。雄花：2-4 朵簇生于叶腋，通常仅上面 1 朵开花，下面的很小；花梗长约 0.5 mm，基部有苞片 1-2 枚；萼片 6，倒卵形，长约 0.6 mm，顶端钝；雄蕊 3，花丝全部合生成柱状；花粉粒长球形，通常具 5 孔沟，少数 3、4、6 孔沟，内孔横长椭圆形；花盘腺体 6，分离，与萼片互生。雌花：单生于小枝中下部的叶腋内；花梗长约 0.5 mm；

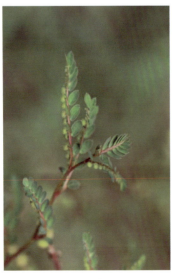

图 46-2 叶下珠 果实图

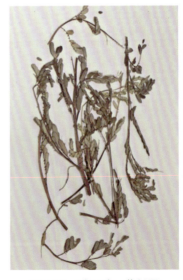

图 46-3 叶下珠 药材图

萼片6，近相等，卵状披针形，长约1 mm，边缘膜质，黄白色；花盘圆盘状，边全缘；子房卵状，有鳞片状凸起，花柱分离，顶端2裂，裂片弯卷。蒴果圆球状，直径1-2 mm，红色，表面具一小凸刺，有宿存的花柱和萼片，开裂后轴柱宿存；种子长1.2 mm，橙黄色。花期4-6月，果期7-11月。

一、药用历史

叶下珠为云南民族民间用药，药用久远，据考，清代赵学敏《本草纲目拾遗》中记载的真珠草应为本种，其描述："珍珠草，一名阴阳草，一名假油柑。此草叶背有小珠，昼开夜闭，高三、四寸……治小儿百病，及诸疳瘦弱眼欲盲，皆效。为末，白汤下，或蒸煮鱼肉食"。《植物名实图考》云："叶下珠……叶下顺茎结子如粟，生黄熟紫。俚医云，性凉能除瘴气"。《中华本草》所载性味、归经和功能主治有：味微苦，性凉。归肝、脾、肾经。清热解毒，利水消肿，明目，消积。主治痢疾，泄泻，黄疸，水肿，热淋，石淋，目赤，夜盲，疳积，痈肿，毒蛇咬伤。

二、资源情况

叶下珠主要分布于河北、山西、陕西、华东、华中、华南、西南等地区，云南主要分布于西双版纳、普洱、红河、怒江、临沧等地。生于海拔500 m以下旷野平地、旱田、山地路旁或林缘，在云南海拔1100 m的湿润山坡草地也见有生长。国外分布于印度、斯里兰卡、中南半岛、日本、马来西亚、印度尼西亚至南美[4]。云南西双版纳地区地处亚热带地区，适宜叶下珠的生长，有较丰富的野生资源，在西双版纳、临沧等地已开展引种栽培研究。

三、现代研究

叶下珠含有黄酮类、鞣质类、有机酸类、木脂素类、香豆素类、多糖等多种化学成分[5, 6]。药理研究表明，其提取物具有保肝[7]、明显抑制乙型肝炎病毒的复制与表达、直接抗病毒[8-11]作用，对肝癌细胞皮下移植瘤的生长具有明显的抑制作用[12]，也可抑制人肾癌细胞增殖[13]等。其提取物还对α-淀粉酶有显著的抑制作用，是治疗糖尿病的一种有效方式[14-16]。此外，叶下珠在临床上还被用于治疗肠道疾病[17]、调节免疫系统[18]等方面。

四、前景分析

叶下珠对嗜乙肝病毒感染有明显疗效，是抗乙肝病毒、慢性肝损伤、保护肝细胞、防止肝纤维化的一种天然药用植物。其所含的没食子酸为主要活性成分，具有抗病毒作用。在比较筛选不同植物抗HBV活性中，叶下珠抗HBV表现最优秀[19]。

国内对叶下珠化学、药理和毒理的研究，充分显示了其抗乙型肝炎病毒和保肝活性，且毒副作用低微。还应进一步加强药效物质筛选，寻找药理活性必需基团，以期获得更好的活性成分，进一步促进叶下珠药材的综合开发与利用[20]。我国叶下珠的植物资源十分丰富，但不同产地的品种对疗效影响较大，应加强叶下珠药用资源的研究，建立统一的质量标准[21]。同时也应开展叶下珠人工种植，保证资源的持续利用，为叶下珠药材开发更多新药提供物质基础和保证。

五、DNA条形码标准序列及分子鉴定

材料来源：样品共6份。药材样品1份（样品号YWS2-11），采自云南红河金平；标本样品5份（样品号YWS2-14-1、YWS2-14-2、YWS2-14-3、YWS2-14-4和YWS2-14-5），来自云南西双版纳勐腊、红河金平和怒江六库。

ITS序列特征：叶下珠共20条序列，来自药材、标本、GBOWS序列（D0503、E0325、Z1021、Z1022、Z1023、Z1025、Z1026、Z1027、Z3353和Z4210）和GenBank序列（AY765296、AY936735、AY936736和MH373430），比对后矩阵长度为587 bp，有38个变异位点，分别为26、28、37、44、73、96、102、109、112、192、230、403、407、421、423、458、474、481、501和566位点C-T变异，30、107、113、404、436和454位点A-G变异，90、171、208、424和540位点G-C变异，148位点A-C变异，157、203和228位点A-T变异，201、202和459位点G-T变异。有2处插入/缺失变异，为80-81和147位点。一致性序列特征如图46-4所示。

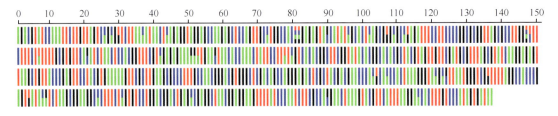

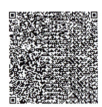

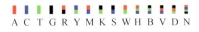
A C T G R Y M K S W H B V D N

图46-4　叶下珠 ITS 一致性序列及二维码图

DNA条形码鉴定：叶下珠属共253条ITS序列，其中测试样品6条，GBOWS和GenBank下载247条构成序列矩阵，长度为663 bp，构建邻接树（图46-5）。测试样品与 *P. urinaria*、*P. embergeri* 等聚为一支。

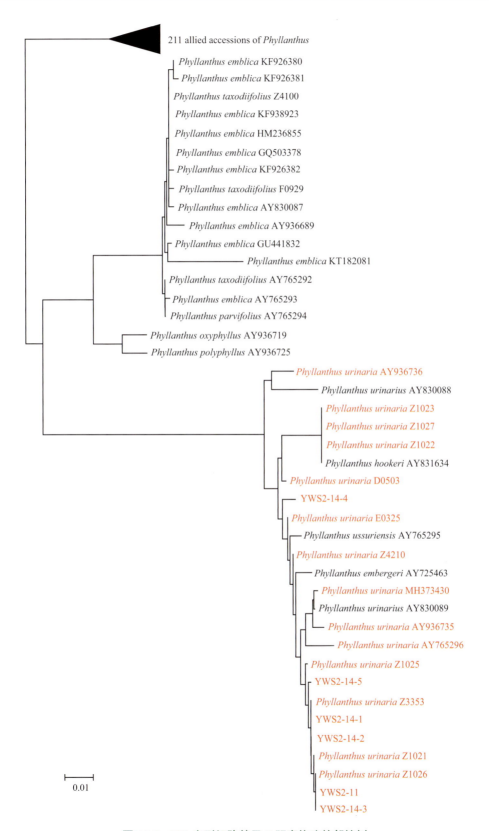

图 46-5　ITS 序列矩阵基于 *P* 距离构建的邻接树

参 考 文 献

[1] 云南省卫生厅. 云南省药品标准（1996年版）[S]. 昆明：云南大学出版社，1998：38.

[2] 云南省食品药品监督管理局. 云南省中药材标准（2005年版）（第一册）[S]. 昆明：云南美术出版社，2005：14.

[3] 西双版纳傣族自治州民族医药调研办公室. 西双版纳傣药志[M]. 景洪：西双版纳傣族自治州民族医药调研办公室，1981.

[4] 中国科学院昆明植物研究所. 云南植物志[M]. 北京：科学出版社，2006，（10）：106.

[5] 程艳刚，裴妙荣，孔祥鹏，等. 叶下珠化学成分和药理作用研究进展[J]. 辽宁中医药大学学报，2016，（4）：238-242.

[6] 魏春山，吴春，胡辰，等. 叶下珠中黄酮类化学成分及其生物活性[J]. 天然产物研究与开发，2017，（12）：2056-2062.

[7] Guo Q，Zhang QQ，Chen JQ，et al. Liver metabolomics study reveals protective function of *Phyllanthus urinaria* against CCl4 -induced liver injury[J]. Chinese Journal of Natural Medicines，2017，15（7）：525-533.

[8] 吴莹，雷宇，王媛媛，等. 叶下珠提取物对急性乙型肝炎小鼠乙型肝炎病毒复制及其抗原表达的影响[J]. 中国中医药信息杂志，2014，21（12）：51-54.

[9] 王卫京，詹世平，丁仕强. 叶下珠抗乙肝病毒有效成分多靶点分子对接研究[J]. 化工设计通讯，2019，45（5）：223-224.

[10] 中华中医药学会肝胆病专业委员会，中国民族医药学会肝病专业委员会，王灵台，等. 慢性乙型肝炎中医诊疗指南（2018年版）[J]. 临床肝胆病杂志，2018，34（12）：39-44.

[11] Li Y，Jiang M，Li M，et al. Compound *Phyllanthus urinaria* L inhibits HBV-related HCC through HBx-SHH pathway axis inactivation[J]. Evidence-based Complementary and Alternative Medicine：eCAM，2019，2019：DOI：10.1155/2019/1635837.

[12] 何素，王小龙，李小犇，等. 叶下珠复方 II 号对裸鼠肝癌移植瘤生长的抑制作用及机制[J]. 中药新药与临床药理，2016，（6）：762-768.

[13] 黄桥华，郭晓静，刘小云. 叶下珠抑制人肾癌786-0细胞增殖作用的研究[J]. 中国中医药现代远程教育，2017，（11）：145-146.

[14] Gunawan-Puteri MD，Kato E，Kawabata J. α-amylase inhibitors from an indonesian medicinal herb，*Phyllanthus urinaria*[J]. Journal of the Science of Food and Agriculture，2012，92（3）：606-609.

[15] 戴卫波，吴凤荣，梅全喜，等. 叶下珠甲醇提取物对四氧嘧啶诱发糖尿病模型小鼠血糖及症状的影响[J]. 中医药导报，2017，（11）：32-34.

[16] 戴卫波，梅全喜. 叶下珠甲醇提取物对胰岛素抵抗HepG2细胞葡萄糖消耗量的影响研究[J]. 亚太传统医药，2016，12（12）：10-12.

[17] 沈瑞廷，刘云，吴报春，等. 叶下珠多酚对小鼠胃肠运动的影响[J]. 中兽医医药杂志，2019，38（3）：59-61.

[18] 曾伟成，黄颖，黄恺飞. 叶下珠成分对脂多糖诱导小鼠脾细胞产生 TNF-α、IFN-γ 的影响[A]// 中国细胞生物学学会全国学术大会论文集[C]. 武汉：中国细胞生物学学会，2013.

[19] 鲁玉辉，符林春. 叶下珠复方在体外细胞培养中抗 HBV 活性的研究[J]. 中国热带医学，2007，7（2）：196-197.

[20] 程艳刚，裴妙荣，孔祥鹏，等. 叶下珠化学成分和药理作用研究进展[J]. 辽宁中医药大学学报，2016，（4）：238-242.

[21] 谢勇平，李清禄. 叶下珠化学成分及药理活性的研究进展[J]. 化学工程与装备，2015，（7）：217-218.

47 白及 Baiji

　　白及是兰科白及属植物白及 *Bletilla striata*（Thunb.）Rchb. f. 的干燥根茎，为1974年版《云南省药品标准》[1]、1963-2020年版《中华人民共和国药典》[2-11]收载品，又名大白芨、棕叶白芨、白芨（图47-1-图47-4）。

　　植株高达18-60 cm。假鳞茎扁球形。茎粗壮。叶4-6枚，狭长圆形或披针形，长8-29 cm，宽1.5-4.0 cm，先端渐尖，基部收狭成鞘并抱茎。花序具3-10花，常不分枝或极罕分枝。花苞片长圆状披针形，长2.0-2.5 cm；花紫红色或淡红色；萼片和花瓣近等长，狭长圆形，长2.5-3.0 cm，宽6-8 mm，先端急尖；花瓣较萼片稍宽，唇瓣倒卵状椭圆形，长2.3-2.8 cm，白色带紫红色，具紫色脉。唇盘具5条纵褶片，从基部伸至中裂片近顶部，在中裂片呈波状，在中部以上3裂，侧裂片直立，合抱蕊柱，先端稍钝，宽1.8-2.2 cm，伸达中裂片1/3，中裂片倒卵形或近四方形，长约8 mm，先端凹缺，具波状齿；蕊柱长1.8-2.0 cm。花期4-5月。

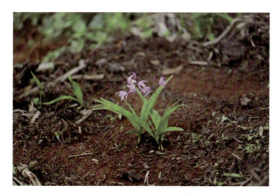

图 47-1　白及　原植物图

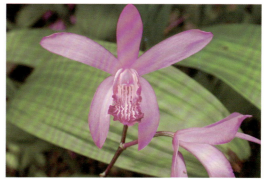

图 47-2　白及　花图

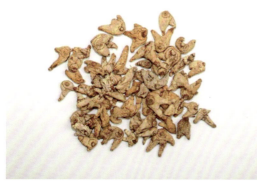

图 47-3　白及　药材图

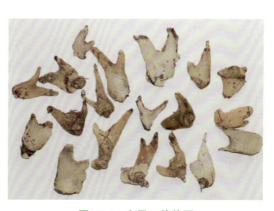

图 47-4　白及　饮片图

一、药用历史

白及始载于《神农本草经》，别名甘根，曰："味苦，平。主痈肿，恶创，败疽，伤阴，死肌，胃中邪气，贼风鬼击，痱缓不收"。《本草衍义》曰："白敛、白及，古今服饵方少有用者，多见于敛疮方中，二物多相须而行"。《本草纲目》《名医别录》曰："有名未用白给，即白及也，性味功用皆同"。白及药用历史悠久，历代医家多有记载，皆曰其为消痈之药。《中华本草》所载性味、归经和功能主治有：味苦、甘、涩，性微寒。归肺、胃经。收敛止血，消肿生肌。主治咯血，吐血，衄血，便血，外伤出血，痈疮肿毒，烫灼伤，手足皲裂，肛裂。

二、资源情况

白及的资源分布很广，2010年以前，云南、贵州、四川、重庆、广西、湖南、江西、陕西、湖北等省份均有野生货源产出。2010年后，随着种苗繁育技术的突破，种植技术也逐步成熟，加之市场价格快速上涨，全国掀起种植热潮，云南、四川、贵州、重庆、湖北等地均开展了大规模的种植，2016年白及价格上涨至历史最高点，白及种植开始外延到山东、河南、浙江、安徽等省，全国以云南、四川、贵州种植面积最大。云南省白及种植面积，2017年达4万亩，2018年达8万亩，2019年保持在7.6万亩左右，可采挖产量达到8500 t，主要种植区域为大理、丽江、怒江、保山、曲靖、文山、红河、普洱、昆明、楚雄等地，普洱景谷和宁洱种植白及为"云药之乡"认定品种。由于快速大面积扩张，白及价格于2019年开始大幅度下降，2022年云南主产区面积只有高峰期的三分之一左右。

三、现代研究

白及的化学成分主要包括联苄类、二氢菲类、联菲类、联菲醚类、菲并吡喃类、联苄葡萄糖苷类、甾体、三萜等[12]。现代药理研究表明，白及具有抗菌、活血止血、促进创伤愈合[13,14]、促进胃肠道黏膜损伤修复[15]、显著的抗胃溃疡[16,17]、促进骨髓造血、抗肿瘤[18,19]、防龋[20]、修复牙槽骨缺损[21]等作用。其非多糖成分可促进血小板聚集和凝血[22,23]，多糖可抑制肿瘤生长和增殖[24-27]及治疗肺纤维化[28,29]等。

四、前景分析

白及具有较好的收敛止血、消肿生肌的功效。随着现代药理学研究不断深入，发现其对结核杆菌、肿瘤细胞等有明显的抑制作用[30]。近年来，白及的系统化学和药理活性研究已经开展了很多，同时也开展了较深入的化合物关键酶代谢途径、基因测序及生物学信息分析，进一步揭示其蛋白质结构与功能[31,32]。最新研究表明，白及表现出良好的生物可降解性、生物相容性及结构可修饰性，白及还可用作医用复合材料和超声耦合剂原料，性能优异[33-36]，是应用前景广阔的生物材料。

现代科学研究及临床应用表明，白及提取物可抑制酪氨酸酶，具有抗氧化和美容的功能[37,38]，被誉为"美白仙子"，可治疗痤疮、体癣、疖肿、疤痕等皮肤病。常单味或配方制成面膜、洗剂、糊状、霜剂等外用，有较好的效果，可在化妆品方面进一步研究开发。

五、DNA条形码标准序列及分子鉴定

材料来源：样品共8份。对照药材1份（编号121262-201706）；药材样品2份（样品号B190626、YWS1909），采自云南红河建水和保山；标本样品5份（样品号YWS2-4-1、YWS2-4-2、YWS2-4-3、YWS2-4-4和YWS2-4-5），来自云南昆明嵩明、昆明、蒙自和大理宾川。

ITS序列特征：白及共31条序列，来自对照药材、药材、标本、GBOWS序列（J5121）和GenBank序列（AF273334、AF461466、GQ434554、KF680524、KJ405410、KP866821、KP866822、KP866823、KP866824、KP866825、KP866826、KP866827、KP866828、KT119555、KT898266、MH520961、MH520962、MH520963、MH520965、MH520966、MH520967和MH520973），比对后矩阵长度为610 bp，有75个变异位点，分别为21、127、215、229、317、434、456、499和609位点G-T变异，23、37、49、50、51、128、149、187、189、356、401、415、433、465、515、518、542、550、593和603位点A-G变异，44、52、70、106、125、254、424、426、428、435、458、469、496、505、605和610位点G-C变异，61、82和565位点A-C变异，75、113、196、208、367、385、417、423、472、479、491、498、503、516、553、596和606位点C-T变异，80、148、153、238、277、436、529、530和531位点A-T变异，85位点A-G-C变异。有15处插入/缺失变异，为17-19、45-48、84、150-152、209、213-214、224-226、271-273、289、318-323、443-453、488-490、590、592和607-608位点。一致性序列特征如图47-5所示。

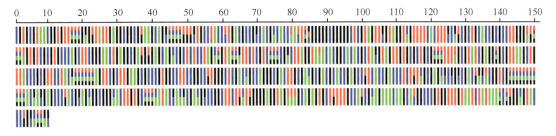

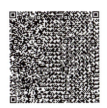
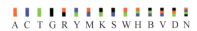

ACTGRYMKSWHBVDN

图47-5　白及 ITS 一致性序列及二维码图

DNA条形码鉴定：白及属共52条ITS序列，其中测试样品8条，GBOWS和GenBank下载44条构成序列矩阵，长度为790 bp，构建邻接树（图47-6）。测试样品与 *B. striata*、*B. ochracea* 等聚为一支。

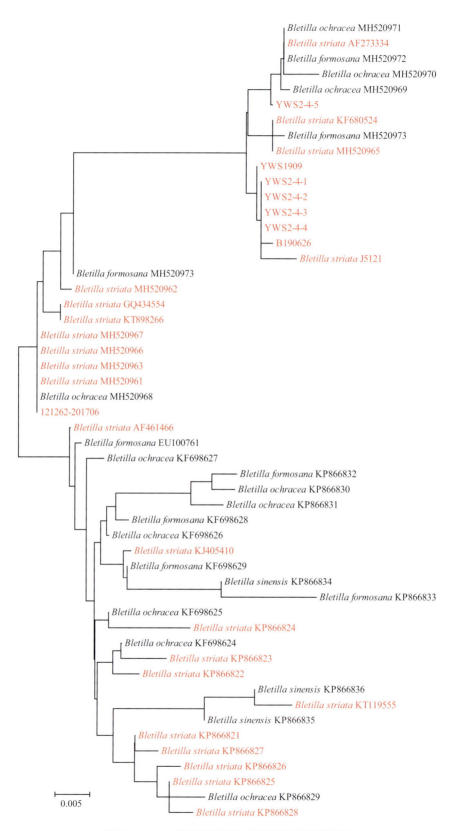

图 47-6 ITS 序列矩阵基于 *P* 距离构建的邻接树

参 考 文 献

[1] 云南省卫生局.云南省药品标准（1974年版）[S].昆明：云南省卫生局，1975：110.

[2] 中华人民共和国卫生部药典委员会.中华人民共和国药典（1963年版）[S].北京：人民卫生出版社，1964：79.

[3] 中华人民共和国卫生部药典委员会.中华人民共和国药典（1977年版）[S].北京：人民卫生出版社，1978：156.

[4] 中华人民共和国卫生部药典委员会.中华人民共和国药典（1985年版）[S].北京：人民卫生出版社/北京：化学工业出版社，1985：80.

[5] 中华人民共和国卫生部药典委员会.中华人民共和国药典（1990年版）[S].北京：人民卫生出版社/北京：化学工业出版社，1990：83.

[6] 中华人民共和国卫生部药典委员会.中华人民共和国药典（1995年版）[S].广州：广东科技出版社/北京：化学工业出版社，1995：84.

[7] 国家药典委员会.中华人民共和国药典（2000年版）[S].北京：化学工业出版社，2000：76.

[8] 国家药典委员会.中华人民共和国药典（2005年版）[S].北京：化学工业出版社，2005：67.

[9] 国家药典委员会.中华人民共和国药典（2010年版）[S].北京：中国医药科技出版社，2010：95.

[10] 国家药典委员会.中华人民共和国药典（2015年版）[S].北京：中国医药科技出版社，2015：103.

[11] 国家药典委员会.中华人民共和国药典（2020年版）[S].北京：中国医药科技出版社，2020：106.

[12] 孙爱静，庞素秋，王国权.中药白及化学成分与药理活性研究进展[J].环球中医药，2016，9（4）：507-511.

[13] 程一乘.白及对混合痔术后创面疼痛及愈合的临床观察[D].北京：北京中医药大学硕士学位论文，2017.

[14] 王晓，崔平，吴冉，等.白芨胶载外源性重组人表皮生长因子促进伤口愈合机制[J].中国组织工程研究，2016，20（20）：2964-2971.

[15] 张慧.白及多糖对乙醇型胃黏膜损伤保护作用的研究[D].西安：陕西师范大学硕士学位论文，2018.

[16] 史珍珍，徐正虹，付宇航，等.白及须根醇提物抗胃溃疡作用研究[J].陕西中医药大学学报，2015，（1）：63-66.

[17] 何秀丽，陈林，常明泉.白及在上消化道疾病中的临床应用[J].海峡药学，2016，28（6）：101-104.

[18] 王尚萍.黄花白及多糖结构解析及其抗肿瘤活性研究[D].西安：陕西师范大学硕士学位论文，2017.

[19] 贾福怀，涂宏建，王俊，等.超声-闪式协同提取白及须根多糖工艺优化及其抗肿瘤活性[J].食品工业科技，2019，40（20）：1-15.

[20] 饶瑞瑛，任元雪，李欣瑜，等.白及提取物抗变异链球菌致龋效果的研究[J].中国微生态学杂志，2018，（3）：291-295，299.

[21] 庞永志，胡温庭，彭凤梅.复方白芨胶/珍珠层粉修复兔牙槽骨缺损的实验研究[J].山东大学学报：医学版，2013，51（1）：37-42.

[22] 赵菲菲，杨馨，徐丹，等.白及非多糖组分的止血作用及其机制的初步研究[J].中国药理学通报，2016，（8）：1121-1126.

[23] 赵菲菲，蔺良才，杨馨，等.白及非多糖组分对大鼠血小板活化及血液流变学的影响[J].中成药，2017，（2）：244-249.

[24] 左霞，常明泉，陶平德，等.白及在肿瘤治疗中的应用[J].中南药学，2015，（1）：58-60.

[25] 陈思思，吴蓓，谭婷，等.白及多糖BSP-1的分离纯化、结构表征及抗肿瘤活性研究[J].中草药，2019，50（8）：1921-1926.

[26] Luo SH，Song SL，Zheng CS，et al. Embolic effects of *Bletilla striata* microspheres in renal artery and transplanted VX2 liver tumor model in rabbits[J]. Chinese Journal of Integrative Medicine，2017，25（6）：431-438.

[27] Zhao L，Sun D，Lu H，et al. *In vitro*，characterization of pH-sensitive *Bletilla striata* polysaccharide copolymer micelles and enhanced tumour suppression，*in vivo*[J]. Journal of Pharmacy and Pharmacology，2018，70（6）：797-807.

[28] 郭琪，孟烨，赵阳，等. 白及提取物对博莱霉素致大鼠肺纤维化的治疗作用[J]. 国际药学研究杂志，2016，43（3）：518-523.

[29] 邓延珍. 基于RAW264.7巨噬细胞炎症模型探讨白及抗肺纤维化活性组分及分子机理[D]. 杭州：浙江中医药大学硕士学位论文，2017.

[30] 韩振琦，董敬蓉，丁文斌. 白及提取物及其复方制剂的现代治疗应用[J]. 中国农村卫生，2016，（20）：9-10.

[31] 罗才林，徐德林，钱刚，等. 白及蔗糖合酶基因结构与功能的生物信息学分析[J]. 遵义医学院学报，2018，183（2）：56-61.

[32] 沈访，李林，潘胤池，等. 白及丝氨酸羟甲基转移酶（SHMT）基因的序列分析[J]. 植物研究，2018，（4）：543-550.

[33] 朱峻霄，林亚蒙，杨野，等. 白及多糖在生物医药材料领域中的应用研究进展[J]. 中药材，2018，41（4）：255-258.

[34] 王启斌，王迎朝，董永成，等. 白及相关制剂与医用材料的研究进展[J]. 中成药，2018，（8）：1808-1811.

[35] 阎良，黄建平，张浩，等. 纳米级中药白及覆膜生物补片对促进组织愈合的疗效研究[J]. 上海中医药杂志，2017，（s1）：209-212.

[36] Wang L，Wu Y，Li J，et al. Rheological and mucoadhesive properties of polysaccharide from *Bletilla striata* with potential use in pharmaceutics as bio-adhesive excipient[J]. International Journal of Biological Macromolecules，2018，120：529-530.

[37] 蒋俊，陈红霞，汤兴利，等. 基于中医药美白理论的白及研发思考[J]. 中草药，2017，（11）：2313-2320.

[38] 陈美君，刘珈羽，李峰庆，等. 中药白及抑制酪氨酸酶及清除DPPH自由基的有效部位筛选及其制备工艺考察[J]. 成都中医药大学学报，2017，40（2）：15-19.

豆蔻是姜科豆蔻属植物白豆蔻*Amomum kravanh* Pierre ex Gagnep. 或爪哇白豆蔻 *A. compactum* Sol. ex Maton的干燥成熟果实，为1953年、1963年以及1985-2020年版《中华人民共和国药典》[1-10]收载"豆蔻"的原植物来源之一，又名波扣、泰国白豆蔻（图48-1-图48-3）。

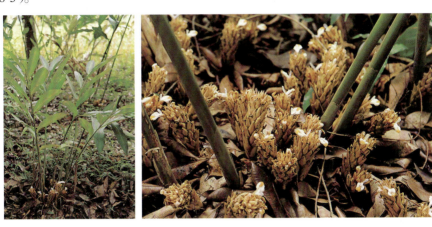

图 48-1 豆蔻（白豆蔻） 原植物图

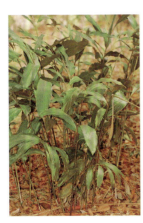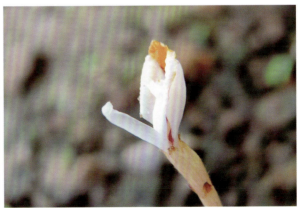

图 48-2 豆蔻（爪哇白豆蔻）原植物图

白豆蔻：多年生草本，高达3 m。根茎粗壮，棕红色，茎基叶鞘绿色。叶近无柄；叶片狭椭圆形或卵状披针形，长约60 cm，宽12 cm，先端尾尖，基部楔形，两面光滑无毛；叶舌圆形，长7-10 mm；叶鞘口及叶舌密被长粗毛。穗状花序2至多个，自茎基处抽出，圆柱形或圆锥形，长8-11 cm，直径4-5 cm，密被覆瓦状排列的苞片；苞片三角形，长

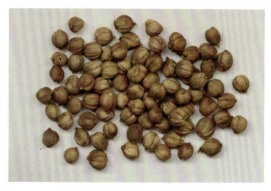

图 48-3　豆蔻　药材图

3.5-4.0 cm，麦秆黄色，被柔毛，具明显的方格状网纹；花着生于苞片的腋内；花萼管状，白色微透红，外被长柔毛，顶端具3齿，花冠管与花萼管近等长，裂片白色，长椭圆形，长约1 cm，宽约5 mm；唇瓣椭圆形，长约1.5 cm，宽约1.2 cm，中央黄色，内凹，边黄褐色，基部具瓣柄；雄蕊下弯，长约6 mm，花药宽椭圆形，长约3 mm，药隔附属体3裂；子房下位，被柔毛，具2枚棒状附属体。蒴果近球形，白色或淡黄色，略具钝三棱，直径约16 mm，易开裂；种子团3瓣，每瓣有种子7-10枚。花期5月，果期6-8月。

爪哇白豆蔻：直立草本，高1.0-1.5 m；根茎延长，基部具无叶片的红色叶鞘。叶片披针形，长25-50 cm，宽4-9 cm，先端具2.5-3.0 cm长的尾尖，两面无毛，边缘具缘毛；无柄；叶舌2裂，长5-7 mm，裂片先端圆形，初被粗长毛，后脱落而仅被疏缘毛。穗状花序圆柱状，长约5 cm，宽2.5 cm，花后逐渐延长，花序梗长达8 cm；苞片卵状长圆形，长2.0-2.5 mm，宽7-10 mm，麦秆黄色，具纵条纹与缘毛，宿存；小苞片管状，先端3裂，被毛；花萼管与花冠管等长，长1.0-1.2 cm，被毛，花冠裂片长圆形，长约8 mm，白色或稍带淡黄色；唇瓣椭圆形，长15-18 mm，宽10-15 mm，稍凹入，淡黄色，中脉有带紫色边的橘红色带，被毛；无侧生退化雄蕊；花丝基部被毛，花药宽椭圆形，长约2 mm，药隔附属体3裂，长约4 mm；上位腺体黄褐色，2枚，近圆柱形，长约2 mm。果扁球形，直径1.0-1.5 cm，干时具9条槽，疏被长毛，鲜时淡黄色；种子为不规则多面体，宽约4 mm，种沟明显。花期2-5月，果期6-8月。

一、药用历史

豆蔻之名始载于《名医别录》，被列为上品。而白豆蔻之名则始见于宋代《开宝本草》，其曰："主积冷气，止吐逆，反胃，消谷下气"。《医学启源》曰："肺金本药一也。散胸中滞气二也。治感寒腹痛三也。温暖脾胃四也。赤眼暴发，白睛红者五也"。白豆蔻药用历史悠久，且原产于国外。现今我国将白豆蔻和爪哇白豆蔻的干燥成熟果实作为豆蔻正品使用。《中华本草》所载性味、归经和功能主治有：味辛，性温。归肺、脾、胃经。化湿行气，温中止呕，开胃消食。主治湿阻气滞，脾胃不和，脘腹胀满，不思饮食，湿温初起，胸闷不饥，胃寒呕吐，食积不消。

二、资源情况

白豆蔻原产于柬埔寨、泰国，爪哇白豆蔻原产于印度尼西亚。我国在广东、海南、云南有少量引种栽培[11]。20世纪60年代至70年代，海南省引种白豆蔻近1000余亩。1980-1985年，云南西双版纳引种栽培试验获得成功，种植面积近3000余亩，其规模领先国内。然而，随着进口豆蔻逐渐冲击市场，加上豆蔻的生物学特性对种植环境条件要求较为严格，种植地需要有大量的授粉昆虫进行授粉才能结果。否则，仅开花不结果。云南虽然有得天独厚的自然资源、气候条件，但因资金投入不足及进口豆蔻低价冲击，种植规模大幅萎缩[12]。目前仅研究机构尚有少部分种植，其余种植地几乎逸为野生。目前市场豆蔻药材基本来源于进口。

三、现代研究

白豆蔻挥发油的主要化学成分为桉油精、β-蒎烯、α-松油醇、α-蒎烯[13]及单萜化合物[14]等。爪哇白豆蔻主要含黄酮、二苯庚烷、黄酮二苯庚烷聚合物、查耳酮单萜聚合物、二苯庚烷二聚体、卡瓦内酯衍生物等化学成分[15]。药理研究表明，白豆蔻具有对胃肠道止呕[16]及抗疟活性、抗菌活性[17]、减轻阿霉素肾病大鼠的肾脏损伤[18]、抗氧化活性及清除自由基[19,20]、杀虫驱虫、镇静催眠[21]及促进腹部手术后胃肠功能恢复[22]等作用。

四、前景分析

豆蔻为常用的中药，其种子除含挥发油外，尚含蛋白质、脂肪、糖、淀粉、皂苷、色素、纤维、草酸钙、硅及其他矿物质。豆蔻作为传统的药食两用植物，所含挥发油以良好的特性和药效在食品、医药等领域已被广泛应用[23]。有研究表明，豆蔻提取物可增强对肿瘤的免疫功能，破坏癌细胞外围防护因子，使癌组织容易被损害，是一味具有较大开发潜力的药物。豆蔻也可用于对各种食品的调味增香。目前研究主要集中在其挥发油的药理作用、提取工艺[21,24]等方面，应加速向新剂型的转变及研究开发。

豆蔻商品以前主要依靠进口，逐渐实现引种栽培至今，种植呈下滑趋势，应持续深入开展引种栽培研究工作[25,26]，重振豆蔻栽培业，以提高经济效益和满足市场需求。

五、DNA条形码标准序列及分子鉴定

材料来源：白豆蔻样品共4份。药材样品1份（样品号YWS2-13），采自云南景洪；标本样品3份（样品号YWS2-6-1、YWS2-6-3和YWS2-6-4），来自云南景洪。

ITS序列特征：白豆蔻共6条序列，来自药材、标本和NCBI序列（AY351986和KY438038），比对后矩阵长度为519 bp，有31个变异位点，分别为5位点G-T变异，7和21位点A-T变异，23、150和336位点G-C变异，32、48、62、149、362、382和448位点C-T变异，52、428和430位点A-C变异，110、126、139、143、153、154、326、329、387、416、461、465、477、483和505位点A-G变异。有1处插入/缺失变异，为344位点。一致性序列特征如图48-4所示。

DNA条形码鉴定：豆蔻属共164条ITS序列，其中测试样品4条，GBOWS和GenBank下载160条构成序列矩阵，长度为557 bp，构建邻接树（图48-5）。测试样品与*A. sericeum*、*A. pterocarpum*等聚为一支。

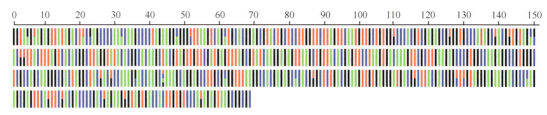

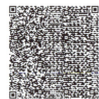

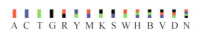

A C T G R Y M K S W H B V D N

图 48-4　白豆蔻 ITS 一致性序列及二维码图

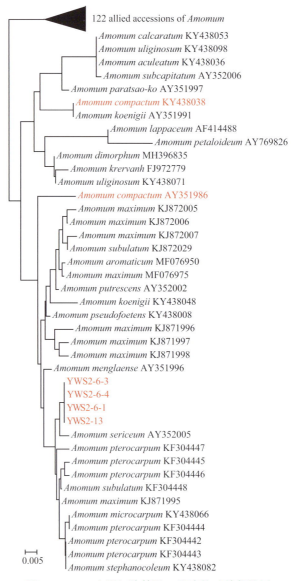

图 48-5　ITS 序列矩阵基于 *P* 距离构建的邻接树

参考文献

[1] 中央人民政府卫生部.中华人民共和国药典（1953年版）[S].北京：商务印书馆，1953：75.

[2] 中华人民共和国卫生部药典委员会.中华人民共和国药典（1963年版）[S].北京：人民卫生出版社，1964：126.

[3] 中华人民共和国卫生部药典委员会.中华人民共和国药典（1985年版）[S].北京：人民卫生出版社/北京：化学工业出版社，1985：130.

[4] 中华人民共和国卫生部药典委员会.中华人民共和国药典（1990年版）[S].北京：人民卫生出版社/北京：化学工业出版社，1990：131.

[5] 中华人民共和国卫生部药典委员会.中华人民共和国药典（1995年版）[S].广州：广东科技出版社/北京：化学工业出版社，1995：133.

[6] 国家药典委员会.中华人民共和国药典（2000年版）[S].北京：化学工业出版社，2000：132.

[7] 国家药典委员会.中华人民共和国药典（2005年版）[S].北京：化学工业出版社，2005：115.

[8] 国家药典委员会.中华人民共和国药典（2010年版）[S].北京：中国医药科技出版社，2010：156.

[9] 国家药典委员会.中华人民共和国药典（2015年版）[S].北京：中国医药科技出版社，2015：167.

[10] 国家药典委员会.中华人民共和国药典（2020年版）[S].北京：中国医药科技出版社，2020：175.

[11] 中国科学院昆明植物研究所.云南植物志[M].北京：科学出版社，1997，（8）：624.

[12] 杨天星，周俊雄.豆蔻在我国的引种栽培情况[J].中药研究与信息，2004，（3）：35-36.

[13] 王芳，聂晶，李祖光，等.非极性溶剂微波萃取-气相色谱-质谱法测定白豆蔻中挥发油成分[J].理化检验-化学分册，2014，50（7）：837-841.

[14] Luo JG，Yin H，Kong LY. Monoterpenes from the fruits of *Amomum kravanh*[J]. Journal of Asian Natural Products Research，2014，16（5）：5.

[15] 胡振一.爪哇白豆蔻的化学成分研究[D].北京：中国科学院研究生院硕士学位论文，2012.

[16] 于一.豆蔻对水貂呕吐模型的治疗作用[D].青岛：青岛大学硕士学位论文，2012.

[17] Diao WR，Zhang LL，Feng SS，et al. Chemical composition，antibacterial activity，and mechanism of action of the essential oil from *Amomum kravanh*[J]. Journal of Food Protection，2014，77（10）：1740.

[18] 陈红梅，王秀兰，恩和苏仁，等.白豆蔻对阿霉素肾病模型大鼠肾脏组织TGF-β1、PAI-1表达的影响[J].中药药理与临床，2017，（3）：107-110.

[19] 冯雪，姜子涛，李荣，等.中国、印度产白豆蔻精油清除自由基能力研究[J].食品工业科技，2012，（2）：137-139.

[20] 商学兵，李超，王佳玲.白豆蔻挥发油的抗大豆油氧化活性研究[J].农业机械，2011，（23）：76-78.

[21] 萨础拉，呼日乐巴根，阿拉坦敖日格乐，等.白豆蔻-白苣胜挥发油提取工艺及抗失眠药效学研究[J].亚太传统医药，2015，11（14）：8-10.

[22] 武晨亮，马效东.白豆蔻联合西药促进腹部手术后胃肠功能恢复39例临床观察[J].江苏中医药，2011，43（8）：52-53.

[23] 邸胜达，姜子涛，李荣.天然调味香料白豆蔻精油的研究进展[J].中国调味品，2015，（1）：123-127.

[24] 张高娃.白豆蔻挥发油提取工艺探讨[J].现代妇女：医学前沿，2014，（3）：112-113.

[25] 游建军，彭建明，张丽霞，等.白豆蔻引种栽培研究进展[J].中成药，2009，31（12）：1916-1918.

[26] 谭业华，陈珍.爪哇白豆蔻在海南扩种栽培的气候适应性分析[J].广东农业科学，2007，（12）：22-24.

49 龙血竭 Longxuejie

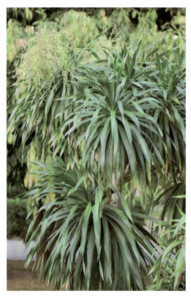

图 49-1　龙血竭　原植物图

龙血竭是天门冬科龙血树属植物柬埔寨龙血树（小花龙血树）*Dracaena cambodiana* Pierre ex Gagnep. 果实渗出的树脂或含脂木质部提取的树脂，经加工制成，以血竭之名收载于1996年版《云南省药品标准》[1]，为2005年版《云南省中药材标准》[2]收载"龙血树叶"的原植物来源，又名小花龙血树、木血竭、柬埔寨龙血树、埋嘎筛（傣族名）[3]（图49-1-图49-3）。

乔木状，高3-4 m甚至以上；茎粗大，分枝多，茎皮灰褐色，光滑，幼枝有密环状叶痕。叶聚生于茎、分枝或小枝顶端，几乎互相套叠，剑形，薄革质，长达70 cm，宽1.5-3.0 cm，基部稍窄，而后扩大，抱茎，无柄。圆锥花序长30 cm以上，花序轴无毛或近无毛；花3-7朵簇生，绿白色或淡黄色。花梗长5-7 mm，关节位于上部1/3处；花被片长6-7 mm，下部1/5-1/4合生成短筒；花丝扁平，宽约0.5 mm，无红棕色疣点，花药长约1.2 mm；花柱稍短于子房。浆果近球形，直径约1 cm，成熟时橘黄色，有1-3种子。花期3月，果期7-8月。

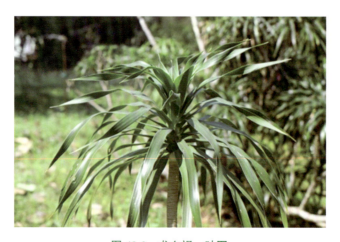

图 49-2　龙血竭　叶图

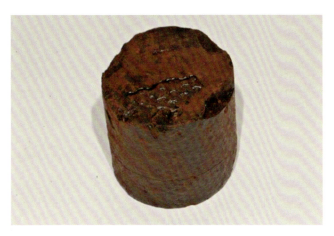

图 49-3 龙血竭 药材图

一、药用历史

血竭始载于《雷公炮炙论》（玉石部），其曰："味甘微咸，性平有小毒，入诸阴经。主五脏邪气，心腹卒痛，除带下，破积血，疗疥癣恶疮及金疮，生肌止痛"。《本草纲目》谓："骐麟亦马名也，此物如干血，故谓之血竭"。历史上血竭皆为进口，现代国产血竭的生产和应用是在1972年，著名植物学家蔡希陶教授首次在云南孟连发现能够提制血竭的植物资源柬埔寨龙血树 D. cambodiana 后才起步。

二、资源情况

柬埔寨龙血树主要分布于北纬21.5°-23.6°内，以东南亚的柬埔寨、老挝、越南等国为主要产地；呈间断分布于我国的北热带，形成远隔而狭窄的两个小区，东西横跨云南、广西两省，以云南普洱、西双版纳等地为主产区。龙血树在云南主要分布于海拔900-1000 m的热带、亚热带石灰岩山地，集中分布于孟连、景谷、西双版纳、临沧等地[4]，普洱是国内面积最大、最集中、株数最多的龙血树自然分布地。我国龙血竭药物生产长期依赖国内的野生资源和老挝、柬埔寨、缅甸进口资源[5]，加之柬埔寨龙血树资源少而分散，以及对其野生资源的采挖，柬埔寨龙血树已被列入《国家重点保护野生植物名录》（二级）。目前已有相关药企开展了柬埔寨龙血树的栽培，建立了栽培基地。

三、现代研究

柬埔寨龙血树的化学成分主要为黄酮类、查耳酮类、酚类、脂溶性成分[6, 7]等化合物。黄酮类化合物为柬埔寨龙血树的主要活性成分。药理研究表明，柬埔寨龙血树具有抗菌[8]、抗氧化、DPPH自由基清除[9]、抗肿瘤[10]等作用。

柬埔寨龙血树的现代研究主要集中在通过转录组高通量挖掘模式，从分子水平阐明血竭形成机制[11, 12]、黄酮类化合物的生物合成及调控机制[13]等方面。

四、前景分析

龙血竭为传统名贵中药，是中医常用的活血散瘀和止血药，具有活血止血双向调节作用。近年，国内外学者对龙血竭的化学成分、药理作用进行了深入研究，进一步发掘其治疗心血管疾病、糖尿病及并发症、前列腺炎等疾病的疗效。经临床使用验证，其适应证广泛，疗效确切，安全无毒，使用方便。

原料植物龙血树虽然分布广，但由于具有很高的药用价值和观赏价值，市场对龙血竭的需求量与日俱增，且其野生资源的储量有限，血竭药材的原料供应紧张问题日渐突出。原料供应问题已经影响到龙血竭相关产业的可持续发展，此外原料的品质问题也影响了龙血竭深度研发及其产业进程。目前，开展龙血树野生资源的抚育[14, 15]、组培快繁[16]、栽培技术[17]及龙血竭的研究是产业发展的关键。

五、DNA 条形码标准序列及分子鉴定

材料来源：样品共4份。标本样品4份（样品号YWS2-12-1、YWS2-12-2、YWS2-12-3和YWS2-12-4），来自云南临沧勐连。

trnH-psbA 序列特征：龙血竭共6条序列，来自标本、GBOWS序列（J4163）和GenBank序列（GQ435171），比对后矩阵长度为262 bp，没有变异位点。一致性序列特征如图49-4所示。

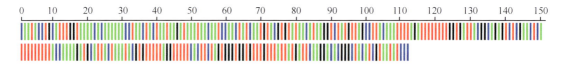

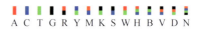

A C T G R Y M K S W H B V D N

图 49-4　龙血竭 *trnH-psbA* 一致性序列及二维码图

DNA 条形码鉴定：龙血树属共16条*trnH-psbA*序列，其中测试样品4条，GBOWS和GenBank下载12条构成序列矩阵，长度为264 bp，构建邻接树（图49-5）。测试样品与龙血树属 *Dracaena* 和虎尾兰属 *Sansevieria* 物种聚为一支。

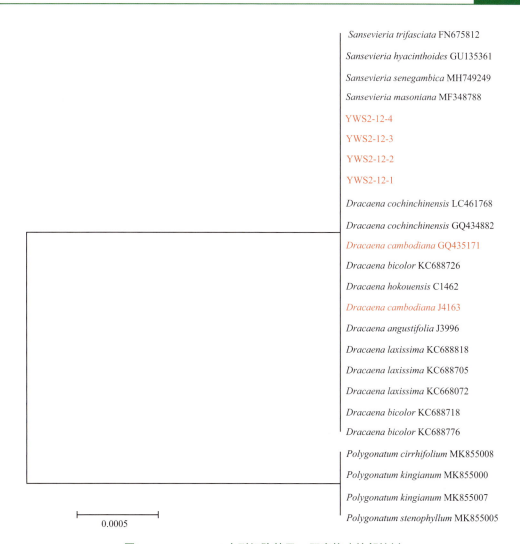

Sansevieria trifasciata FN675812

Sansevieria hyacinthoides GU135361

Sansevieria senegambica MH749249

Sansevieria masoniana MF348788

YWS2-12-4

YWS2-12-3

YWS2-12-2

YWS2-12-1

Dracaena cochinchinensis LC461768

Dracaena cochinchinensis GQ434882

Dracaena cambodiana GQ435171

Dracaena bicolor KC688726

Dracaena hokouensis C1462

Dracaena cambodiana J4163

Dracaena angustifolia J3996

Dracaena laxissima KC688818

Dracaena laxissima KC688705

Dracaena laxissima KC668072

Dracaena bicolor KC688718

Dracaena bicolor KC688776

Polygonatum cirrhifolium MK855008

Polygonatum kingianum MK855000

Polygonatum kingianum MK855007

Polygonatum stenophyllum MK855005

0.0005

图 49-5　*trnH-psbA* 序列矩阵基于 *P* 距离构建的邻接树

参 考 文 献

[1] 云南省卫生厅. 云南省药品标准（1996年版）[S]. 昆明：云南大学出版社，1998：50.

[2] 云南省食品药品监督管理局. 云南省中药材标准（2005年版）（第三册·傣族药）[S]. 昆明：云南科技出版社，2007：29.

[3] 西双版纳傣族自治州民族医药调研办公室. 西双版纳傣药志[M]. 景洪：西双版纳傣族自治州民族医药调研办公室，1981.

[4] 刘庆云，杨正海，钟华，等. 云南柬埔寨龙血树资源保护与可持续利用对策[J]. 热带农业科技，2013，36（3）：33-35+39.

[5] 罗文扬，罗萍，雷新涛，珍稀濒危龙血竭基源植物龙血树的资源现状[J]. 现代农业科技，2007，468（22）：62-64.

[6] 杨宁，王辉，刘寿柏，等. 人工诱导海南龙血竭的化学成分研究[J]. 热带亚热带植物学报，2019，27（2）：219-224.

[7] Chen HQ，Mei WL，Zuo WJ，et al. Chemical constituents from Dragon's blood of *Dracaena cambodiana*[J]. Chinese Journal of Medicinal Chemistry，2011，9（2）：112-114.

[8] 蒋和梅，王辉，王军，等. 人工诱导海南龙血树所产血竭的抗菌活性成分研究[J]. 中国中药杂志，2015，40（20）：4002-4006.

[9] Chen HQ，Zuo WJ，Wang H，et al. Two new antimicrobial flavanes from Dragon's blood of *Dracaena cambodiana*[J]. Journal of Asian Natural Products Research，2012，14（5）：229-233.

[10] 罗应，梅文莉，王辉，等. 海南龙血竭的生物活性成分研究[A]// 第十届全国药用植物及植物药学术研讨会论文集[C]. 昆明：中国植物学会药用植物及植物药专业委员会，2011.

[11] Zhu JH，Li HL，Guo D，et al. Identification，characterization and expression analysis of genes involved in steroidal saponin biosynthesis in *Dracaena cambodiana*[J]. Journal of Plant Research，2017，131：555-562.

[12] Ding X，Mei W，Huang S，et al. Genome survey sequencing for the characterization of genetic background of *Dracaena cambodiana* and its defense response during Dragon's blood formation[J]. PLoS ONE，2018，13（12）：1-20.

[13] Zhu JH，Cao TJ，Dai HF，et al. *De novo* transcriptome characterization of *Dracaena cambodiana* and analysis of genes involved in flavonoid accumulation during formation of Dragon's blood[J]. Scientific Reports，2016，6（1）：38315.

[14] 刘庆云，刘宝，石伟，等. 龙血树育苗基质比较试验[J]. 西南林业大学学报，2009，29（4）：37-41.

[15] 郑道君，杨立荣，云勇，等. 濒危植物海南龙血树种子休眠机理及其生态学意义[J]. 广西植物，2017，37（12）：1551-1559.

[16] 吴雪松，李燕山，贺珑，等. 海南龙血树快繁技术研究[J]. 南方林业科学，2017，（2）：44-48.

[17] 蔡文伟，张树珍，杨本鹏，等. 海南龙血树血竭药材栽培技术[J]. 现代农业科技，2012，（10）：138.

50 竹叶防风 Zhuyefangfeng

竹叶防风是伞形科西风芹属植物竹叶西风芹 *Seseli mairei* H. Wolff的干燥根，为1974年和1996年版《云南省药品标准》[1, 2]、2005年版《云南省中药材标准》[3]收载"云防风"的原植物来源之一，又名鸡脚防风、云防风、鸡脚暗消（图50-1-图50-3）。

多年生草本，高15-80 cm，全株光滑无毛。根茎粗短，具紧密环纹，残留短小叶鞘纤维；根圆柱形，末端较细，不分枝或有1-2分枝，皮层稍厚，表面凹凸不平，红褐色或灰褐色，剖面白色，带甜味。茎常单一，有时根茎处呈指状分枝，具数茎，圆柱形，髓部充实。基生叶2至多数，叶柄长2-18 cm；叶片一至二回三出式全裂，一回羽片分裂处呈关节状，裂片椭圆形至披针状长椭圆形，长2-12 cm，宽2-12 mm，近平行脉3-10条，下表面叶脉显著突起，近革质；茎中部以上叶少数，细小，叶片线形不分裂。复伞形花序直径2.0-4.5 cm；常无总苞片，偶有1-2片，早落；伞辐5-7，不等长，小伞形花序有花12-18；小总苞片6-10，披针形，与花柄近等长，花柄粗壮，不等长；花瓣黄色，花柱短。分生果卵状长圆形，略带紫色，横剖面略呈五边形，背棱细，稍突起；萼齿细尖，不明显；花柱基圆锥形，较厚，有缺裂；每棱槽内油管1-2，合生面油管4。花期8-9月，果期9-10月。

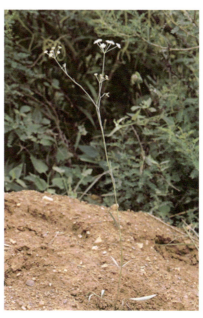

图 50-1　竹叶防风　原植物图

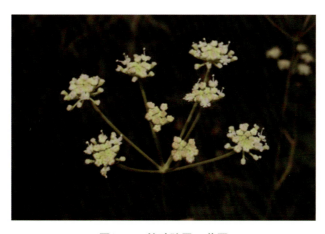

图 50-2　竹叶防风　花图

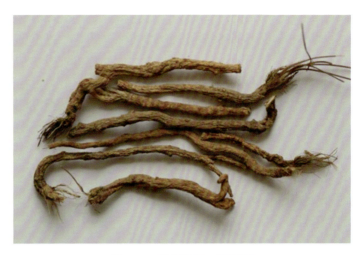

图 50-3　竹叶防风　药材图

一、药用历史

　　竹叶防风为云南民间常用药，始载于《滇南本草》，曰："竹叶防风，产滇中最奇，治病神速。气味辛，微甘、平。主治烦满胁痛、头面风寒、四肢挛疼，金疮肿痛及男子一切劳病。久服补中益神，兼治左瘫右痪最良"[4]。2005 年版《云南省中药材标准》收载："辛、甘，味。归膀胱，肺，肝经。祛风，解表，止痛。用于外感风寒，发热头痛，风湿痹痛，风疹瘙痒"[3]。竹叶防风是一味极具开发价值的民间药材。同属植物松叶西风芹 *S. yunnanense* 同为云防风的来源。

二、资源情况

　　竹叶防风原植物在云南全省各地均有分布，以中部和东部以至北部的景东、双柏、东川、元谋、曲靖、砚山等地为最多。四川（凉山和西昌）、贵州（兴仁）及广西（隆林）也有分布[5]。常生于海拔 1200-2700 m 的山坡草丛、林缘或旷地。竹叶防风在云南地区具有悠久的应用历史，它与正品防风 *Saposhnikovia divaricata*（Turcz.）Schischk. 具有基本相同的功效和化学成分，多年来一直被作为防风使用并销往省外[6, 7]。竹叶防风原植物虽然分布广泛，但药材蕴藏量并不大。多年的盲目采挖，加之属多年生植物，生长缓慢，使其资源遭到破坏。随着市场对竹叶防风的需求量越来越大，为避免竹叶防风的资源枯竭，应重视保护和驯化栽培，合理地开发利用[8]。

三、现代研究

　　竹叶防风含有多种香豆素类化合物，如异爱得尔庭、前胡亭、哥伦比亚内酯、5-甲氧基补骨脂素等[9]；其挥发油中含有大量的人参醇[10]，以及多聚乙炔类化合物[11, 12]。竹叶防风与防风的功效基本一致，可作防风使用[6, 7]。药理研究结果表明，竹叶防风具有镇痛[6]、镇静[6]、抗炎[6]、解热[6]、抗过敏[6]、抗肿瘤[12]以及抑制DNA拓扑异构酶Ⅱ[9]等作用。

四、前景分析

竹叶防风在镇痛、抗炎、解热、镇静及抗过敏等方面的作用与正品防风相似，某些方面尚比正品防风的作用还强。因此，竹叶防风原植物可以被认为是一种质地优良的防风品种，应大力加以科学开发[7]。竹叶防风是多种中成药的原料，具有一定的开发价值，但由于多年来的采挖，其野生资源日趋减少，致使价格不断上扬，因此对该品进行研究开发的同时，应加强资源保护和人工栽培的研究。

五、DNA条形码标准序列及分子鉴定

材料来源：样品共6份。药材样品1份（样品号YWS2-15），采自云南昆明禄劝；标本样品5份（样品号YWS2-28-1、YWS2-28-2、YWS2-28-3、YWS2-28-4和YWS2-28-5），来自云南昆明禄劝、昆明和大理宾川。

ITS序列特征：竹叶防风共8条序列，来自药材、标本和GenBank序列（EF555727和FJ385061），比对后矩阵长度为581 bp，没有变异位点。一致性序列特征如图50-4所示。

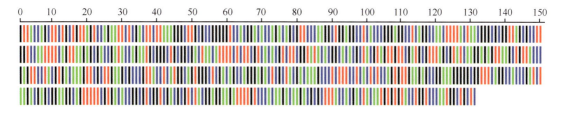

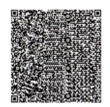

图50-4　竹叶防风ITS一致性序列及二维码图

DNA条形码鉴定：西风芹属共58条ITS序列，其中测试样品6条，GBOWS和GenBank下载52条构成序列矩阵，长度为600 bp，构建邻接树（图50-5）。测试样品与*S. mairei*聚为一支。

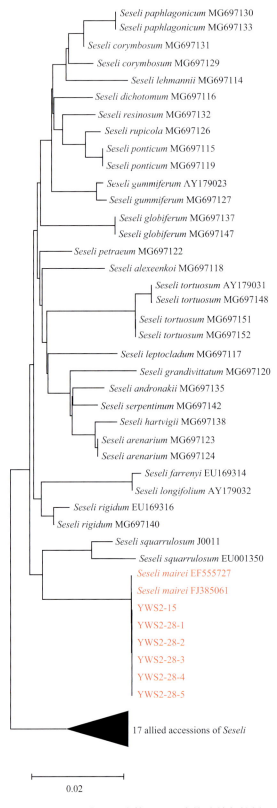

图 50-5　ITS 序列矩阵基于 *P* 距离构建的邻接树

参考文献

[1] 云南省卫生局.云南省药品标准（1974年版）[S].昆明：云南省卫生局，1975：136.

[2] 云南省卫生厅.云南省药品标准（1996年版）[S].昆明：云南大学出版社，1998：46.

[3] 云南省食品药品监督管理局.云南省中药材标准（2005年版）（第7册）[S].昆明：云南科技出版社，2013.

[4]《滇南本草》整理组.滇南本草（第一卷）[M].昆明：云南人民出版社，1975.

[5] 中国科学院《中国植物志》编辑委员会.中国植物志[第55（2）卷][M].北京：科学出版社，1985：192-193.

[6] 桂镜生，韦群辉.竹叶防风与正品防风的药效学比较[J].云南中医学院学报，1991，（4）：3-6.

[7] 桂镜生，韦群辉，杨树德.云南防风品种论述[J].云南中医学院学报，1991，14（2）：23-24.

[8] 云南省药物研究所.云南重要天然药物[M].昆明：云南科技出版社，2006.

[9] 胡昌奇，李国雄.竹叶防风中的香豆素类及其抑制DNA拓朴异构酶Ⅱ的作用[J].天然产物研究与开发，1992，4（1）：6-10.

[10] 吉力，潘炯光，杨健，等.防风、水防风、云防风和川防风挥发油的GC-MS分析[J].中国中药杂志，1999，24（11）：678-680.

[11] 林玉萍，杨艳，虎春艳，等.云防风的化学成分研究[J].云南中医学院学报，2014，37（3）：22-24.

[12] Hu CQ，Chang JJ，Lee KH. Antitumor agents，115. Seselidiol，a new cytotoxic polyacetylene from *Sesli mairei*[J]. Journal of Natural Products，1990，53（4）：932-935.

红花 Honghua

红花是菊科红花属植物红花 *Carthamus tinctorius* L.的干燥花，为1963-2020年版《中华人民共和国药典》[1-10]收载品（图51-1-图51-3）。

一年生草本，高（20-）50-100（-150）cm。主根圆柱状，延长，上部直径达1.2 cm，向下渐窄，具多数侧根和纤维状细根。茎直立，上部具分枝，全部茎枝白色和淡白色，光滑，无毛。基生叶和茎下部叶在花期凋落；茎中部叶披针形、卵状披针形或长椭圆形，长7-15 cm，宽2.5-6.0 cm，先端锐尖，基部半抱茎，边缘具锯齿，齿端有长针刺，极稀全缘或羽状分裂，质坚硬，两面深绿色，有光泽，无毛，无腺点，侧脉4-8对，和中脉在背面凸起，网脉明显，无叶柄；上部叶渐小。头状花序多数，在茎枝顶端排成伞房花序，为苞叶所围绕，苞叶披针形、卵状披针形或狭椭圆形，数枚密聚于头状花序下，其他同上部茎生叶；总苞卵形或半球形，直径2.5-3.0 cm；总苞片4-5层，外面2-3层，长2.5-3.0 cm，中部缢缩而成两部分，下部革质，黄白色，近圆形或宽卵形，具数条纵脉，背面密具乳突状微毛，上部叶质，深绿色，披针形，先端渐尖并成针刺，边缘有长达6 mm的篦齿状针刺，背面具凸起的中脉、侧脉和网脉，无毛；里面2-3层，披针形或披针状椭圆形，稍短于外层，硬膜质，先端渐尖成针刺，边缘无刺，具数条纵脉，背面密被乳突状微毛。小花红色、橘红色，全部为两性，花冠长2.8 cm，细管部长2 cm，花冠裂片几达檐部基部。瘦果倒卵形，长5-7 mm，乳白色，有光泽，具4条纵棱，基部歪斜；冠毛无。花果期4-9月。

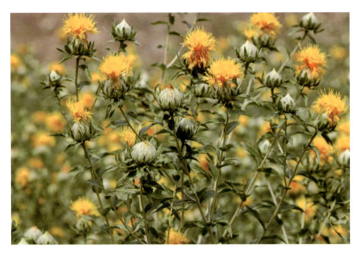

图 51-1　红花　原植物图

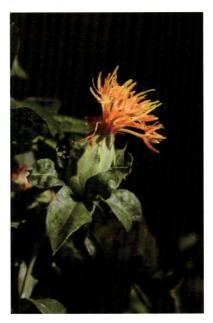

图 51-2　红花　花图

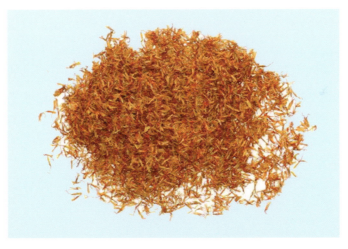

图 51-3　红花　药材图

一、药用历史

　　红花始载于《本草图经》："红蓝花，即红花也，生梁汉及西域，今处处有之……其花曝干，以染真红及作燕脂，主产后病为胜"。《博物志》云："张骞所得也。张仲景治六十二种风，兼腹内血气刺痛，用红花一大两，分为四分，以酒一大升煎强半，顿服之，不止再服……"。《正元广利方》云："治女子中风，血热烦渴者，以红蓝子五大合，微熬，捣碎，旦日取半大匙，以水一升，煎取七合，去滓，细细咽之"。《唐本草》记载："治口噤不语，血结，产后诸疾"。《开宝本草》载："主产后血运口噤，腹内恶血不尽，绞痛，胎死腹中，并酒煮服。亦主蛊毒下血"。《本草蒙筌》载："喉痹噎塞不通，捣汁咽"。《本草纲目》云："活血，润燥，止痛，散肿，通经"。《本草汇言》曰："红花，破血、行血、和血、调血之药也……是皆气血不和之证，非红花不能调"。《本草正》曰："达痘疮血热难出，散斑疹血滞不消"。其药用历史情况还有诸多本草记载。2020年版《中华人民共和国药典》记载为：性温、味辛，能活血通经，散瘀止痛。用于经闭，痛经，恶露不行，癥瘕痞块，胸痹心痛，瘀滞腹痛，胸胁刺痛，跌扑损伤，疮疡肿痛[10]。

二、资源情况

中国红花栽培历史悠久，主要产于新疆、云南、四川、河南、河北、山东、浙江、江苏等省份[11]。其中，新疆是我国红花最大的产区，产量占全国的75%-80%，以药用为主，部分油药兼用。云南主要在怒江、澜沧江、元江、红河、金沙江及其支流的河谷地带，海拔1000-1600 m的地区及同类型生态区域种植。尤以澜沧江流域的漾濞、巍山、南涧、昌宁，红河上游的弥渡、南华及金沙江流域的宾川等地种植历史悠久[12]。近年来，由于种植红花能够获得较好的经济效益，显示出良好的推广应用前景，种植区域扩展到永胜、鹤庆、永德、云县、耿马、泸水等地，2019年云南全省种植面积16.6万亩，规范化种植面积约1.7万亩，可采收面积14.7万亩，产量6670余吨，红花已成为具有较高品牌美誉度和知名度的云药品种。

三、现代研究

红花的化学成分较复杂，不同的部位，其成分不尽相同，主要成分为黄酮类、脂肪酸类、查耳酮类、挥发油、链烷双烯醇类、聚炔类、甾体类等，还含有微量元素、红花多糖、氨基酸、酚酸、野黄芩素等成分[13-16]，成分受生长周期、季节等因素的影响较大[14]，红花黄色素和红色素是其主要有效成分[14, 17]。红花具有治疗心脑缺血[18-23]、保护血管内皮[24-26]、影响心脏功能[27-29]、保护肝脏[30-32]、抗肾纤维化[33-35]、抑制免疫[36]、治疗慢性肺源性心脏病[37, 38]、抗氧化和保护神经[39, 40]、降血脂[41]、抗炎[42, 43]、抗凝血[44, 45]、抗癌[46]、兴奋子宫[47,48]、抗机体衰老[49]、镇痛[50]等作用。

四、前景分析

红花中含有的黄色素和红色素不仅是理想的食品添加剂，还是高档化妆品、纺织品的染色剂，综合利用价值大。红花种子油在国际上被作为"绿色食品"，其亚油酸含量是所有已知植物中含量最高的，号称"亚油酸之王"。可作为中高档食用油、功能食品以及化妆品和药品的原料。红花籽油和饼粕可作饲料[51]，红花种壳在化工方面也有多种用途。我国栽培红花历史悠久，云南省所产红花质量较优，通过多年努力选育出了不少优良品种，如"云红"系列[52, 53]。云南有着优越的自然条件，在大力发展红花种植的同时，加大红花相关副产品的研制，从多个渠道利用原材料，提高产品附加值，发展具有地方特色的产品，提高其经济价值和经济效益。

五、DNA条形码标准序列及分子鉴定

材料来源：样品共8份。对照药材1份（编号120907-201713）；药材样品2份（样品号YWS2-16和B190627），采自云南保山和大理剑川；标本样品5份（样品号YWS2-23-1、YWS2-23-2、YWS2-23-3、YWS2-23-4和YWS2-23-5），来自云南大理、腾冲、大理巍山和保山。

ITS序列特征：红花共35条序列，来自对照药材、药材、标本、GBOWS序列（J6118和Z5425）和GenBank序列（EF483943、EF483944、EF483945、EF483946、EF483947、EF483948、EF483949、EF483950、EU592011、FJ539127、GU724280、GU724317、GU969647、GU969648、GU969649、GU969650、GU969651、GU969652、HM921410、JF421483、KF454106、KT948630、KU258489、KU258490和KX108699），比对后矩阵长度为583 bp，有42个变异位点，分别为20、31、50、59、61、81、101、104、174、183、225、440、459、466、467和550位点C-T变异，60、115、192、388、444、448、449和450位点A-G变异，168、189、433、434、436、438、439、441、464、471、474、480和495位点G-T变异，406、408和446位点A-C变异，452和468位点A-G-C变异。有6处插入/缺失变异，为372、409-431、458、470、485、506-583位点。一致性序列特征如图51-4所示。

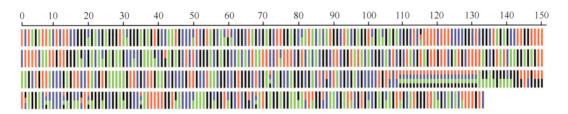

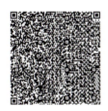

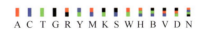

A C T G R Y M K S W H B V D N

图 51-4 红花 ITS 一致性序列及二维码图

DNA条形码鉴定：红花属共107条ITS序列，其中测试样品8条，GBOWS和GenBank下载99条构成序列矩阵，长度为591 bp，构建邻接树（图51-5）。测试样品与 *C. tinctorius*、*C. duvauxii* 等聚为一支。

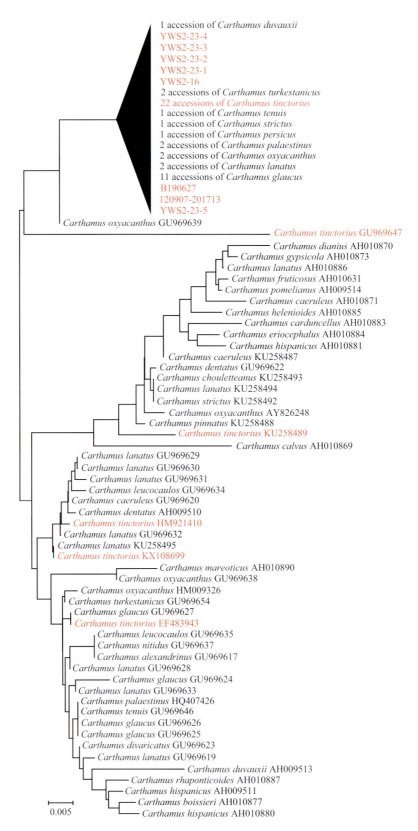

图 51-5　ITS 序列矩阵基于 P 距离构建的邻接树

参 考 文 献

[1] 中华人民共和国卫生部药典委员会. 中华人民共和国药典（1963年版）[S]. 北京：人民卫生出版社，1964：116.

[2] 中华人民共和国卫生部药典委员会. 中华人民共和国药典（1977年版）[S]. 北京：人民卫生出版社，1978：258.

[3] 中华人民共和国卫生部药典委员会. 中华人民共和国药典（1985年版）[S]. 北京：人民卫生出版社/北京：化学工业出版社，1985：123.

[4] 中华人民共和国卫生部药典委员会. 中华人民共和国药典（1990年版）[S]. 北京：人民卫生出版社/北京：化学工业出版社，1990：126.

[5] 中华人民共和国卫生部药典委员会. 中华人民共和国药典（1995年版）[S]. 广州：广东科技出版社/北京：化学工业出版社，1995：127.

[6] 国家药典委员会. 中华人民共和国药典（2000年版）[S]. 北京：化学工业出版社，2000：119.

[7] 国家药典委员会. 中华人民共和国药典（2005年版）[S]. 北京：化学工业出版社，2005：103.

[8] 国家药典委员会. 中华人民共和国药典（2010年版）[S]. 北京：中国医药科技出版社，2010：141.

[9] 国家药典委员会. 中华人民共和国药典（2015年版）[S]. 北京：中国医药科技出版社，2015：151.

[10] 国家药典委员会. 中华人民共和国药典（2020年版）[S]. 北京：中国医药科技出版社，2020：157.

[11] 胡学礼，胡尊红，杨谨，等. 云南红花的研究进展[J]. 农学学报，2018，8（5）：25-30.

[12] 郭丽芬，张跃，胡尊红，等. 云南红花地方种质资源品质特性与农艺性状的聚类分析及评价[J]. 华北农学报，2018，33（S1）：22-28.

[13] 扈晓佳，殷莎，袁婷婷，等. 红花的化学成分及其药理活性研究进展[J]. 药学实践杂志，2013，31（3）：161-168.

[14] 孔令瑞，曹晓霞. 红花的化学成分及其药理活性研究进展[J]. 知识文库，2017，（23）：195.

[15] 刘莉. 红花的研究概述[J]. 广州化工，2017，45（12）：23-25.

[16] 郭晓凤. 中药红花的研究进展[J]. 中国民族民间医药，2008，17（2）：73-74.

[17] 云南省药物研究所. 云南重要天然药物[M]. 昆明：云南科技出版社，2006.

[18] Han SY，Li HX，Ma X，et al. Protective effects of purified safflower extract on myocardial ischemia in vivo and in vitro[J]. Phytomedicine，2009，16（8）：694-702.

[19] Tien YC，Lin JY，Lai CH，et al. Carthamus tinctorius L. prevents LPS-induced TNFα signaling activation and cell apoptosis through JNK1/2-NFκB pathway inhibition in H9c2 cardiomyoblast cells[J]. Journal of Ethnopharmacology，2010，130（3）：505-513.

[20] Hotta Y，Nagatsu A，Liu W，et al. Protective effects of antioxidative serotonin derivatives isolated from safflower against postischemic myocardial dysfunction[J]. Molecular and Cellular Biochemistry，2002，238（1-2）：151-162.

[21] 江威，李国良. 红花注射液联合西洛他唑治疗急性缺血性脑梗死的临床研究[J]. 现代药物与临床，2017，32（4）：617-620.

[22] Wei G，Yin Y，Duan J，et al. Hydroxysafflor yellow A promotes neovascularization and cardiac function recovery through HO-1/VEGF-A/SDF-1α cascade[J]. Biomedicine and Pharmacotherapy，2017，88：409-420.

[23] Zou J，Wang N，Liu M，et al. Nucleolin mediated pro-angiogenic role of hydroxysafflor yellow A in ischaemic cardiac dysfunction：Post-transcriptional regulation of VEGF-A and MMP-9[J]. Journal of Cellular and Molecular Medicine，2018，22（5）：2692-2705.

[24] Ji DB，Zhu MC，Zhu B，et al. Hydroxysafflor yellow A enhances survival of vascular endothelial cells under hypoxia via upregulation of the HIF-1 alpha-VEGF pathway and regulation of Bcl-2/Bax[J]. Journal of Cardiovascular Pharmacology，2008，52（2）：191-202.

[25] Ji DB，Zhang LY，Li CL，et al. Effect of hydroxysafflor yellow A on human umbilical vein endothelial cells under hypoxia[J]. Vascular Pharmacology，2009，50（3-4）：137-145.

[26] Wang CY，Zhang SP，Xu Y，et al. Effect of safflor yellow B on vascular endothelial cells injury induced by angiotensin-Ⅱ[J]. Acta Pharmaceutica Sinica，2012，47（6）：811-815.

[27] Nie PH，Zhang L，Zhang WH，et al. The effects of hydroxysafflor yellow A on blood pressure and cardiac function[J]. Journal of Ethnopharmacology，2012，139（3）：746-750.

[28] Zhang SQ，Jiang LD. Effect of safflower injection on cardiac energy charge and anti-apoptosis gene bcl-2 in rats' heart[J]. Chinese Journal of Integrated Traditional and Western Medicine，2004，24（5）：442-444.

[29] Zhou D，Qu Z，Wang H，et al. The effect of hydroxy safflower yellow A on coronary heart disease through Bcl-2/Bax and PPAR-γ[J]. Experimental and Therapeutic Medicine，2018，15（1）：520-526.

[30] 吕晓梅，卢任玲，马月宏，等. 红花对四氯化碳致大鼠急性肝损伤的保护作用及其机制[J]. 北京中医药大学学报，2018，41（11）：943-949.

[31] Wu SC，Yue Y，Tian H，et al. Carthamus red from *Carthamus tinctorius* L. exerts antioxidant and hepatoprotective effect against CCl$_4$-induced liver damage in rats via the Nrf2 pathway[J]. Journal of Ethnopharmacology，2013，148（2）：570-578.

[32] 邱国仕，谢龙腾，蒋永生，等. 红花对肝损伤保护作用的研究进展[J]. 现代实用医学，2017，29（12）：1682-1683.

[33] 唐蓉，杜胜华. 红花对大鼠肾间质纤维化和肾功能的影响[J]. 中国临床药理学与治疗学，2006，11（3）：282-285.

[34] 周彬，于艳梅，王志龙. 红花黄色素对糖尿病大鼠肾脏保护作用的实验研究[J]. 中医临床研究，2017，9（17）：9-10.

[35] Yang YL，Chang SY，Teng HC，et al. Safflower extract：a novel renal fibrosis antagonist that functions by suppressing autocrine TGF-beta[J]. Journal of Cellular Biochemistry，2010，104（3）：908-919.

[36] Lu ZW，Liu F，Hu J，et al. Suppressive effects of safflower yellow on immune functions[J]. Acta Pharmacologica Sinica，1991，12（6）：537-542.

[37] Yang TL，Zhang XF，Pan SJ，et al. Safflower Injection combined with alprostadil and sildenafil treats the chronic pulmonary heart disease complicated with pulmonary hypertension[J]. Chinese Traditional Patent Medicine，2017，39：40-46.

[38] 郭馨婧，金鸣. 红花黄色素在呼吸系统相关疾病中的药理作用研究进展[J]. 中国医药，2017，12（10）：1597-1600.

[39] Hiramatsu M，Takahashi T，Komatsu M，et al. Antioxidant and neuroprotective activities of Mogami-benibana（safflower，*Carthamus tinctorius* Linne）[J]. Neurochemical Research，2009，34（4）：795-805.

[40] 罗嘉，方治平，周黎明，等. 红花注射液对大鼠局灶性脑缺血后梗死体积和神经元凋亡相关蛋白bcl-2，caspase-3表达的影响[J]. 四川生理科学杂志，2005，27（3）：134-135.

[41] Arpornsuwan T，Changsri K，Roytrakul S，et al. The effects of the extracts from *Carthamus tinctorius* L. on gene expression related to cholesterol metabolism in rats[J]. Songklanakarin Journal of Science and Technology，2010，32（2）：129-136.

[42] 舒畅，张延英，蔺兴遥，等. 红花凝胶剂抗炎镇痛作用的实验研究[J]. 中国实验方剂学杂志，2009，15（1）：72-73.

[43] Jin M，Sun CY，Zang BX. Hydroxysafflor yellow A attenuate lipopolysaccharide-induced endothelium inflammatory injury[J]. Chinese Journal of Integrative Medicine，2016，22（1）：36-41.

[44] 赵金明，秦文艳，齐越，等. 红花黄色素抗凝血作用及对血小板聚集影响的研究[J]. 实验动物科学，2009，26（6）：30-32.

[45] 王凯红，梁萌萌，张立伟. 红花注射液体外抗凝血、抗氧化活性初步研究[J]. 山西大学学报（自然科学版），2018，41（2）：413-418.

[46] 奚胜艳，张前，王淳，等. 红花抗肿瘤之应用与作用机理探析[J]. 中华中医药学刊，2008，26（9）：1916-1917.

[47] 石米扬，昌兰芳，何功倍. 红花、当归、益母草对子宫兴奋作用的机理研究[J]. 中国中药杂志，1995，20（3）：173-175，192.

[48] 史向华，高波，柴秋彦. 羟基红花黄色素A对小鼠离体子宫平滑肌收缩力的影响[J]. 山西中医学院学报，2011，12（5）：7-8.

[49] 张明霞，李效忠，赵磊，等. 红花抗衰老作用的实验研究[J]. 中草药，2001，32（1）：52-53.

[50] 黄正良，高其铭，崔祝梅. 红花黄色素镇痛、抗炎症及镇静作用的研究[J]. 甘肃中医学院学报，1984，（1）：54-57.

[51] 韩宇昕，边连全，刘显军，等. 红花籽油对育肥猪生长性能和背最长肌脂代谢指标、脂肪酸组成的影响[J]. 动物营养学报，2016，28（8）：2564-2570.

[52] 胡学礼，胡尊红，杨谨，等. 花油两用红花新品种‘云红花五号’和‘云红花六号’的选育研究[J]. 中国农学通报，2017，33（17）：58-65.

[53] 刘旭云，杨建国，郭丽芬，等. 花油两用红花新品种"云红三号"的选育研究[J]. 西南农业学报，2009，22（1）：224-226.

肉桂是樟科樟属植物肉桂 *Cinnamomum cassia* Presl 的干燥树皮，为 1963-2020 年版《中华人民共和国药典》[1-10] 收载品，又名玉桂、香官桂、桂皮等（图 52-1- 图 52-3）。

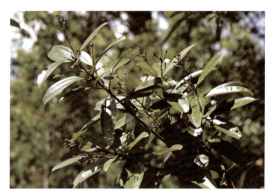

图 52-1　肉桂　原植物图

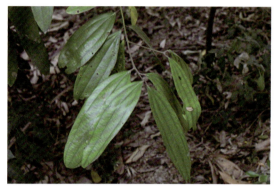

图 52-2　肉桂　叶图

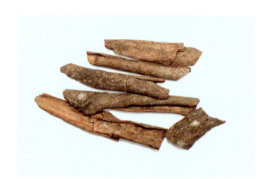

图 52-3　肉桂　药材图

中等大乔木。树皮的外皮灰褐色，内皮红棕色，芳香而味甜、辛，老树皮厚达 13 mm。一年生枝条圆柱形，黑褐色，有纵向细条纹，略被短柔毛，当年生枝条稍四棱形，黄褐色，具纵向细条纹，密被灰黄色短绒毛。叶互生或近对生，长椭圆形至近披针形，长 8-16（34）cm，宽 4.0-5.5（9.5）cm，先端稍急尖，基部楔形，革质，边缘软骨质，内卷，上面绿色，有光泽，无毛，下面淡绿色，晦暗，疏被黄色短绒毛；离基三出脉，侧脉近对生，自叶基 5-10 mm 处生出，稍弯，向上伸至叶端之下方渐消失，与中脉在上面明显凹陷，下面十分凸起，向叶缘一侧有多数支脉，支脉在叶缘之内呈拱形连接，横脉波状，近平行，相距 3-4 mm，上面不明显，下面凸起，其间由小脉连接，小脉在下面明显可见；叶柄粗壮，长 1.2-2.0 cm，腹面平坦或下部略具槽，被黄色短绒毛。圆锥花序腋生或近顶生，长 8-16 cm，三级分枝，分枝末端为 3 花的聚伞花序，总梗长约为花序长之半，与各级序轴被黄色绒毛。花白色，长约 4.5 mm，花梗长 3-6 mm，被黄褐色短绒毛；花被内外两面密被黄褐色短绒毛，花被筒倒锥形，长约 2 mm，花被片卵状长圆形，近等大，长约 2.5 mm，宽 1.5 mm，先端钝或近锐尖；能育雄蕊 9，花丝被柔毛，第一、二轮雄蕊长约 2.3 mm，花丝扁平，长约 1.4 mm，上方 1/3 处变宽大，花药卵圆状长圆形，长约0.9 mm，先端截平，药室4，室均内向，上2室小得多，第三轮雄蕊长约2.7 mm，花丝扁平，长约1.9 mm，上方1/3处有一对圆状肾形腺体，花药卵圆状长圆形，药室4，上2室较小，外侧向，下2室较大，外向，退化雄蕊3，位于最内轮，连柄长约2 mm，柄纤细，扁平，长1.3 mm，被柔毛，先端箭头状正三角形；子房卵球形，长约1.7 mm，无毛，花柱纤细，与子房等长，柱头小，不明显。果椭圆形，长约1 cm，宽7-8（9）mm，成熟时黑紫色，无毛；果托浅杯状，长4 mm，顶端宽达7 mm，边缘截平或略具齿裂。花期6-8月，果期10-12月。

一、药用历史

肉桂始载于《神农本草经》，被列为上品，谓其："主上气咳逆，结气喉痹，吐吸，利关节，补中益气"。此后，历代本草对肉桂亦有记载。《名医别录》载："主治心痛，胁风，胁痛，温筋通脉，止烦、出汗。主温中……畏"。《本草纲目》载："治寒痹，风喑，阴盛失血，泻痢，惊痫""治阳虚失血，内托痈疽痘疮，能引血化汗化脓，解蛇蝮毒"。《本草求真》载："肉桂，气味甘辛，其色紫赤，有鼓舞血气之能。性体纯阳，有招导引诱之力"。由文献可知，肉桂药用历史悠久，是中医常用的重要温里药。《中华人民共和国药典》自1963年起规定，肉桂为樟科植物肉桂 C. cassia 的干燥树皮，其功能为补火助阳，引火归元，散寒止痛，温通经脉。用于阳痿宫冷，腰膝冷痛，肾虚作喘，虚阳上浮，眩晕目赤，心腹冷痛，虚寒吐泻，寒疝腹痛，痛经经闭。

二、资源情况

肉桂原产于我国，种植区主要集中于亚洲的中国、印度尼西亚、斯里兰卡、越南，非洲的塞舌尔、马达加斯加等国家和地区[11]。我国肉桂种植面积和桂皮年产量均居世界首位，其种植面积约24万公顷，年产桂皮13万吨，主要分布于广西、广东、海南、云南、福建、湖南、江西、浙江等地，广西和广东的肉桂种植面积占全国的95%以上[12]。云南南部有野生肉桂分布，20世纪80年代，云南河口种植面积近2000亩，已形成商品规模[13]。后因市场需求，大量砍伐肉桂剥皮提炼桂油，导致肉桂存量急剧下降。市场需求饱和后，肉桂经济价值下降，农场和农户种植的积极性不高，人为更新缺失，肉桂资源存量无法回升。云南热区的自然条件适宜肉桂的栽培[14]，其中河口、屏边、金平等地的湿热河谷为理想的肉桂宜林地。恢复省内肉桂产业发展，应进行科学经营管理，建设粗、精加工厂以支撑云南省肉桂系列产品的开发。

三、现代研究

肉桂中的化学成分分为挥发性和非挥发性成分。挥发性成分[15]（挥发油）包括肉桂醛、邻甲氧基肉桂醛、肉桂酸、苯甲酸、苯丙醛、肉桂醇、乙酸肉桂醛等；非挥发性[16-18]成分主要有多糖类、多酚类、黄酮类及其他成分。药理研究表明[19-23]，肉桂挥发性成分能够使血管扩张，改善血管末梢血液循环，并具有一定的抗休克作用；能加强消化功能，缓解由消化道积气引起的胃肠痉挛。在抑菌作用方面，肉桂对伤寒杆菌、金黄色葡萄球菌、大肠杆菌、痢疾杆菌、幽门螺杆菌等均具有较好的抗菌效果。此外，肉桂活性成分具有降糖、调脂、改善胰岛素抵抗等作用。

四、前景分析

肉桂是我国传统的中药材。同时，在食品和日化工业中，肉桂也是一种不可多得的添加剂。近年来，有关肉桂在混淆品对比鉴定、化学成分、药理作用及其机制、栽培技术、质量评价、炮制以及药用外的功能研究已取得了阶段性的进展，但也存在些许不足之处。例如，肉桂作为林木类药材，其经营管理方式对药材可获得量及有效成分含量的影响尤为重要，但目前对肉桂选种、肉桂林内种间择伐、间伐管理对药材质量影响的研究明显不足。另外，提取肉桂油而产生的残渣废料不能得到妥善的处理，是现今肉桂油深加工企业面临亟待解决的问题。

五、DNA条形码标准序列及分子鉴定

材料来源：样品共6份。药材样品1份（样品号YWS2-17），采自云南红河河口；标本样品5份（样品号YWS2-19-1、YWS2-19-2、YWS2-19-3、YWS2-19-4和YWS2-19-5），来自云南景洪、红河河口、红河屏边。

*trnH-psbA*序列特征：肉桂共6条序列，来自药材和标本，比对后矩阵长度为342 bp，有2个变异位点，分别为330位点A-T变异、337位点A-C变异。一致性序列特征如图52-4所示。

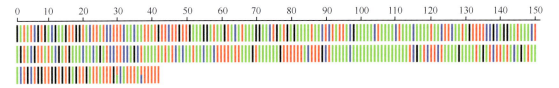

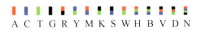

A C T G R Y M K S W H B V D N

图 52-4　肉桂 *trnH-psbA* 一致性序列及二维码图

DNA条形码鉴定：樟属共312条*trnH-psbA*序列，其中测试样品6条，GBOWS和GenBank下载306条构成序列矩阵，长度为368 bp，构建邻接树（图52-5）。测试样品与*C. bejolghota*、*C. aromaticum*等聚为一支。

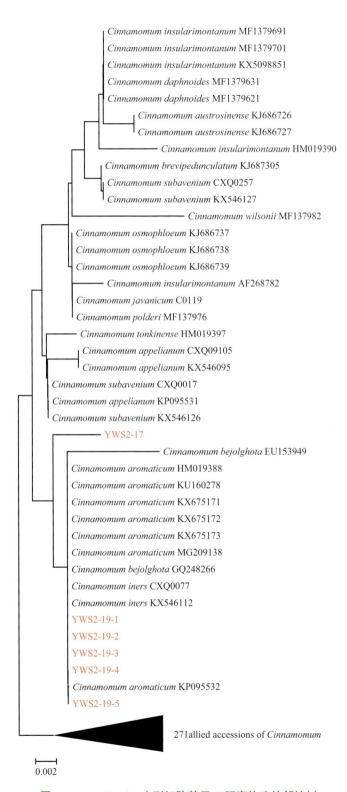

图 52-5　*trnH-psbA* 序列矩阵基于 *P* 距离构建的邻接树

参考文献

[1] 中华人民共和国卫生部药典委员会. 中华人民共和国药典（1963年版）[S]. 北京：人民卫生出版社，1964：107.

[2] 中华人民共和国卫生部药典委员会. 中华人民共和国药典（1977年版）[S]. 北京：人民卫生出版社，1978：221.

[3] 中华人民共和国卫生部药典委员会. 中华人民共和国药典（1985年版）[S]. 北京：人民卫生出版社/北京：化学工业出版社，1985：107.

[4] 中华人民共和国卫生部药典委员会. 中华人民共和国药典（1990年版）[S]. 北京：人民卫生出版社/北京：化学工业出版社，1990：110.

[5] 中华人民共和国卫生部药典委员会. 中华人民共和国药典（1995年版）[S]. 广州：广东科技出版社/北京：化学工业出版社，1995：111.

[6] 国家药典委员会. 中华人民共和国药典（2000年版）[S]. 北京：化学工业出版社，2000：104.

[7] 国家药典委员会. 中华人民共和国药典（2005年版）[S]. 北京：化学工业出版社，2005：91.

[8] 国家药典委员会. 中华人民共和国药典（2010年版）[S]. 北京：中国医药科技出版社，2010：127.

[9] 国家药典委员会. 中华人民共和国药典（2015年版）[S]. 北京：中国医药科技出版社，2015：136.

[10] 国家药典委员会. 中华人民共和国药典（2020年版）[S]. 北京：中国医药科技出版社，2020：142.

[11] 朱积余，廖培来. 广西名优经济树种[M]. 北京：中国林业出版社，2006：193-196.

[12] 梁晓静，安家成，黎贵卿，等. 肉桂特色资源加工利用产业发展现状[J]. 生物质化学工程，2020，54（6）：18-24.

[13] 朱希超，王华光，范维良. 河口肉桂资源开发利用研究初报[J]. 云南热作科技，1989，（1）：15-19.

[14] 周劲松，只佳增，兰明，等. 河口人工肉桂资源分布现状及更新能力分析[J]. 热带农业科学，2018，38（5）：34-38.

[15] 祝均，周磊，王彦斌. 肉桂油的成分分析与精制[J]. 食品科学，2005，26（9）：439-441.

[16] 钟益宁，吴诗云，张炎，等. 肉桂非挥发部分总黄酮含量测定的研究[J]. 时珍国医国药，2016，（3）：604-607.

[17] 李宝国，李峰. 肉桂中18种无机元素的含量测定[J]. 山东中医杂志，2009，28（12）：873-874.

[18] 卢兆莲. 肉桂多酚的降糖作用及其作用机制[D]. 上海：第二军医大学硕士学位论文，2011.

[19] 郝雾萍，高宇勤，贺少辉，等. 肉桂酸预处理对大鼠心肌缺血再灌注损伤的影响及机制[J]. 中国循证心血管医学杂志，2016，8（7）：800-803.

[20] 南洋，徐鹏，高宁，等. 肉桂的化学成分及抑菌作用探索[J]. 中国调味品，2016，41（3）：158-160.

[21] 姚平安，崔肖华，卫克昭，等. 肉桂对糖尿病大鼠肝损伤的保护作用[J]. 上海中医药杂志，2017，（7）：76-79.

[22] Mi YS，Kang SY，Kang A，et al. *Cinnamomum cassia* prevents high-fat diet-induced obesity in mice through the increase of muscle energy[J]. American Journal of Chinese Medicine，2017，45（5）：1017-1031.

[23] 戴艳，张建波，郝娜. 肉桂散配合推拿手法治疗脾胃气虚型小儿厌食症的效果[J]. 武警医学，2015，26（27）：684-686.

53 灵芝 Lingzhi

灵芝是灵芝科灵芝属赤芝 *Ganoderma lucidum*（Curtis）P. Karst. 和紫芝 *G. sinense* J. D. Zhao et al. 的干燥子实体，为2000-2020年版《中华人民共和国药典》[1-5]收载品，又名灵芝草、木灵芝、菌灵芝等（图53-1；图53-2）。

赤芝：菌盖半圆形、肾形或近圆形，12 cm×20 cm，厚达2cm，表面褐黄色或红褐色，有时趋向边缘渐变为淡黄褐色，木栓质，有漆样光泽，具有环状棱纹和辐射状皱纹，边缘薄，平展。菌肉白色至淡褐色，管孔面初期白色，后期变浅褐色、褐色，每毫米4-5个。菌柄近圆柱形，侧生或偏生，罕近中生，长可达16 cm，直径达4 cm，表面紫褐色，有漆样光泽。孢子卵圆形，顶端平截，双层壁，外壁无色透明，平滑，内壁淡褐色或近褐色，具小刺，（9-11）μm×（6-7）μm，有时中间有油滴。

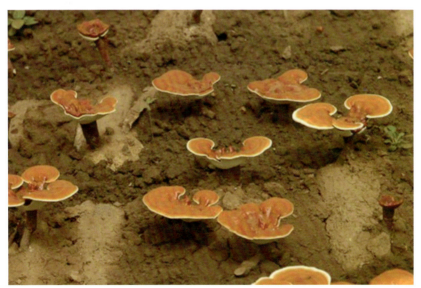

图53-1 灵芝 原子实体图

一、药用历史

芝类药物始载于《神农本草经》，根据各自颜色，将其分为赤芝、黑芝、青芝、白芝、黄芝、紫芝6种，并认为芝类药物久食皆可轻身、不老、延年。本书所载为云南产量较大且品质优良的赤芝及紫芝。对于芝类药物，《别录》曰："赤芝生霍山……紫芝生高夏山谷。六芝皆六月、八月采"。《本草经集注》曰："此六芝皆仙草之类，世所稀见，族种甚多，形色环异，并载《芝草图》中。今俗所用紫芝，此是朽树木株上所生，状如木檽"。《中华人民共和国药典》自2000年版起规定，灵芝为多孔菌科真菌赤芝 *G. lucidum* 或紫芝 *G. sinense* 的干燥子实体。其功能为补气安神，止咳平喘。用于心神不宁，失眠心悸，肺虚咳喘，虚劳短气，不思饮食。

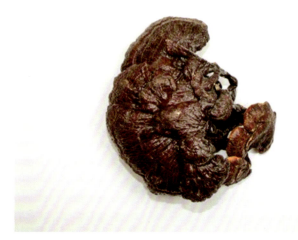

图 53-2   灵芝   药材图

二、资源情况

灵芝在我国普遍分布，但以长江以南为多，山东冠县是家种灵芝最大产区，2022年种植面积超过1万亩，灵芝交易量和总产量占全国的50%以上，其次为安徽金寨。云南是野生灵芝的主要分布区[6]，主要分布于迪庆、丽江、大理、保山、临沧、普洱、西双版纳、玉溪、楚雄、曲靖、昭通等地，是阔叶树和针叶树的兼生种类，主要生于阔叶树的腐木上。灵芝药材主要来源于野生资源和人工栽培，云南主要在怒江、保山、德宏、昆明、丽江等地种植，多采用段木培植，面积较小，与云南其他道地云药比较，技术投入薄弱，政策资金引导力度较小，缺乏较完整的产业链，未来可充分利用优越的地理和气候条件，加强基础研究，促进云南的灵芝产业发展。

三、现代研究

灵芝含有百余种具有生物活性的化合物，如糖类[7]、三萜类[8, 9]、甾醇类[10]、氨基酸[11]、蛋白质[12]及微量元素[13]等。其中，灵芝多糖与三萜类化合物为其主要药效成分。药理研究表明[14-18]，灵芝多糖具有抑制肿瘤细胞增殖、诱导肿瘤细胞凋亡、加速骨髓造血祖细胞增殖、促进造血功能的恢复、对抗糖尿病并发症、保护神经细胞等作用。灵芝三萜类化合物有解毒、益智、延缓衰老等作用。此外，灵芝能减少冠心病心绞痛的发作，对多种理化及生物因素引起的化学性和免疫性急慢性肝损伤有保护作用。

四、前景分析

现阶段，灵芝的栽培、菌丝体培养、化学成分及药理功能等相关研究已取得了阶段性进展。生产实践方面，利用深层发酵技术获得的菌丝体，其特殊成分含量及保健功效与子实体较为相似，应鼓励灵芝生产企业深入研究该项技术，缓解段木资源压力，减少塑料菌袋使用数量。市场销售方面，目前市售灵芝质量良莠不齐，多种灵芝混售现象仍然存在。因此，应进一步推动市售灵芝品质检测监督工作，规范市售灵芝种类。

五、DNA条形码标准序列及分子鉴定

材料来源：样品共4份。对照药材赤芝1份（编号120968-201408）；药材样品赤芝2份（样品号B190624和B190625），采自云南大理永平；标本样品紫芝1份（样品号YWS2-29-1），来自云南香格里拉。

ITS序列特征：赤芝共21条序列，来自对照药材、药材和GenBank序列（AF506372、AM269772、AM269773、DQ424974、EU498091、FJ463908、GU213471、HM053447、JN222426、KC311368、KT906367、KU310900、KX262902、KX262903、MF289193、MH160071、MH861340和MK940288），比对后矩阵长度为556 bp，有84个变异位点，分别为15、37、58、60、61、71、75、82、85、95、108、110、112、119、121、122、138、147、160、187、219、357、362、363、372、374、388、408、439、453、496、498、509、512、513、518、526和535位点C-T变异，24、96、97、380、419、445和473位点G-C-T变异，59、73、150、159和487位点A-T变异，65、116和127位点G-T变异，76、78、88、89、91、114、118、120、183、365、368、369、455、477、488、516、517、519、520和549位点A-G变异，77、107和521位点G-C变异，92、113、423和536位点A-G-C-T变异，398位点A-C变异，424和425位点A-C-T变异，548位点A-G-T变异。有21处插入/缺失变异，为1-6、74、79-80、83、86、94、99-106、125、146、152、371、375-377、381、405-406、416、421、474、490-492、514-515、537-547和555-556位点。一致性序列特征如图53-3所示。

紫芝共5条序列，来自标本和GenBank序列（DQ424982、KF494998、MK968730和KM249933），比对后矩阵长度为539 bp，有39个变异位点，分别为2位点T-C变异，75、144、414和529位点A-T变异，77、79、86、104、375、509、532和538位点A-G变异，84、96、98、106、137、367、409、411、413、420、434、462、464、525、526和528位

点C-T变异，91、97和382位点G-T变异，105、365、376、378和520位点G-C变异，154和416位点A-C变异。有8处插入/缺失变异，为25-26、80、99-101、131、370-374、465、502和539位点。一致性序列特征如图53-4所示。

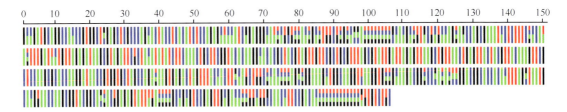

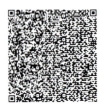

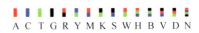

图 53-3　赤芝 ITS 一致性序列及二维码图

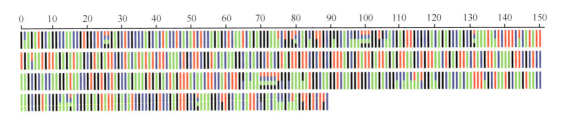

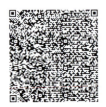

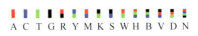

图 53-4　紫芝 ITS 一致性序列及二维码图

DNA条形码鉴定：灵芝属共347条ITS序列，其中测试样品4条，GBOWS和GenBank下载343条构成序列矩阵，长度为632 bp，构建邻接树（图53-5）。测试样品分散于三个分支。

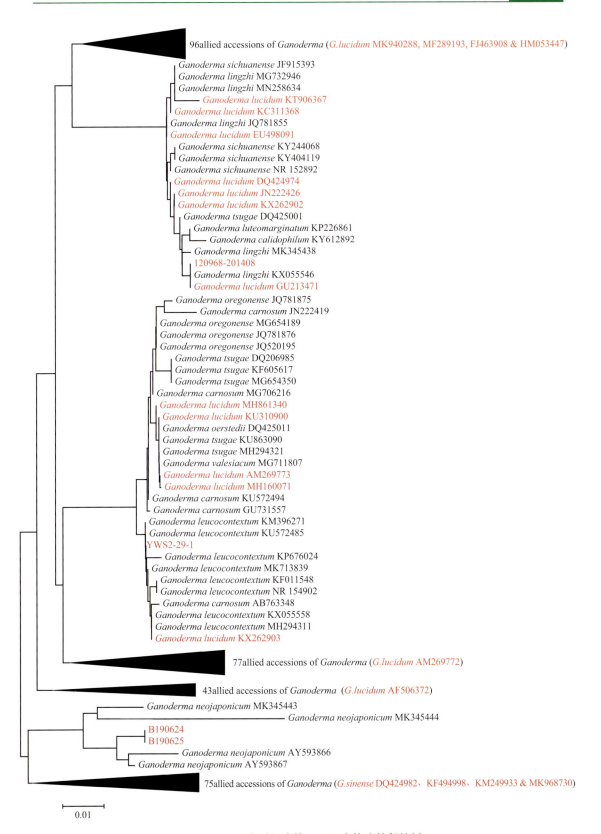

图 53-5　ITS 序列矩阵基于 *P* 距离构建的邻接树

参考文献

[1] 国家药典委员会. 中华人民共和国药典（2000年版）[S]. 北京：化学工业出版社，2000：147.

[2] 国家药典委员会. 中华人民共和国药典（2005年版）[S]. 北京：化学工业出版社，2005：130.

[3] 国家药典委员会. 中华人民共和国药典（2010年版）[S]. 北京：中国医药科技出版社，2010：174.

[4] 国家药典委员会. 中华人民共和国药典（2015年版）[S]. 北京：中国医药科技出版社，2015：188.

[5] 国家药典委员会. 中华人民共和国药典（2020年版）[S]. 北京：中国医药科技出版社，2020：195.

[6] 刘国丽. 山东冠县灵芝产业现状、问题与发展建议[J]. 农业工程技术，2022，42（17）：11-12.

[7] Hwang IW，Kim BM，Kim YC，et al. Improvememt in β-glucan extraction from *Ganoderma lucidum* with high-pressure steaming and enzymatic pretreatment[J]. Applied Biological Chemistry，2018，61（2）：235-242.

[8] 周晓，王成忠，李双，等. 响应面法优化超声辅助提取灵芝三萜的工艺研究[J]. 食品工业，2015，36（6）：136-140.

[9] Zhang WJ，Tao JY，Yang XP，et al. Antiviral effects of two *Ganoderma lucidum* triterpenoids against enterovirus 71 infection[J]. Biochemical and Research Communications，2014，449（3）：307-312.

[10] 张双双. 四种灵芝科真菌和硬柄小皮伞的化学成分及生物活性研究[D]. 南京：南京农业大学博士学位论文，2015.

[11] 于华峥，刘艳芳，周帅，等. 灵芝子实体、菌丝体和孢子粉化学成分的比较[J]. 食品与生物技术学报，2016，35（8）：823-827.

[12] 周选围，林娟，李奇璋，等. 灵芝蛋白类活性成分的研究进展[J]. 天然产物研究与开发，2007，19（5）：917-924.

[13] 何晋浙，黄霄云，杨开，等. ICP-AES法分析灵芝中的微量元素[J]. 光谱学与光谱分析，2009，29（5）：1409-1412.

[14] Wang PY，Zhu XL，Lin ZB. Antitumor and immunomodulatory effects of polysaccharides from broken-spore of *Ganoderma lucidum*[J]. Front Pharmacol，2012，3：135.

[15] 周婕，周宏星，陈玉胜. 灵芝多糖对D-氨基半乳糖所致小鼠急性肝损伤的保护作用[J]. 中药药理与临床，2014，30（5）：84-86.

[16] 曹方瑞，肖冰心，冯利，等. 灵芝中枢神经系统活性及其作用机制研究进展[J]. 中药材，2015，38（5）：1092-1095.

[17] 李亚巍，金瑛，梁承武，等. 灵芝多糖硫酸酯对记忆障碍小鼠学习能力影响[J]. 中国公共卫生，2017，33（11）：1595-1598.

[18] 左冬冬，滕琳，王艳丽，等. 灵芝多糖对心肌缺血大鼠保护作用研究[J]. 中医药学报，2015，43（3）：59-61.

芦荟是独尾草科芦荟属植物芦荟 *Aloe vera*（L.）var. *chinensis*（Haw.）Berger的叶汁干燥品，为1974年和1996年版《云南省药品标准》[1, 2]、1977年版《中华人民共和国药典》[3]收载品，又名斑纹芦荟、逼火丹、象鼻莲、油葱（图54-1-图54-3）。

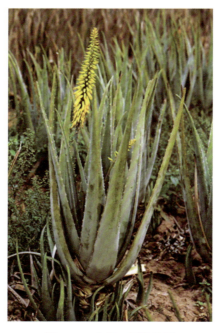

图 54-1　芦荟　原植物图

多年生常绿肉质草本。茎粗短。叶15-20枚呈莲座式排列，肥厚多汁，条状披针形，长15-30 cm，基部宽4-5 cm，上部稍平，背面拱凸，粉白色、绿色，顶端有几个小齿，边缘疏生刺状小齿。花葶高60-90 cm，不分枝或稍有分枝，总状花序长10-30 cm，具几十朵花；苞片披针形，顶端急尖，长约6 mm，有5-7脉，花时反折；花黄色、淡红色，开放时下垂；花梗丝状，长5-10 mm；花被筒状，略具3棱，稍弯成弓状，长2.0-2.5 cm，外轮的裂片连合至中部或1/3处，内轮的裂片分离，与外轮的裂片近相等或稍短，顶端及边缘绿色；雄蕊6，稍伸出花被筒之外，花药长圆形。蒴果长圆形；种子偏斜，具不规则的翅。花期10-11月。

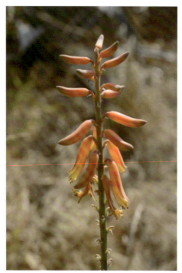
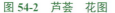
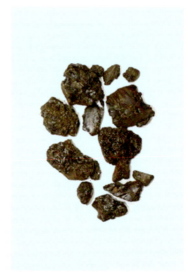

图 54-2　芦荟　花图　　　　图 54-3　芦荟　药材图

一、药用历史

芦荟出自《开宝本草》，曰："卢会，俗呼为象胆，盖以其味苦如胆故也。主热风烦闷，胸膈间热气，明目镇心，小儿癫痫惊风，疗五痔，杀三虫及痔病疮瘘。解巴豆毒"。《海药本草》云："主小儿诸疳热"。《南海药谱》云："芦荟，树脂也……"。《药性论》曰："杀小儿疳蛔。主吹鼻杀脑疳，除鼻痒"。芦荟药用历史悠久，历代诸多本草均有记载。1977 年版《中华人民共和国药典》即收载。其苦，寒。清肝热，通便。用于便秘，小儿疳积，惊风，外治湿癣[3]。芦荟不但能药用，也可用于化妆品，我国古代很早就有芦荟作为美容品的记载，如《岭南杂记》："……叶厚一指，而边有刺，不开花结子，从根发，长香尺余，破其叶，中有膏，好人涂掌以泽发代油……有效，又名罗帏花，如山丹"。现代美国、日本、韩国和我国都对芦荟的美容功效进行了研究、利用，开发出了新产品。此外，芦荟还可用作药膳[4]。

二、资源情况

芦荟资源丰富，主要分布于福建、海南、广东、云南等南方省份[5]。在云南，芦荟主产于元江、元阳、元谋等干热河谷地带，生于海拔 330-400 m 的干热河谷灌丛及路旁，各地常见栽培[6]。元江流域（红河两岸）是我国野生中华芦荟资源分布较多的原产地之一。据调查，元江流域野生中华芦荟有 6000 亩以上，为芦荟资源的开发利用奠定了丰富的种质资源基础。元江成为云南发展芦荟的"天然温室"和引种栽培的理想之地，有"中国芦荟之乡"的美誉，在当地种植的芦荟具有生长快、产量高、品质优等特点。20 世纪 90 年代中后期，国内掀起一股强劲的"芦荟热潮"，元江芦荟的优势凸显出来，截至 2022 年，元江种植芦荟的面积约 8000 亩，产量约 1.59 万吨（鲜品）。

三、现代研究

芦荟为肉质多汁植物，其主要成分是水，其含量不低于97%，凝胶部分的含水量更高达98.5%以上[7]。芦荟中主要含有蒽醌类[8, 9]、多糖类[10, 11]、酚类[12]、酶类[13, 14]、维生素[15]、有机酸[16]等不同种类的化合物，其中常用的药理活性成分主要包括芦荟苷[17]、芦荟苦素[18]、芦荟大黄素[19]、芦荟多糖[20]等，具有调节免疫[21]、促进伤口愈合[22]、调节血糖血脂[23-25]、抗肿瘤[26, 27]、抗炎杀菌[28, 29]、抗胃溃疡[30]、保肝护肝[31]、抗氧化[32, 33]等药理作用。另外，芦荟还具有美容养颜[34]作用。

四、前景分析

芦荟叶片厚实多肉，富含多种活性物质，作为一种集医药、美容、保健、食品及观赏为一体的纯天然绿色植物，其不仅可被用于医疗、美容、食品、保健等方面，还被应用于染料、冶金、纺织、农药、畜牧等领域中，是一种极具开发前景的植物。可改进芦荟的加工工艺，提高芦荟产品的科技含量，满足国内外市场的需要。对其药理作用进行深入研究，弄清作用机制，开发安全有效的药品和保健食品。同时，应将中药理论与现代研究成果有机地结合起来，使中药芦荟的应用价值得到进一步的开发。

五、DNA条形码标准序列及分子鉴定

材料来源：样品共3份。药材样品1份（YWS2-19），来自西双版纳；标本样品2份（样品号B190337和B190338），采自昆明。

ITS序列特征：芦荟共11条序列，来自药材、标本和NCBI序列（AF234345、KC893746、KP072737、KP072738、KP072739、KP072740、KP072741和KP072742），比对后矩阵长度为463 bp，有21个变异位点，分别为21位点A-G-T变异，35、38、56、58和323位点A-G变异，44和72位点G-C变异，70、71、131、240、281、284、308和314位点C-T变异，74和95位点A-C变异，77位点C-G-T变异，318和394位点G-T变异。有2个插入/缺失变异，为53和283位点。一致性序列特征如图54-4所示。

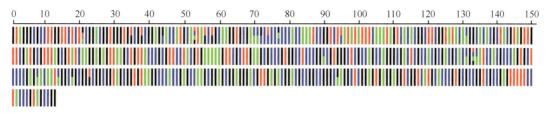

图 54-4 芦荟 ITS 一致性序列及二维码图

　　DNA条形码鉴定：芦荟属共210条ITS序列，其中测试样品3条，GBOWS和GenBank下载207条构成序列矩阵，长度为491 bp，构建邻接树（图54-5）。测试样品分散于三个分支。

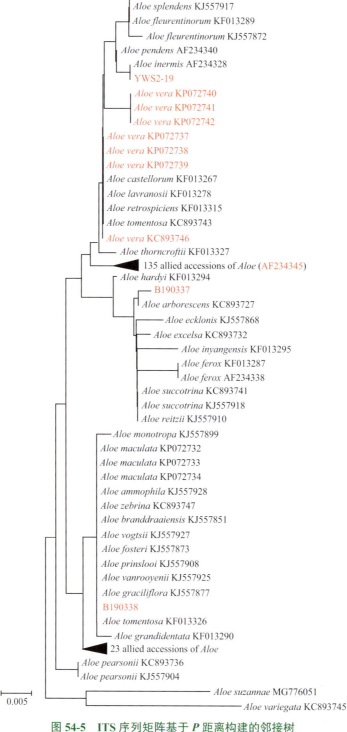

图54-5　ITS序列矩阵基于 *P* 距离构建的邻接树

参 考 文 献

[1] 云南省卫生局. 云南省药品标准（1974年版）[S]. 昆明：云南省卫生局，1975：156.

[2] 云南省卫生厅. 云南省药品标准（1996年版）[S]. 昆明：云南大学出版社，1998：59.

[3] 中华人民共和国卫生部药典委员会. 中华人民共和国药典（1977年版）[S]. 北京：人民卫生出版社，1978：282.

[4] 云南省药物研究所. 云南重要天然药物（续一）[M]. 昆明：云南科技出版社，2011：165-166.

[5] 中国科学院《中国植物志》编辑委员会. 中国植物志[M]. 北京：科学出版社，1980，（14）：156.

[6] 中国科学院昆明植物研究所. 云南植物志[M]. 北京：科学出版社，1997，（7）：696.

[7] Palermo FA, Cocci P, Angeletti M, et al. Dietary *Aloe vera* components' effects on cholesterol lowering and estrogenic responses in juvenile goldfish, *Carassius auratus*[J]. Fish Physiol Biochem, 2013, 39（4）：851-861.

[8] 周沫霖. 芦荟中总蒽醌的提取、纯化与降血脂性能研究[D]. 南昌：江西农业大学硕士学位论文，2013.

[9] 闫芝琪. 芦荟蒽醌类物质对增强UV辐射下植物的保护作用[D]. 新乡：河南师范大学硕士学位论文，2011.

[10] 潘虹. 芦荟的保健功效及开发利用[J]. 安徽农学通报，2007，（23）：90-92.

[11] 段辉国，卿东红，胡蓉. 芦荟的化学成分及其功效[J]. 内江师范学院学报，2004，19（6）：66-68，73.

[12] 孟云. 芦荟中酚类成分的分离、分子结构表征与抗氧化性初探[D]. 北京：北京化工大学硕士学位论文，2004.

[13] 冯咏梅. 芦荟活性成分的含量及其稳定性研究[D]. 青岛：中国海洋大学硕士学位论文，2005.

[14] 倪同汉. 芦荟化学成分的研究[J]. 中国民族民间医药杂志，1999，（2）：71-77.

[15] 万金志，乔悦昕. 芦荟的化学成分及其研究[J]. 中草药，1999，（2）：151-153.

[16] 王力川. 芦荟叶主要化学成分及其功效的研究进展[J]. 畜牧与饲料科学，2009，（1）：25-27.

[17] 陈国和，刘玉鑫，张新申，等. 芦荟的化学成分及其分离和分析[J]. 化学研究与应用，2002，（2）：133-136.

[18] 程旺兴. 芦荟的化学成分及临床应用研究[J]. 安徽医药，2001，（1）：71-72.

[19] 肖志艳，赵晓宏，陈迪华，等. 芦荟属植物的化学成分[J]. 国外医药（植物药分册），1999，（4）：144-147.

[20] 胡云. 芦荟的抗氧化活性和芦荟多糖增强免疫力功能的研究[D]. 南京：南京农业大学硕士学位论文，2004.

[21] 苗立成，王立强，李良桥，等. 芦荟凝胶对小鼠免疫及抗肿瘤作用的实验研究[J]. 解放军药学学报，2003，19（2）：87-89.

[22] 漆平强，杨莉，郑慧凝，等. 芦荟汁对小鼠腹部伤口愈合情况影响的研究[J]. 中国卫生产业，2014，11（15）：29-30.

[23] 郭冷秋，苏慧，黄莉莉. 芦荟多糖防治糖尿病作用的实验研究（Ⅱ）[J]. 中医药学报，2006，（3）：21-22.

[24] 郭冷秋，黄莉莉，张鹏，等. 芦荟多糖防治糖尿病作用的实验研究[J]. 中医药学报，2005，（5）：41-42.

[25] 苏云明，王大勇，赵伟群，等. 芦荟对大鼠血清胰高血糖素水平的影响[J]. 中医药学报，1999，（6）：51.

[26] 李天东，古静燕，罗英，等. 中华芦荟抗肿瘤活性成分的研究[J]. 时珍国医国药，2009，20（10）：2397-2398.

[27] 黄东纬，叶伟业. 芦荟抗肿瘤活性成分研究进展[J]. 中国现代药物应用，2011，5（6）：187-188.

[28] 孔维松，李晶，刘欣，等. 芦荟中1个具有抗菌活性的多取代基萘类新化合物[J]. 中国中药杂志，2017，42（19）：3761-3763.

[29] Vijayalakshmi D，Dhandapani R，Jayaveni S，et al. *In vitro* anti inflammatory activity of *Aloe vera* by down regulation of MMP-9 in peripheral blood mononuclear cells[J]. Journal of Ethnopharmacology，2012，141（1）：542-546.

[30] 黄碧兰，余良主，王帮华. 芦荟对大鼠幽门结扎型胃溃疡的影响[J]. 世界华人消化杂志，2010，18（28）：3008-3011.

[31] Misawa E，Tanaka M，Nomaguchi K，et al. Oral ingestion of *Aloe vera* phytosterols alters hepatic gene expression profiles and ameliorates obesity-associated metabolic disorders in zucker diabetic fatty rats[J]. J Agric Food Chem，2012，60（11）：2799.

[32] 黄立森，吴簧坦，庞海月，等. 中华芦荟超临界CO_2萃取工艺及萃取物的抗氧化活性研究[J]. 香料香精化妆品，2018，（6）：33-36.

[33] 杨红文，武毅勋. 中华芦荟多糖醇提法工艺优化及体外抗氧化能力测定[J]. 食品工业，2018，39（8）：75-78.

[34] 李德如，石宇，阎国富. 芦荟在皮肤美容中的应用研究进展[A]//2011全国中西医结合皮肤性病学术会议论文集[C]. 昆明：中国中西医结合学会皮肤性病专业委员会，2011.

苏木 Sumu

苏木是豆科云实属植物苏木 *Caesalpinia sappan* L. 的干燥心材,为1963-2020年版《中华人民共和国药典》[1-10]收载品,又名落夕树(图55-1-图55-3)。

小乔木,高达6 m。树干常有疏生的小刺,幼枝被细柔毛,后变无毛,枝上的皮孔密而显著。二回羽状复叶,长30-45 cm,羽片7-13对,对生,羽轴长8-12 cm,小叶10-17对,长圆形或长圆菱状形,纸质,长1-2 cm,宽5-7 mm,先端圆或微凹,基部偏斜,两面近无毛,侧脉纤细,两面均明显,至边缘附近连结,小叶近无柄。圆锥花序顶生或腋生;苞片大,披针形,长约6 mm,早落;花梗长15 mm,先端有关节,被短柔毛;筒短,倒锥形,萼片5,稍不等,下面1片较大,兜状;花瓣黄色,不等大,4片相似,阔倒卵形,长约9 mm,先端凹,具短柄,上面1片较小,柄较长,中部被柔毛;雄蕊稍伸出,花丝下部密被柔毛;子房被灰色绒毛,具

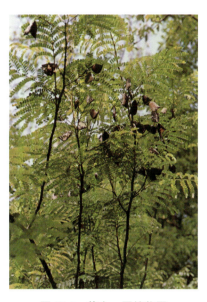

图 55-1 苏木 原植物图

柄,花柱细长,被毛,柱头截平。荚果木质,稍压扁,近长圆形至长圆状倒卵形,长约7 cm,宽3.5-4.0 cm,基部稍狭,先端斜向截平,上角有外弯或上翘的硬喙,不开裂,红棕色,有光泽;种子3-4颗,长圆形,稍扁,浅褐色。花期5-10月,果期7月至翌年3月。

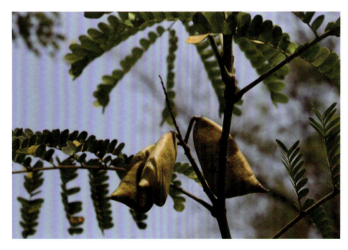

图 55-2 苏木 果实图

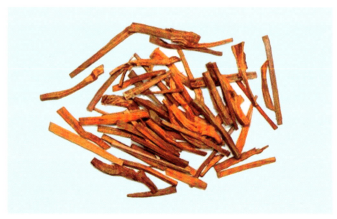

图 55-3　苏木　药材图

一、药用历史

苏木原名枋，始见于《南方草木状》。《唐本草》收载为苏方木，载："苏方木自南海、昆仑来，而交州、爱州亦有之。树似庵罗，叶若榆叶而无涩，抽条长丈许，花黄，子生青熟黑。其木，人用染绛色"。《本草纲目》载："海岛有苏方国，其地产此木，故名。今人省呼为苏木尔"。历代医著所载性味、归经、功效主治有：性平，味甘、咸，微辛。入心、肝经。有行血祛瘀，消肿止痛等功效。用于闭经腹痛，产后瘀血，腹痛心闷，跌打损伤，外用治外伤出血[11]。

二、资源情况

苏木为重要南药材之一，原产于印度、缅甸、越南、马来半岛及斯里兰卡，云南金沙江河谷（元谋、巧家）和红河河谷分布有野生资源，我国云南、贵州、四川、广西、广东、福建和台湾有栽培[12]。云南省内，苏木主产于西双版纳、红河、德宏等州及金平、元谋、个旧、元江、元阳、广南、富宁、西畴、麻栗坡、马关等地[13]。新中国成立初期，药材主要来源于野生资源，云南年产约 100 t，占全国年产量的 80% 左右。目前，药材主要从越南、老挝、缅甸等地进口，国内仅云南普洱能出产少量野生药材。苏木成药周期长，一般需 10 年以上，20 世纪 70 年代，经各级药材部门组织群众扩大种植，年产量恢复至 100 t 左右[11]，但由于需求量较小，进口资源较多，价格低廉，人工干预缺失，缺乏管理，多数逸为野生。云南今后可利用热区资源，加大科研力度，结合造林，扩大种植，为市场提供优质药材，提高国内产量，逐步减少进口依赖，保障资源安全。

三、现代研究

苏木化学成分丰富，主要含有原苏木素类[14, 15]、巴西苏木素类[16]、高异黄酮类、查尔酮类[17-21]和苯丙素类化合物[22, 23]，此外，还含有挥发油、甾醇、有机酸、脂肪族类、氨基酸等化学成分[24-26]。现代药理研究表明，苏木具有抗炎[27-30]、抗癌[31, 32]、抗肿瘤[31-34]、舒张血管[35]、免疫抑制[36, 37]、保护神经系统[38]、抗心脏移植排斥反应[39, 40]、抗氧化[41]、抗病毒[42]、调节血糖血脂[43, 44]等药理作用。

四、前景分析

苏木作为中药材应用广泛，配方用量较大，市场供不应求。此外，因其特有的化学成分苏木精和苏木素而被用作染料，广泛应用于食品、日化、细胞染色、服装行业等，并不断得到优化。因此，苏木无论作为传统药材和新药开发或天然染料，都具有较好的开发潜力，应加强其更多的活性成分分离提取，并通过现代药理学方法研究其作用机制，为开发疗效好、副作用小的新型药物打下基础。同时应开展苏木高产优质栽培研究，在满足市场需求的同时，对苏木资源形成有效的保护。

五、DNA条形码标准序列及分子鉴定

材料来源：样品共2份。对照药材1份（编号121067-201606）；标本样品1份（样品号YWS2-9-1），来自云南蒙自。

ITS序列特征：苏木共5条序列，来自对照药材、标本、GBOWS序列（J0941）和GenBank序列（EU243573和KP092705），比对后矩阵长度为617 bp，有70个变异位点，分别为9、11、34、44、50、61、86、193、212、369、425、427、447、493、584、591和596位点A-G变异，12、225、233、423、520和608位点G-C变异，24、69、82、91、97、103、108、115、122、130、161、183、186、187、190、214、231、368、426、432、434、469、470、475、480、484、485、510、559、570、572、593和602位点C-T变异，72、205、437和571位点G-T变异，95、216、417、441和535位点A-T变异，169、170、566、583和601位点A-C变异。有3处插入/缺失变异，为83、433和575位点。一致性序列特征如图55-4所示。

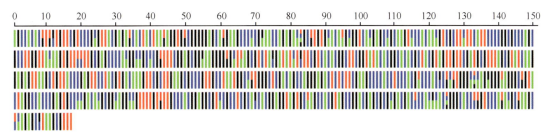

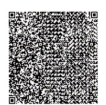

A C T G R Y M K S W H B V D N

图 55-4　苏木 ITS 一致性序列及二维码图

DNA条形码鉴定：云实属共111条ITS序列，其中测试样品2条，GBOWS和GenBank下载109条构成序列矩阵，长度为713 bp，构建邻接树（图55-5）。测试样品与 *C. sappan*、*C. decapetala* 等近缘。

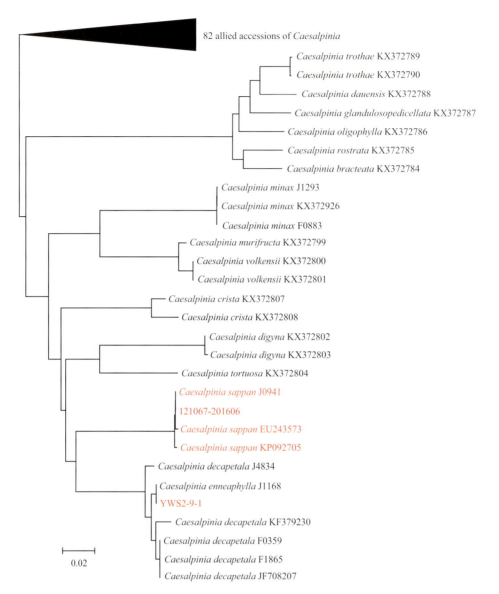

图 55-5　ITS 序列矩阵基于 *P* 距离构建的邻接树

参 考 文 献

[1] 中华人民共和国卫生部药典委员会. 中华人民共和国药典（1963 年版）[S]. 北京：人民卫生出版社，1964：128.

[2] 中华人民共和国卫生部药典委员会. 中华人民共和国药典（1977 年版）[S]. 北京：人民卫生出版社，1978：283.

[3] 中华人民共和国卫生部药典委员会. 中华人民共和国药典（1985 年版）[S]. 北京：人民卫生出版社 / 北京：化学工业出版社，1985：137.

[4] 中华人民共和国卫生部药典委员会. 中华人民共和国药典（1990 年版）[S]. 北京：人民卫生出版社 / 北京：化学工业出版社，1990：138.

[5] 中华人民共和国卫生部药典委员会. 中华人民共和国药典（1995年版）[S]. 广州：广东科技出版社/北京：化学工业出版社，1995：139.

[6] 国家药典委员会. 中华人民共和国药典（2000年版）[S]. 北京：化学工业出版社，2000：130.

[7] 国家药典委员会. 中华人民共和国药典（2005年版）[S]. 北京：化学工业出版社，2005：113.

[8] 国家药典委员会. 中华人民共和国药典（2010年版）[S]. 北京：中国医药科技出版社，2010：153.

[9] 国家药典委员会. 中华人民共和国药典（2015年版）[S]. 北京：中国医药科技出版社，2015：164.

[10] 国家药典委员会. 中华人民共和国药典（2020年版）[S]. 北京：中国医药科技出版社，2020：171.

[11] 云南省药物研究所. 云南重要天然药物（续一）[M]. 昆明：云南科技出版社，2011：173-174.

[12] 中国科学院《中国植物志》编辑委员会. 中国植物志[M]. 北京：科学出版社，1988，（30）：105.

[13] 中国科学院昆明植物研究所. 云南植物志[M]. 北京：科学出版社，1997，（7）：482.

[14] 梁光焰. 中药苏木的化学成分与体内代谢研究[D]. 广州：广东药科大学硕士学位论文，2018.

[15] 周贤珍. 苏木化学成分及其绝对生物利用度研究[D]. 广州：广东药科大学硕士学位论文，2017.

[16] 王声凤. 苏木饮片化学成分及其对酪氨酸酶活性影响的研究[D]. 开封：河南大学硕士学位论文，2016.

[17] 周兴杨，孙晓波，许旭东，等. 苏木种子的化学成分研究[J]. 中草药，2016，47（10）：1653-1656.

[18] 王峥，梁敬钰. 苏木醋酸乙酯部位的化学成分研究[J]. 中草药，2016，47（2）：219-222.

[19] 刘慧灵，马国需，袁经权，等. 苏木种子的二萜类化学成分研究[J]. 中草药，2014，45（20）：2900-2903.

[20] 王鑫，赵焕新，牟艳玲，等. 苏木的化学成分[J]. 食品与药品，2013，15（2）：86-88.

[21] 蔡晨秋. 苏木的化学成分研究[D]. 北京：中央民族大学硕士学位论文，2012.

[22] 蔡晨秋，赵明波，唐丽，等. 苏木的化学成分研究[J]. 中草药，2012，43（2）：230-233.

[23] 赵焕新，白虹，李巍，等. 苏木化学成分的研究[J]. 食品与药品，2010，12（5）：176-180.

[24] Yadava RN, Nigam S. Constituents on the heartwood of *Caesalpinia sappan* Linn[J]. Acta Cienc Indica Chem，1987，13（2）：87-88.

[25] 陈玉平，刘蕾，周雨虹，等. 苏木的化学成分研究（英文）[J]. Journal of Chinese Pharmaceutical Sciences，2008，（1）：82-86.

[26] 舒诗会，张莉，杜冠华，等. 苏木的化学成分研究（英文）[J]. 天然产物研究与开发，2007，（1）：63-66.

[27] 乐贞，陈旭明，姚水洪，等. 苏木水提物抗蛇毒磷脂酶A2活性研究[J]. 现代农业研究，2018，（12）：23-26.

[28] 李榕涛，冯剑，陈德力，等. 苏木心材的抗炎化学成分研究[J]. 中国现代中药，2016，18（6）：753-757.

[29] 赵夅琴，陈力平，曾建芳，等. 苏木复方治疗牙周炎引起的剧烈疼痛快速祛痛62例[J]. 江西中医药，2012，43（11）：40-41.

[30] 孙响波，于妮娜，杨子东，等. 马钱子配伍苏木对佐剂关节炎大鼠滑膜组织IL-1β、IL-6及IL-10的影响[J]. 实用中医药杂志，2014，30（2）：86-87.

[31] 赵莉莉. 苏木抗癌有效成分分析及其对膀胱癌细胞抑制作用的研究[D]. 太原：山西医科大学硕士学位论文，2011.

[32] 赵莉莉，王国平，任连生. 苏木抗癌活性成分的研究[J]. 肿瘤研究与临床，2012，24（3）：157-160.

[33] 彭新. 苏木提取物的免疫抑制及抗肿瘤作用机制研究[D]. 北京：北京中医药大学博士学位论文，2009.

[34] 窦有业，杜蓉. 苏木抗肿瘤及免疫抑制作用的研究[J]. 中国药业，2008，（15）：78-80.

[35] 余煊，王秀坤，雷帆，等. 巴西苏木红素对血管平滑肌舒张作用的研究[J]. 世界科学技术-中医药现代化，2013，15（8）：1751-1758.

[36] 王宗权. 苏木免疫抑制活性部位筛选及化学成分的研究[D]. 哈尔滨：黑龙江中医药大学硕士学位论文，2006.

[37] 郑佳新. 苏木乙酸乙酯提取物免疫抑制作用机制的实验研究 [D]. 哈尔滨：黑龙江中医药大学博士学位论文，2005.

[38] Zeng KW，Yu Q，Song FJ，et al. Deoxysappanone B，a homoisoflavone from the Chinese medicinal plant *Caesalpinia sappan* L.，protects neurons from microglia-mediated inflammatory injuries via inhibition of IkappaB kinase（IKK）-NF-kappaB and p38/ERK MAPK pathways[J]. Eur J Pharmacol，2015，748：18-29.

[39] 史海蛟，杨可鑫，郑蕾，等. 苏木乙酸乙酯提取物对心脏移植模型大鼠心肌组织Bcl-2和Bax蛋白表达影响[J]. 辽宁中医药大学学报，2017，19（6）：18-21.

[40] 史海蛟，杨可鑫. 苏木乙酸乙酯提取物对心脏移植模型大鼠LFA-1mRNA表达的影响[J]. 中西医结合心脑血管病杂志，2017，15（10）：1183-1186.

[41] 祁乐乐，陈雪敏，王伟，等. 苏木色素的稳定性及抗氧化活性研究[J]. 中国食品添加剂，2012，（1）：121-127.

[42] 郭春风，周亚滨，陈会君，等. 苏木乙酸乙酯提取物对慢性柯萨奇病毒性心肌炎小鼠外周血中TNF-α的影响[J]. 中医药学报，2014，42（5）：18-20.

[43] 张红，章卓，黄小波，等. 苏木水煎液对糖尿病肾病大鼠血糖、肾功能和肾脏病理影响[J]. 时珍国医国药，2011，22（5）：1255-1256.

[44] 佟晓哲，刘婷. 苏木对糖尿病大鼠血管内皮细胞自噬相关蛋白表达的影响[J]. 中国中医药现代远程教育，2018，16（19）：86-88.

诃子是使君子科诃子属植物诃子*Terminalia chebula* Retz.或绒毛诃子*T. chebula* Retz. var. *tomentella* Kurt.的干燥成熟果实，为1974年版《云南省药品标准》[1]、1963-2020年版《中华人民共和国药典》[2-11]收载品，又名诃黎勒、西橄榄（图56-1-图56-3）。

乔木，高可达30 m，径达1 m，树皮灰黑色至灰白色，粗裂而厚。枝无毛，皮孔细长，明显，白色或淡黄色；幼枝黄褐色，被绒毛。叶互生或近对生，叶片卵形或椭圆形至长椭圆形，长7-14 cm，宽4.5-8.5 cm，先端短尖，基部钝圆或楔形，偏斜，全缘或微波状，两面无毛，密被细瘤点，侧脉6-10对；叶柄粗壮，长1.8-2.3 cm，距顶端1-5 mm处有2（-4）腺体。穗状花序腋生或顶生，有时又组成圆锥花序，长5.5-10.0 cm；花多数，两性，长约8 mm；花萼杯状，长约3.5 mm，裂齿5，三角形，内面被黄棕色柔毛；雄蕊10枚，

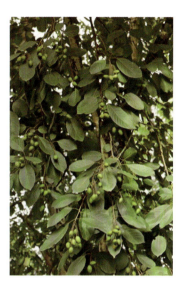

图 56-1 诃子 原植物图

高出花萼之上；花药小，椭圆形；子房圆柱状，长约1 mm，被毛；花柱长而粗，锥尖。核果椭圆形或卵形，两端微尖，长2.4-4.5 cm，直径1.9-2.3 cm，表面粗糙、无毛，常有纯棱5条。盛花期5月，果期7-9月。微毛诃子与诃子的主要区别是：幼枝全被铜色伏长柔毛，老时在叶背脱落殆尽；苞片长过于花；萼外无毛；果实卵形，长不足2.5 cm。

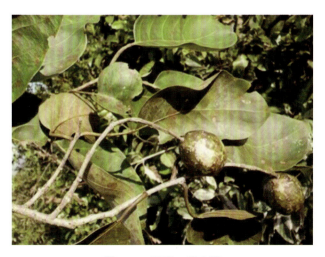

图 56-2 诃子 果实图

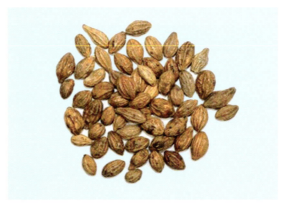

图 56-3 诃子 药材图

一、药用历史

诃子以诃黎勒之名载于《唐本草》，后宋《本草图经》中"诃黎勒"项下首载"诃子"名，曰："诃黎勒，今岭南皆有，而广州最盛……七、八月实熟时采，六路者佳……其用法用新摘诃子五枚，甘草一寸，皆碎破，汲木下井水同煎，色若新茶"。《本草纲目》载："波斯舶上来者，六路黑色肉厚者良。六路即六棱也"。因此诃黎勒应名诃子。《唐本草》载："主冷气心腹胀满，下宿物"。《海药本草》载："主五膈气结，心腹虚痛，赤白诸痢及呕吐咳嗽，并宜使皮，其主嗽。肉炙治眼涩痛"。历代医著中所载性味、归经和功效主治有：性温，味苦、酸涩。入肺、胃、大肠经。敛肺利咽，降火。用于久泻，久痢，脱肛，久咳失音，肠风便血，崩漏带下，遗精盗汗[12]。

二、资源情况

诃子原产于东南亚的越南（南部）、老挝、柬埔寨、泰国、缅甸、马来西亚、尼泊尔及南亚的印度等国，唐代传入我国。在国内目前基本为野生状态，主要分布在云南保山、临沧、德宏等怒江流域，广东、广西（南宁）有栽培[13]。云南产量占全国产量的80%左右，永德诃子又占云南诃子产量的80%，据永德县林业调查规划设计队2022年调查结果，永德县有诃子散生分布的森林总面积达31万亩，约占全县林地总面积的10%。散生分布于思茅松、云南松、松栎混交林、杂栎林及灌木林之中，分布范围包括永德县永康林场、户妈林场、勐底农场，以及小勐统、永康、亚练、班卡、大山等5个乡镇29个行政村，常年稳定挂果的成熟诃子大树约22.7万株。目前，永德县诃子产量稳定在2000-3000 t（鲜果），如果全部用于加工中药诃子，其产量在800-1000 t，加上周边怒江下游地区如保山的昌宁、施甸、龙陵等地的资源量，每年可满足1200 t左右的加工规模。

三、现代研究

诃子中含有大量的鞣质类化学成分，该类成分在诃子干燥果实中占23.60%-37.36%[14, 15]。其余尚含大量酚酸类[16]、三萜类[17]、黄酮类[18, 19]、多糖类[20, 21]化学成分，还含有氨基酸类[22, 23]和挥发油类[24]成分。现代药理研究表明，诃子具有抗氧化[25, 26]、保护神经[27, 28]、抗肿瘤[29]、抗病毒[30, 31]、抗菌[32]、抗炎镇痛[33, 34]、镇咳[35]等药理作用，其次还具有强心[36]、抗胃溃疡[37]、增强机体免疫力[38, 39]、保护肝肾[40-43]、治疗阿尔茨海默病[44]等作用。

四、前景分析

诃子是我国一种传统的植物药，在藏药和蒙药中使用非常频繁。诃子不仅供药用，还是清嗓利咽的保健食品，所含鞣质成分是制革工业的重要原料，诃子树木材是重要的建筑材料。近年随着诃子保健品的不断开发，市场容量有所扩大。因此应开展引种驯化工作，进行产业化开发，对野生资源进行系统调查，选育出药用价值高、产量性状好的种或品种（品系）。进行规模化种植、规范化生产、产业化经营，使诃子资源实现持续利用。同时，在今后的研究中，要集成天然药物化学、药理学、分子生物学、药代动力学等多学科研究平台和技术，系统、全面地开展诃子药效物质基础及其作用机制研究，努力开发出药效物质基础明确、作用机制明晰、临床疗效确切的诃子现代创新中药[45]。

五、DNA条形码标准序列及分子鉴定

材料来源：样品共5份。药材样品1份（样品号YWS2-21），采自云南临沧永德；标本样品4份（样品号YWS2-8-1、YWS2-8-2、YWS2-8-3和YWS2-8-4），来自云南临沧永德和瑞丽。

*trnH-psbA*序列特征：诃子共14条序列，来自药材、标本和GenBank序列（FJ381883、LC102825、LC102826、LC102827、LC102828、LC102829、LC102830、LC102831和LC435437），比对后矩阵长度为508 bp，有15个变异位点，分别为3和449位点C-T变异，6、12和147位点G-C变异，140、141、143、146、153、285、379和380位点A-T变异，142位点A-C变异，152位点A-G变异。有7处插入/缺失变异，为131-133、233-234、261-276、371-378、437-444、483-497和505-507位点。一致性序列特征如图56-4所示。

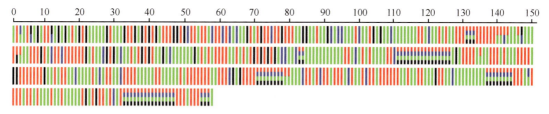

图56-4　诃子 *trnH-psbA* 一致性序列及二维码图

DNA条形码鉴定：诃子属共95条*trnH-psbA*序列，其中测试样品5条，GBOWS和 GenBank下载90条构成序列矩阵，长度为665 bp，构建邻接树（图56-5）。测试样品与 *T. chebula*和*T. citrina*聚为一支。

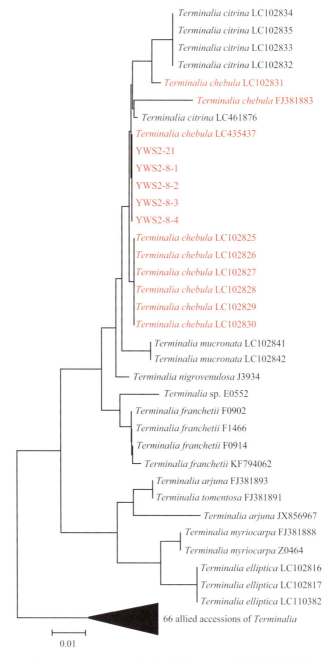

图 56-5 ***trnH-psbA* 序列矩阵基于 *P* 距离构建的邻接树**

参考文献

[1] 云南省卫生局.云南省药品标准（1974年版）[S].昆明：云南省卫生局，1975：150.

[2] 中华人民共和国卫生部药典委员会.中华人民共和国药典（1963年版）[S].北京：人民卫生出版社，1964：119.

[3] 中华人民共和国卫生部药典委员会.中华人民共和国药典（1977年版）[S].北京：人民卫生出版社，1978：306.

[4] 中华人民共和国卫生部药典委员会.中华人民共和国药典（1985年版）[S].北京：人民卫生出版社/北京：化学工业出版社，1985：153.

[5] 中华人民共和国卫生部药典委员会.中华人民共和国药典（1990年版）[S].北京：人民卫生出版社/北京：化学工业出版社，1990：157.

[6] 中华人民共和国卫生部药典委员会.中华人民共和国药典（1995年版）[S].广州：广东科技出版社/北京：化学工业出版社，1995：157.

[7] 国家药典委员会.中华人民共和国药典（2000年版）[S].北京：化学工业出版社，2000：173.

[8] 国家药典委员会.中华人民共和国药典（2005年版）[S].北京：化学工业出版社，2005：129.

[9] 国家药典委员会.中华人民共和国药典（2010年版）[S].北京：中国医药科技出版社，2010：173.

[10] 国家药典委员会.中华人民共和国药典（2015年版）[S].北京：中国医药科技出版社，2015：187.

[11] 国家药典委员会.中华人民共和国药典（2020年版）[S].北京：中国医药科技出版社，2020：194.

[12] 云南省药物研究所.云南重要天然药物（续一）[M].昆明：云南科技出版社，2011：182.

[13] 中国科学院昆明植物研究所.云南植物志[M].北京：科学出版社，1997，（1）：82.

[14] Reddy BM，Rao NK，Ramesh M，et al. Chemical investigation of the fruits of *Terminalia chebula*[J]. Pharmaceutical Biology，1994，32（4）：352-356.

[15] Lin TC，Nonaka G，Nishioka I，et al. Tannins and related compounds. C Ⅱ .structures of terchebulin，an ellagitannin having a novel tetraphenylcarboxylic acid（terchebulic acid）moiety，and biogenetically related tannins from *Terminalia chebula* Retz[J]. Chem Pharm Bull，1990，38（11）：3004-3008.

[16] 丁岗，刘延泽，宋毛平，等.诃子中的多元酚类成分[J].中国药科大学学报，2001，32（3）：193-196.

[17] 卢普平，刘星楷，李兴从，等.诃子三萜成分的研究[J].植物学报，1992，（2）：126-132.

[18] Srivastava SK，Srivastava SD. New biologically active constituents from Terminalia chebula Stem Bark[J]. ChemInform，2005，36（17）：2731-2733.

[19] 阳小勇，唐荣平.诃子化学成分的研究[J].西昌学院学报（自然科学版），2012，26（2）：65-66.

[20] 项朋志，刘丽梅，贝玉祥，等.诃子多糖的提取及其抗氧化活性研究[J].云南中医中药杂志，2009，30（2）：46-48.

[21] 牛梦莉，王静，王晋.诃子多糖提取工艺的研究[J].内蒙古医科大学学报，2014，36（2）：148-151.

[22] Barthakur NN，Arnold NP. Nutritive value of the chebulic myrobalam（*Terminalia chebula* Retz）and its potential as food source[J]. Food Chem，1991，40（2）：213-219.

[23] 吴乌兰，付芝，金莲.蒙药材诃子中挥发油化学成分的研究[J].内蒙古民族大学学报：自然科学版，2011，26（3）：274-275.

[24] 林励，徐鸿华，刘军民，等.诃子挥发性成分的研究[J].中药材，1996，19（9）：462-463.

[25] Bhattacharyya S，Ahammed SM，Saha BP，et al. The gallic acid phospholipid complex improved the antioxidant potential of gallic acid by enhancing its bioavailability[J]. AAPS PharmSci Tech，2013，14（3）：1025-1033.

[26] 胡博路，孟洁.30种中草药清除自由基的研究[J].青岛大学学报：自然科学版，2000，13（2）：38-40.

[27] Park JH，Joo HS，Yoo KY，et al. Extract from *Terminalia chebula* seeds protect against experimental ischemic neuronal damage via maintaining SODs and BDNF levels[J]. Neurochem Res，2011，36（11）：2043-2050.

[28] Zhang Y，Liu X，Gao S，et al. Research on the neuroprotective compounds in *Terminalia chebula* Retz extracts *in-vivo* by UPLC-QTOF-MS[J]. Acta Chromatogra，2017：DOI：10.1556/1326.2017.00147.

[29] Ravi Shankara BE，Ramachandra YL，Rajan SS，et al. Evaluating the anticancer potential of ethanolic gall extract of *Terminalia chebula*（Gaertn.）Retz.（combretaceae）[J]. Pharmacogn Res，2016，8（3）：209-212.

[30] Kesharwani A，Polachiras K，Nair R，et al. Anti-HSV-2 activity of *Terminalia chebula* Retz. extract and its constituents，chebulagic and chebulinic acids[J]. BMC Complement Altern Med，2017，17（1）：110.

[31] Ajala OS，Jukov A，Ma CM. Hepatitis C virus inhibitory hydrolysable tannins from the fruits of *Terminalia chebula*[J]. Fitoterapia，2014，99：117-123.

[32] Lee J，Nho YH，Yun SK，et al. Use of ethanol extracts of *Terminalia chebula* to prevent periodontal disease induced by dental plaque bacteria[J]. BMC Complement Altern Med，2017，17（1）：113-119.

[33] Seo JB，Jeong JY，Park JY，et al. Anti-arthritic and analgesic effect of NDI10218，a standardized extract of *Terminalia chebula*，on arthritis and pain model[J]. Biomol Ther（Seoul），2012，20（1）：104-112.

[34] Cui E，Zhi X，Chen Y，et al. Coptis chinensis and myrobalan（*Terminalia chebula*）can synergistically inhibit inflammatory response *in vitro* and *in vivo*[J]. Evid Based Complement Alternat Med，2014，2014：510157.

[35] Nosalova G，Jurecek L，Chatterjee UR，et al. Antitussive activity of the water-extracted carbohydrate polymer from *Terminalia chebula* on citric acid-induced cough[J]. Evid Based Complement Alternat Med，2013，2013：650134.

[36] 汤以佳. 诃子果实的强心作用[J]. 国外医药（植物药分册），1991，（5）：228.

[37] 于亚杰. 诃子提取液对小鼠胃肠运动的影响[J]. 中国现代药物应用，2013，7（15）：228-229.

[38] 胜利. 蒙药诃子对机体免疫功能的影响实验研究[A]//第十一届全国免疫学学术大会摘要汇编[C]. 合肥：中国免疫学会，2016：1.

[39] 胜利，安利峰，殷祎隆，等. 蒙药诃子对小鼠非特异性免疫功能的影响[J]. 中国民族医药杂志，2013，19（3）：37-39.

[40] Gopi KS，Reddy AG，Jyothi K，et al. Acetaminophen induced hepato and nephrotoxicity and amelioration by silymarin and *Terminalia chebula* in rats[J]. Toxicol Int，2010，17（2）：64-66.

[41] 姜慧，李克琴，李旭，等. 诃子有效成分组对实验性肝纤维化的影响[J]. 国际药学研究杂志，2013，40（5）：611-614.

[42] 李刚，张述禹，王玉华，等. 诃子提取物及含药血清对大鼠肝细胞损伤保护作用的研究[J]. 时珍国医国药，2010，21（7）：1707-1709.

[43] Tayal S，Duggal S，Bandyopadhyay P，et al. Cytoprotective role of the aqueous extract of *Terminalia chebula* on renal epithelial cells[J]. Int Braz J Urol，2012，38（2）：204-213.

[44] Kim HJ，Kim J，Kang KS，et al. Neuroprotective effect of chebulagic acid via autophagy induction in SH-SY5Y cells[J]. Biomol Ther（Seoul），2014，22（4）：275-281.

[45] 李斌，李鑫，范源. 诃子药理作用研究进展[J]. 药学研究，2015，34（10）：591-595，603.

57 附子 Fuzi

附子是毛茛科乌头属植物乌头 *Aconitum carmichaeli* Debx. 子根的加工品，为1963-2020年版《中华人民共和国药典》[1-10]收载品（图57-1-图57-3）。

块根倒圆锥形，长 2-4 cm，粗 1.0-1.6 cm。茎高 60-200 cm，中部之上疏被反曲的短柔毛，等距离生叶，分枝。茎下部叶在开花时枯萎。茎中部叶有长柄；叶片薄革质或纸质，五角形，长 6-11 cm，宽 9-15 cm，基部浅心形三裂达或近基部，中央全裂片宽菱形，有时倒卵状菱形或菱形，急尖，有时短渐尖近羽状分裂，二回裂片约 2 对，斜三角形，生 1-3 枚牙齿，间或全缘，侧全裂片不等 2 深裂，表面疏被短伏毛，背面通常只沿脉疏被短柔毛；叶柄长 1.0-2.5 cm，疏被短柔毛。顶生总状花序长 6-10（-25）cm；轴及花梗多少密被反曲而紧贴的短柔毛；下部苞片 3 裂，其他的狭卵形至披针形；

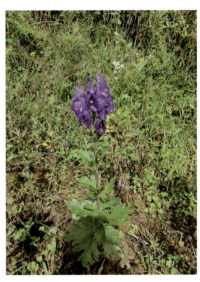

图 57-1 附子 原植物图

花梗长 1.5-3.0（-5.5）cm；小苞片生于花梗中部或下部，长 3-5（10）mm，宽 0.5-0.8（-2）mm；萼片蓝紫色，外面被短柔毛，上萼片高盔形，高 2.0-2.6 cm，自基部至喙长 1.7-2.2 cm，下缘稍凹，喙不明显，侧萼片长 1.5-2.0 cm，拳卷；雄蕊无毛或疏被短毛，花丝有 2 小齿或全缘；心皮 3-5，子房疏或密被短柔毛，稀无毛。蓇葖长 1.5-1.8 cm；种子长 3.0-3.2 mm，三棱形，只在二面密生横膜翅。花期 9-10 月。

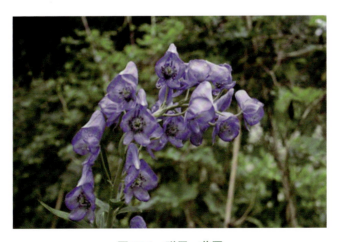

图 57-2 附子 花图

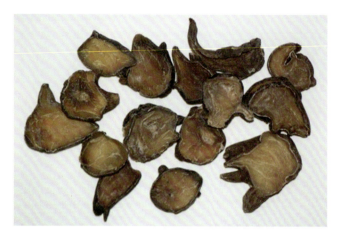

图 57-3   附子（黑顺片）   药材图

一、药用历史

附子始载于《神农本草经》，被列为下品，言其："主治风寒咳逆邪气，温中，金疮，破癥坚积聚，血瘕，寒湿踒躄，拘挛膝痛，不能行步"[11, 12]。《本草蒙筌》云："附子，其气亲下，补下焦阳虚"。《本草纲目》云："按《王氏究原方》云，附子性重滞，温脾逐寒"。由历代的记载可以看出，附子药用历史悠久，自古就是回阳救逆，散寒止痛之要药，2020 年版《中华人民共和国药典》记载附子的加工炮制品为盐附子、黑顺片、白附片。具有回阳救逆，补火助阳，散寒止痛之功效。用于亡阳虚脱，肢冷脉微，心阳不足，胸痹心痛，虚寒吐泻，脘腹冷痛，肾阳虚衰，阳痿宫冷，阴寒水肿，阳虚外感，寒湿痹痛[10]。

二、资源情况

附子原植物乌头主要分布于我国云南、四川、贵州、湖北、湖南、广西北部、广东北部、江西、浙江、江苏、安徽、陕西南部、河南南部、山东东部、辽宁南部，越南北部也有分布[13]。云南主要生于海拔 1000-2150 m 的山地草坡或灌丛中[14]。历史上，云南药用附子由四川购进。为解决市场供应，于 1957 年由四川引种栽培，目前云南广泛栽培于大理、丽江、迪庆、保山、怒江海拔 2300 m 以上区域。2022 年，云南全省在地面积约 2 万亩，泥附子产量约 2 万吨。

三、现代研究

附子主要含有生物碱、甾体化合物、神经酰胺类化合物、碱基类化合物及其他化合物[15]。其中，生物碱主要包括 C-19 型二萜类生物碱、C-20 型二萜类生物碱及其他类生物碱[16]；甾体化合物包括 β- 谷甾醇、胡萝卜苷[17]；碱基类化合物包括尿嘧啶、腺苷、次黄嘌呤、尿苷、马齿苋酰胺 E 等[17-19]；其他化合物包括黄酮类、皂苷类、植物甾醇、有机酸、有机碱、蛋白质、酶、氨基酸、微量元素等成分[16]。

附子具有强心[20]、抗心律失常[21]、抗炎[22]、促进体液免疫[23]、抗肿瘤[24]、抗衰老[25]等药理作用。

四、前景分析

附子已有2300多年的药用历史，国家曾将其列入40种基本中药材之一。附子与乌头虽基原植物相同，但在功能主治、化学成分等方面有较大区别，不能混用。一般认为附子以补火回阳较优，乌头以散寒止痛见长。

附子具有强心、修复和增强人体免疫功能、调节血压的作用，在治疗心脑血管疾病、癌症化疗和放疗后的恢复以及血压的调节方面均有显著疗效，且其原植物易于栽培，因此具有较好的开发利用前景。

五、DNA条形码标准序列及分子鉴定

材料来源：样品共6份。药材样品1份（样品号YWS2-22），采自云南丽江；标本样品5份（样品号YWS2-24-1、YWS2-24-2、YWS2-24-3、YWS2-24-4和YWS2-24-5），来自云南大理和丽江。

ITS序列特征：附子共18条序列，来自药材、标本、GBOWS序列（Z5644和Z6036）和GenBank序列（AY571352、EU591980、KU041716、KU041717、KU041718、KU041719、KY417273、MH410519、MH410520和MH922985），比对后矩阵长度为585 bp，有21个变异位点，分别为10、11、60和174位点G-C变异，73、229和414位点C-T变异，118和122位点G-T变异，176、177、269、270、340、341、352、353和531位点A-T变异，253和424位点A-C变异，213位点C-G-T变异。有2处插入/缺失变异，分别为120和499位点。一致性序列特征如图57-4所示。

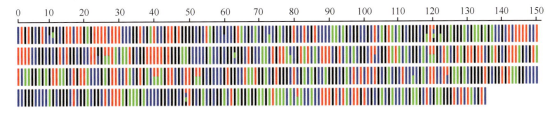

图57-4　附子ITS一致性序列及二维码图

DNA条形码鉴定：乌头属共516条ITS序列，其中测试样品6条，GBOWS和GenBank下载510条构成序列矩阵，长度为632 bp，构建邻接树（图57-5）。测试样品分散于两个分支。

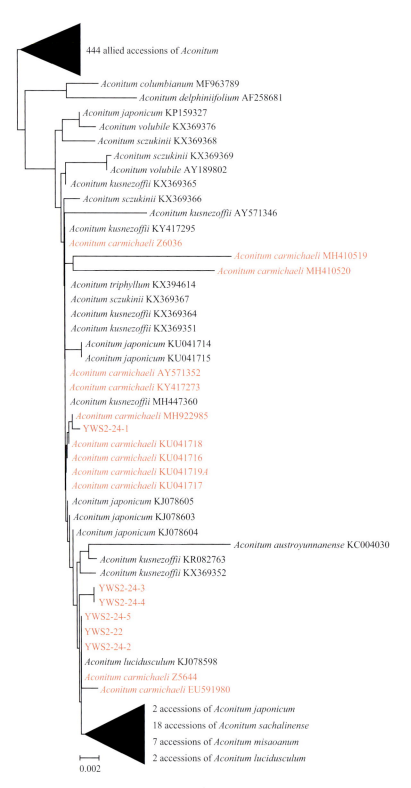

图 57-5　ITS 序列矩阵基于 *P* 距离构建的邻接树

参考文献

[1] 中华人民共和国卫生部药典委员会.中华人民共和国药典（1963年版）[S].北京：人民卫生出版社，1964：136.

[2] 中华人民共和国卫生部药典委员会.中华人民共和国药典（1977年版）[S].北京：人民卫生出版社，1978：309.

[3] 中华人民共和国卫生部药典委员会.中华人民共和国药典（1985年版）[S].北京：人民卫生出版社/北京：化学工业出版社，1985：157.

[4] 中华人民共和国卫生部药典委员会.中华人民共和国药典（1990年版）[S].北京：人民卫生出版社/北京：化学工业出版社，1990：235.

[5] 中华人民共和国卫生部药典委员会.中华人民共和国药典（1995年版）[S].广州：广东科技出版社/北京：化学工业出版社，1995：160.

[6] 国家药典委员会.中华人民共和国药典（2000年版）[S].北京：化学工业出版社，2000：149.

[7] 国家药典委员会.中华人民共和国药典（2005年版）[S].北京：化学工业出版社，2005：132.

[8] 国家药典委员会.中华人民共和国药典（2010年版）[S].北京：中国医药科技出版社，2010：177.

[9] 国家药典委员会.中华人民共和国药典（2015年版）[S].北京：中国医药科技出版社，2015：151.

[10] 国家药典委员会.中华人民共和国药典（2020年版）[S].北京：中国医药科技出版社，2020：200.

[11] 孙星衍，孙冯翼.神农本草经[M].北京：人民卫生出版社，1963.

[12] 叶俏波，邓中甲.附子运用的历史沿革[J].陕西中医学院学报，2012，35（3）：71.

[13] 中国科学院《中国植物志》编辑委员会.中国植物志[M].北京：科学出版社，1979，27：264.

[14] 中国科学院昆明植物研究所.云南植物志[M].北京：科学出版社，2000，（11）：94.

[15] 孙森凤，张颖颖.附子的化学成分研究进展[J].化工时刊，2017，31（6）：12-14.

[16] 唐梅，赵立春，徐敏，等.附子化学成分和药理作用研究进展[J].广西植物，2017，37（12）：1614-1627.

[17] 吴克红.附子的化学成分及其活性研究[D].北京：中国中医科学院硕士学位论文，2013.

[18] 耿昭.附子化学成分研究[D].成都：成都中医药大学硕士学位论文，2012.

[19] 李小红，何成军，周勤梅，等.附子化学成分研究[J].中国实验方剂学杂志，2013，（19）：86-89.

[20] 韩公羽，梁华清，廖耀中，等.四川江油附子新的强心成分[J].第二军医大学学报，1991，12（1）：10-13.

[21] 邵陆，周远鹏.附子水溶部分对心律失常的影响[J].中药通报，1988，13（6）：43-44.

[22] 久保道德.附子的抗炎作用[J].国外医学·中医中药分册，1981，（3）：57-59.

[23] 金治萃，田德真，杨煜荣，等.附子注射液对免疫影响的初步研究[J].中华微生物学和免疫学杂志，1983，3（1）：52.

[24] 董兰凤，刘京生，苗智慧，等.附子多糖对H22和S180荷瘤小鼠的抗肿瘤作用研究[J].中国中医基础医学杂志，2003，9（9）：14-17.

[25] 张涛，王桂杰，白书阁，等.附子对老年大鼠抗氧化系统影响的实验研究[J].中老年学杂志，2001，21（2）：135-136.

58 昆明山海棠 Kunmingshanhaitang

昆明山海棠是卫矛科雷公藤属植物昆明山海棠 *Tripterygium hypoglaucum* (Lévl.) Hutch. 的干燥根，以火把花之名被收载于2005年版《云南省中药材标准》[1]、1974年和1996年版《云南省药品标准》[2,3]，以及2010年版《中华人民共和国药典》附录[4]，又名火把花、紫金藤、紫金皮、雷公藤、粉背雷公藤、金刚藤等[5,6]（图58-1-图58-4）。*T. hypoglaucum* 已在FOC中处理为 *T. wilfordii* Hook. f. 的异名[7]。

藤本灌木，高1-4 m，小枝常具4-5棱，密被棕红色毡毛状毛，老枝无毛。叶薄，革质，卵状椭圆形至阔椭圆状卵形或阔卵形，长6-11 cm，宽3-7 cm，顶端短渐尖或急尖，小尖头常钝形，基部圆形或近圆形，常两侧不对称，边缘具疏或密的细圆锯齿或牙齿，上面绿色，下面粉绿色或粉白色，具白霜，沿叶脉初被锈色绒毛，后脱落，侧脉5-7对，纤细，常弧形向上弯拱，两面明显隆起，网状脉在放大镜下密而显著隆起；叶柄长达1.0-1.5 cm，具锈色绒毛，腹面有宽槽。花序长10 cm以上，被锈色短绒毛，边缘薄，白色，常有缺刻；花瓣长约2 mm，宽1.2-1.5 mm，边缘具缺刻；雄蕊着生于花盘边缘，花丝细长，长2-3 mm，花药侧裂；子房具三棱，花柱圆柱状，柱头膨大，椭圆状。翅果多为长方形或近圆形，果翅宽大，长1.2-1.8 cm，宽1.0-1.5 cm，先端平截，内凹或近圆形，基部心形，果体长仅为总长的1/2，宽近占翅的1/4或1/6，窄椭圆线状，直径3-4 mm，中脉明显，侧脉稍短，与中脉密接。花期6-7月，果期7-8月。

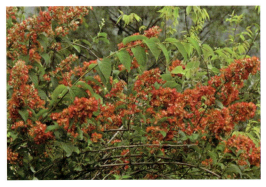

图 58-1　昆明山海棠　原植物图

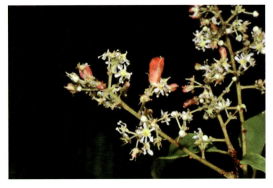

图 58-2　昆明山海棠　花图

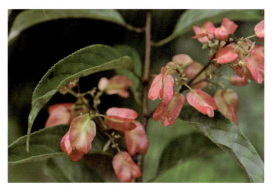
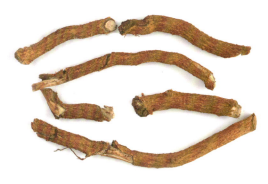

图 58-3　昆明山海棠　果实图　　　　　图 58-4　昆明山海棠　药材图

一、药用历史

本品以火把花之名始载于《本草纲目》草部毒草类钩吻条下[6,8]。《植物名实图考》以昆明山海棠之名收载，云："山海棠生昆明山中……山人折以售为瓶供"。由以上记载可知，昆明山海棠的药用不晚于明代中期，且明代医家已注意到它的毒性。现代药用昆明山海棠多取其祛风除湿，活血止血，舒筋接骨，解毒杀虫的功效。用于治疗风湿痹痛，半身不遂，疝气痛，痛经，月经过多，产后腹痛，出血不止，急性传染性肝炎，慢性肾炎，红斑狼疮，癌肿，跌打骨折，骨髓炎，骨结核，附睾结核，疮毒，银屑病，神经性皮炎等症[9]。

二、资源情况

昆明山海棠生于海拔1200-3000 m的林缘或疏林灌丛中，云南大部分地区均有分布[10]。安徽、浙江、江西、湖南、贵州、广西、广东也有分布[11]。云南野生资源丰富，目前药材主要来源于野生资源，云南省药物研究所开展了种植研究并取得成功。云南红河、大理、楚雄分布的野生资源较多，其生态环境特征以大理、楚雄较为相似，主要分布于海拔2000-2500 m的松林下、荒地、路旁等，稍密的林下不生长或植株较小，根系不粗大，但皮层较厚。蒙自等地主要分布于800-1300 m的中高山疏林中、高灌木丛中、路边和田埂，以及喜阳的林下或灌丛或者开阔地，密林中也有分布。据调查，红河每年可产药材近1000 t，楚雄可产300余吨，大理可产500余吨，云南全省可年产2000余吨。

三、现代研究

昆明山海棠的主要化学成分为倍半萜类、二萜类、三萜类、黄酮类、甾体类、鞣质及其他[12]。其中研究较为深入的成分为雷公藤甲素和雷公藤红素。雷公藤甲素具有抗炎、抑制免疫、抗生育、抗肿瘤等药理作用[13-16]，还对耐药性肿瘤细胞A549/DDP、K562/02具有较好的逆转作用[17]。三萜类成分雷公藤红素除了具有抗炎[18]、抗肿瘤[19]作用，还具有治疗神经退行性疾病、抗HIV和抗高血压等活性[20]。

四、前景分析

昆明山海棠为卫矛科植物昆明山海棠的根，有毒，是一种传统中草药，自古中医用于杀虫、舒筋活络、清热解毒、祛风除湿等，目前临床上相关药品及制剂主要作为免疫抑制剂，用于治疗类风湿性关节炎、慢性肾炎、纤维组织炎、脉管炎、麻风反应、白血病和红斑狼疮等多种胶原性疾病及自身免疫性疾病，且疗效确切，效果良好[21]。

由于该药材全部依赖野生资源采挖，其疗效独特的药品市场需求增加及新药产品的开发，导致昆明山海棠分布区急剧萎缩，自然更新非常困难，野生资源面临危机。因此，应加强对昆明山海棠野生资源种群的保护，使其更新和复壮，并开展人工栽培研究，使资源得到可持续的开发利用。

五、DNA 条形码标准序列及分子鉴定

材料来源：样品共7份。对照药材1份（编号121203-201503）；药材样品2份（样品号YWS2-23和YWS2-38），采自云南蒙自和昆明；标本样品4份（样品号YWS2-35-1、YWS2-35-2、YWS2-35-4和YWS2-35-5），来自云南楚雄禄丰、蒙自、临沧双江和玉溪新平。

ITS序列特征：昆明山海棠共27条序列，来自对照药材、药材、标本、GBOWS序列（Z0417、Z0420、Z0421、Z3491和Z4178）和GenBank序列（FJ980418、HM115951、HM115952、HM115953、HM115954、HM115963、HM115964、HM115965、HM115959、HM115960、HM115961、HM115962、JQ424148、KF022374和KF022375），比对后矩阵长度为621 bp，有39个变异位点，分别为1、4、5、9和537位点A-C变异，2、15、47、193、293、398、431、490、505和535位点A-G变异，6、13、43、59、66、70、109、119、471、181、212、392、446、457、477、513和556位点C-T变异，7、62、210和401位点G-T变异，8、522和541位点G-C变异。有2处插入/缺失变异，为417和422位点。一致性序列特征如图58-5所示。

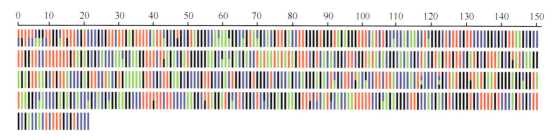

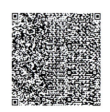

图 58-5   昆明山海棠 ITS 一致性序列及二维码图

DNA条形码鉴定：雷公藤属共41条ITS序列，其中测试样品7条，GBOWS和GenBank下载34条构成序列矩阵，长度为628 bp，构建邻接树（图58-6）。测试样品与 *T. hypoglaucum*、*T. wilfordii* 等聚为一支。

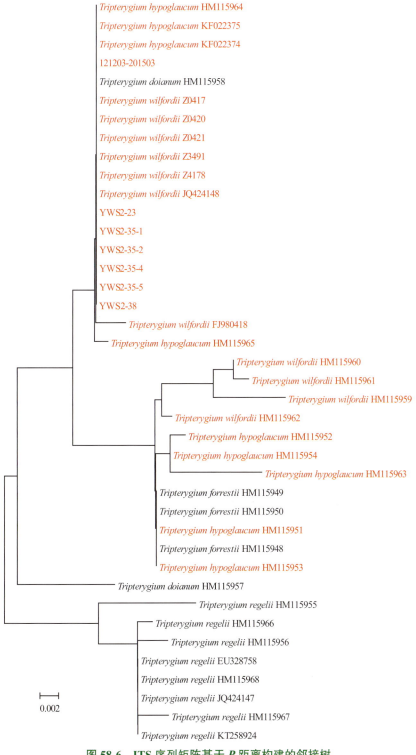

图58-6　ITS 序列矩阵基于 *P* 距离构建的邻接树

参 考 文 献

[1] 云南省食品药品监督管理局. 云南省中药材标准（2005年版）（第二册）[S]. 昆明：云南科技出版社，2007：33.

[2] 云南省卫生局. 云南省药品标准（1974年版）[S]. 昆明：云南省卫生局，1975：63.

[3] 云南省卫生厅. 云南省药品标准（1996年版）[S]. 昆明：云南大学出版社，1998：34.

[4] 国家药典委员会. 中华人民共和国药典（2010年版）（一部）[S]. 北京：中国医药科技出版社，2010：附录24.

[5] 朱兆云. 云南天然药物图鉴（第三卷）[M]. 昆明：云南科技出版社，2005：262.

[6] 杨小红、张伟程、陈香. 火把花根的研究概况[J]. 中医药临床杂志，2007，19（3）：315-317.

[7] Ma JS，Zhang ZX，Liu QR. Celastraceae[M]. *In*：Wu ZY，Raven PH. Flora of China. Beijing：Science Press，2008，11：439-492.

[8] 李时珍. 本草纲目（校点本）[M]. 北京：人民卫生出版社，1977：1277.

[9] 云南省药物研究所. 云南重要天然药物（续一）[M]. 昆明：云南科技出版社，2011：202.

[10] 中国科学院昆明植物研究所. 云南植物志[M]. 北京：科学出版社，2000，16：295.

[11] 中国科学院《中国植物志》编辑委员会. 中国植物志[M]. 北京：科学出版社，1999，45：179.

[12] 谢晨琼、周萍、李祥、等. 昆明山海棠化学成分及药理作用和临床研究进展[J]. 中草药，2015，46（13）：1995-2010.

[13] 张晓慧、杨恩才、万春平. 雷公藤内酯醇及其衍生物的药理作用研究进展[J]. 云南中医中药杂志，2013，34（8）：64-66.

[14] 崔进、陈晓、苏佳灿. 雷公藤甲素药理作用研究新进展[J]. 中国中药杂志，2017，42（14）：2655-2658.

[15] 潘祥、王均伟、胡立宏. 雷公藤甲素前药的研究进展[J]. 南京中医药大学学报，2020，36（5）：684-689.

[16] 周峰、蔡鑫君、倪坚军、等. 雷公藤甲素新型给药系统研究进展[J]. 浙江中西医结合杂志，2019，29（5）：431-434.

[17] 张迪、凌雪、濮社班、等. 雷公藤甲素研究进展[J]. 中国野生植物资源，2014，33（3）：27-31.

[18] 吴红艳、师钰琪、李佳豪、等. 雷公藤红素对神经病理性疼痛模型小鼠的干预作用[J]. 中国实验方剂学杂志，2020，26（13）：97-103.

[19] 朱陵霞、孙晓艳、陈姣、等. 雷公藤红素通过抑制PAK1抗胰腺癌作用及其机制研究[J]. 药学学报，2020，55（1）：60-66.

[20] 任献青、鲁静、孟祥乐、等. 雷公藤红素药理作用最新研究进展[J]. 中华中医药杂志，2013，28（9）：2678-2682.

[21] 国家中医药管理局《中华本草》编委会. 中华本草（第5册）[M]. 上海：上海科学技术出版社，1999：201-202.

金荞麦 Jinqiaomai

金荞麦是蓼科荞麦属植物金荞麦 *Fagopyrum dibotrys*（D. Don）H. Hara 的干燥根茎，为1977年和2000-2020年版《中华人民共和国药典》[1-6]收载品，又名野荞麦、山茯苓[7]（图59-1-图59-3）。

多年生草本，高50-100 cm。根状茎木质化，黑褐色。茎直立，分枝，具纵棱，无毛。有时一侧沿棱被柔毛。叶片三角形，先端渐尖，基部近截形，长4-12 cm，宽3-11 cm，边缘全缘，两面具乳头状突起或被柔毛；叶柄长可达10 cm；托叶鞘筒状，膜质，褐色，长5-10 mm，偏斜，先端截形，无缘毛。花序伞房状，顶生或腋生；苞片卵状披针形，先端尖，边缘膜质，长约3 mm，每苞内具2-4花；花梗中部有关节，与苞片近等长；花被长约2.5 mm，5深裂，裂片长椭圆形，白色；雄蕊8，比花被短，花柱3，柱头头状。瘦果宽卵形，具3锐棱，黑褐色，无光泽，长6-8 mm，超出宿存花被2-3倍。花期4-10月，果期5-11月。

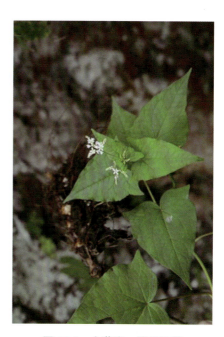

图 59-1 金荞麦 原植物图

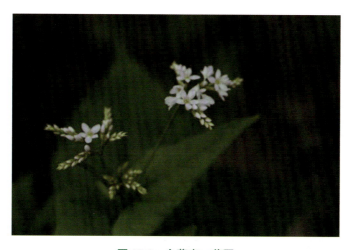

图 59-2 金荞麦 花图

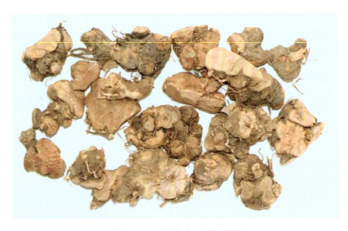

图 59-3　金荞麦　药材图

一、药用历史

金荞麦以金锁银之名始载于《本草纲目拾遗》，曰："金锁银开乃天荞麦之根，形如累丸，粘结成块。产山上者，皮黄；污泥中者，皮黑，与百草镜所言各别，或名同而物异耶""治喉闭，喉风喉毒，用醋磨漱喉。治白浊，捣汁冲酒服"。《分类草药性》载："治气，瘰，补中气，养脾胃。治疯犬咬伤"。《天宝本草》载："治腰痛背痛，瘰疬，杨梅结毒，头风疼痛"。2020年版《中华人民共和国药典》载金荞麦具有清热解毒，排脓祛瘀的功效。用于肺痈吐脓，肺热喘咳，乳蛾肿痛[6]。

二、资源情况

金荞麦生于海拔600-3500 m的草坡、林下、山坡灌丛、山谷、水边等地，中国陕西省、华东、华中、华南及西南，以及印度、锡金、尼泊尔、克什米尔地区、越南、泰国也有分布[8, 9]。云南大部分地区均有分布，昭通、曲靖、昆明、文山等地为药材主产区，长期以来依赖野生资源致使野生资源已大量减少，已被列入《国家重点保护野生植物名录》（二级）。现家种药材已成为药材主要来源，重庆是目前国内最大的种植省份，种植面积在1万亩以上。其次是贵州，种植面积在6000亩以上。云南种植起步较晚，面积较小，目前仅国药种业有限公司在曲靖沾益种植200亩，亩产300-500 kg，种植两年采挖，年产量不足100 t。另外，文山、红河等地也有药农零星种植，但面积较小。

三、现代研究

金荞麦主要含有黄酮类、萜类及酚类等化学成分。具有镇痛[10, 11]、抗氧化[12]、抗脂质[13, 14]、抗肿瘤[12, 15]、抗菌[12]、增强免疫功能[16]及改善肺组织纤维化[11]、解热抗炎[17, 18]、抗血小板聚集[19, 20]、镇咳祛痰[20]、抗突变[20]、抗流感病毒[21]等多种药理作用。自20世纪80年代以来，对金荞麦的抗癌机制开展了大量研究，并逐步深入分子水平，主要具有增强机体免疫力、直接抑制肿瘤细胞生长、抑制肿瘤细胞侵袭和转移、诱导肿瘤细胞凋亡、抑制肿瘤血管生长等作用[22]。

四、前景分析

金荞麦是我国民间传统中草药，具有较强的抗氧化能力，在抑瘤抗癌、抗菌及免疫调节等方面具有很好的作用[23]，用金荞麦叶开发的茶饮具有良好的市场前景[24, 25]。随着金荞麦产品（金荞麦叶茶、金荞麦粥、金荞麦饮料、金荞麦化妆品等）进一步被开发研制，金荞麦的需求量必将不断增长。金荞麦茎叶可治疗猪蓝耳病，目前正在试验制成猪饲料[26]。近几年，金荞麦在兽药领域中的应用发展很快，原料药材需求逐年增加，利用金荞麦的种质资源优势开发出替代抗生素作用的天然中草药饲料添加剂，前景广阔[27]。

综上所述，金荞麦是一种经济附加值很高的资源植物，而且对土壤要求和田间管理不严格、繁殖容易，多采用种子和分株繁殖，繁殖系数高[28]，可大力发展规范化种植，以提供足量的市场供给。

五、DNA条形码标准序列及分子鉴定

材料来源：样品共7份。对照药材1份（编号121114-201403）；药材样品1份（B190622），采自云南宣威和曲靖；标本样品5份（样品号YWS2-10-1、YWS2-10-2、YWS2-10-3、YWS2-10-4和YWS2-10-5），来自云南德宏盈江、昭通巧家和香格里拉。

ITS序列特征：金荞麦共20条序列，来自对照药材、药材、标本、GBOWS序列（D1609、J3529、J4765、J5482、J5595、Z1951、Z3497、Z4241和Z5663）和GenBank序列（EU591969、FJ503008、JF708196和JN235080），比对后矩阵长度为671 bp，有54个变异位点，分别为262、493、621、624位点A-C变异，263、313、349、405、467、469、471、484、537和580位点A-G变异，398、404、433、437、444、445、447、448、452、453、454、456、457、458、460、475、482、510、512、513、566、578和611位点C-T变异，439和476位点G-T变异，441、477、479、503、602、612和619位点G-C变异，468位点A-G-C变异，483、573、608和620位点A-T变异，511位点C-G-T变异，516和623位点A-C-T变异。有7处插入/缺失变异，分别为1-251、399、435、461-466、514-515、579和627-671位点。一致性序列特征如图59-4所示。

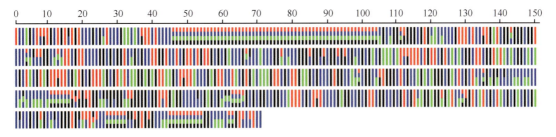

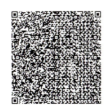

图 59-4　金荞麦 ITS 一致性序列及二维码图

DNA条形码鉴定：荞麦属共61条ITS序列，其中测试样品7条，GBOWS和GenBank下载54条构成序列矩阵，长度为708 bp，构建邻接树（图59-5）。测试样品与 *F. dibotrys*、*F. tataricum* 等聚为一支。

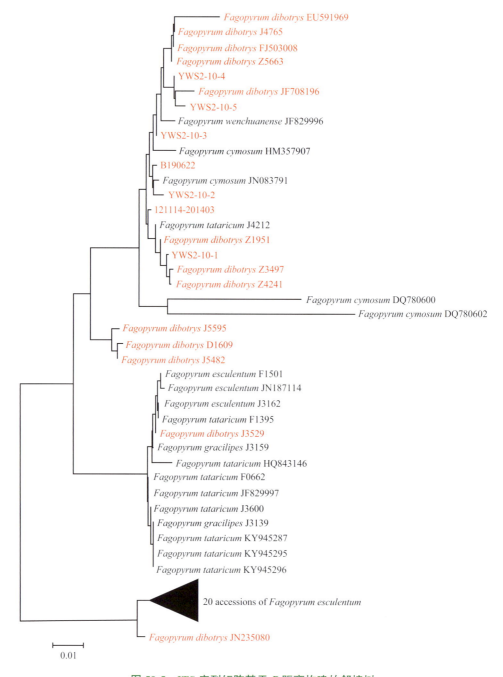

图 59-5 ITS 序列矩阵基于 *P* 距离构建的邻接树

参考文献

[1] 中华人民共和国卫生部药典委员会. 中华人民共和国药典（1977年版）[S]. 北京：人民卫生出版社，1978：359.

[2] 国家药典委员会. 中华人民共和国药典（2000年版）[S]. 北京：化学工业出版社，2000：175.

[3] 国家药典委员会. 中华人民共和国药典（2005年版）[S]. 北京：化学工业出版社，2005：151.

[4] 国家药典委员会. 中华人民共和国药典（2010年版）[S]. 北京：中国医药科技出版社，2010：203.

[5] 国家药典委员会. 中华人民共和国药典（2015年版）[S]. 北京：中国医药科技出版社，2015：218.

[6] 国家药典委员会. 中华人民共和国药典（2020年版）[S]. 北京：中国医药科技出版社，2020：228.

[7] 朱兆云. 云南天然药物图鉴（第一卷）[M]. 昆明：云南科技出版社，2003：294.

[8] 中国科学院昆明植物研究所. 云南植物志[M]. 北京：科学出版社，2000，11：364-366.

[9] 中国科学院《中国植物志》编辑委员会. 中国植物志[M]. 北京：科学出版社，1998，25（1）：111-112.

[10] 董六一，汪春彦，吴常青，等. 金荞麦对克雷伯杆菌肺炎大鼠肺组织损伤的保护作用及其机制[J]. 中药材，2012，35（4）：603-607.

[11] 范万里. 金荞麦提取物干预后COPD大鼠模型血清指标及肺组织纤维化指标的检测[J]. 海南医学院学报，2015，21（10）：1312-1315.

[12] 李蕾，孙美利，张舒媛，等. 近十年金荞麦化学成分及药理活性研究进展[J]. 中医药导报，2015，21（4）：46-48.

[13] 黄仁术，易凡，何惠利，等. 金荞麦（-）-表儿茶素抗氧化活性研究[J]. 食品科学，2014，35（15）：118-121.

[14] 黄莎，王建勇，陈庆富，等. 金荞麦叶茶有效成分的抗氧化作用研究[J]. 粮食与油脂，2016，29（2）：30-32.

[15] 李丽红，文丹丹，周美亮，等. 金荞麦抑瘤活性成份提取及作用机制研究进展[J]. 中国临床药理学与治疗学，2019，24（7）：833-840.

[16] 谷仿丽，黄仁术，刘玉曼. 金荞麦多糖对环磷酰胺致免疫低下小鼠免疫功能的影响[J]. 中药材，2015，38（2）：370-372.

[17] 何显忠. 金荞麦的药理作用和临床应用[J]. 时珍国医国药，2001，12（4）：316-317.

[18] 沈羽嘉，卞兆连，邵建国. 金荞麦片对DSS诱导炎症模型小鼠炎症因子水平的影响[J]. 中医学报，2019，34（9）：1916-1920.

[19] 吴清，梁国鲁. 金荞麦野生资源的开发与利用[J]. 中国野生植物资源，2001，20（2）：27-28.

[20] 舒成仁，付志荣. 金荞麦提取物药理作用的研究进展[J]. 医药导报，2006，25（4）：328-329.

[21] 赵炎军，刘园，谢升阳，等. 金荞麦提取物体外抗流感病毒作用研究[J]. 中国现代应用药学，2019，36（21）：2648-2651.

[22] 陈豪，何丽君，林丽芳. 金荞麦抗肿瘤机制研究进展[J]. 海峡药学，2014，26（4）：41-42.

[23] 曾艳荣，汤洪敏. 不同杀青工艺对金荞麦叶总黄酮溶出率的影响[J]. 食品科技，2015，40（1）：236-239.

[24] 黄小燕，王建勇，陈庆富. 金荞麦叶抗2型糖尿病的作用及机制研究[J]. 时珍国医国药，2014，25（6）：1334-1337.

[25] 黄小燕，黄莎，陈庆富. 金荞麦叶发酵茶的抗炎作用研究[J]. 世界科学技术：中医药现代化，2015，（5）：4.

[26] 张燕，祁云枝，周军辉，等. 秦巴山区资源植物野生金荞麦的引种繁殖和开发前景[J]. 陕西农业科学，2017，63（2）：62-64.

[27] 孙林，刘平，周维，等. 金荞麦在畜禽生产中的应用研究[J]. 粮油与饲料科技，2020，4：31-33.

[28] 吴清，梁国鲁. 金荞麦野生资源的开发与利用[J]. 中国野生植物资源，2013，20（2）：27-28.

　　南板蓝根是爵床科马蓝属植物马蓝 *Baphicacanthus cusia*（Nees）Bremek.的干燥根茎和根，为1995-2020年版《中华人民共和国药典》[1-6]收载品，又名南板蓝、大靛叶、土靛[7]（图60-1-图60-3）。*B. cusia* 已在FOC中处理为 *Strobilanthes cusia*（Nees）Kuntze 的异名[8]。

　　多年生草本，高0.5-1.5 m。茎直立，常成对分枝，无毛或被微小的棕色柔毛。叶柄0.5-7.0 cm，叶片椭圆形到卵形，（4-20）cm×（2-9）cm，背面浅绿色，正面深绿色，先端短渐尖，基部楔形，边缘有稍粗的锯齿，两面无毛，干时黑色。花序顶生或腋生，穗状花序具苞片，花序梗1-12 cm；苞片叶状，具柄，倒披针形、倒卵形或匙形，1.2-2.5 cm，基

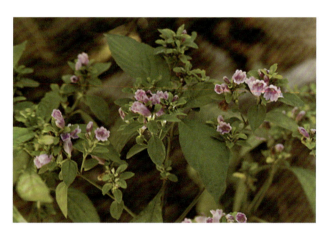

图 60-1　南板蓝根　原植物图

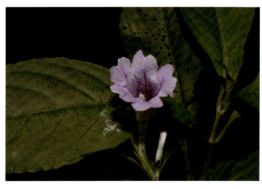

图 60-2　南板蓝根　花图

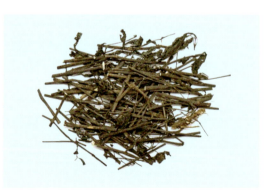

图 60-3　南板蓝根　药材图

部通常不育；花萼 0.8-1.5 mm，果期增大到 2.5 cm，被微柔毛；花冠蓝色，3.5-5.0 cm，直或稍弯曲，外面无毛，裂片长圆形，约 9 mm×9 mm，近等长。雄蕊 4，花丝无毛，3-7 mm；子房长圆形，花柱约 3.2 cm，无毛。蒴果 1.5-2.2 cm，无毛，种子 4 枚。花期 9-11 月，果期 11-12 月。

一、药用历史

马蓝一名最早出自《尔雅》："箴，马蓝"。《本草图经》云："菘蓝可为淀，亦名马蓝"。可是此马蓝并非本品马蓝，而是指菘蓝[9, 10]。《新修本草》云："陶氏所引乃是菘蓝，其汁抨（普更切）为淀者。菘蓝为淀惟堪染者"[11]。宋代《本草图经》即载其药用云："马蓝，连根采之，焙捣下筛，酒服钱匕，治妇人败血甚佳"[12]。《本草纲目》载："蓝凡五种，其中之马蓝者即是本种"[13]。

由历代记载可以看出，南板蓝根除作药用外还大量用于染料。其药用具有清热解毒、凉血消肿的功效，多用于温毒发斑、高热头痛、大头瘟疫、丹毒、痄腮等症。2020 年版《中华人民共和国药典》所载南板蓝根具有清热解毒，凉血消斑的功效。用于瘟疫时毒，发热咽痛，温毒发斑，丹毒[6]。现代研究表明，南板蓝根在抗病毒方面有良好的疗效，可用于病毒性肝炎、流行性感冒、肺炎、疮肿、疱疹等病，且其所含靛玉红在治疗白血病方面也有显著效果。

二、资源情况

南板蓝根在云南主要分布于金平、屏边、麻栗坡、西畴、绿春、景东、景洪、勐海、盈江、芒市等地，生于海拔 600-2100 m 的林下阴湿地[14]。广东、海南、香港、台湾、广西、贵州、四川、福建、浙江等地也有分布[15]。药材主要来源于家种，是云南栽培较大的种类之一，2019 年云南全省种植面积超过 10 万亩，产量 2.4 万吨，主要集中在金平、屏边、红河、蒙自等地；2021 年，红河种植面积 7.4 万亩，其中金平超过 4 万亩，产量达到 1.2 万吨，金平种植的南板蓝根为"云药之乡"认定品种。

三、现代研究

南板蓝根含生物碱类[16-20]、黄酮类[17]、有机酸类[19]、苷类[20]、甾醇类[16, 21]、五环三萜类[22]、蒽醌类[23]、氨基酸类[24, 25]、多糖类[26, 27]等成分[28]，具有抗菌[17, 29]、抗肿瘤[30-33]、抗病毒[34]、抗炎[20, 35]及保护肝脏等作用[25, 36]。

四、前景分析

南板蓝根为治疗呼吸道疾患的抗病毒良药。其叶含有抗癌成分靛玉红及靛苷、异靛蓝等。叶还可提取蓝色染料，用以染布。

南板蓝根性寒，味苦，具有清热解毒、凉血消斑的功效，是多种抗病毒中成药的主要原料之一，其茎叶既可加工制成青黛及植物性染料蓝靛，也可作为天然饲料添加剂被广泛应用于禽畜疾病防治中。

一直以来，广东和广西民众使用的是南板蓝根，而不用北板蓝根（十字花科菘蓝），南板蓝根的应用在两广地区有很好的群众基础。例如，2003年"非典"时期，钟南山教授提出南板蓝根的作用后，该药材和含有该药材的成药销售一空，民间也大量使用南板蓝根调配汤剂，起到了良好的临床效果。

南板蓝根市场需求较大，正品货源少，预测南板蓝根将有较大的市场潜力，应加强人工种植。

五、DNA条形码标准序列及分子鉴定

材料来源：样品共7份。对照药材1份（编号120971-201507）；药材样品1份（样品号YWS2-25），采自云南红河金平；标本样品5份（样品号YWS2-25-1、YWS2-25-2、YWS2-25-3、YWS2-25-4和YWS2-25-5），来自云南文山丘北、红河金平和德宏盈江。

*trnH-psbA*序列特征：南板蓝根共16条序列，来自对照药材、药材、标本和GenBank序列（GQ435147、GQ435148、GQ435149、KJ939194、KJ939195、KJ939196、KP095477、KP095478和KT161373），比对后矩阵长度为445 bp，没有变异位点。一致性序列特征如图60-4所示。

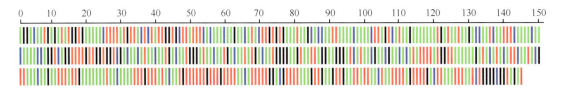

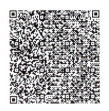

图60-4   南板蓝根 *trnH-psbA* 一致性序列及二维码图

DNA条形码鉴定：马蓝属共16条*trnH-psbA*序列，其中测试样品7条，GenBank下载9条构成序列矩阵，长度为445 bp，构建邻接树（图60-5）。测试样品与*B. cusia*、*S. yunnanensis* 等聚为一支。

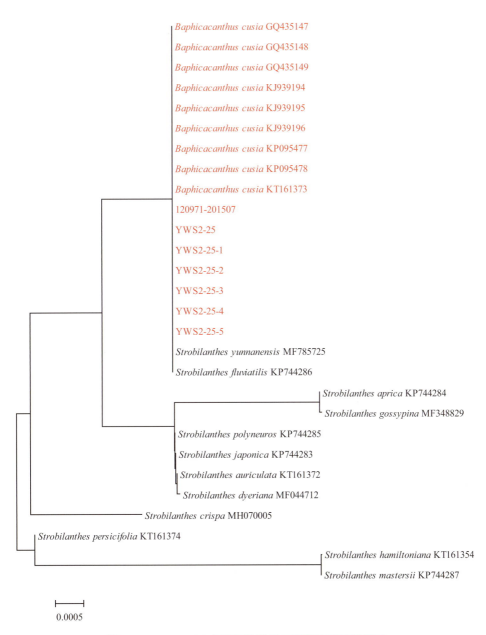

Baphicacanthus cusia GQ435147
Baphicacanthus cusia GQ435148
Baphicacanthus cusia GQ435149
Baphicacanthus cusia KJ939194
Baphicacanthus cusia KJ939195
Baphicacanthus cusia KJ939196
Baphicacanthus cusia KP095477
Baphicacanthus cusia KP095478
Baphicacanthus cusia KT161373
120971-201507
YWS2-25
YWS2-25-1
YWS2-25-2
YWS2-25-3
YWS2-25-4
YWS2-25-5
Strobilanthes yunnanensis MF785725
Strobilanthes fluviatilis KP744286
Strobilanthes aprica KP744284
Strobilanthes gossypina MF348829
Strobilanthes polyneuros KP744285
Strobilanthes japonica KP744283
Strobilanthes auriculata KT161372
Strobilanthes dyeriana MF044712
Strobilanthes crispa MH070005
Strobilanthes persicifolia KT161374
Strobilanthes hamiltoniana KT161354
Strobilanthes mastersii KP744287

0.0005

图 60-5　*trnH-psbA* 序列矩阵基于 *P* 距离构建的邻接树

参 考 文 献

[1] 中华人民共和国卫生部药典委员会. 中华人民共和国药典（1995年版）[S]. 广州：广东科技出版社/北京：化学工业出版社，1995：207.

[2] 国家药典委员会. 中华人民共和国药典（2000年版）[S]. 北京：化学工业出版社，2000：198.

[3] 国家药典委员会. 中华人民共和国药典（2005年版）[S]. 北京：化学工业出版社，2005：170.

[4] 国家药典委员会. 中华人民共和国药典（2010年版）[S]. 北京：中国医药科技出版社，2010：229.

[5] 国家药典委员会.中华人民共和国药典（2015年版）[S].北京：中国医药科技出版社，2015：245.

[6] 国家药典委员会.中华人民共和国药典（2020年版）[S].北京：中国医药科技出版社，2020：256.

[7] 朱兆云.云南天然药物图鉴（第三卷）[M].昆明：云南科技出版社，2005：304.

[8] Deng YF，Hu JQ，Daniel TF，et al. Acanthaceae[M]. *In*：Wu ZY，Raven PH. Flora of China. Beijing：Science Press，2011，19：369-477.

[9] 马英娇，魏道智，宁书菊.马蓝的本草考证[A]//中华中医药学会第九届中药鉴定学术会论文集[C]. 建德：中华中医药学会中药鉴定分会，2008.

[10] 王艺涵，金艳，陈周全，等.蓝草类药材的本草考证[J].中国中药杂志，2020，45（23）：5819-5828.

[11] 苏敬.新修本草（辑复本）[M].尚志钧辑校.合肥：安徽科学技术出版社，1981：185.

[12] 苏颂.本草图经（第四卷）[M].尚志钧辑校.合肥：安徽科学技术出版社，1994：130.

[13] 李时珍.本草纲目[M].北京：人民卫生出版社，1982：1086.

[14] 中国科学院昆明植物研究所.云南植物志[M].北京：科学出版社，2000，16：682.

[15] 中国科学院《中国植物志》编辑委员会.中国植物志[M].北京：科学出版社，2002，70（1）：113.

[16] 杨秀贤，吕曙华，吴寿金.马蓝叶化学成分的研究[J].中草药，1995，26（12）：622.

[17] 吴煜秋.南北板蓝根的药学基础研究[D].昆明：昆明医学院硕士学位论文，2005.

[18] 李玲，梁华清，廖时萱，等.马蓝的化学成分研究[J].药学学报，1993，28（3）：238-240.

[19] 高国清，何玉铃，何礼刚，等.马蓝根中含氮杂环：苯并二氢噁唑-2-酮及2-羟基1,4-苯并噁[J].中医药杂志（台北），2001，12（1）：41-49.

[20] Tanka T，Ikeda TY，Kaku M，et al. A new lignan glycoside and phenylethanoid glycosides from *Strobilanthes cusia* Bremek[J]. Chemical and Pharmaceutical Bulletin，2003，52（10）：1242-1245.

[21] 吴煜秋，钱斌，张荣平，等.南板蓝根的化学成分研究[J].中草药，2005，36（7）：982-983.

[22] 陈镕，陆哲雄，关德棋，等.南板蓝根化学成分研究[J].中草药，1987，18（11）：488-489.

[23] 陈煜，江山.南板蓝根中大黄酚的分离鉴定[J].中药材，1990，13（5）：29-30.

[24] 廖富华.南板蓝根氨基酸的分析[J].中国兽药杂志，2003，37（3）：39-41.

[25] 崔熙，李松林，王建新，等.南、北板蓝根的鉴别和氨基酸含量比较分析[J].中药材，1992，15（5）：622.

[26] 裴毅.菘蓝和马蓝药用部位的药学研究[D].哈尔滨：黑龙江中医药大学博士学位论文，2007.

[27] 盛家荣，李欣，陈佳伟，等.均匀设计优选南板蓝根多糖的提取工艺[J].中药材，2005，28（12）：1105-1107.

[28] 孙小兵，盛家荣，王定培.南板蓝根化学成分及药理作用研究[J].广西师范学院学报（自然科学版），2008，25（4）：66-69.

[29] 袁俊贤.从马蓝中分离抗真菌成分[J].国外医学·药学分册，1980，7（3）：179.

[30] 国家医药管理局中草药情报中心站.植物药有效成分手册[M].北京：人民卫生出版社，1993：606.

[31] 吴琦玮，葛忠良，高月，等.靛玉红对肿瘤细胞抑制作用的研究及相关机制探讨[J].天津中医药，2008，25（1）：55-58.

[32] 梁永红，侯华新，黎丹戎，等.板蓝根二酮B体外抗癌活性研究[J].中草药，2000，31（7）：531-533.

[33] 国家中医药管理局《中华本草》编委会.中华本草（第7册）[M].上海：上海科学技术出版社，1999：445.

[34] 李玲，董同义，李修禄，等.大青叶类药材及其制剂质量控制的研究[J].药学学报，1994，29（2）：128-131.

[35] 陶光远，谭毓治.南板蓝根注射液药效学试验研究[J].广东药学，2002，12（13）：36-38.

[36] 张明，朱道玉.3个产地板蓝根多糖作用的比较研究[J].开封医专学报，1999，18（3）：52-53.

珠子参是五加科人参属植物珠子参*Panax japonicus* C. A. Mey. var. *major*（Burk.）C. Y. Wu et K. M. Feng 或羽叶三七 *P. japonicus* C. A. Mey. var. *bipinnatifidus*（Seem.）C. Y. Wu et K. M. Feng 的干燥根茎，为1974年版《云南省药品标准》[1]、1977-2020年版《中华人民共和国药典》[2-10]收载品，又名竹节参、钮子七、野三七、疙瘩七、土三七[11]（图61-1-图61-3）。

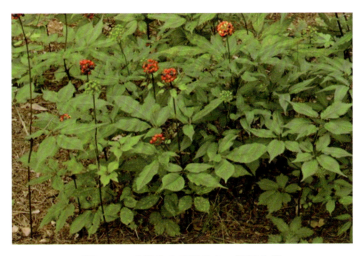

图 61-1　珠子参（珠子参）　原植物图

多年生直立草本，高50-80（-100）cm。根茎膨大成珠状或纺锤形，形似纽扣，呈串珠状，节间细长如绳；有时部分结节密生成竹鞭状。掌状复叶，3-5轮生于茎顶端，叶柄长8-11 cm；小叶常5-7，植株营养较充足者能达到7-10枚，薄膜质，倒卵状椭圆形至长椭圆形，长5-18 cm，先端渐尖至长渐尖，稀为尾状渐尖，基部阔楔形至近圆形，两侧的稍偏斜，边缘呈细锯齿或重锯齿，两面沿脉上疏被刚毛。伞形花序单生于茎端，植株健壮时侧生2-5个小花序，有花50-80朵或更多；总花梗长12-21 cm，有条纹，无毛或稍被短柔毛；花小，淡绿色；小花梗长7-12 mm，稍被短柔毛；花萼具5齿，齿三角状卵形，无毛；花瓣5，长卵形，覆瓦状排列；雄蕊5，花丝较花瓣为短；子房下位，2-5室，花柱2-5，中部以下连合。果近球形或三角状球形，成熟时橘红色或橘红色带黑斑，果时向外弯，果实10-40枚，直径2-4 mm，每个果实具种子2-5粒。种子白色或淡黄色，三角状长卵形，长4.5 mm。花期5-6月，果期7-9月。

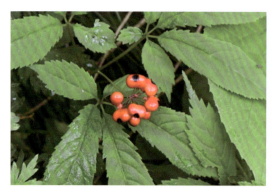

图 61-2　珠子参（珠子参）　果实图

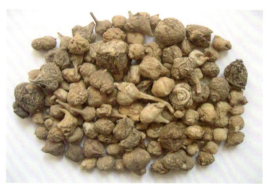

图 61-3　珠子参（珠子参）　药材图

一、药用历史

珠子参首载于《维西见闻纪》，称："茎叶皆类人参，根皮质亦多相似而圆如珠"，故名珠儿参、珠参；"奔子栏、粟地坪产之，皆在冬日盛雪之区"，故亦名雪三七[12]。功效始见于《本草从新》，称"珠儿参苦寒微甘，味厚体重，其性大约与西洋人参相同"[13]。现代使用的商品珠子参于1977年起收载入历版《中华人民共和国药典》，2020年版《中华人民共和国药典》记载珠子参具有补肺养阴，祛瘀止痛，止血的功效。用于气阴两虚，烦热口渴，虚劳咳嗽，跌扑损伤，关节痹痛，咳血，吐血，衄血，崩漏，外伤出血[10]。

二、资源情况

珠子参生于海拔1720-3650 m的山坡密林中，主要分布于云南西部及西北部。我国四川、贵州、陕西、甘肃、山西、湖北、河南及西藏等省份，以及尼泊尔、喜马拉雅山脉东部、缅甸北部及越南北部也有分布[14]。随着需求量增加，野生资源逐步萎缩，目前已被列入《国家重点保护野生植物名录》（二级）。珠子参的种植研究开展较晚，规范化种植研究及林下种植研究不超过10年，目前珠子参主要集中种植在云南西部、西北部以及湖北恩施、陕西汉中等秦岭一带，种植面积最大的为云南丽江地区，全国种植面积不超过1000亩。近年来，随着价格的高涨，种苗繁育技术的提高，种植的面积有扩大的趋势。

三、现代研究

珠子参根茎及其叶中的化学成分主要为三萜皂苷类成分，根据苷元结构的不同，可将珠子参皂苷分为两类，分别为齐墩果烷型皂苷和达玛烷型皂苷，根茎中以齐墩果烷型皂苷为主，其中，竹节参皂苷Ⅳa和人参皂苷Ro是珠子参根茎中主要的齐墩果烷型皂苷[15]。此外，还含有挥发油、多糖、微量元素、氨基酸及蛋白质等成分[16-20]。挥发油类包括芳香族类挥发油、萜类挥发油和脂肪族类挥发油[21]。

珠子参主要具有抗肿瘤[15, 22-25]、改善脑缺血[26, 27]、抗炎镇痛[28-31]、增强机体免疫力[15, 32]、促凝血[33, 34]、抗疲劳及抗应激[30]等药理作用。

四、前景分析

珠子参属五加科人参属植物，功效与三七类似，在某些药用价值上优于三七。其根茎能清热养阴、散瘀止血、消肿止痛、生肌、舒筋活络，用于劳损伤痛。其叶也可入药，有文献称参叶子可清热生津、润喉利咽、解暑。珠子参作茶常饮有滋补强壮之效，并能解暑热；并有用叶煎汤作生发之用。果实（藏族）有利尿、止痛之功。亦有文献记载，将其根茎作为三七、沙参、西洋参等的代用品，并称其养阴清火生津之功胜于西洋参。其药用方式除常规的煎汤口服外，还有泡酒服治跌打损伤、劳损伤痛；外敷治外伤出血，炖肉服治病后体虚等。因此，珠子参不论在中医治疗疾病或康复保健方面，都有巨大的研究开发潜力。

五、DNA 条形码标准序列及分子鉴定

材料来源：样品共11份。药材样品1份（样品号YWS2-26），采自云南怒江兰坪；珠子参标本样品5份（样品号YWS2-2-1、YWS2-2-2、YWS2-2-3、YWS2-2-4和YWS2-2-5），来自云南香格里拉、怒江兰坪和丽江；羽叶三七标本样品5份（样品号YWS2-2-6、YWS2-2-7、YWS2-2-8、YWS2-2-9和YWS2-2-10），来自云南昭通彝良、红河金平、丽江玉龙和怒江泸水。

ITS序列特征：珠子参共6条序列，来自药材和标本，比对后矩阵长度为582 bp，有9个变异位点，分别为78和200位点A-T变异，397、461、533和573位点C-T变异，486和526位点A-G变异，542位点A-C-T变异。有1处插入/缺失变异，为159-169位点。一致性序列特征如图61-4所示。

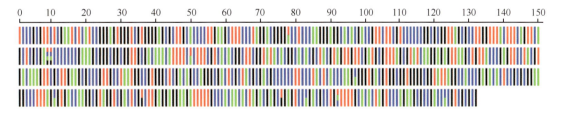

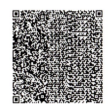

图 61-4　珠子参 ITS 一致性序列及二维码图

羽叶三七共137条序列，来自标本和NCBI序列（HQ112362-HQ112424、HQ112417-HQ112424、HQ112447-HQ112456、HQ588762-HQ588776、KM377621、KM377622、KU246152、MH117628、MH345135-MH345174、MH345179-MH345182、MK408761、MK408763、MK408776、MK408782、MK408786、MK408792、MK408795和MK408800），比对后矩阵长度为587 bp，有108个变异位点，分别为4、8、14、24、26、38、47、48、49、63、77、94、97、98、144、149、156、160、171、182、198、199、239、342、385、389、401、403、415、442、443、444、447、448、450、467、515、539、541、558、568、573、579、583、585和587位点C-T变异，9、35、245、451、304、332、362、378、533、553和575位点G-C变异，23、50、88、116、170、318、473、522、548和577位点A-C变异，28、393和410位点G-C-T变异，32、126、521、530和547位点G-T变异，41、64、66、85、95、157、161、186、189、200、268、387、391、402、428、466、479、492、511、540、552、561、567和586位点A-G变异，82、205、524、549和560位点A-T变异，84、96和404位点A-G-T变异，580位点A-G-C-T变异。有8处插入/缺失变异，分别为5-7、12-13、18-19、115、163-165、379-380、507和535-538位点。一致性序列特征如图61-5所示。

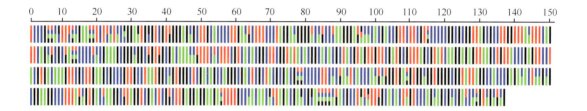

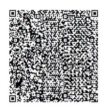

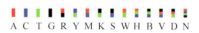

ACTGRYMKSWHBVDN

图61-5　羽叶三七ITS一致性序列及二维码图

DNA条形码鉴定：人参属共532条ITS序列，其中测试样品11条，GBOWS和GenBank下载521条构成序列矩阵，长度为608 bp，构建邻接树（图61-6）。测试样品分散于三个分支。

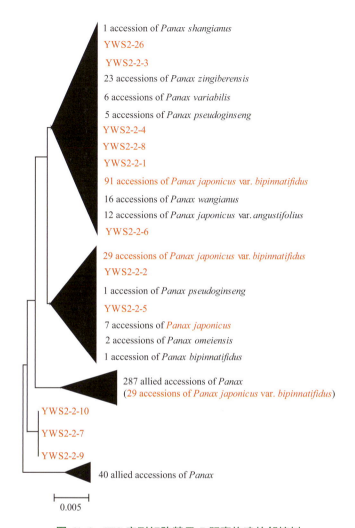

1 accession of *Panax shangianus*
YWS2-26
YWS2-2-3
23 accessions of *Panax zingiberensis*
6 accessions of *Panax variabilis*
5 accessions of *Panax pseudoginseng*
YWS2-2-4
YWS2-2-8
YWS2-2-1
91 accessions of *Panax japonicus* var. *bipinnatifidus*
16 accessions of *Panax wangianus*
12 accessions of *Panax japonicus* var. *angustifolius*
YWS2-2-6
29 accessions of *Panax japonicus* var. *bipinnatifidus*
YWS2-2-2
1 accession of *Panax pseudoginseng*
YWS2-2-5
7 accessions of *Panax japonicus*
2 accessions of *Panax omeiensis*
1 accession of *Panax bipinnatifidus*
287 allied accessions of *Panax*
(29 accessions of *Panax japonicus* var. *bipinnatifidus*)
YWS2-2-10
YWS2-2-7
YWS2-2-9
40 allied accessions of *Panax*

0.005

图 61-6　ITS 序列矩阵基于 *P* 距离构建的邻接树

参 考 文 献

[1] 云南省卫生局. 云南省药品标准（1974年版）[S]. 昆明：云南省卫生局，1975：264.

[2] 中华人民共和国卫生部药典委员会. 中华人民共和国药典（1977年版）[S]. 北京：人民卫生出版社，1978：448.

[3] 中华人民共和国卫生部药典委员会. 中华人民共和国药典（1985年版）[S]. 北京：人民卫生出版社/北京：化学工业出版社，1985：234.

[4] 中华人民共和国卫生部药典委员会. 中华人民共和国药典（1990年版）[S]. 北京：人民卫生出版社/北京：化学工业出版社，1990：241.

[5] 中华人民共和国卫生部药典委员会. 中华人民共和国药典（1995年版）[S]. 广州：广东科技出版社/北京：化学工业出版社，1995：239.

[6] 国家药典委员会. 中华人民共和国药典（2000年版）[S]. 北京：化学工业出版社，2000：224.

[7] 国家药典委员会. 中华人民共和国药典（2005年版）[S]. 北京：化学工业出版社，2005：192.

[8] 国家药典委员会. 中华人民共和国药典（2010年版）[S]. 北京：中国医药科技出版社，2010：254.

[9] 国家药典委员会.中华人民共和国药典（2015年版）[S].北京：中国医药科技出版社，2015：271.

[10] 国家药典委员会.中华人民共和国药典（2020年版）[S].北京：中国医药科技出版社，2020：283.

[11] 朱兆云.云南天然药物图鉴（第四卷）[M].昆明：云南科技出版社，2007：339.

[12] 国家中医药管理局《中华本草》编委会.中华本草（第五册）[M].上海：上海科学技术出版社，1999：835-839.

[13] 江苏新医学院.中药大辞典（下册）[M].上海：上海科学技术出版社，1986：1760.

[14] 中国科学院昆明植物研究所.云南植物志[M].北京：科学出版社，2000，2：515.

[15] 杨延、张翔、姜森，等.珠子参中皂苷成分及其药理活性研究进展[J].食品工业科技，2019，40（2）：347-356.

[16] 杜良成、王世林、李英，等.珠子参抗真菌糖蛋白的研究[J].云南植物研究，1992，14（4）：430-436.

[17] 池群、郭建文.珠子参的微量元素分析比较[J].西北药学杂志，1993，8（2）：61-64.

[18] 崔九成、张旋、杨新杰，等.不同产地珠子参中微量元素含量分析[J].光谱实验室，2011，28（6）：2866-2870.

[19] 田光辉.大叶三七柄梗中挥发油成分分析及其生物活性的研究[J].食品科技，2011，36（1）：188-191.

[20] 许苗苗、刘银环、杨新杰，等.不同产地珠子参中多糖的含量测定[J].现代中医药，2014，34（5）：73-75.

[21] 张海元、李小辉、梅双喜，等.珠子参化学成分研究进展[J].中草药，2017，48（14）：2997-3004.

[22] 陈涛、陈龙飞、金国琴，等.珠子参体外诱导人肝癌细胞凋亡效应及机制研究[J].肿瘤，2006，26（2）：144-147.

[23] 陈涛、龚张斌.珠子参对S180荷瘤小鼠化疗的减毒作用[J].中西医集合学报，2008，6（12）：1255-1258.

[24] 陈涛、龚张斌.珠子参对人早幼粒白血病HL-60细胞增殖的抑制和诱导分化作用的研究[J].中国中医药科技，2009，16（4）：278-279.

[25] 陈涛、胡卫、巩仔鹏，等.珠子参皂苷对人早幼粒白血病HL-60细胞增殖抑制和诱导分化的研究[J].时珍国医国药，2010，21（4）：831-833.

[26] 石孟琼、贺海波、覃宁玲，等.珠子参水提物预处理对小鼠脑缺血再灌注损伤的影响[J].第三军医大学学报，2011，33（3）：290-293.

[27] 苏婧、石孟琼、贺海波，等.珠子参水提物对小鼠急性脑缺血损伤的影响[J].中国老年学杂志，2012，32（6）：1217-1220.

[28] 李巧云、赵恒、岳松健，等.大叶珠子参总皂甙的镇痛镇静作用研究[J].华西药学杂志，1993，8（2）：90-92.

[29] 刘朝霞、邹坤、杨兴海，等.扣子七乙醇提取物抗炎与镇痛活性的实验研究[J].时珍国医国药，2004，15（8）：465-466.

[30] 姜祎、考玉萍、宋小妹.珠子参叶总皂苷抗炎镇痛作用的实验研究[J].陕西中医，2008，（6）：732-733.

[31] 贺海波、石孟琼、陈涛，等.珠子参水提物抗炎镇痛作用的实验研究[J].第三军医大学学报，2010，32（20）：2224-2227.

[32] 李惠兰、李存德.珠子参总皂甙对白细胞介素-1白细胞介素-2的影响[J].云南中医学院学报，1994，17（1）：27-29.

[33] 段径云、陈瑞明.珠子参对血液和造血功能的影响[J].西北药学杂志，1996，11（2）：72-73.

[34] 杨扬、余汶静、光梦凯，等.珠子参有效止血部位探究及其对内源途径凝血因子的作用[J].现代预防医学，2011，38（20）：4235-4237.

臭灵丹草是菊科六棱菊属植物翼齿六棱菊 *Laggera pterodonta*（DC.）Benth. 的干燥地上部分，为1974年和1996年版《云南省药品标准》[1, 2]、2005年版《云南省中药材标准》[3]，以及1977年和2010-2020年版《中华人民共和国药典》[4-7]收载品，又名六棱菊、臭叶子、归经草、臭草叶[8]（图62-1；图62-2）。*L. pterodonta* 已在FOC中处理为 *L. crispata*（Vahl）Hepper and J. R. I. Wood的异名[9]。

草本，高达1 m。主根圆柱形，长达20 cm，上部直径达0.7 cm，具长侧根和多数纤维状细根。茎直立，基部直径5-10 mm，上部具多数分枝，茎和枝具纵棱，疏被短柔毛和腺毛，稀无毛，具翅，翅宽不逾2 mm，边缘有不规则、粗或细、长或短的齿缺。中部叶倒卵形或倒卵状椭圆形，稀椭圆形，无柄，长7-10（15）cm，宽2.0-3.5（7）cm，基部长渐狭或渐狭，沿茎下延成茎翅，顶端短尖或钝，两面疏被柔毛和杂以腺体，中脉和7-10对侧脉在下面稍

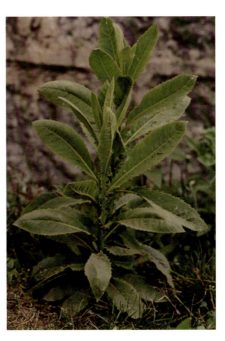

图 62-1　臭灵丹草　原植物图

凸起，网脉略明显；上部叶小，倒卵形或长圆形，长2-3 cm，宽5-10 mm，顶端钝或短尖，边缘锯齿较小。头状花序直径1.0-1.5 cm，花期下垂，多数于茎、枝顶排列成总状或近伞房状的大型圆锥状花序；花序梗长1-3 cm，密被短柔毛和短腺毛；总苞宽钟形，直径0.8-1.3 cm；总苞片5-7层，外层草质，绿色，披针形，长3-5 mm，先端急尖，花期向外弯曲，背面密被短腺毛，内层干膜质，线形，长7-9 mm，先端渐尖，背面疏被短腺毛至近无毛，先端和上部边缘带紫红色，最内层极窄；花序托平直径4-6 mm。雌花花冠毛管状，白色，长6-7 mm，先端3-5小齿；两性花15-20朵，花冠细管状，白色，长6-7 mm，冠檐短，先端5裂，裂片带紫红色，外面被微毛，冠管细长，基部绿白色。瘦果近纺锤形，有10棱，长约10 mm，被白色长柔毛。冠毛白色，易脱落，长约6 mm。花期4-10月。

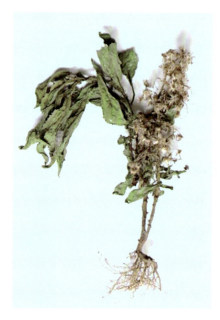

图 62-2　臭灵丹草　药材图

一、药用历史

臭灵丹草以臭灵丹之名始载于《滇南本草》，载："臭灵丹治风热积毒，痈疽，疮疔，疥癞，血风癣疮"[10]。《云南中草药》载："治上呼吸道感染，扁桃体炎，口腔炎，防治流感"。《中华本草》载："清热解毒，活血。主治上呼吸道感染，扁桃体炎，咽喉炎，腮腺炎，口腔炎，气管炎，痈肿疮疔，毒蛇咬伤，跌打损伤"[11]。2020 年版《中华人民共和国药典》记载：具有清热解毒，止咳祛痰的功效。用于风热感冒，咽喉肿痛，肺热咳嗽[7]。

二、资源情况

臭灵丹草是云南特色药材，生于海拔 250-2400 m 的山坡草地、荒地、村边、路旁和田头地角，云南省大部分地区均有分布，我国湖北、广西、四川、贵州、西藏等省份，以及印度、缅甸、泰国、中南半岛及非洲也有分布[12]。药材均来自野生，分布区广阔，但呈散在分布，野生资源较少成片生长，其蕴藏量在自然更新下难以大幅提升，云南普洱是其药材的主要产区，近年来资源出现紧缺现象。

三、现代研究

臭灵丹草的主要化学成分为倍半萜类、黄酮类、挥发油及氨基酸类[13-16]。臭灵丹草中具有较多的桉烷型倍半萜，其中多为桉烷型倍半萜酸、桉烷型倍半萜醇及桉烷型倍半萜苷类化合物，目前已从臭灵丹草中分离、鉴定出 30 余种桉烷型倍半萜类化合物[16]。黄酮类化合物包括金腰素乙、洋艾素、喷杜素等[17]。挥发油成分中已鉴定出 48 种化合物[15, 18]。臭灵丹草主要具有抗氧化[19]、抗肿瘤[20]、抑菌[21]、镇痛[22]、祛痰[23]等药理活性[16, 18]。

四、前景分析

臭灵丹草民间主要用于治疗上呼吸道感染、扁桃体炎、腮腺炎、咽喉炎、口腔炎、支气管炎、疟疾、痈肿疮疖，也用于感冒咳嗽、跌打损伤、烫烧伤、毒蛇咬伤等。研究表明，该植物的挥发油具有较好的祛痰作用，对实验性急性支气管炎也有效，其水煎浓缩乙醇提取液对急性淋巴细胞型白血病、急性粒细胞型白血病及急性单核细胞型白血病的血细胞脱氢酶均有较强的抑制作用。臭灵丹草临床应用广泛，利用其提取物或复方治疗呼吸道系统疾病等，效果显著。但目前对其有效部位和有效成分的分子细胞药理学的现代研究较少，值得进一步对其化学成分和药效关系进行深入研究，进一步寻找具有生物活性的成分，加强其化学成分的分离鉴定和对有效成分的药理研究，为研制出疗效确切、副作用小和能广泛应用于临床的中药新药提供依据。

五、DNA条形码标准序列及分子鉴定

材料来源：样品共6份。药材样品1份（样品号YWS2-27），采自云南思茅；标本样品5份（样品号YWS2-34-1、YWS2-34-2、YWS2-34-3、YWS2-34-4和YWS2-34-5），来自云南德宏盈江和思茅。

*trnH-psbA*序列特征：臭灵丹草共7条序列，来自药材、标本和GenBank序列（EF210978），比对后矩阵长度为436 bp，有1处插入/缺失变异，为5-15位点。一致性序列特征如图62-3所示。

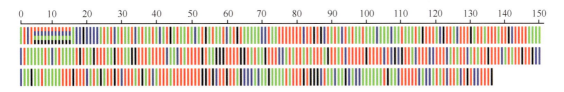

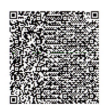

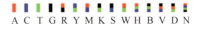

A C T G R Y M K S W H B V D N

图62-3　臭灵丹草 *trnH-psbA* 一致性序列及二维码图

DNA条形码鉴定：六棱菊属共19条*trnH-psbA*序列，其中测试样品6条，GBOWS和GenBank下载13条构成序列矩阵，长度为438 bp，构建邻接树（图62-4）。测试样品与 *L. pterodonta*、*L. crispata* 等聚为一支。

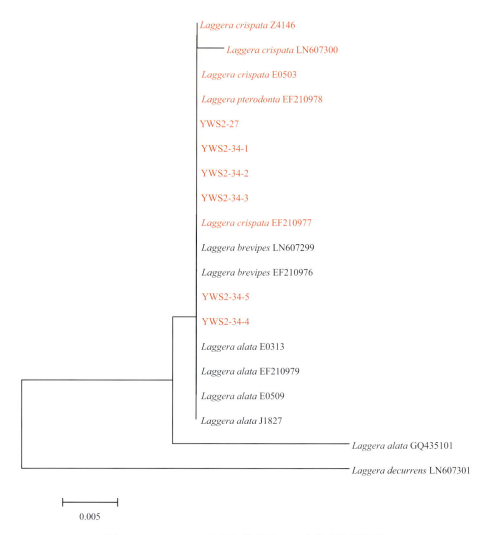

Laggera crispata Z4146
Laggera crispata LN607300
Laggera crispata E0503
Laggera pterodonta EF210978
YWS2-27
YWS2-34-1
YWS2-34-2
YWS2-34-3
Laggera crispata EF210977
Laggera brevipes LN607299
Laggera brevipes EF210976
YWS2-34-5
YWS2-34-4
Laggera alata E0313
Laggera alata EF210979
Laggera alata E0509
Laggera alata J1827
Laggera alata GQ435101
Laggera decurrens LN607301

0.005

图 62-4 *trnH-psbA* 序列矩阵基于 *P* 距离构建的邻接树

参 考 文 献

[1] 云南省卫生局. 云南省药品标准（1974年版）[S]. 昆明：云南省卫生局，1975：274.

[2] 云南省卫生厅. 云南省药品标准（1996年版）[S]. 昆明：云南大学出版社，1998：87.

[3] 云南省食品药品监督管理局. 云南省中药材标准（2005年版）（第二册）[S]. 昆明：云南科技出版社，2007：79.

[4] 中华人民共和国卫生部药典委员会. 中华人民共和国药典（1977年版）[S]. 北京：人民卫生出版社，1978：482.

[5] 国家药典委员会. 中华人民共和国药典（2010年版）[S]. 北京：中国医药科技出版社，2010：267.

[6] 国家药典委员会. 中华人民共和国药典（2015年版）[S]. 北京：中国医药科技出版社，2015：284.

[7] 国家药典委员会. 中华人民共和国药典（2020年版）[S]. 北京：中国医药科技出版社，2020：296-297.

[8] 朱兆云. 云南天然药物图鉴（第一卷）[M]. 昆明：云南科技出版社，2003：369.

[9] Chen YS，Anderberg AA. Inuleae[M]. *In*：Wu ZY，Raven PH. Flora of China. Beijing：Science Press，2011，20-21：820-851.

[10]《滇南本草》整理组.滇南本草[M].昆明：云南省人民出版社，1959：389.

[11] 国家中医药管理局《中华本草》编委会.《中华本草》（第七卷）[M].上海：上海科学技术出版社，1999：878.

[12] 中国科学院昆明植物研究所.云南植物志[M].北京：科学出版社，2000，13：176.

[13] 罗琴.云南民族药臭灵丹的研究概况[J].海峡药学，2014，26（4）：39-41.

[14] 刘百联，张婷，张晓琦，等.臭灵丹化学成分的研究[J].中国中药杂志，2010，35（5）：602-606.

[15] 卞富永，李光富.云南彝族药臭灵丹药用价值研究进展[J].世界最新医学信息文摘，2017，17（120）：31-33.

[16] 王胤骁.云南民间常用药臭灵丹的研究概述[J].云南中医中药杂志，2019，40（7）：74-75.

[17] 李甜甜，李菁，于浩飞，等.臭灵丹黄酮类化学成分研究[J].广州中医药大学学报，2015，32（6）：94-97.

[18] 魏均娴，赵爱华，胡建林，等.臭灵丹化学成分的研究[J].昆明医学院学报，1995，16（3）：83-84.

[19] 李书华，赵琦，刘芳，等.臭灵丹中黄酮类化合物的鉴定及抗氧化活性的研究[J].现代食品科技，2013，29（6）：1213-1216.

[20] 曹长姝，刘百联，沈伟哉，等.中药臭灵丹中黄酮类化合物的体外抗肿瘤活性研究[J].中国中药杂志，2010，35（16）：2171-2174.

[21] 孙燕，吕跃军，华木星，等.民间草药臭灵丹抑菌作用的实验研究[J].中国民族医药杂志，2014，20（9）：44-45.

[22] 赵永娜，Wantana R，Pisit B，等.臭灵丹水提取物的急性毒性及镇痛作用的实验研究[J].天然产物研究与开发，2005，17（4）：457-459.

[23] 邓士贤，王德成，王懋德，等.臭灵丹的祛痰及退热作用[J].云南医药，1999，52（1）：491.

63 雪茶 Xuecha

雪茶是地衣类霜降衣科地茶属植物雪茶 *Thamnolia vermicularis*（Sw.）Schaer. 的干燥原叶体（地衣体），为1974年和1996年版《云南省药品标准》[1, 2]收载品，又名地茶、太白茶、蛔样地衣[3]（图63-1；图63-2）。

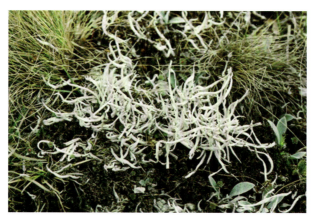

图 63-1 雪茶 原原叶体图

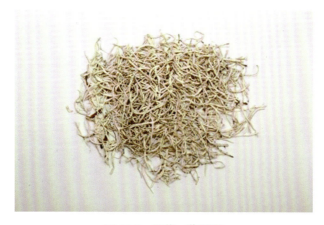

图 63-2 雪茶 药材图

地衣体枝状，较细弱，高 3-7 cm，直径 1-3 mm。白色或灰白色，似白石灰色，久置变灰黄白色，单一或有稀少短小 1-2 个分枝，先端渐尖，伸直或微弯曲，状似空心草芽样。被子和粉子器侧生。

一、药用历史

雪茶始载于《本草纲目拾遗》，谓："雪茶出滇南，色白，久则色微黄，以盏烹瀹，清香迴胜，形似莲心，但作玉芽色耳""甘、苦，性温""治胃气积痛，疗痢"。《四川中药志》记载："清热醒脑。治口干舌燥，眼昏头闷，精神疲倦"。《陕西中草药》记载："清热解渴，安神养心，明目。治心中烦热，虚劳骨蒸，肺炎咳嗽，癫痫狂躁，神经衰弱，目涩，中暑，高血压"[4]。

雪茶不但可药用，也可当茶饮用。雪茶泡饮，汤色淡黄，饮后回味甘甜、清香、长久不绝。雪茶在民间常以水煎服或泡茶饮，治疗咽喉痛、神经衰弱、高血压等病症。近年来研究表明：雪茶中含有益于人体健康的活性物质，具有清热解毒，醒脑安神的作用。1996年版《云南省药品标准》记载："清热、生津、解渴。用于咽喉肿痛、声音嘶哑"[2]。

二、资源情况

雪茶是云南道地药材之一，主要分布于滇西北的大理、丽江、香格里拉、德钦等地，以及滇东北的永善、会泽等地，生于海拔3600-5000 m的高寒山区草地及雪线附近的阴湿岩石或地表上[5]。由于雪茶生长要求的特性，受到自然环境条件的限制，野生资源极其有限。近年来雪茶进入旅游市场，加之商家的推炒，雪茶行销全国各地，甚至远销东南亚不少国家地区，深受不少消费者群体的青睐，需求量增大，价格不断上扬，导致了过度的采集、开发，严重地破坏了雪茶赖以生存的自然环境，使得原本有限的野生资源更为稀少。雪茶属地衣类低等植物，生长环境特殊，如今人工还不能繁殖，全靠天然野生。

三、现代研究

目前已从雪茶中分离得到上百种化合物，雪茶是菌藻共生的复合有机体，其代谢产物主要分为初生代谢产物和次生代谢产物。初生代谢产物主要有多糖、油脂类、蛋白质、氨基酸等物质，次生代谢产物由复合体中的共生菌产生，主要为缩酚及其衍生物、萜类、脂肪酸类、甾体类等[6-20]。雪茶具有抗炎[12]、解热[13]、增强免疫力[21]等作用。

四、前景分析

雪茶具有清热解毒、生津止渴、清肝明目、养心安神等功效，经常饮用能够降血脂、减肥、醒脑、清热解暑、生津、润肺、止咳。因此，雪茶是当今保健饮品中的一朵奇葩。应对此民间民族药物进行深入研究，有效地开发、利用雪茶天然资源，使其从传统医疗保健品转化为现代药物。雪茶作为一种天然药物资源，无论是保健品还是药品研究开发，均具有一定的潜力。现在急需加强对野生雪茶自然资源、环境的科学保护，科学合理地进行轮换采集，使野生雪茶生长能够有喘息时期，有序、可持续地再生，以满足医药市场用药的需要。

五、DNA条形码标准序列及分子鉴定

材料来源：样品共6份。药材样品1份（样品号YWS2-28），采自云南香格里拉；标本样品5份（样品号YWS2-15-1、YWS2-15-2、YWS2-15-3、YWS2-15-4和YWS2-15-5），来自云南香格里拉。

ITS序列特征：雪茶共23条序列，来自药材、标本和GenBank序列（AY961602、EU714418、EU714419、EU714427、EU714428、EU714433、JQ409342、JQ409343、JQ409344、JQ409347、JQ409349、KR017094、KY266969、KY397962、MF149091、MF149102和MK812339），比对后矩阵长度为341 bp，有19个变异位点，分别40、69、108、148、242、300、320、325和336位点C-T变异，44、107、113、115、116、117和339位点A-G变异，59、104和118位点A-T变异。有3处插入/缺失变异，为105-106、110-112和316-317位点。一致性序列特征如图63-3所示。

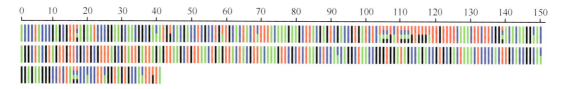

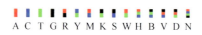

A C T G R Y M K S W H B V D N

图63-3　雪茶ITS一致性序列及二维码图

DNA条形码鉴定：地茶属共26条ITS序列，其中测试样品6条，GBOWS和GenBank下载20条构成序列矩阵，长度为344 bp，构建邻接树（图63-4）。测试样品与*T. vermicularis*和*T. subuliformis*聚为一支。

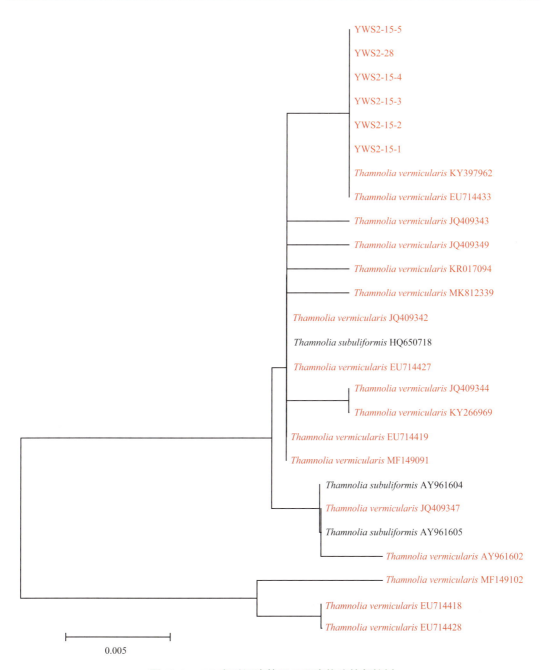

图 63-4　ITS 序列矩阵基于 P 距离构建的邻接树

参 考 文 献

[1] 云南省卫生局.云南省药品标准（1974年版）[S].昆明：云南省卫生局，1975：297.

[2] 云南省卫生厅.云南省药品标准（1996年版）[S].昆明：云南大学出版社，1998：96.

[3] 朱兆云.云南天然药物图鉴（第三卷）[M].昆明：云南科技出版社，2005：386.

[4] 云南省药物研究所.云南重要天然药物（续一）[M].昆明：云南科技出版社，2011：248.

[5] 唐丽，杨林，马瑛，等.藏药雪茶的民族植物学研究[J].中央民族大学学报：自然科学版，2009，18（2）：83-83，96.

[6] 程挚.云南白雪茶研究现状及开发利用[J].安徽农业科学，2015，43（11）：289-290.

[7] 林春榕，左绍远，汪祖芳，等.云南丽江产白雪茶多糖的分离提取与含量测定[J].生命科学仪器，2012，10（2）：26-28.

[8] 王晓美，罗秦英，靳菊情，等.太白茶多糖的组分研究[J].西北药学杂志，1998，13（1）：10-11.

[9] 马志敏，陈兴荣.地衣类植物雪茶的化学成分研究[J].时珍国医国药，2001，12（10）：872-873.

[10] 孙汉董，钮芳娣，林中文，等.四种药用地衣的化学成分[J].植物学报，1990，32（10）：783-788.

[11] 谢家敏，李自英，赵树年.雪茶化学成分的研究[J].云南化工，1987，（4）：21-26，36.

[12] 邓士贤，莫云强，熊建明，等.雪茶的药理研究之一：雪茶素的抗炎及对心血管的作用[J].云南医药，1985，6（5）：314-316.

[13] 莫云强，梁斌，熊建明，等.雪茶的药理研究之二：雪茶素的解热及对小肠的作用[J].云南医药，1985，6（6）：330-332.

[14] 赵颖，宋丹，钟国跃，等.HPLC法测定雪地茶中松萝酸[J].中草药，2009，40（S1）：281-282.

[15] 姜北，赵勤实，彭丽艳，等.雪茶化学成分研究[J].云南植物研究，2002，24（4）：525-530.

[16] 詹家芬，陆舍铭，刘春波，等.GC-MS分析红雪茶和白雪茶的ASE提取物[J].香料香精化妆品，2008，（5）：1-4.

[17] 詹家芬，陆舍铭，曲国福，等.SDE-GC-MS分析红雪茶和白雪茶的挥发性成分[J].天然产物研究与开发，2008，20（4）：657-661.

[18] 石晋丽，刘春生.七种药用地衣中微量元素的含量测定[J].中药材，1999，22（9）：462.

[19] 易中周.雪茶氨基酸组成研究[J].蒙自师专学报（自然科学版），1997，14（4）：29-31.

[20] 邓云霞，邵志宇，张凤滢，等.雪茶的化学成分研究[J].中药材，2017，40（5）：1109-1111.

[21] 张丙灿，左绍远，董莎莎.雪茶多糖对免疫功能的影响[J].亚太传统医药，2010，6（3）：12-14.

64

黄草乌 Huangcaowu

　　黄草乌是毛茛科乌头属植物黄草乌 *Aconitum vilmorinianum* Kom. 的干燥块根，为1974年和1996年版《云南省药品标准》[1, 2]、2005年版《云南省中药材标准》[3]收载品，又名草乌、大草乌、昆明堵喇等（图64-1-图64-4）。

　　块根椭圆球形或胡萝卜形，长2.5-7.0 cm，直径约1 cm。茎缠绕，长达4 m，疏被反曲的短柔毛或几无毛，分枝。叶片坚纸质，五角形，长5-10 cm，基部宽心形，3全裂达或近基部，中央全裂片宽菱形，急尖或短渐尖，侧全裂片斜扇形，不等2裂稍超过中部，表面疏被紧贴的短柔毛，背面只沿脉疏被短柔毛；叶柄与叶片近等长。花序有3-6花；花序轴和花梗密被淡黄色反曲短柔毛；苞片线形；花梗长2-4 cm；小苞片生于花梗中部或下部，狭线形，长3-5 mm，密被短柔毛；萼片紫蓝色，外面密被短柔毛，上萼片高盔形，高1.7-2.0 cm，中部直径7-11 mm，下缘长1.5-1.6 cm，与外缘形成向下展的喙，侧萼片长1.3-1.4 cm；花瓣无毛，唇长约6 mm，微凹，距长约3 mm，向后弯曲；雄蕊无毛，花丝全缘或有2枚小齿；心皮5，无毛或子房上部疏生短毛。蓇葖直，无毛，长1.6-1.8 cm。种子长约3 mm，三棱形，只在一面密生膜翅。花期8-10月。

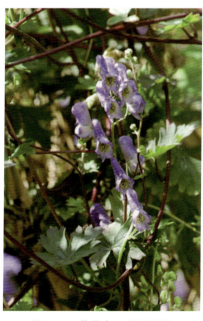 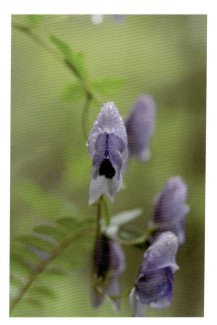

图 64-1　黄草乌　原植物图　　　　　图 64-2　黄草乌　花图

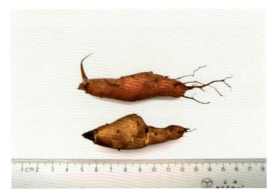

图 64-3　黄草乌　块根图

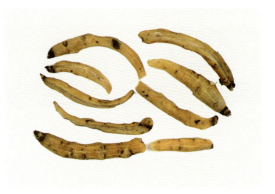

图 64-4　黄草乌　药材图

一、药用历史

黄草乌为云南民间常用草药，亦是一种民族药，被收载于《云南中草药》[4]《云南中草药选》[5]《中药大辞典》[6]《中华本草》[7]《云南民族药志》[8]。2005 年版《云南省中药材标准》载："祛风除湿，散寒止痛，温经通络。用于风寒湿痹，中风瘫痪，心腹冷痛，四肢逆冷，跌扑损伤；外用于疗疮初起"[3]。本品有剧毒，多为外用，内服需极为谨慎[9]。

二、资源情况

黄草乌主要分布于云南中部和西部（昆明、嵩明、玉溪、禄劝、寻甸、马龙、罗平、泸西、巧家、大理、施甸、保山）、四川（会理）及贵州西部，生于海拔 2100-2500 m 的山地灌丛中[10]。随着云南省中药产业的迅速发展以及"云药之乡"的推进，云南省内已把种植驯化和引种黄草乌作为发展黄草乌种植产业的主要手段，主要集中在禄劝、武定、玉龙、泸西等地，其中种植面积最大的是禄劝和泸西[11]，因增收致富效果明显，种植黄草乌已发展到相当规模，据云南省农业厅公布的《云南省中药材产业统计报表》显示，2016 年云南省黄草乌种植面积达 26 000 余亩，亩产约 300 kg（鲜品）。近年来，随着价格下跌，种植面积缩减，已不足 2000 亩，主要种植区域在禄劝、泸西、丽江、武定等地。

三、现代研究

黄草乌主要含黄草乌碱甲[12]、黄草乌碱乙[12]、多根乌头碱[12, 13]、滇乌碱等 41 种二萜生物碱[14]，其中滇乌碱是黄草乌的主要活性成分之一，也是其毒性成分[15, 16]。黄草乌及其所含生物碱成分具有镇痛[17, 18]、抗炎[17]、解热[17]、免疫调节[19]、局部麻醉[12]、改善膝关节疼痛、肿胀、充血和血管渗透[20]等药理作用[14]。滇乌碱毒性很大，对小鼠腹腔注射半数致死量（LD_{50}）为 0.585 mg/kg，大鼠、狗静脉注射的致死量分别为 0.05 mg/kg 和 0.03 mg/kg[14, 21]。

四、前景分析

黄草乌为毛茛科乌头属植物，根有剧毒。味麻，用于风寒湿痹、跌打损伤等症。云南民间常用作镇痛药。根主要含有滇乌碱等生物碱成分。药理学研究表明，滇乌碱的毒性极高，具有较强的镇痛、抗炎和解热作用。目前对黄草乌的研究尚不深入，应对其进行更深入的化学和药理研究，以阐释黄草乌的用药剂量与中毒之间的联系，这是较为关键而有价值的。且该药资源丰富，人工栽培已成功，具有较好的研究开发前景[9]。

黄草乌生长茂盛，地上部分所占比例较大，但未作药用，采挖时均弃之。初步研究显示，其地上部分也含有与块根类似的化学物质。这为扩大黄草乌药用部位、节约资源提供了较好依据，可对其进行综合开发利用[9]。

五、DNA 条形码标准序列及分子鉴定

材料来源：样品共5份。药材样品1份（样品号YWS2-29）；标本样品4份（样品号YWS2-16-1、YWS2-16-2、YWS2-16-4和YWS2-16-5），来自云南昆明禄劝、昆明东川和红河泸西。

ITS序列特征：黄草乌共10条序列，来自药材、标本、GBOWS序列（D3644）和GenBank序列（AY189787、JQ350823、JQ350824和KY417342），比对后矩阵长度为584 bp，有12个变异位点，分别为33、104、163、198、206、372、414和451位点C-T变异，39和216位点A-G变异，75位点G-T变异，583位点A-C变异。有1处插入/缺失变异，为584位点。一致性序列特征如图64-5所示。

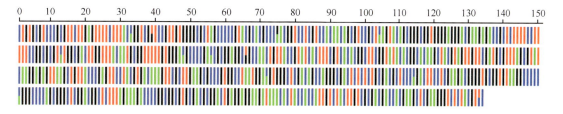

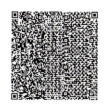

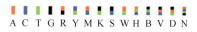

A C T G R Y M K S W H B V D N

图 64-5　黄草乌 ITS 一致性序列及二维码图

DNA条形码鉴定：乌头属共515条ITS序列，其中测试样品5条，GBOWS和GenBank下载510条构成序列矩阵，长度为633 bp，构建邻接树（图64-6）。测试样品分散于两个分支。

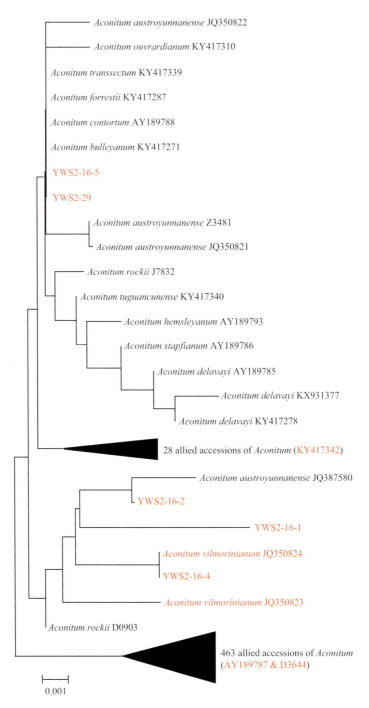

图 64-6   ITS 序列矩阵基于 P 距离构建的邻接树

参 考 文 献

[1] 云南省卫生局. 云南省药品标准（1974年版）[S]. 昆明：云南省卫生局，1975：210.

[2] 云南省卫生厅. 云南省药品标准（1996年版）[S]. 昆明：云南大学出版社，1998：76.

[3] 云南省食品药品监督管理局. 云南省中药材标准（2005年版）（第七册）[S]. 昆明：云南科技出版社，2013：69-70.

[4] 云南省卫生局革命委员会. 云南中草药[M]. 昆明：云南人民出版社，1971：548.

[5] 昆明军区后勤部卫生部. 云南中草药选[M]. 天津：天津人民印刷厂，1970：414.

[6] 江苏新医学院. 中药大辞典（上册）[M]. 上海：上海人民出版社，1977：1352.

[7] 国家中医药管理局《中华本草》编委会. 中华本草（第三册）[M]. 上海：上海科学技术出版社，1999：149.

[8] 云南省药物研究所. 云南民族药志（第三卷）[M]. 昆明：云南民族出版社，2010：324.

[9] 云南省药物研究所. 云南重要天然药物（续一）[M]. 昆明：云南科技出版社，2011：275-280.

[10] 中国科学院昆明植物研究所. 云南植物志（第11卷）[M]. 北京：科学出版社，2000：108.

[11] 字淑慧，杨生超，杨子飞，等. 云南药用草乌种植发展现状及对策[J]. 世界科学技术（中医药现代化），2012，6：2222-2226.

[12] 朱元龙，朱任宏. 中国乌头的研究Ⅷ. 黄草乌根中的生物碱[J]. 药学学报，1965，12（3）：167-170.

[13] 杨崇仁，郝小江，周俊. 黄草乌碱乙和碱丁的结构[J]. 云南植物研究，1979，1（2）：41-42.

[14] 李雪佩，何俊，贺水莲，等. 黄草乌植物的研究进展[J]. 西部林业科学，2017，46（6）：1-7.

[15] Lai CK，Poon WT，Chan YW. Hidden aconite poisoning：Identification of yunaconitine and related aconitum alkaloids in urine by liquid chromatography-tandem mass spectrometry[J]. Journal of Analytical Toxicology，2006，30（7）：426-433.

[16] Kawing CK，Paklam CS，Ng SW，et al. Measurement of yunaconitine and crassicauline A in small-volume blood serum samples by LC-MS/MS：tracing of aconite poisoning in clinical diagnosis[J]. Talanta，2012，97：491.

[17] 林志共，蔡文，唐希灿. 滇乌碱的抗炎和镇痛作用[J]. 中国药理学与毒理学杂志，1987，1（2）：93-99.

[18] 王丽苹，陈强威，沈志滨，等. 黄草乌及其炮制品的毒性效应和镇痛作用研究[J]. 中药材，2018，8：1864-1868.

[19] 李晓玉，蒋开明，林子英. 滇乌碱的免疫调节作用[J]. 中国药理学与毒理学杂志，1987，1（2）：100-104.

[20] Li M，He J，Jiang LL，et al. The anti-arthritic effects of *Aconitum vilmorinianum*，a folk herbal medicine in Southwestern China[J]. Journal of Ethnopharmacology，2013，147：122-127.

[21] 陈泗英. 滇乌碱的结构[J]. 化学学报，1979，37（1）：15-19.

65

黄精 Huangjing

黄精是天门冬科黄精属植物滇黄精 *Polygonatum kingianum* Coll. et Hemsl.的干燥根茎，为1974年和1996年版《云南省药品标准》[1, 2]、1977-2020年版《中华人民共和国药典》[3-11]收载"黄精"的原植物来源之一，习称"大黄精"[11]（图65-1-图65-4）。

根状茎肥厚，近圆柱形或近连珠状，结节有时作不规则菱状，直径1-3 cm。植株高大，茎高1-3 m，顶端常作攀缘状。叶轮生，每轮3-10枚，条形、条状披针形或披针形，长6-25 cm，宽3-30 mm，先端拳卷，叶柄短或近无柄。花序轮生于叶腋，具2-3朵花，少4-6朵花，总花梗长1-2 cm，下垂，花梗长0.5-1.5 cm，苞片膜质，微小，披针形，长2-3 mm，着生于花梗下部或中下部；花被紫红色、绿色、黄绿色或黄白色，圆筒状，全长18-25 mm，直径7-10 mm，花被裂片长3-7；雄蕊着生于花被筒上部，花丝丝状或两侧扁，长3-4 mm，花药黄色，条形，长6-7 mm，近中部着生；子房卵形，长约6 mm，花柱长于子房，长8-9 mm，达花药中上部。浆果红色，直径1.0-1.5 cm，具7-12颗种子。花期3-5月，果期9-10月。

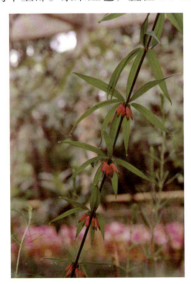

图 65-1　黄精　原植物图

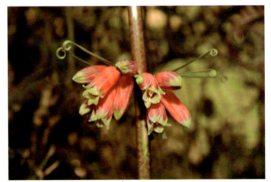

图 65-2　黄精　花图

一、药用历史

黄精始载于《名医别录》[12, 13]，历代本草均有记载。《名医别录》记载："黄精生山谷，二月采根阴干"。陶弘景云黄精："今处处有。二月始生，一枝多叶，叶状似竹而短。根似萎蕤"。《唐本草》曰："黄精肥地生者，即大如拳；薄地生者，犹如拇指"[14]。明代兰茂所著《滇南本草》[15]以鹿竹之名亦有收录："鹿竹，一名兔竹。味甘，性平，无毒。根如

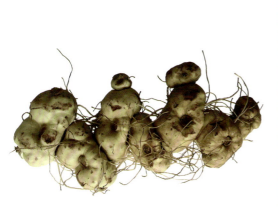

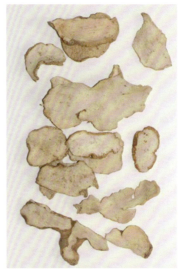

图 65-3　黄精　根茎图　　　　　　　图 65-4　黄精　药材图

嫩生姜色，俗呼生姜，药名黄精"，可见我国对黄精的使用历史可追溯至明朝之前[13]。2020年版《中华人民共和国药典》载：黄精，味甘，性平。补气养阴，健脾，润肺，益肾。用于脾胃气虚，体倦乏力，胃阴不足，口干食少，肺虚燥咳，劳嗽咳血，精血不足，腰膝酸软，须发早白，内热消渴[11]。

二、资源情况

　　滇黄精为云南道地中药材品种[14]，主要分布于云南、四川和贵州，全国90%以上滇黄精产自云南，主要产于勐腊、普洱、绿春、金平、文山、临沧、楚雄、师宗、昆明、大理、福贡、香格里拉、盐津等地，野生滇黄精生于海拔620-3650 m的常绿阔叶林下、竹林下、林缘、山坡阴湿处、水沟边或岩石上[16]。随着近年对滇黄精多种功能的深入研究及天然保健品与功能食品的开发研制，滇黄精市场需求量逐年增加，导致野生药材资源减少，滇黄精的人工种植热潮自2017年开始，随着种苗繁育技术、种植技术的突破，滇黄精种植面积快速扩张[17]，2020年云南省滇黄精在地面积10万亩，亩产约2 t（鲜品），已成为云南省重点发展的药食同源道地药材。

三、现代研究

　　黄精的基原植物之一滇黄精主要含甾体皂苷类、三萜皂苷类、黄酮类、生物碱类、植物甾醇类、果糖、多糖类化学成分，其中多糖和甾体皂苷类成分在黄精中含量较高，为其主要药效成分[18]。滇黄精及其所含成分具有抗氧化[19, 20]、抗衰老[21-23]、调节免疫[24-28]、降血糖[29-35]、防治老年痴呆[36]、抗抑郁[37-39]、调血脂和抗动脉粥样硬化[40-43]、抗肿瘤[44-46]、抗病毒[47, 48]、抗运动疲劳[49]、保护肾脏和骨骼[50]等药理作用。

　　该物种不仅被广泛应用于医药和食品行业，在美容和化学等领域也被广泛应用。

四、前景分析

黄精（滇黄精）是云南道地中药材，使用历史悠久，其主要含有黄精多糖、黄精皂苷等活性成分，具有极高的药用价值和明确的保健功效，在研发功能食品、保健食品、日化产品等方面市场前景非常广阔[14]，可开发的产品类型多样，适用人群多[51]，也可加强黄精多糖在抗艾滋病方面的研究和开发应用[14]。

该物种在云南蕴藏量大，具有广泛的临床应用基础及良好的深入开发前景[51]。今后应加大滇黄精的研究力度，一方面在化学成分、药理活性和临床应用等药物基础研究方面进行系统和深入的研究，另一方面在规范化栽培、良种选育、组织培养与快繁等资源保护和利用方面给予重视，让资源优势转化为产业和行业优势，带动和促进社会经济的发展[52]。

五、DNA 条形码标准序列及分子鉴定

材料来源：样品共5份。对照药材1份（编号120998-201705）；药材样品1份（样品号YWS2-30），采自云南怒江泸水；标本样品3份（样品号YWS2-18-1、YWS2-18-2和YWS2-18-4），来自云南怒江泸水、红河绿春和迪庆德钦。

trnH-psbA 序列特征：黄精共8条序列，来自对照药材、标本、GBOWS序列（yyp-nie2040）和GenBank序列（KJ745831和KX675176），比对后矩阵长度为501 bp，有10个变异位点，分别为9和61位点A-G变异，45、46和68位点C-T变异，63位点G-T变异，64和65位点A-T变异，66和328位点A-C变异。有1处插入/缺失变异，为90位点。一致性序列特征如图65-5所示。

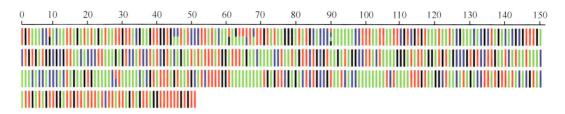

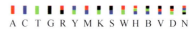

图 65-5 黄精 *trnH-psbA* 一致性序列及二维码图

DNA条形码鉴定：黄精属共67条*trnH-psbA*序列，其中测试样品5条，GBOWS和GenBank下载62条构成序列矩阵，长度为539 bp，构建邻接树（图65-6）。测试样品分散于两个分支。

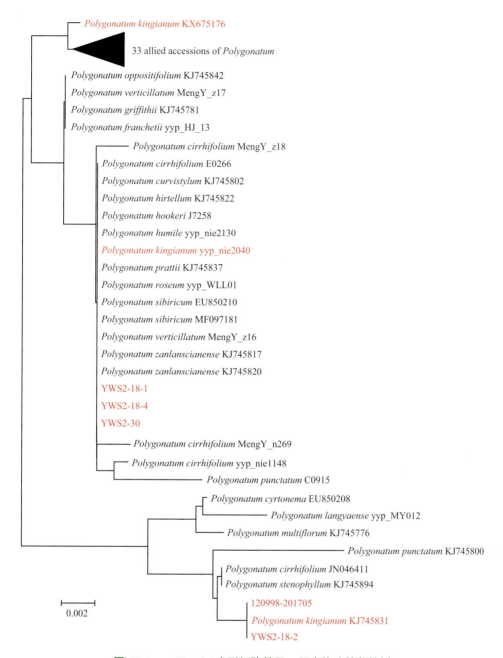

图 65-6　**trnH-psbA** 序列矩阵基于 **P** 距离构建的邻接树

参 考 文 献

[1] 云南省卫生局.云南省药品标准（1974年版）[S].昆明：云南省卫生局，1975：294.

[2] 云南省卫生厅.云南省药品标准（1996年版）[S].昆明：云南大学出版社，1998：94.

[3] 中华人民共和国卫生部药典委员会.中华人民共和国药典（1977年版）[S].北京：人民卫生出版社，1978：520.

[4] 中华人民共和国卫生部药典委员会.中华人民共和国药典（1985年版）[S].北京：人民卫生出版社/北京：化学工业出版社，1985：275.

[5] 中华人民共和国卫生部药典委员会.中华人民共和国药典（1990年版）[S].北京：人民卫生出版社/北京：化学工业出版社，1990：278.

[6] 中华人民共和国卫生部药典委员会.中华人民共和国药典（1995年版）[S].广州：广东科技出版社/北京：化学工业出版社，1995：275.

[7] 国家药典委员会.中华人民共和国药典（2000年版）[S].北京：化学工业出版社，2000：252.

[8] 国家药典委员会.中华人民共和国药典（2005年版）[S].北京：化学工业出版社，2005：215.

[9] 国家药典委员会.中华人民共和国药典（2010年版）[S].北京：中国医药科技出版社，2010：288.

[10] 国家药典委员会.中华人民共和国药典（2015年版）[S].北京：中国医药科技出版社，2015：306-307.

[11] 国家药典委员会.中华人民共和国药典（2020年版）[S].北京：中国医药科技出版社，2020：319-320.

[12] 中国医学科学院药物研究所.中药志（第二册）[M].北京：人民卫生出版社，1959：57-66.

[13] 姜武，叶传盛，吴志刚，等.黄精的本草考证[J].中药材，2017，11：2713-2716.

[14] 云南省药物研究所.云南重要天然药物（续一）[M].昆明：云南科技出版社，2011：275-280.

[15] 兰茂.滇南本草（第二卷）[M].昆明：云南科技出版社，2009：294-298.

[16] 中国科学院昆明植物研究所.云南植物志（第7卷）[M].北京：科学出版社，2006：726-728.

[17] 徐天才，陈翠，王泽清，等.云南黄精属植物资源及其药理作用的调查研究[J].中国农学通报，2018，12：84-90.

[18] 陈辉，冯珊珊，孙彦君，等.3种药用黄精的化学成分及药理活性研究进展[J].中草药，2015，15：2329-2338.

[19] 公惠玲，尹艳艳，李卫平，等.黄精多糖对四氧嘧啶诱导的糖尿病小鼠血糖和抗氧化作用的影响[J].安徽医科大学学报，2008，43（5）：538-540.

[20] 陈毅坚，石雪，屈睿，等.滇黄精黄酮提取工艺及活性的初步研究[J].食品工业科技，2013，34（5）：222-225.

[21] 李微，彭锐，唐理斌，等.滇黄精对大鼠脑缺血再灌注损伤神经元的作用[J].大理学院学报，2006，5（10）：19-21.

[22] 曾高峰，张志勇，鲁力，等.黄精多糖干预骨质疏松性骨折大鼠白细胞介素1和白细胞介素6的表达[J].中国组织工程研究，2012，2：220-222.

[23] 李友元，邓洪波，王蓉，等.衰老小鼠组织端粒酶活性变化及黄精多糖的干预作用[J].医学临床研究，2005，7：894-895.

[24] 徐维平，祝凌丽，魏伟，等.黄精总皂苷对慢性应激抑郁模型大鼠免疫功能的影响[J].中国临床保健杂志，2011，1：59-61.

[25] 沈建利，刘利萍，钱建鸿.黄精多糖对免疫抑制小鼠的免疫功能的影响[J].药物评价研究，2012，5：328-331.

[26] 傅圣斌，钱建鸿，陈乐意，等.黄精多糖的提取及其对小鼠免疫活性的影响[J].中国食品学报，2013，13（1）：68-72.

[27] 吴柳花，吕圭源，李波，等.黄精对长期超负荷游泳致阴虚内热模型大鼠的作用研究[J].中国中药杂志，2014，10：1886-1891.

[28] 王红玲，张渝侯，洪艳，等.黄精多糖对哮喘患儿红细胞免疫功能影响的体外实验研究[J].中国当代儿科杂志，2002，3：233-235.

[29] 李友元，邓洪波，张萍，等.黄精多糖对糖尿病模型小鼠糖代谢的影响[J].中国临床康复，2005，27：90-91.

[30] 公惠玲，李卫平，尹艳艳，等.黄精多糖对链脲菌素糖尿病大鼠降血糖作用及其机制探讨[J].中国中药杂志，2009，9：1149-1154.

[31] 陈兴荣，赖泳，王成军. 滇黄精对诱导性高血糖小鼠影响的实验研究 [J]. 时珍国医国药，2010，21（12）：3163-3164.

[32] 陆建美，闫鸿丽，王艳芳，等. 滇黄精及其活性成分群对α- 糖苷酶活性抑制作用研究 [J]. 中国现代中药，2015，3：200-203.

[33] 杨胜坤. 黄精多糖对糖尿病大鼠血糖水平的影响 [J]. 中国实验方剂学杂志，2011，16：297.

[34] 王艺，彭国庆，江新泉，等. 黄精多糖对糖尿病大鼠模型的保护机制研究 [J]. 中医药导报，2017，2：8-16.

[35] 董琦，董凯，张春军. 黄精对 2 型糖尿病胰岛素抵抗大鼠葡萄糖转运蛋白 -4 基因表达的影响 [J]. 新乡医学院学报，2012，7：493-495.

[36] 成威，李友元，邓洪波，等. 黄精多糖对痴呆小鼠海马线粒体超微结构的影响 [J]. 中南药学，2014，10：969-972.

[37] 耿甄彦，徐维平，魏伟，等. 黄精皂苷对抑郁模型小鼠行为及脑内单胺类神经递质的影响 [J]. 中国新药杂志，2009，11：1023-1026.

[38] 黄莺，徐维平，魏伟，等. 黄精皂苷对慢性轻度不可预见性应激抑郁模型大鼠行为学及血清中微量元素的影响 [J]. 安徽医科大学学报，2012，3：286-289.

[39] 魏浩洁，徐维平，魏伟，等. 黄精皂苷对慢性应激抑郁大鼠海马 5-HT1AR/cAMP/PKA 信号通路的影响 [J]. 安徽医科大学学报，2012，5：522-526.

[40] 张萍，刘丹，李友元. 黄精多糖对动脉粥样硬化家兔血清 IL-6 及 CRP 的影响 [J]. 医学临床研究，2006，7：1100-1101.

[41] 李友元，邓洪波，向大雄，等. 黄精多糖的降血脂及抗动脉粥样硬化作用 [J]. 中国动脉硬化杂志，2005，4：429-431.

[42] 李友元，张萍，邓洪波，等. 动脉粥样硬化家兔 VCAM-1 表达及黄精多糖对其表达的影响 [J]. 医学临床研究，2005，9：1287-1288.

[43] 张萍，刘丹，李友元. 黄精多糖对动脉粥样硬化家兔血清 IL-6 及 CRP 的影响 [J]. 医学临床研究，2006，7：1100-1101.

[44] 张峰，高群，孔令雷，等. 黄精多糖抗肿瘤作用的实验研究 [J]. 中国实用医药，2007，21：95-96.

[45] 江华. 黄精多糖的抗肿瘤活性研究 [J]. 南京中医药大学学报，2010，6：479-480.

[46] 文珠，胡国柱，俞火，等. 黄精多糖干预长春新碱抑制骨髓基质细胞增殖的研究 [J]. 中华中医药杂志，2011，7：1630-1632.

[47] 李凯. 黄精多糖滴眼液治疗单纯疱疹性角膜炎的临床研究 [D]. 南京：南京中医药大学硕士学位论文，2003.

[48] 王金芳. 黄精治疗病毒性皮肤病 [J]. 中医杂志，2000，41（9）：523.

[49] 杨显辉，代培春，曾磊，等. 滇黄精总黄酮抗运动疲劳作用研究 [J]. 现代食品，2019，8：134-137.

[50] 陈宇，周芸湄，李丹，等. 黄精的现代药理作用研究进展 [J]. 中药材，2021，44（1）：240-244.

[51] 杨兴鑫，穆健康，顾雯，等. 滇黄精资源的开发应用进展及前景分析 [J]. 生物资源，2019，2：138-142.

[52] 柳威，林懋怡，刘晋杰，等. 滇黄精研究进展及黄精研究现状 [J]. 中国实验方剂学杂志，2017，14：226-234.

66

紫金龙 Zijinlong

紫金龙是罂粟科紫金龙属植物紫金龙 *Dactylicapnos scandens*（D. Don）Hutch. 的干燥根，为1996年版《云南省药品标准》[1]、1977年版《中华人民共和国药典》[2]收载品，为白族习用药材，又名"滋坚轮"（白族名）（图66-1-图66-4）。

多年生草质藤本。根粗壮，木质化，圆柱形，直径达5 cm，多分枝，干时外皮呈茶褐色。茎长3-4 m，全体无毛，攀缘向上，绿色，有时微带紫色，有纵沟，具多分枝，折断时可流出黄红色汁液。叶片三回三出羽状复叶，互生，三角形或卵形，第二或第三回小叶变成卷须；叶柄长4-5 cm；小叶卵形，长0.5-3.5 cm，先端急尖、钝或圆，具小尖头，基部楔形，两侧不对称，叶面绿色，有时微带紫色，背面具有白粉，全缘，基出脉5-8，在背面较明显。总状花序具7-10小花；苞片线状披针形，长3-6 mm，宽约1 mm，渐尖，全缘。萼片卵状披针形，长2-3 mm，宽1-2 mm，全缘，早落；花瓣黄色至白色，先端粉红色或淡紫红色，外面2枚长1.7-2.0 cm，中部宽4-6 mm，先端向两侧叉开，叉开部分长3-4 mm，基部囊状心形，囊长2-3 mm，里面具1长约4 mm的钩状蜜腺体，里面2花瓣长1.3-1.8 cm，花瓣片宽约3 mm，先端具长约2 mm的圆突，爪长0.9-1.3 cm，具长约1 mm的鸡冠状突起；雄蕊束长1.0-1.5 cm，花药长圆形，长约1 mm；子房圆锥形，长约8 mm，粗约2 mm，花柱圆柱形，长约7 mm，向上渐狭，柱头近四方形，具4个乳突，胚珠多数。蒴果卵形或长圆状狭卵形，长1.0-2.5 cm，宽0.7-1.0 cm，生时绿色，成熟时紫红色，呈浆果状，顶端具宿存花柱。种子多数，圆形至肾形，黑色，具光泽；外种皮具乳突。花期7-10月，果期9-12月。

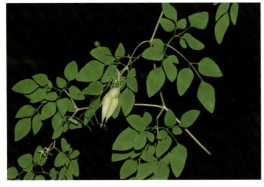

图66-1 紫金龙 原植物图

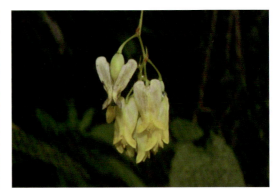

图66-2 紫金龙 花图

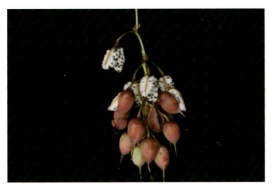

图 66-3　紫金龙　果实图

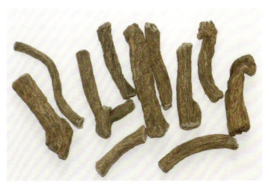

图 66-4　紫金龙　药材图

一、药用历史

紫金龙为云南白族地区发掘出来的具有显著镇痛作用的民间草药[3]，首载于《云南中草药》："味辛、微苦，性凉，有毒。止血，清热消炎，麻醉镇痛。治高血压，外伤出血，跌打损伤，骨折"。《云南思茅中草药选》记载："止血收敛，舒筋络，止痛。治神经性头痛，牙痛，关节痛，胃痛，痧症"[4]。收载于1977年版《中华人民共和国药典》[2]，其功用为：镇痛，止血。用于胃痛，神经性头痛，牙痛，外伤肿痛，出血。现临床上用于神经性头痛、胃痛、牙痛、外伤肿痛、内伤出血、跌打损伤、骨折、高血压的治疗[5]。

二、资源情况

紫金龙为云南大理白族民间广泛用于镇痛、止血的草药。历代本草未见记载。1963年经发掘后，作为临床治疗假性近视"近视乐"眼药水及提取异紫堇定的主要原料[4]。云南除滇东北和西双版纳地区外均有分布，生于海拔1100-3000 m的林下、山坡、石缝或水沟边、低凹草地、沟谷。广西西部和西藏东南部也有分布[6]。紫金龙分布地区较广，但大多为野生状态下零星分布，无成片生长。产区民间群众有自采自用的习惯。由于长期采挖，加之生境屡遭破坏，紫金龙野生资源遭到了极大的破坏，野生资源减少。大理巍山曾开展过引种驯化种植研究，获得了成功，由于市场变化、需求较小，且种植成品异紫堇定含量低于野生品，药农种植的积极性不高，未再继续开展种植，多逸为野生。目前药材主要来源于野生，云南楚雄、大理、思茅为药材主产区。

三、现代研究

紫金龙主要含异喹啉类生物碱，包括阿朴啡类、原小檗碱类、苯菲啶类、普罗托品类、吗啡烷类、吡咯类、色胺吲哚类等，另含少量三萜、甾体和挥发油成分，其中异紫堇定碱和原阿片碱（普罗托品）是紫金龙药材中含量最高的2种成分[7]。紫金龙粗提物和单体生物碱具有镇痛[8, 9]、调节心血管系统[10-13]、松弛平滑肌[14-16]、保护肝脏[17]、抗缺氧[18]、抗炎[19]、抗疟[9]等多种药理活性。

四、前景分析

紫金龙是云南省白族民间流传习用中草药，在民间有较好的传统功效，用于治疗各种疼痛及跌打损伤、外伤出血等。作为富含生物碱的民族药，紫金龙粗提物和单一成分在心血管疾病、镇痛、解痉、保护肝脏等多方面疗效确切，因其临床不良反应报道较多，对其药材中的毒性成分研究也是重要内容之一[7]。

目前对紫金龙的研究还不够深入，应加强对其有效成分和药理作用机制方面的研究，开发更多相关产品。加强对现有野生资源的保护，科学合理地采挖，优选品种，大力发展人工栽培[4]。

五、DNA条形码标准序列及分子鉴定

材料来源：样品共6份。对照药材1份（编号121194-200101）；药材样品1份（样品号YWS2-31），采自云南腾冲；标本样品4份（样品号YWS2-1-1、YWS2-1-2、YWS2-1-4和YWS2-1-5），来自云南保山、腾冲和蒙自。

ITS序列特征：紫金龙共7条序列，来自对照药材、药材、标本和GBOWS序列（D3522），比对后矩阵长度为389 bp，没有变异位点。一致性序列特征如图66-5所示。

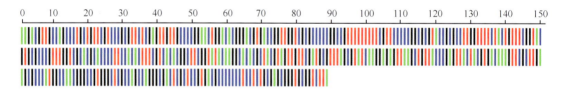

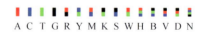

A C T G R Y M K S W H B V D N

图 66-5　紫金龙 ITS 一致性序列及二维码图

DNA条形码鉴定：紫金龙属共9条ITS序列，其中测试样品6条，GBOWS和GenBank下载3条构成序列矩阵，长度为410 bp，构建邻接树（图66-6）。测试样品与 *D. scandens* 聚为一支。

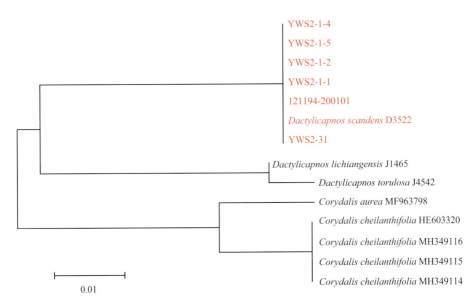

图 66-6 ITS 序列矩阵基于 P 距离构建的邻接树

参 考 文 献

[1] 云南省卫生厅. 云南省药品标准（1996年版）[S]. 昆明：云南大学出版社，1998：110.

[2] 中华人民共和国卫生部药典委员会. 中华人民共和国药典（1977年版）[S]. 北京：人民卫生出版社，1978：586.

[3] 罗建蓉，钱金枞，周浓，等. 紫金龙脂溶性化学成分的研究[J]. 西北药学杂志，2010，25（1）：19-20.

[4] 云南省药物研究所. 云南重要天然药物（续一）[M]. 昆明：云南科技出版社，2011：288-295.

[5] 张伟，丁宏莉，张斌. RP-HPLC法同时测定紫金龙2种生物碱的含量[J]. 云南中医学院学报，2009，32（6）：18-19.

[6] 中国科学院昆明植物研究所. 云南植物志（第8卷）[M]. 北京：科学出版社，1997.

[7] 曹愿，高晶，高小力，等. 紫金龙属生物碱及其药理活性研究进展[J]. 中草药，2014，17：2556-2563.

[8] 吴勐，王银叶，艾铁民. 紫金龙总生物碱的镇痛作用及其机制初探[J]. 中草药，2003，34（11）：1022-1025.

[9] 邓敏，宋秀媛，王家富. 普洛托品的药理作用研究进展[J]. 中草药，2001，32（3）：275.

[10] 胡辅，孙慧兰，周定帮，等. 异紫堇定抗猕猴失血性休克的实验研究[J]. 昆明医学院学报，1989，10（1）：29-33.

[11] 王德成，王新华，李慧兰，等. 异紫堇定对实验性心律失常的作用[J]. 昆明医学院学报，1984，5（3）：17-19.

[12] 陆泽安，王德成，陈植和，等. 普鲁托品的抗实验性心律失常作用[J]. 中国药学杂志，1995，30（2）：81-83.

[13] 马春云，杨怀镜. 白族药滋坚伦（紫金龙）的研究进展[J]. 中国民族民间医药，2011，（23）：5-8.

[14] 樊继山，黄燮南，吴芹. 普鲁托品对豚鼠气管平滑肌的作用[J]. 遵义医学院学报，2003，26（6）：504.

[15] 邓敏，宋秀媛，王家富. 普洛托品对兔胸主动脉平滑肌细胞增殖的影响 [J]. 中国药理学通报，2001，17（3）：306.

[16] 黄跃华，张子昭. Protopine 松弛平滑肌的作用分析 [J]. 昆明医学院学报，1989，10（2）：73-77.

[17] 魏怀玲，刘耕陶. 紫堇灵、乙酰紫堇灵及原鸦片碱对小鼠实验性肝损伤的保护作用 [J]. 药学学报，1997，32（5）：331-336.

[18] 沈雅琴，张明发. 异紫堇定的抗整体小鼠缺氧作用 [J]. 西北药学杂志，1991，6（1）：2-4.

[19] 张晓红. 紫金龙抗炎作用机理及质量控制研究 [D]. 贵阳：贵阳医学院硕士学位论文，2015.

滇鸡血藤是木兰科南五味子属植物凤庆南五味子*Kadsura interior* A. C. Sm. 的干燥藤茎，为1974年版《云南省药品标准》[1]、2010-2020年版《中华人民共和国药典》[2-4]收载品，又名鸡血藤、顺宁鸡血藤、凤庆鸡血藤（图67-1-图67-4）。*K. interior* 已在FOC中处理为 *K. heteroclita*（Roxb.）Craib的异名[5]。

常绿木质大藤本，无毛，小枝褐色，干时黑色，有明显深入的纵条纹，具椭圆形点状皮孔，老茎木栓层厚，块状纵裂。叶纸质，椭圆形或卵状椭圆形，长6-15 cm，宽3-7 cm，先端骤狭短急尖或渐尖，基部阔楔形或圆钝，全缘或有疏离的小齿；侧脉每边7-11条，干后两面近同色。叶背面具极细的白腺点。花单生于叶腋，雌雄异株，花被片白色或浅黄色，11-15片，外轮和内轮的较小，中轮的最大1

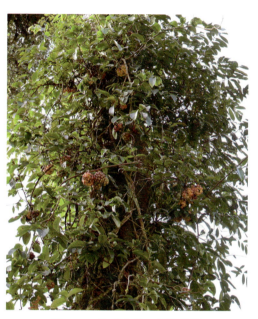

图 67-1　滇鸡血藤　原植物图

片，椭圆形至倒卵形，长8-16 mm，宽5-12 mm。雄花：花托椭圆体形，顶端伸长圆柱状，圆锥状凸出于雄蕊群外；雄蕊群椭圆体形，长6-7 mm，径约5 mm，具雄蕊50-65枚；雄蕊长0.8-1.8 mm；花丝与药隔连成近宽扁四方形，药隔顶端横长圆形，药室约与雄蕊等

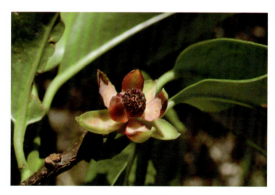

图 67-2　滇鸡血藤　花图

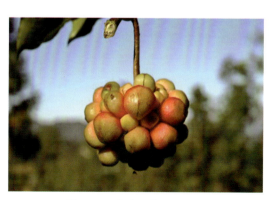

图 67-3　滇鸡血藤　果实图

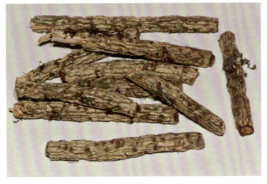

长，花丝极短；花梗长 3-20 mm，具数枚小苞片。雌花：雌蕊近球形，直径 6-8 mm，具雌蕊 30-55 枚，子房长圆状倒卵圆形，花柱顶端具盾状的柱头冠；花梗 3-30 mm。聚合果近球形，直径 2.5-4.0 cm，成熟心皮倒卵形，干时革质而不显出种子；种子 2-3 粒，少有 4-5 粒，长圆状肾形，长 5-6 mm，宽 3-5 mm。花期 5-8 月，果期 8-12 月。

图 67-4　滇鸡血藤　药材图

一、药用历史

滇鸡血藤以"鸡血藤膏"首载于《顺宁府志》。"鸡血藤，枝干年久者周围阔四五寸……滇南惟顺宁有之，产阿度吾里尤佳"[6]。本草则始载于《本草纲目拾遗》[7]"鸡血藤胶"条，其所引《云南志》云："顺宁府出鸡血藤，熬膏可治血症"[8]。收载于 2010-2020 年版《中华人民共和国药典》[2-4]，有活血补血、调经止痛、舒筋活络之功，用于月经不调、痛经、麻木瘫痪、风湿痹痛、气血虚弱[4]。滇鸡血藤在云南地区常熬制成鸡血藤单膏[9]，或与川牛膝、续断、红花、黑豆一起组成著名的妇科良药"复方滇鸡血藤膏"[4]。

二、资源情况

滇鸡血藤在云南主要分布于临沧的云县、凤庆、耿马、沧源、临翔、永德以及保山的昌宁、施甸等县区，在地理区域上集中分布于怒江与澜沧江之间狭窄的区域内，生于海拔 1800 m 以下的密林中，缅甸东北部也有分布[10]。其茎叶汁煎制而成的"凤庆鸡血藤膏"，曾于 1916 年获得法国"巴拿马博览会"金奖，被列为云南名药之一，备受云南省内外和东南亚各国消费者青睐。2018 年之前，市场需求较小，年需求不过两三百吨，而 2018 年后，随着滇鸡血藤精制饮片开发成功，销量逐年大幅增长。同时，四川、江西等省的药企以滇鸡血藤为原料的中成药和饮片相继投放市场，药材需求快速放大。2020 年，云南产区外销的滇鸡血藤药材（含饮片）突破 1400 t，产区野生资源储量大减，有枯竭的风险。2022 年，《临沧市"十四五"生物医药产业创新发展规划》中提出，把滇鸡血藤列为主要道地及大宗药材重点品种，大力发展林下种植，并建立良种示范基地，有望家种代替野生缓解野生资源压力，但仍需较长时间，建议加强野生抚育，合理利用，保护这一道地中药资源[11]。

三、现代研究

滇鸡血藤主要含木脂素类和三萜类化学成分[12]，也是其主要的生物活性成分[13]，其中木脂素类主要成分之一的异型南五味子丁素含量高、活性强，为 2020 年版《中华人民共和国药典》所载滇鸡血藤有效成分含量测定指标。滇鸡血藤中所含的木脂素类成分具有抗氧化[14-18]、抗 HIV[19-21]、抑制血小板聚集[22, 23]、抗肿瘤[24, 25] 等药理作用，挥发油类成分具有较好的镇痛作用[12, 26]，其主要成分之一的异型南五味子丁素具有显著的抗脂质过氧化、钙拮抗、抗凝血和抑制血小板聚集等作用[13, 23, 27, 28]。

四、前景分析

以滇鸡血藤为原料的"滇鸡血藤膏"，曾一度畅销全国，在国内外市场上享有一定的盛誉，其市场前景十分广阔。但由于其加工较粗糙，剂型不便携带及服用，市场竞争力较差，应在复方鸡血藤膏基础上，研制其特色、先进的剂型，以适应市场需求[8]。

目前从滇鸡血藤藤茎中提取的木脂素类化合物具有显著的抗脂质过氧化、抗HIV、抗肿瘤和抑制血小板聚集等作用，但其有效成分及其作用机制还需要进一步明确，以阐明其药效物质基础，建立稳定可靠的质量控制标准，为开发利用滇鸡血藤资源提供必要的科学依据[12]。

五、DNA条形码标准序列及分子鉴定

材料来源：样品共7份。标本样品7份（样品号YWS2-5-1、YWS2-5-2、YWS2-5-3、YWS2-5-4、YWS2-5-5、YWS2-5-6和YWS2-5-7），来自云南丽江永胜。

ITS序列特征：滇鸡血藤共22条序列，来自药材、标本和GenBank序列（AF163713、AF263446、KP689694、KP689695、KP689696、KP689697、KY884729、KY884731、KY884733、KY884734、KY884736、KY884737、KY884738、KY884741和KY884742），比对后矩阵长度为631 bp，有15个变异位点，分别为22、95、155、459、515、517、616、625和643位点C-T变异，79、137、246、565和600位点A-G变异，235位点G-C变异。有8处插入/缺失变异，分别为72、150、199、205、214-215、254-255、472-476和529-534位点。一致性序列特征如图67-5所示。

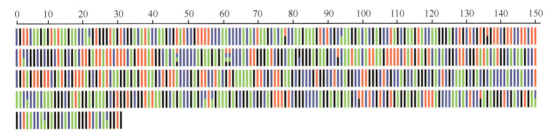

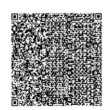
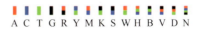

A C T G R Y M K S W H B V D N

图 67-5　滇鸡血藤 ITS 一致性序列及二维码图

DNA条形码鉴定：南五味子属共58条ITS序列，其中测试样品7条，GBOWS和GenBank下载51条构成序列矩阵，长度为649 bp，构建邻接树（图67-6）。测试样品分散于两个分支，与 *K. interior*、*K.heteroclita* 和 *K. longipedunculata* 等近缘。

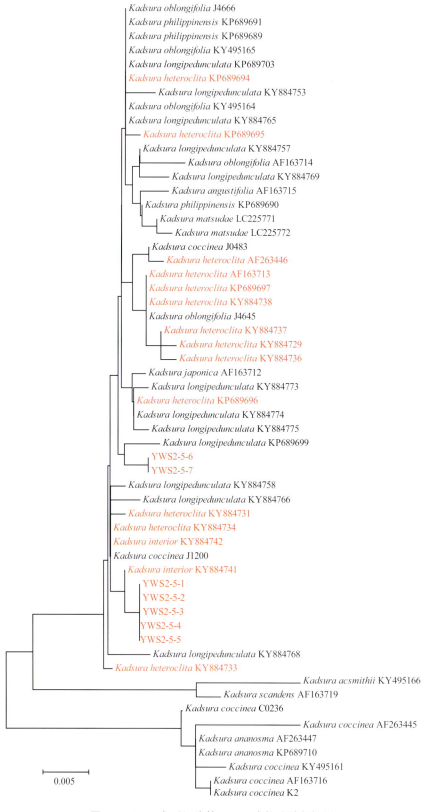

图 67-6　ITS 序列矩阵基于 *P* 距离构建的邻接树

参 考 文 献

[1] 云南省卫生局. 云南省药品标准（1974年版）[S]. 昆明：云南省卫生局，1975：172.

[2] 国家药典委员会. 中华人民共和国药典（2010年版）[S]. 北京：中国医药科技出版社，2010：339.

[3] 国家药典委员会. 中华人民共和国药典（2015年版）[S]. 北京：中国医药科技出版社，2015：362.

[4] 国家药典委员会. 中华人民共和国药典（2020年版）[S]. 北京：中国医药科技出版社，2020：378，1342.

[5] Xia NH，Liu YH，Saunders RMK，et al. Schisandraceae[M]. *In*：Wu ZY，Raven PH. Flora of China. Beijing：Science Press，2008，7：143-188.

[6] 国家中医药管理局《中华本草》编委会. 中华本草（第2册）[M]. 上海：上海科学技术出版社，1999：897-899.

[7] 高石曼，郭豪杰，齐耀东，等. 滇鸡血藤药材基原植物的探讨[J]. 中药材，2015，12：2644-2650.

[8] 云南省药物研究所. 云南重要天然药物（续一）[M]. 昆明：云南科技出版社，2011：275-280.

[9] 郁韵秋，陈道峰，司徒冰. 高效液相色谱法测定内南五味子的木脂素含量[J]. 药物分析杂志，1996，16（5）：313-316.

[10] 中国科学院昆明植物研究所. 云南植物志（第11卷）[M]. 北京：科学出版社，2000：16.

[11] 临沧市人民政府. 临沧市科技局关于《临沧市"十四五"生物医药产业创新发展规划》的政策解读[J].（2022-08-25）[2022-10-20]. http：//www. lincang. gov. cn/info/1064/82466. htm.

[12] 张进，高石曼，贾晓光，等. 内南五味子化学成分和药理活性的研究进展[J]. 中国现代中药，2017，7：1045-1050.

[13] 陈道峰. 南五味子属药用植物的化学成分及其生物活性[J]. 中国天然药物，2007，1：15-19.

[14] Peng HL，Chen DF，Lan HX，et al. Anti-lipid peroxidation of gomisin J on liver mitochodria and cultured myocardial cells[J]. Acta Pharmacol Sin，1996，17（6）：538-541.

[15] 金昔陆，顾峥，胡天喜，等. 内南五味子木脂素戈米辛J对肝线粒体膜脂质过氧化和超氧阴离子自由基的作用[J]. 中国药理学通报，2000，16（1）：26.

[16] 张雪梅，陈道峰，顾峥，等. 戈米辛J对低密度脂蛋白氧化修饰的抑制作用[J]. 上海医科大学学报，1999，26（4）：258-260.

[17] Yang XW，Hattori M，Namba T，et al. Anti-lipid peroxidative effect of an extract of the stems of *Kadsura heteroclite* and its major constituent，kadsurin，in mice[J]. Chem Pharm Bull，1992，40（2）：406.

[18] Yang XW，Miyashiro H，Hattori M，et al. Isolation of novel lignans，heteroclitins F and G，from the stems of *Kadsura heteroclite*，and anti-lipid peroxidative actions of heteroclitins A-G and related componds in the *in vitro* rat liver homogenate system[J]. Chem Pharm Bull，1992，40（6）：1510-1516.

[19] Chen DF，Zhang SX，Xie L，et al. Anti-AIDS agents ⅩⅩⅥ. Structure-activity correlations of gomisin-G-related anti-HIV lignans from *Kadsura interior* and of related synthetic analogs[J]. Bioorg Med Chem Lett，1997，5（8）：1715-1723.

[20] Jia Z，LIao Z，Chen D. Two new dibenzocyclooctene lignans from the water extract of *Kadsura* spp. [J]. Helv Chim Acta，2005，88（8）：2288-2293.

[21] Pu JX，Yang LM，Xiao WL，et al. Compounds from *Kadsura heteroclita* and related anti-HIV activity[J]. Phytochemistry，2008，69（5）：1266-1272.

[22] 李庆耀，陈道峰，江明华. 戈米辛J和异型南五味子丁素对大鼠胸主动脉的作用[J]. 上海医科大学学报，1999，26（4）：280.

[23] 蒋仕丽，章蕴毅，陈道峰. 异型南五味子丁素、五味子酚和（＋）-安五脂素对血小板聚集的影响[J]. 复旦学报（医学版），2005，32（4）：467-470.

[24] Chen DF，Zhang SX，Kozuka M，et al. Interiotherins C and D，two new lignans from *Kadsura interior* and antitumor-promoting effects of related neolignans on Epstein-Barr virus activation[J]. J Nat Prod，2002，65（9）：1242-1245.

[25] 张帆. 异型南五味子丁素对胃癌的抑制作用及药物代谢动力学研究[D]. 长春：吉林大学博士学位论文，2016.

[26] 李庆耀，孙全忠，陈道峰，等. 两种南五味子属药用植物油性成分的镇痛作用[J]. 上海医科大学学报，1999，26（1）：56.

[27] Zhang XM，Chen DF，He XJ，et al. The blocking effects of heteroclitin D and gomisin J on L-type calcium channels in ventricular cells of Guinea pig[J]. Acta Pharmacol Sin，2000，21（4）：373-376.

[28] 李庆耀，陈道峰，胡天喜，等. 异型南五味子丁素对氧自由基的作用[J]. 上海医科大学学报，1999，26（2）：152-153.

68 滇紫草 Dianzicao

滇紫草是紫草科滇紫草属植物滇紫草 *Onosma paniculatum* Bur. et Franch.的干燥根部栓皮，为1974年和1996年版《云南省药品标准》[1, 2]、2010年版《中华人民共和国药典》附录收载品[3]，又名紫丹、驴臭草[4]（图68-1-图68-3）。

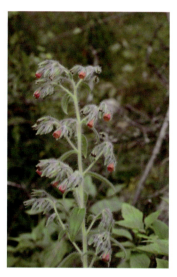

图 68-1　滇紫草　原植物图

二年生或稀多年生草本，高40-80 cm。主根粗壮，长达18 cm，直径0.6-2.0（-3.0）cm，紫黑色。茎单一，不分枝，基部直径5-10 mm，密被伸展的白色长硬毛和反曲不等长的短硬毛。基生叶丛生，线状披针形或倒披针形，长10-20 cm，宽1.0-2.5 cm，先端渐尖，基部渐狭成柄；茎中部及上部叶逐渐变小，披针形或卵状三角形，长3-7 cm，宽1-2 cm，先端渐尖，基部戟形，抱茎或稍抱茎。花序生于茎顶及腋生小枝顶端，花后伸长呈总状，集为紧密或开展的圆锥状花序，长达30 cm；苞片三角形；花梗细弱，长7-17 mm；花萼长7-9 mm，果期增大；花冠蓝紫色，后变暗红色，筒状钟形，长12-14 mm，喉部直径7-8 mm，裂片小，宽三角形，边缘反卷，花冠外面密生向上的伏毛，内面仅裂片中肋有1列伏毛；花药侧面结合，长约7 mm，不育先端长约2 mm，内藏或稍伸出，花丝下延，长4-5 mm，被毛，着生距花冠基部3-4 mm处；花柱长15-16 mm，中部以下被毛；腺体高约0.5 mm，密生长柔毛。小坚果近卵形，暗褐色，长约2 mm，无光泽，具瘤状突起。

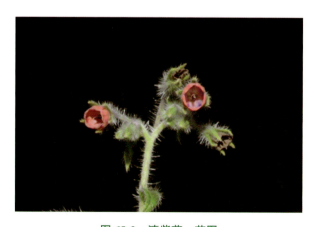

图 68-2　滇紫草　花图

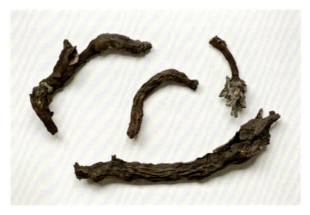

图 68-3   滇紫草   药材图

一、药用历史

紫草之名始载于《神农本草经》，为紫草科植物新疆紫草 *Arnebia euchroma*（Royle）Johnst.、黄花软紫草 *A. guttata*[5]，而《滇南本草》收载的紫草，则与《植物名实图考》所收载紫草为同一植物，即滇紫草，《植物名实图考》原文描述为："湘中瑶侗及黔滇山中，野生甚繁……夏开红筒子花，无瓣，亦不舒张"[4, 6]。本种为古代常用种，自产自销[7]，在云南为紫草的地方习用种。

《滇南本草》载："紫草，气味甘、咸，大寒。主治凉血、活血、利九窍、通二便。治心腹邪痛，消水肿，退黄疸及诸疮毒，服之可解"[8]。1996年版《云南省药品标准》记载其功能主治为：凉血，活血，解毒，滑肠。用于麻疹，疮毒痈肿，大便秘结。外用于湿疮，溃疡[2]。

二、资源情况

滇紫草在云南主要分布于大理、丽江、香格里拉、洱源、鹤庆、永胜、昆明、蒙自等地，四川西部、贵州西部、西藏也有分布，为古代的常用品种。生于海拔 2000-3300 m 的草坡、灌丛下或松栎林下[9]。滇紫草是治疗外伤与痔疮的药物和高级化妆品原料，由于不断采挖，野生资源受到严重破坏，主要产区云南楚雄货源较为零星，年可采量不足 10 t。应逐步开展野生变家种相关研究，增加后备资源；另外，针对我国部分民族地区长期以同科植物作紫草使用的习惯，应加强科学研究，从中发现新资源，扩大新用途[6]。

三、现代研究

滇紫草根主要含萘醌类成分，包括紫草素、乙酰紫草素等，此外还含二十四烷酸、β-谷甾醇、齐墩果酸及较高含量的 Fe 和 Al 等元素[6]。滇紫草及其所含成分具有抗菌[10-12]、抗炎[10, 12]、止血[11, 12]、抑制毛细血管通透性[11]的作用，还可有效促进烧、烫伤创面愈合，缩短烧、烫伤创面愈合时间[13]，其所含紫草素类化合物具有抗肿瘤[10]、抗氧化[10, 14]等药理作用。

四、前景分析

滇紫草含有大量的紫草色素，其稳定性高，着色力强，脂溶性的部分适用于中性和酸性食品，以及医药的糖衣、胶囊和化妆品中的口红等；而水溶性的部分则适用于纺织、印染等行业。紫草色素具有抑菌、抗炎的作用，可用于香皂、洗发水、唇膏等洗浴化妆用品中。目前滇紫草的研究还处于起步阶段，其在治疗各种出血性疾病、各类炎症和滇紫草色素的应用等方面值得进行系统开发研究[6]。

滇紫草多为野生资源，在云南目前尚无人工栽培。加之不断采挖，致使这一资源受到严重破坏，其商品供不应求。因此在加强对野生资源的保护、栽培的同时，还应开展规范化的人工栽培研究，以保障该资源的可持续利用[6]。

五、DNA条形码标准序列及分子鉴定

材料来源：样品共4份。标本样品4份（样品号YWS2-26-1、YWS2-26-2、YWS2-26-4和YWS2-26-5），来自云南香格里拉、丽江永胜和昆明嵩明。

ITS序列特征：滇紫草共5条序列，来自标本和GenBank序列（EF199859），比对后矩阵长度为617 bp，有43个变异位点，分别为7、114、459和484位点A-C变异，43、116和552位点G-C变异，45位点G-T变异，58、209、425、564和586位点A-T变异，64、88、98、134、145、190、193、241、248、278、307、317、343、348、467、542和602位点A-G变异，178、228、246、277、356、371、380、443、524、532、556、584和614位点C-T变异。有7处插入/缺失变异，为3、18、57、146、200、357-370和390位点。一致性序列特征如图68-4所示。

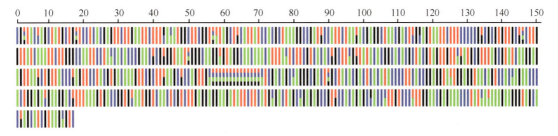

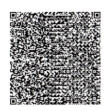

图68-4　滇紫草 ITS 一致性序列及二维码图

DNA条形码鉴定：滇紫草属共46条ITS序列，其中测试样品4条，GBOWS和GenBank下载42条构成序列矩阵，长度为664 bp，构建邻接树（图68-5）。测试样品与 *O. paniculatum* 聚为一支。

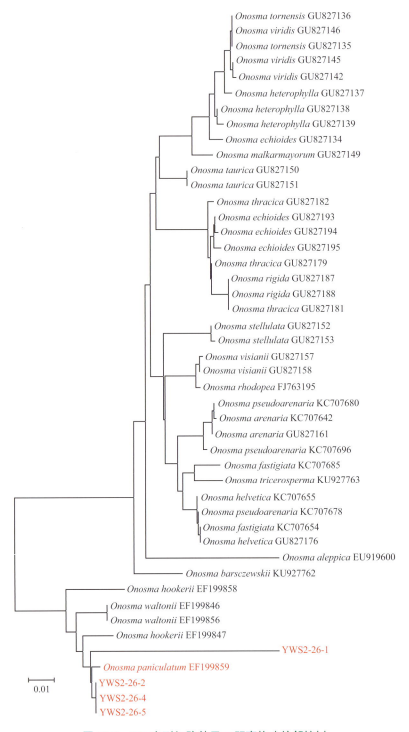

图 68-5　ITS 序列矩阵基于 *P* 距离构建的邻接树

参 考 文 献

[1] 云南省卫生局.云南省药品标准（1974年版）[S].昆明：云南省卫生局，1975：324.

[2] 云南省卫生厅.云南省药品标准（1996年版）[S].昆明：云南大学出版社，1998：111.

[3] 国家药典委员会.中华人民共和国药典（2010年版）（一部）[S].北京：中国医药科技出版社，2010：附录25.

[4] 国家中医药管理局《中华本草》编委会.中华本草（第6册）[M].上海：上海科学技术出版社，1999：544.

[5] 国家药典委员会.中华人民共和国药典（2020年版）[S].北京：中国医药科技出版社，2020：355.

[6] 云南省药物研究所.云南重要天然药物（续一）[M].昆明：云南科技出版社，2011：281-287.

[7] 田佳鑫，高峰，詹志来，等.紫草药材品种变迁与药用资源分析[J].中国现代中药，2018，20（9）：1064-1067.

[8] 兰茂.滇南本草（第三卷）[M].昆明：云南科技出版社，2010：433.

[9] 中国科学院昆明植物研究所.云南植物志（第4卷）[M].北京：科学出版社，1986：694.

[10] 孙文晓，张海港，韦卓，等.紫草科植物的药理作用与应用研究进展[J].临床合理用药杂志，2009，11：94-96.

[11] 徐国钧，徐珞珊.常用中药材品种整理和质量研究（南方协作组第一册）[M].福州：福建科学技术出版社，1994：169-190.

[12] 李惠兰，秦剑，何洪静，等.滇紫草、新疆紫草和露蕊滇紫草提取物药效学研究[J].中国民族民间医药杂志，2002，56（2）：174.

[13] 王贵英，潘正兴，唐继坤.新疆紫草油和滇紫草油治疗烧烫伤的药效学比较[J].中国现代应用药学，2014，8：915-917.

[14] 王威.常用天然色素抗氧活性的研究[J].食品科学，2003，24（6）：96-100.

69 蜘蛛香 Zhizhuxiang

蜘蛛香是忍冬科缬草属植物蜘蛛香 *Valeriana jatamansi* Jones 的干燥根茎和根，以马蹄香之名收载于1974年和1996年版《云南省药品标准》[1, 2]，为2005年版《云南省中药材标准》[3]、1977年和2010-2020年版《中华人民共和国药典》[4-7]收载品，又名马蹄香、鬼见愁、狗嗅药等[8]（图69-1-图69-3）。

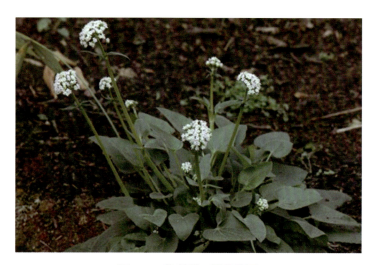

图 69-1　蜘蛛香　原植物图

草本，多年生，高20-70 cm。根茎粗壮，根块状，具密节环，并有浓郁香气；茎单一至数枚。基生叶发达，叶片心状圆形至卵状心形，长2-9 cm，宽3-8 cm，边缘具缘毛，浅波状齿，被短毛或有时无毛，叶柄长为叶片的2-3倍；茎生叶不发达，2-3对，下部叶片心状圆形，近无柄；上部叶片为羽裂，无柄。花序为顶生的聚伞花序，苞片和小苞片长钻形，中肋明显，最上部的小苞片常与果实等长。花白色或淡红色，杂性，雌花小，长约2 mm，不育花丝极短，着生于花冠喉部；雌花伸长，柱头3深裂；两性花较大，长3-4 mm，雌雄外露。瘦果，长卵形，两面无毛。花期7月，果期8-9月。

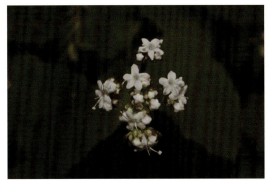

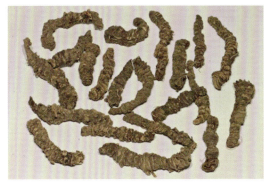

图 69-2 蜘蛛香 花图   图 69-3 蜘蛛香 药材图

一、药用历史

蜘蛛香始载于《滇南本草图说》,名马蹄香,云:"马蹄香,一名鬼见愁。形似小牛舌,叶根黑"。《本草纲目》曰:"蜘蛛香出蜀西茂州松潘山中。草根也。黑色,有粗须。状如蜘蛛及藁本、芎䓖。味芳香"[9]。蜘蛛香在我国应用历史悠久,是我国多民族共用的传统药用植物,除汉族外,在我国许多少数民族地区如白族、苗族、壮族等也均有悠久的应用历史[9, 10]。2020年版《中华人民共和国药典》载其具有理气止痛,消食止泻,祛风除湿,镇惊安神的功效。用于脘腹胀痛,食积不化,腹泻痢疾,风湿痹痛,腰膝酸软,失眠[7]。

二、资源情况

蜘蛛香在云南主要分布于会泽、昆明、鹤庆、富民、嵩明、元谋、大姚、师宗、大理、永胜、维西、贡山、漾濞、巧家、昭通、广南、富宁、文山、镇康、凤庆、盈江、马龙、景东、耿马、普洱等地,河南、陕西、湖南、湖北、四川、贵州、西藏均有分布,常生于海拔2000-2800 m的山坡、路旁草丛[8]。四川广元、贵州毕节、云南蒙自与师宗为主要产区。近年来,在云南泸西、师宗有小面积种植,但目前尚未形成商品。四川广元2022年已开始规模化人工种植1200亩,种植3年采挖,尚未有药材产出。

三、现代研究

蜘蛛香的化学成分主要包括环烯醚萜类、生物碱、黄酮类及挥发油等,还含有有机酸、氨基酸、多糖等[11]。蜘蛛香及其提取物具有抗焦虑和抗抑郁[12-15]、镇静[16-18]、镇痛[17]、中枢抑制[18]、抗肿瘤[19-24]、抗氧化[25, 26]、神经保护[27, 28]等方面的药理作用,另还具有抗前列腺增生[29]、心脏抑制[30]、抗菌及抗病毒[25, 31-35]、缓解肠易激综合征[36-38]等药理作用。

四、前景分析

蜘蛛香作为传统的中药材，药用历史悠久，有效活性成分丰富，药理活性广泛，其药用价值的开发越来越受到重视。目前，蜘蛛香的药理研究主要集中在粗提物和有效部位，对其药效物质基础的研究集中在环烯醚萜类成分，此类成分在抗焦虑、抗抑郁、抗肿瘤等方面显示出良好的治疗潜力[39]。

在云南，蜘蛛香资源分布区较广，并已栽培成功，需从基础研究入手，明确其物质基础与作用机制，并不断进行深入研究[40]。

五、DNA条形码标准序列及分子鉴定

材料来源：样品共7份。对照药材1份（编号121179-201002）；药材样品1份（样品号YWS2-34），采自云南怒江兰坪；标本样品5份（样品号YWS2-3-1、YWS2-3-2、YWS2-3-3、YWS2-3-4和YWS2-3-5），来自云南怒江兰坪。

ITS序列特征：蜘蛛香共8条序列，来自对照药材、药材、标本和GenBank序列（KX277663），比对后矩阵长度为620 bp，有3个变异位点，分别为49位点C-T变异、406位点A-C变异、494位点A-T变异。有2处插入/缺失变异，分别为96和406位点。一致性序列特征如图69-4所示。

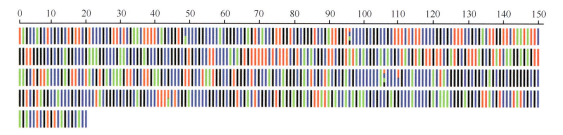

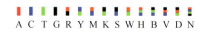

A C T G R Y M K S W H B V D N

图 69-4　蜘蛛香 ITS 一致性序列及二维码图

DNA条形码鉴定：缬草属共136条ITS序列，其中测试样品7条，GBOWS和GenBank下载129条构成序列矩阵，长度为747 bp，构建邻接树（图69-5）。测试样品与 *V. jatamansi* 聚为一支。

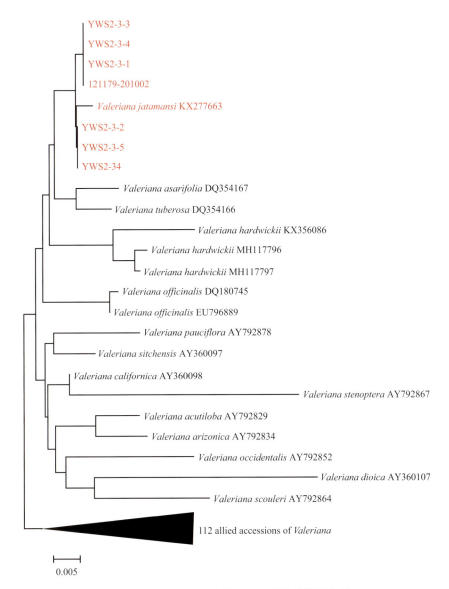

YWS2-3-3
YWS2-3-4
YWS2-3-1
121179-201002
Valeriana jatamansi KX277663
YWS2-3-2
YWS2-3-5
YWS2-34
Valeriana asarifolia DQ354167
Valeriana tuberosa DQ354166
Valeriana hardwickii KX356086
Valeriana hardwickii MH117796
Valeriana hardwickii MH117797
Valeriana officinalis DQ180745
Valeriana officinalis EU796889
Valeriana pauciflora AY792878
Valeriana sitchensis AY360097
Valeriana californica AY360098
Valeriana stenoptera AY792867
Valeriana acutiloba AY792829
Valeriana arizonica AY792834
Valeriana occidentalis AY792852
Valeriana dioica AY360107
Valeriana scouleri AY792864
112 allied accessions of *Valeriana*

0.005

图 69-5　ITS 序列矩阵基于 P 距离构建的邻接树

参 考 文 献

[1] 云南省卫生局. 云南省药品标准（1974年版）[S]. 昆明：云南省卫生局，1975：42.
[2] 云南省卫生厅. 云南省药品标准（1996年版）[S]. 昆明：云南大学出版社，1998：23.
[3] 云南省食品药品监督管理局. 云南省中药材标准（2005年版）（第二册）[S]. 昆明：云南科技出版社，2007：99.
[4] 中华人民共和国卫生部药典委员会. 中华人民共和国药典（1977年版）[S]. 北京：人民卫生出版社，1978：633.
[5] 国家药典委员会. 中华人民共和国药典（2010年版）[S]. 北京：中国医药科技出版社，2010：345.
[6] 国家药典委员会. 中华人民共和国药典（2015年版）[S]. 北京：中国医药科技出版社，2015：368.
[7] 国家药典委员会. 中华人民共和国药典（2020年版）[S]. 北京：中国医药科技出版社，2020：385.

[8] 中国科学院昆明植物研究所.云南植物志(第11卷)[M].北京:科学出版社,2000:534.

[9] 国家中医药管理局《中华本草》编委会.中华本草(第7册)[M].上海:上海科学技术出版社,1999:575.

[10] 黄宝康、郑汉臣、张巧艳、等.缬草和蜘蛛香的资源分布及民族药用调查[J].中国野生植物资源,2006,25(1):12-15.

[11] Tian S,Wang Z,Wu Z,et al. Valtrate from *Valeriana jatamansi* Jones induces apoptosis and inhibits migration of human breast cancer cells *in vitro*[J]. Natural Product Research,2020,34(18):2660-2663.

[12] 李庆杰、王琦、都帅、等.蜘蛛香的化学成分及其抗焦虑作用研究进展[J].吉林中医药,2018,38(5):1-3.

[13] 闫智勇、彭佳、秦晋之、等.蜘蛛香对惊厥小鼠行为学及脑组织γ-氨基丁酸和甘氨酸含量的影响[J].中药药理与临床,2010,(1):47-49.

[14] 秦晋之.蜘蛛香环烯醚萜类成分抗焦虑药效及作用机制研究[D].成都:西南交通大学硕士学位论文,2009.

[15] 翟欣、孔周扬、王素娟、等.蜘蛛香提取物及总缬草素的抗焦虑活性研究[J].中草药,2016,(8):1361-1365.

[16] 曹斌、洪庚辛.蜘蛛香的中枢抑制作用[J].中国中药杂志,1994,(1):40-42,63.

[17] 毛晓健、李静平、王军.蜘蛛香镇痛、镇静作用及对胃肠运动的影响[J].云南中医学院学报,2008,(3):34-37.

[18] 彭佳.蜘蛛香环烯醚萜类成分中枢抑制作用研究[D].成都:西南交通大学硕士学位论文,2009.

[19] 闫智勇.蜘蛛香总黄酮抗肝癌作用及对JAK/STAT信号通路的影响[A]//中国药理学会第十一次全国学术会议专刊[C].济南:中国药理学会,2011:1.

[20] 肖婷.蜘蛛香总黄酮的提取纯化及抗肿瘤作用研究[D].成都:西南交通大学硕士学位论文,2011.

[21] 张占平.蜘蛛香提取物体外抗结肠癌作用研究[D].成都:西南交通大学硕士学位论文,2010.

[22] 兰明、张占平、林玉、等.蜘蛛香提取物对人结肠癌SW480细胞增殖抑制及抗转移作用[J].中华中医药学刊,2015,(2):293-295.

[23] 兰明、林玉、张瑞桐、等.蜘蛛香总黄酮对肝癌H_{22}小鼠抗肿瘤作用及对pathways in cancer的影响[J].中华中医药学刊,2014,5:1006-1008.

[24] 姚欢欢、陈思思、邵锦晖、等.蜘蛛香总黄酮对乳腺癌细胞侵袭转移抑制作用的实验研究[J].中国中医药科技,2021,28(1):33-38.

[25] 赵兵、郝萍、高昂、等.缬草与蜘蛛香挥发油的抗菌抗氧化活性研究[J].天然产物研究与开发,2013,(8):1037-1040,1066.

[26] 王菲菲、吴寿海、张聿梅、等.蜘蛛香药材提取物抗氧化活性的研究[J].药学学报,2018,3:439-443.

[27] Xu J,Zhao P,Guo YQ,et al. Iridoids from the roots of *Valeriana jatamansi* and their neuroprotective effects[J]. Fitoterapia,2011,82(1):1133-1136.

[28] Rehni AK,Pantlya HS,Shri R,et al. Effect of chlorophyll and aqueous extracts of *Bacopa monniera* and *Valeriana wallichii* on ischaemia and reperfusion induced cerebral injury in mice[J]. Indian J Exp Biol,2007,45(9):764-769.

[29] 肖丹.蜘蛛香提取物抗良性前列腺增生的作用及机理研究[D].成都:成都中医药大学博士学位论文,2005.

[30] Sajid TM,Rashid S,Ahmad M,et al. Estimation of cardiac depressant activity of ten medicinal pant extracts from Pakistan[J]. Phytother Res,1996,10(2):178-180.

[31] 马丽娟.CPV LAMP检测方法建立和蜘蛛香治疗效果研究[D].长春:吉林大学博士学位论文,2010.

[32] Ming DS,Yu DQ,Yang YY,et al. The structures of three novel sesquiterpenoids from *Valeriana jatamansi* Jones[J]. Tetrahedron Lett,1997,38(29):5205-5208.

[33] 云南省小儿腹泻防治协作组.马蹄香治疗轮状病毒肠炎研究[J].中华儿科杂志,1985,23(3):129.

[34] Murakami N，Ye Y，Kawanishi M，et al. New rev-transport inhibitor with anti-HIV activity from *Valeriana* radix[J]．Bioorg Med Chem Lett，2002，12（20）：2807-2810.

[35] Agnihotri S，Wakode S，Ali M. Chemical composition，antimicrobial and topical anti-inflammatory activity of *Valeriana jatamansi* Jones. essential oil[J]. J Essent Oil Bear Pl，2011，14（4）：417-422.

[36] 樊江波．蜘蛛香治疗肠易激综合征的作用和机制研究[D].北京：北京中医药大学硕士学位论文，2008.

[37] 闫兴丽．蜘蛛香环烯醚萜对肠易激综合征的治疗作用及机理探讨[D]．北京：北京中医药大学博士学位论文，2009.

[38] 刘窈玉，穆芳园，王一程，等．蜘蛛香提取物治疗腹泻型肠易激综合征模型大鼠粪便UPLC-MS/MS代谢组学研究[J]. 中国中药杂志，2021，46（3）：678-684.

[39] 陈畅，李韶菁，唐仕欢，等. 蜘蛛香药理研究进展[J]. 中国中药杂志，2012，14：2174-2177.

[40] 云南省药物研究所. 云南重要天然药物（续一）[M]. 昆明：云南科技出版社，2011：288-295.

鞘蕊苏是唇形科鞘蕊花属植物毛喉鞘蕊花 Coleus forskohlii（Willd.）Briq.的干燥全草，为1996年版《云南省药品标准》[1]、2005年版《云南省中药材标准》[2]收载品（图70-1-图70-4）。

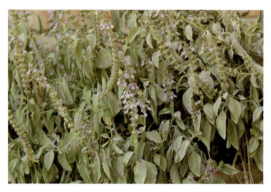

图 70-1 鞘蕊苏 原植物图

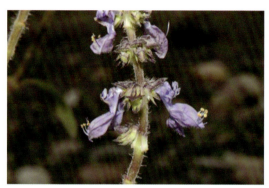

图 70-2 鞘蕊苏 花图

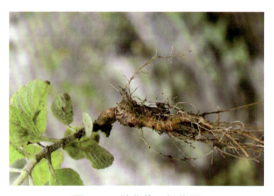

图 70-3 鞘蕊苏 根茎图

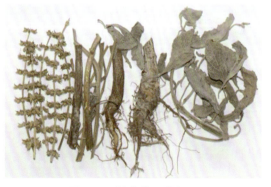

图 70-4 鞘蕊苏 药材图

草本，直立或上升，高约40 cm。茎粗壮，钝四棱形，具四槽，分枝，被开展的长柔毛，在上部较密。叶卵圆形，顶端钝或急尖，基部骤楔形下延成柄，边缘具圆齿，近肉质，两面密被绒毛及柔毛，侧脉约4对；叶柄长约1.5 cm，密被柔毛。轮伞花序具6花，多数排列成长达11 cm的总状花序；苞片卵圆形，长约8 mm，顶端尾状急尖，边缘具缘毛，外面被微柔毛，在开花时脱落；萼钟形，长约6 mm，喉部内面密被长柔毛，5齿，后齿大，心形，顶端短尖，余4齿近三角形，先端钻状渐尖，在果时常增大且下弯；花冠紫蓝色，长1.2-1.5 cm，外面被稀疏的腺点，花冠管向下弯，向喉部逐渐增宽至3.5 mm，冠檐二唇形，上唇4浅裂，裂片不相等，下唇延长，长圆形，舟状；雄蕊4，内藏或稍外露，花丝在中部以下合生成鞘状；花柱外伸。小坚果圆形，压扁状。花期9月。

一、药用历史

鞘蕊苏为云南民间用药，历代本草未见收载。鞘蕊苏在我国的最早记载始于1932年，蔡希陶在滇东北的东川山坡上采到过，此后不见任何记载，直至1989年从云南再次发现[3]。收载于1996年版《云南省药品标准》及2005年版《云南省中药材标准》。有下气平喘，平肝之功。用于喘咳，眩晕，目胀昏花，支气管哮喘，咳嗽，青光眼，高血压[2]。

二、资源情况

鞘蕊苏产于云南东北部（东川），国外主要分布于印度、斯里兰卡、尼泊尔、不丹及热带非洲，常生于海拔2300 m的旷野山坡上[4]；长期以来民间一直用其治疗心脏病、腹痛、呼吸紊乱、支气管哮喘等病。20世纪70年代，印度学者从中提取到具明显降压和强心作用的化合物后，引起许多科技工作者的关注。云南省自1989年发现野生鞘蕊苏后，引起有关部门的极大关注，被列为云南"八五"攻关项目。现已作为一种治疗哮喘病的新药投入市场，同时在治疗青光眼和心血管病方面也有较好的药效。正由于鞘蕊苏有广阔的应用前景，而目前野生资源分布范围狭窄，资源数量极少，远不能满足批量生产的需求。为此，云南禄劝建立了规范化的栽培基地，但因终端产品的销售等原因，种植基地规模不断缩减[5]。为保障"鞘蕊苏胶囊"的原料供应，湖北从云南引种鞘蕊苏至通城进行规范化种植，2001年种植500余亩，2017年被评为"全国十大中药材种植基地"，保障了药企的原料供给。

三、现代研究

鞘蕊苏的化学成分主要有萜类、黄酮类、甾醇类、挥发油等，萜类为其主要活性成分[6]，另含锌、铁、铜、硒、钙等微量元素[7]。鞘蕊苏活性成分佛司可林及异佛司可林具有降血压[8]、抑制血小板聚集[9]、降低眼内压[10-12]、平喘解痉[13-15]、抗肿瘤[16-21]、保护视网膜节细胞[22-24]、免疫调节[25-28]等药理作用，临床上佛司可林对青光眼的治疗有显著疗效，在预防哮喘发作和减少严重哮喘的发生方面具有一定的作用[29]。

四、前景分析

鞘蕊苏原产于印度，被称为"万灵药"，在民间被用于治疗感冒、咳嗽等疾病。从鞘蕊苏中分离得到的佛司可林对支气管哮喘、充血性心力衰竭、肿瘤转移、青光眼等具有良好作用，也是目前已知的最强的腺苷酸环化酶激活剂，是人体形成重要激素过程中不可缺少的部分。其通过佛司可林的作用可以降低血压，抑制过敏性反应，以及能够促进甲状腺素的分泌。另一提取物鞘蕊素具有显著的抑制人类肿瘤细胞生长和增殖作用，同时对正常细胞的毒性较小，具有良好的应用前景，可用作制备肿瘤生长和增殖抑制剂中的有效成分。鞘蕊苏药材人工栽培已获成功，可根据其药理作用研究新药和新的药物剂型。

五、DNA条形码标准序列及分子鉴定

材料来源：样品共4份。药材样品1份（样品号YWS2-35），采自云南昆明禄劝；标本样品3份（样品号YWS2-13-1、YWS2-13-2和YWS2-13-3），来自云南昆明禄劝。

ITS序列特征：鞘蕊苏共4条序列，来自药材和标本，比对后矩阵长度为585 bp，没有变异位点。一致性序列特征如图70-5所示。

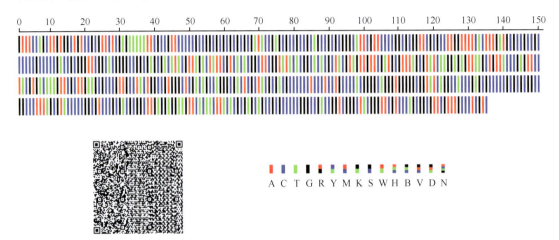

ACTGRYMKSWHBVDN

图 70-5　鞘蕊苏 ITS 一致性序列及二维码图

DNA条形码鉴定：鞘蕊花属共6条ITS序列，其中测试样品4条，GBOWS和GenBank下载2条构成序列矩阵，长度为594 bp，构建邻接树（图70-6）。测试样品与 *C. esquirolii* 聚为一支。

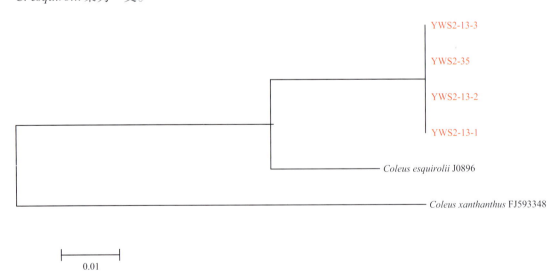

图 70-6　ITS 序列矩阵基于 *P* 距离构建的邻接树

参 考 文 献

[1] 云南省卫生厅. 云南省药品标准（1996年版）[S]. 昆明：云南大学出版社，1998：131.

[2] 云南省食品药品监督管理局. 云南省中药材标准（2005年版）（第一册）[S]. 昆明：云南美术出版社，
2005：60.

[3] 王宗玉，吴大刚. 我国毛喉鞘蕊花的发掘与研究进展[J]. 天然产物研究与开发，1995，7（2）：73-75.

[4] 云南省植物研究所. 云南植物志（第1卷）[M]. 北京：科学出版社，1977：807.

[5] 云南省药物研究所. 云南重要天然药物（续一）[M]. 昆明：云南科技出版社，2011：296-303.

[6] 夏伟，刘江. 毛喉鞘蕊花的研究进展[J]. 云南中医中药杂志，2012，7：64-67.

[7] 李苑惠，朱光辉，尹建国. 云南民族中草药毛喉鞘蕊花中的微量元素[J]. 微量元素与健康研究，1999，
1：52-53.

[8] 陈必义，雷秀玲，王新华，等. 1-乙酰佛司可林和异佛司可林对大鼠血流动力学的影响[J]. 昆明医学
院学报，1994，15（3）：53-55.

[9] 马国义，陈植和，王德成. 异佛司可林对大鼠及豚鼠全血血小板聚集的抑制作用[J]. 昆明医学院学报，
1994，15（1）：18-20.

[10] 陈植和，王新华，马国义，等. 滇产毛喉鞘蕊花提取成分的药理作用[J]. 昆明医学院学报，1991，
12（1）：19-22.

[11] 杨为民，李新华，刘一丹，等. 1-乙酰基佛司可林对兔及人眼内压的影响[J]. 昆明医学院学报，
2001，（1）：14-16.

[12] 李新华，王德成. 异佛斯可林、毛果芸香碱和噻吗洛尔滴眼液对兔眼房水动力学的影响[J]. 昆明医
学院学报，1994，15（3）：1-5.

[13] 陈植和，王新华. 毛喉鞘蕊花乙酸乙酯提取物对呼吸道平滑肌的解痉作用[J]. 昆明医学院学报，
1990，11（3）：1-3.

[14] 吴勇. 鞘蕊苏平喘作用及其机制初步研究[D]. 武汉：武汉大学硕士学位论文，2004.

[15] 田璐璐. 毛喉鞘蕊花平喘有效成分的药效学及药动学研究[D]. 上海：复旦大学硕士学位论文，2012.

[16] 管考梅，柳惠图. 毛喉萜对人胃癌细胞BGC-852中蛋白激酶c及其亚类的影响[J]. 生物化学杂志，
1995，11（3）：316-318.

[17] 王祥，张岭漪，赵世义，等. Forskolin对人胃癌细胞增殖影响的实验研究[J]. 肿瘤防治杂志，2003，
10（9）：928-930.

[18] 艾伦强. 毛喉鞘蕊花抗肿瘤活性成分及其品质研究[D]. 武汉：湖北中医学院硕士学位论文，2009.

[19] 孟琨，白秀英，李平风，等. 维甲酸及Forskolin抑制成瘤作用的实验研究[J]. 海南医学院学报，
1998，4（1）：1-3，19.

[20] 王祥，马力. 毛喉萜对人肝癌细胞增殖影响的实验研究[J]. 兰州医学院学报，2003，29（2）：3-5.

[21] 彭小芝. 鞘蕊苏抗肿瘤活性成分的药效作用与化学合成研究[D]. 武汉：湖北中医药大学博士学位论
文，2020.

[22] 梁玉香，李海标. Forskolin对成年金黄地鼠视网膜节细胞存活的影响[J]. 神经解剖学杂志，1999，15
（1）：45-48.

[23] 梁玉香，李海标. Forskolin抗金黄地鼠视网膜节细胞凋亡作用与cAMP和JNK关系的研究[J]. 神经解
剖学杂志，2001，17（3）：230-234.

[24] 梁玉香，李海标. H-89和wortmannin对forskolin和IBMX促进受损视网膜节细胞再生作用的影响[J].
解剖学报，2003，34（1）：45-48.

[25] 林立，沈子威，王又明，等. 毛喉萜对小鼠骨髓细胞和腹腔巨噬细胞表面胰岛素受体和GM-CSF受体
的下调作用[J]. 生物物理学报，1994，10（3）：405-410.

[26] 宋兵，曾耀英，黄秀艳，等. Forskolin对小鼠体外T淋巴细胞活化、增殖和周期的影响[J].中药材，2008，31（7）：1008-1012.

[27] 宋兵，曾耀英，黄秀艳，等. Forskolin对小鼠T淋巴细胞体外活化和增殖的影响[J]. 现代免疫学，2009，29（1）：19-24.

[28] 宋兵，曾耀英，黄秀艳，等. Forskolin对佛波醇酯类刺激的小鼠体外T淋巴细胞行为的影响[J]. 免疫学杂志，2009，25（2）：177-182.

[29] 王硕，龚小妹，宋志军，等. Forskolin药理作用与临床应用研究进展[J]. 中药材，2017，40（9）：2237-2240.

附录（对照药材、药材和标本）

70种428份云南重要天然药物材料列表如下。

序号	药名	植物名	拉丁学名	样品数	对照药材编号	药材编号	样品编号	标本号
1	七叶莲	密脉鹅掌柴	*Schefflera elliptica*	6	/	YWS1-1	YWS1-32-1	20060021
							YWS1-32-2	20040523
							YWS1-32-3	20050518
							YWS1-32-4	20080129
							YWS1-32-5	741013
2	三七	三七	*Panax notoginseng*	7	120941-201409	YWS1-2	YWS1-1-1	20020153
							YWS1-1-2	20030089
							YWS1-1-3	20050097
							YWS1-1-4	20040081
							YWS1-1-5	580815
3	三分三	三分三	*Anisodus acutangulus*	5	/	YWS1-3	YWS1-30-1	16896
							YWS1-30-2	570153
							YWS1-30-3	613072
							YWS1-30-5	20040056
4	大叶木兰	长喙厚朴	*Magnolia rostrat*a	5	/	/	YWS1-20-1	20030131
							YWS1-20-2	Q20090262
							YWS1-20-3	Q20090262
							YWS1-20-4	661090
							YWS1-20-5	643014
5	大黄藤	天仙藤	*Fibraurea recisa*	16	/	YWS1-5	YWS1-14-1	茎
						YWS1901	YWS1-14-2	Q20130095（2）
						B190614	YWS1-14-3	Q20130095（3）
						B190615	YWS1-14-4	Q20130095（4）

续表

序号	药名	植物名	拉丁学名	样品数	对照药材编号	药材编号	样品编号	标本号
5	大黄藤	天仙藤	*Fibraurea recisa*	16	/	YWS1902	YWS1-14-5	Q20130095（5）
						B190633	YWS1-14-6	Q20130095（6）
						B190634		
						B190635		
						B190636		
						B190637		
6	小花盾叶薯蓣	小花盾叶薯蓣	*Dioscorea parviflora*	5	/	/	YWS1-34-1	20030238
							YWS1-34-2	20030236
							YWS1-34-3	20030237
							YWS1-34-4	20030237
							YWS1-34-5	20030238
7	川贝母	川贝母	*Fritillaria cirrhosa*	6	/	YWS1-7	YWS1-19-1	613132
							YWS1-19-2	S570098
							YWS1-19-3	593310
							YWS1-19-4	20101079
							YWS1-19-5	20101079
8	天麻	天麻	*Gastrodia elata*	2	/	B190619	/	/
						B190318		
9	云木香	木香	*Aucklandia lappa*	7	120921-201309	YWS1-9	YWS1-26-1	20030111
							YWS1-26-2	20120012
							YWS1-26-3	20120012
							YWS1-26-4	20120012
							YWS1-26-5	20030111
10	云黄连	云南黄连	*Coptis teeta*	4	/	/	YWS1-6-1	20030121
							YWS1-6-2	20030121
							YWS1-6-3	20030121
							YWS1-6-4	20030121
11	云茯苓	云茯苓	*Poria cocos*	3	121117-201509	/	B190606	/
							B190607	/

续表

序号	药名	植物名	拉丁学名	样品数	对照药材编号	药材编号	样品编号	标本号
12	云南萝芙木	云南萝芙木	*Rauvolfia yunnanensis*	6	/	YWS1-12	YWS1-16-1	630060
							YWS1-16-2	630124
							YWS1-16-3	630089
							YWS1-16-4	R630056
							YWS1-16-5	630078
13	云当归	当归	*Angelica sinensis*	7	120927-201617	YWS1-13	YWS1-28-1	20120176
							YWS1-28-2	20120176
							YWS1-28-3	20120176
							YWS1-28-4	662074
							YWS1-28-5	644132
14	灯台叶	糖胶树	*Alstonia scholaris*	7	121259-200503	YWS1-14	YWS1-10-1	591379
							YWS1-10-2	F20130087
							YWS1-10-3	F20090363
							YWS1-10-4	F20130087
							YWS1-10-5	F20130087
15	灯盏花	短葶飞蓬	*Erigeron breviscapus*	6	121269-201103	YWS1-15	YWS1-13-1	20040092
								20040161
							YWS1-13-3	79105
							YWS1-13-4	79104
							YWS1-13-5	610002
16	阳春砂仁	阳春砂	*Amomum villosum*	16	/	YWS1-16	YWS1-25-1	20030210
						B190623	YWS1-25-2	F20090353
						B190638	YWS1-25-3	F20130077
						B190639	YWS1-25-4	811156
						B190640	YWS1-25-5	811156
						B190641	B190331	
						B190642	B190332	
						B190643	B190333	

续表

序号	药名	植物名	拉丁学名	样品数	对照药材编号	药材编号	样品编号	标本号
17	豆腐渣果	深绿山龙眼	*Helicia nilagirica*	5	/	/	YWS1-18-1	20090318
							YWS1-18-2	20091028
							YWS1-18-3	20091053
							YWS1-18-4	20080241
							YWS1-18-5	20060073
18	丽江山慈菇	丽江山慈菇	*Iphigenia indica*	6	/	YWS1-18	YWS1-15-1	20030227
							YWS1-15-2	20080555
							YWS1-15-3	57349
							YWS1-15-4	1268
							YWS1-15-5	Q20050326
19	何首乌	何首乌	*Polygonum multiflorum*	6	120934-201410	YWS1-19	YWS1-24-2	20090473
							YWS1-24-3	20020814-81
							YWS1-24-4	Q20050308
							YWS1-24-5	Q20090055
20	余甘子	余甘子	*Phyllanthus emblica*	5	/	/	YWS1-29-1	Q20050383
							YWS1-29-2	F20130028
							YWS1-29-3	F20130028
							YWS1-29-4	F20130028
							YWS1-29-5	F20130028
21	青叶胆	青叶胆	*Swertia mileensis*	6	121712-201501	YWS1-21	YWS1-31-1	20030340
							YWS1-31-2	20030340
							B190329	
							B190330	
22	青阳参	青羊参	*Cynanchum otophyllum*	7	660012-201501	YWS1-22	YWS1-12-1	594153
							YWS1-12-2	721044
							YWS1-12-3	12512
							YWS1-12-4	7416
							YWS1-12-5	20060586

续表

序号	药名	植物名	拉丁学名	样品数	对照药材编号	药材编号	样品编号	标本号
23	青蒿	黄花蒿	*Artemisia annua*	7	121016-201506	YWS1-23	YWS1-27-1	Q20080100
							YWS1-27-2	Q20080100
							YWS1-27-3	20020814-920
							YWS1-27-4	20020816-920
							YWS1-27-5	Q20080100
24	披麻草	毛叶藜芦	*Veratrum grandiflorum*	1	/	/	YWS1-35-1	20040181
		大理藜芦	*Veratrum taliense*	3	/	/	YWS1-35-8	20020819
							YWS1-35-9	Q20130063
							YWS1-35-10	/
		蒙自藜芦	*Veratrum mengtze-anum*	5	/	/	YWS1-35-11	Q20070187
							YWS1-35-12	Q20070187
							YWS1-35-13	Q20070187
							YWS1-35-14	733005
							YWS1-35-15	71248
		狭叶藜芦	*Veratrum stenophyllum*	6	121413-200501	YWS1-24	YWS1-35-16	2004119
							YWS1-35-17	20466
							YWS1-35-18	610337
							YWS1-35-19	S570115
25	岩白菜	岩白菜	*Bergenia purpurascens*	6	/	YWS1-25	YWS1-11-1	610410
							YWS1-11-2	71507
							YWS1-11-3	Q20090194
							YWS1-11-4	Q20090194
							YWS1-11-5	20050246
26	金铁锁	金铁锁	*Psammosilene tunicoides*	7	121327-200402	YWS1-26	YWS1-21-1	20060064
							YWS1-21-2	20090059
							YWS1-21-3	20090059
							YWS1-21-4	655109
							YWS1-21-5	610576

续表

序号	药名	植物名	拉丁学名	样品数	对照药材编号	药材编号	样品编号	标本号
27	胡黄连	胡黄连	*Picrorhiza scrophul-ariiflora*	4	121073-201503	/	YWS1-9-1	20030271
							YWS1-9-2	20030271
							YWS1-9-3	85001
28	雪上一枝蒿	短柄乌头	*Aconitum brachypodum*	6	/	YWS1-28	YWS1-8-1	20030294（1）
							YWS1-8-2	20030294（2）
							YWS1-8-3	20030069（1）
							YWS1-8-4	20030069（2）
							YWS1-8-5	20030069（3）
29	粗茎秦艽	粗茎秦艽	*Gentiana crassicaulis*	4	/	/	YWS1-23-1	F20080142
							YWS1-23-2	20120032
							YWS1-23-3	20120175
							YWS1-23-4	20120011
30	黑节草	铁皮石斛	*Dendrobium candidium*	12	121501-201402	YWS2-36	YWS1-4-1	思茅铁皮石斛
							YWS1-4-2	20040187
							YWS1-4-3	Q20060377
							YWS1-4-4	20120162
						YWS141	YWS1-4-5	20120169
						YWS142	YWS1-4-6	F20050002
							YWS1-4-7	590368
							YWS1-4-8	661001
31	滇丹参	云南鼠尾草	*Salvia yunnanensis*	4	/	YWS1-31	YWS1-22-1	7522
							YWS1-22-3	620012
							YWS1-22-4	652022
32	滇龙胆	滇龙胆草	*Gentiana rigescens*	7	/	B190616	YWS1-7-1	Q20060003
						YWS1906	YWS1-7-2	20080616
							YWS1-7-3	Q20050099
							YWS1-7-4	20120181
							YWS1-7-5	Q20060003

序号	药名	植物名	拉丁学名	样品数	对照药材编号	药材编号	样品编号	标本号
33	滇重楼	滇重楼	*Paris polyphylla* var. *yunnanensis*	7	121157-201504	YWS1-33	YWS1-3-1	20021023
							YWS1-3-2	Q20110144
							YWS1-3-3	Q20060119
							YWS1-3-4	F2005004
							YWS1-3-5	F2005004
34	滇黄芩	滇黄芩	*Scutellaria amoena*	6	/	YWS1-34	YWS1-17-1	Q20060036
							YWS1-17-2	F20070086
							YWS1-17-3	Q20110175
							YWS1-17-4	Q20070157
							YWS1-17-5	20070080
35	露水草	露水草	*Cyanotis arachnoidea*	6	/	YWS1-35	YWS1-33-1	F20100300
							YWS1-33-2	Q20060379
							YWS1-33-3	Q20060001
							YWS1-33-4	60001341
							YWS1-33-5	580545
36	儿茶	儿茶	*Acacia catechu*	6	/	B190620	YWS2-7-1	71530
						YWS1907	YWS2-7-2	591392
							YWS2-7-4	73069
							YWS2-7-5	570023
37	小红参	小红参	*Rubia yunnanensis*	6	/	YWS2-2	YWS2-33-1	13462
							YWS2-33-2	13441
							YWS2-33-3	821042
							YWS2-33-4	821028
							YWS2-33-5	662022
38	云山楂	云南山楂	*Crataegus scabrifolia*	4	/	/	YWS2-27-1	725105
							YWS2-27-2	60001285
							YWS2-27-4	570050
							YWS2-27-5	60001787

续表

序号	药名	植物名	拉丁学名	样品数	对照药材编号	药材编号	样品编号	标本号
39	云南红豆杉	云南红豆杉	*Taxus yunnanensis*	6	/	YWS2-4	YWS2-17-1	Q20060014
							YWS2-17-2	Q20050123
							YWS2-17-3	Q20050123
							YWS2-17-4	Q20050123
							YWS2-17-5	Q20060014
40	升麻	升麻	*Cimicifuga foetida*	6	/	YWS2-5	YWS2-30-1	Q20070118
							YWS2-30-2	升麻 -5
							YWS2-30-3	升麻
							YWS2-30-4	升麻 6
							YWS2-30-5	升麻 3
41	天冬	天门冬	*Asparagus cochinch-inensis*	5	121139-201605	YWS2-6	YWS2-22-3	20081647
							YWS2-22-4	F20080001
							YWS2-22-5	F20080001
42	天南星	一把伞南星	*Arisaema erubescens*	8	121665-201502	B190611	YWS2-21-1	F20050188
						B190612	YWS2-21-2	F20050161
						YWS1908	YWS2-21-3	Q20050193
							YWS2-21-5	F20100211
43	木蝴蝶	木蝴蝶	*Oroxylum indicum*	5	/	YWS2-8	YWS2-11-1	20090722
							YWS2-11-3	590811
							YWS2-11-4	603009
							YWS2-11-5	580423
44	功劳木	阔叶十大功劳	*Mahonia bealei*	2	121461-201503	/	YWS2-32-1	
45	半夏	半夏	*Pinellia ternata*	2	/	YWS2-10	YWS2-20-5	57401
46	叶下珠	叶下珠	*Phyllanthus urinaria*	6	/	YWS2-11	YWS2-14-1	叶下珠
							YWS2-14-2	Q20070323
							YWS2-14-3	Q20050052
							YWS2-14-4	Q20070323
							YWS2-14-5	Q20070323
47	白及	白及	*Bletilla striata*	8	121262-201706	YWS1909	YWS2-4-1	20020526
						B190626	YWS2-4-2	Q20050320
							YWS2-4-3	Q20070207
							YWS2-4-4	662023
							YWS2-4-5	Q20070207
48	豆蔻	白豆蔻	*Amomum kravanh*	4	/	YWS2-13	YWS2-6-1	811155
							YWS2-6-3	811155
							YWS2-6-4	20090107（2）

续表

序号	药名	植物名	拉丁学名	样品数	对照药材编号	药材编号	样品编号	标本号
49	龙血竭	柬埔寨龙血树（小花龙血树）	*Dracaena cambodiana*	4	/	/	YWS2-12-1	811001
							YWS2-12-2	811001
							YWS2-12-3	811001
							YWS2-12-4	
50	竹叶防风	竹叶西风芹	*Seseli mairei*	6	/	YWS2-15	YWS2-28-1	20120144
							YWS2-28-2	20120144
							YWS2-28-3	Q20060179
							YWS2-28-4	662127
							YWS2-28-5	20120144
51	红花	红花	*Carthamus tinctorius*	8	120907-201713	YWS2-16	YWS2-23-1	614039
						B190627	YWS2-23-2	57010
							YWS2-23-3	20091006
							YWS2-23-4	F20130034
							YWS2-23-5	F20090310
52	肉桂	肉桂	*Cinnamomum cassia*	6	/	YWS2-17	YWS2-19-1	71535
							YWS2-19-2	87001
							YWS2-19-3	87023
							YWS2-19-4	87024
							YWS2-19-5	87026
53	灵芝	赤芝	*Canoderma lucidum*	3	120968-201408	B190624	/	/
						B190625		
		紫芝	*Canoderma sinense*	1	/	/	YWS2-29-1	F20080232
54	芦荟	芦荟	*Aloe vera*	3	/	YWS2-19	B190337	
							B190338	
55	苏木	苏木	*Caesalpinia sappan*	2	121067-201606	/	YWS2-9-1	20091005
56	诃子	诃子	*Terminalia chebula*	5	/	YWS2-21	YWS2-8-1	841015（1）
							YWS2-8-2	841012
							YWS2-8-3	850482
							YWS2-8-4	20090614
57	附子	乌头	*Aconitum carmichaeli*	6	/	YWS2-22	YWS2-24-1	652104
							YWS2-24-2	652104
							YWS2-24-3	H630291
							YWS2-24-4	H630293
							YWS2-24-5	H630290

续表

序号	药名	植物名	拉丁学名	样品数	对照药材编号	药材编号	样品编号	标本号
58	昆明山海棠	昆明山海棠	*Tripterygium hypoglaucum*	7	121203-201503	YWS2-23	YWS2-35-1	20050073
						YWS2-38	YWS2-35-2	20060095
							YWS2-35-4	Q20050254
							YWS2-35-5	Q20060353
59	金荞麦	金荞麦	*Fagopyrum dibotrys*	7	121114-201403	B190622	YWS2-10-1	20050130
							YWS2-10-2	Q20090015
							YWS2-10-3	Q20090015
							YWS2-10-4	F20080180
							YWS2-10-5	F20080180
60	南板蓝根	马蓝	*Baphicacanthus cusia*	7	120971-201507	YWS2-25	YWS2-25-1	20080475
							YWS2-25-2	Q20060380
							YWS2-25-3	Q20060380
							YWS2-25-4	580844
							YWS2-25-5	11850
61	珠子参	珠子参	*Panax japonicus* var. *major*	6	/	YWS2-26	YWS2-2-1	F20080151
							YWS2-2-2	Q20110159
							YWS2-2-3	Q20110159
							YWS2-2-4	F20080151
							YWS2-2-5	20070038
		羽叶三七	*Panax japonicus* var. *bipinnatifidus*	5	/	/	YWS2-2-6	Q20080197
							YWS2-2-7	Q2006009
							YWS2-2-8	20120007
							YWS2-2-9	Q20120110
							YWS2-2-10	Q2006009
62	臭灵丹草	翼齿六棱菊	*Laggera pterodonta*	6	/	YWS2-27	YWS2-34-1	HR630008
							YWS2-34-2	Q20060470
							YWS2-34-3	Q20060470
							YWS2-34-4	Q20060470
							YWS2-34-5	F20090172
63	雪茶	雪茶	*Thamnolia vermicularis*	6	/	YWS2-28	YWS2-15-1	F20060076
							YWS2-15-2	F20060076
							YWS2-15-3	F20060076
							YWS2-15-4	F20060076
							YWS2-15-5	F20060076

续表

序号	药名	植物名	拉丁学名	样品数	对照药材编号	药材编号	样品编号	标本号
64	黄草乌	黄草乌	*Aconitum vilmorinianum*	5	/	YWS2-29	YWS2-16-1	20120182
							YWS2-16-2	Q20060011
							YWS2-16-4	20030065
							YWS2-16-5	200209108
65	黄精	滇黄精	*Polygonatum kingianum*	5	120998-201705	YWS2-30	YWS2-18-1	Q20120090
							YWS2-18-2	20081077
							YWS2-18-4	20081478
66	紫金龙	紫金龙	*Dactylicapnos scandens*	6	121194-200101	YWS2-31	YWS2-1-1	20060598
							YWS2-1-2	653123
							YWS2-1-4	20060598
							YWS2-1-5	580598
67	滇鸡血藤	凤庆南五味子	*Kadsura interior*	7	/	/	YWS2-5-1	841011
							YWS2-5-2	841011
							YWS2-5-3	841011
							YWS2-5-4	841011
							YWS2-5-5	841011
							YWS2-5-6	00752
							YWS2-5-7	00710
68	滇紫草	滇紫草	*Onosma paniculatum*	4	/	/	YWS2-26-1	F20080196
							YWS2-26-2	F20080196
							YWS2-26-4	F20090004
							YWS2-26-5	Q20080003
69	蜘蛛香	蜘蛛香	*Valeriana jatamansi*	7	121179-201002	YWS2-34	YWS2-3-1	Q20110171
							YWS2-3-2	Q20110171
							YWS2-3-3	Q20110171
							YWS2-3-4	Q20110171
							YWS2-3-5	Q20110171
70	鞘蕊苏	毛喉鞘蕊花	*Coleus forskohlii*	4	/	YWS2-35	YWS2-13-1	20091201
							YWS2-13-2	20091201
							YWS2-13-3	20091201

索　引